发热门诊的标准化管理和中医药防控

主　审　肖　臻

主　编　张　玮　陈昕琳

副主编　李　莹　吴　琛　沈　亮

中国健康传媒集团
中国医药科技出版社

内容提要

本书分上下2篇，上篇根据国家要求、上海市有关规定以及龙华医院在长期实践中建立的制度，进行了系统的总结，完整地呈现医疗机构发热门诊涉及硬件、软件、医务人员等方面各种规范和制度。为各级各类医疗机构建立发热门诊、发热门诊管理等形成了很好的示范和指导作用，也为管理部门对发热门诊软硬件要求、管理流程、医务人员工作流程的检查督导提供了很好的参考作用。下篇对以往临床实践和中医理论进行全面梳理和总结，围绕感冒、咳嗽和肺痈，分别从发热患者辨证论治方案、分型方药选用、饮食和护理，以及恢复期调治等各个方面进行论述，形成了完善的中医药的干预方案和临床指南。这对今后在发热门诊及时给患者提供中西医结合的诊治方案，让患者享受更好的医疗救治，延缓疾病进展起到了不可或缺的作用。

图书在版编目（CIP）数据

发热门诊的标准化管理和中医药防控 / 张玮，陈昕琳主编. — 北京：中国医药科技出版社，2020.7

ISBN 978-7-5214-1855-2

Ⅰ. ①发… Ⅱ. ①张… ②陈… Ⅲ. ①发热－门诊－标准化管理 ②发热－中医治疗法 Ⅳ. ①R441.3 ②R255.1

中国版本图书馆CIP数据核字（2020）第093824号

美术编辑 陈君杞
版式设计 南博文化

出版 **中国健康传媒集团** | 中国医药科技出版社
地址 北京市海淀区文慧园北路甲 22 号
邮编 100082
电话 发行：010-62227427 邮购：010-62236938
网址 www.cmstp.com
规格 880×1230mm 1/32
印张 9 1/2
字数 197 千字
版次 2020 年 7 月第 1 版
印次 2020 年 7 月第 1 次印刷
印刷 三河市国英印务有限公司
经销 全国各地新华书店
书号 ISBN 978-7-5214-1855-2
定价 39.00 元

发热门诊的标准化管理和中医药防控

主　审　肖　臻

主　编　张　玮　陈昕琳

副主编　（以姓氏笔画为序）

李　莹　吴　琛　沈　亮

编　委　（以姓氏笔画为序）

马恰怡　王　妍　王　奕　王　磊

王雨秾　王怡群　王俐琼　方赛峰

石斌豪　平　立　叶思雯　叶敏超

田　雨　朱步坤　许笑宇　沈天白

张　俊　张华春　陆　巍　陈云飞

武振红　赵玉红　姜永红　洪婉儿

姚　烨　黄淑芸　曹　敏　董　亮

薛鸿浩

专家组　吴银根　陈　伟　张惠勇　方邦江

序

发热门诊，是医院门诊部在防控急性传染病期间根据上级指示设立的，专门用于排查疑似传染患者，治疗发热患者的专用诊室。自从2003年“非典”后，我国在县级以上的医院都设置了发热门诊，严格落实预检分诊制度，对于有不明原因的发热患者，尽量做到及时排查、及早诊断、及时治疗，此措施是传染病防治的重大举措之一。同时严格遵守“传染病防治法”和防控传染病期间政府发布的相关法律、法规，做到“不漏报一个患者，不错报一个患者”，力争医务人员零感染。都是发热门诊重点工作。

2020年初，随着新冠肺炎疫情的蔓延，上海市卫生健康委员会进一步加强发热门诊筛查工作，完善发热门诊场地和设施建设，扩充留观区域，增加留观隔离床位，开展了全覆盖培训，增强发热门诊医疗、护理、医技人员和工勤人员等配备，增加药品、急救设备和防护用品供给；并强化发热门诊服务流程，患者就诊流程管理，特别是强化了流行病学史的询问，为重症患者检查制订快速优先的流程及应急预案，保证其能得到及时诊断和治疗。龙华医院发热门诊2003年成立至今，致力于传染性疾病的中西医结合防控工作，结合本次新冠肺炎诊治中的管理经验，在上海市卫生健康委员会、卫监所和疾病预防控制中心多次督导下，完善了发热门诊的规范管理，更新和动态完善了发热门诊各项工作制度、工作流程及具体实施方法，实现了科学、动态的规范管理，所建立的发热门诊的标准化管理模式对传染病防控具有重要现实意义。本书根据国家要求、上海市有关规定以及龙华医院在长期实践中建立的制度，进行了系统的总结，完整地呈现医疗机构发热门诊方面涉及硬件、软件、人员等。为各级各类医疗机构建立发热门诊、发热门诊管理等形成了很好的示范和指导作用，也为管理部门对发热门诊软硬件要求、管理流程、医务人员工作流程的检查督导提供了很好的参考作用。

为了加强发热门诊医疗救治能力，充分发挥中西医联合救治优势，特别是新冠肺炎救治工作开始后，上海以市公共卫生临床中心为定点收治医院，救治过程中中西医共同参与查房和确定治疗方案，中西医并重，团队融洽。上海近93%的本土病例采用了中药治疗，临床也获得非常好的治愈率。通过临床实践，进一步证明了中西医结合治疗新冠肺炎的确切疗效，充分体现了中医药在感染性疾病救治中的重要意义和应用价值。这次中医中药在新冠肺炎疫情防治过程中，尤其是在发热门诊诊治发热患者过程中显示的疗效和作用，将在今后突发传染病和公共卫生事件中，以及国家应急体系中发挥重要作用。本书结合以往临床实践和中医理论，进行全面梳理和总结，围绕感冒、咳嗽和肺痈，分别从发热患者辨证论治方案、分型方药选用、饮食和护理，以及恢复期调治等各个方面进行论述，形成了完善的中医药干预方案和临床指南，这对今后在发热门诊及时给患者提供中西医结合的诊治方案，让病患享受更好的医疗救治，延缓疾病进展起到了不可或缺的作用。

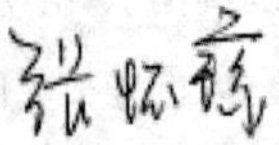

上海市卫生健康委副主任

上海市中医药管理局副局长

目　录

上篇　发热门诊的标准化管理

下篇 发热的中医药防控

上篇

发热门诊的标准化管理

第一章　概　述

发热是感染性疾病发病的一个主要特征，从2005~2016 年，WHO发布年度疾病爆发新闻1389 条，主要疾病为流感、中东呼吸综合征冠状病毒、黄热病、霍乱、埃博拉病毒、脊髓灰质炎、脑膜炎球菌病、寨卡病毒、埃博拉出血热、马尔堡出血热、新型冠状病毒、裂谷热、登革出血热等，其中流感报道 526 次，占 37.8%。中国疾病流行报道 193 次，其中各型流感发生179 次，占 92.7%[1]。流感是最常见多发的感染性疾病，经常以不确定的时间、地点袭扰人类。20 世纪流感3次全球大流行，最终导致数千万人死亡，近10多年来，流感似乎有高发的趋势。如 2009 年甲型 H1N1 全球流行，208 个国家和地区近万人死亡[2]。2017 年 1~12月，WHO发布我国人感染 H7N9 流感报告 24 次[3]，自2013年初至2017年10月，通过《国际卫生条例》报告途径报告了总共1564例人感染甲型H7N9禽流感病毒实验室确诊病例。2019年冬季WHO报道在世界范围内，季节性流感A（H3N2）病毒占大多数，2019年11月25日至2019年12月8日期间，112个国家或地区的国家流感中心和国家流感实验室的报道情况：世卫组织全球监测系统实验室检测了86 210个样本，流感病毒阳性9438株，其中甲型流感7067株（74.9%），乙型流感2371株（25.1%），亚型流感病毒中甲（H1N1）pdm09型1216株（30.2%），甲（H3N2）型2809株（69.8%）[5]。实时信息数据更新网站worldometers的统计数据显示，截至北京时间2020年4月29日06：49，全球新冠肺炎累计确诊病例数超过313万例，美国累计确诊超100万例，几乎每个国家都已出现新冠肺炎病例，全球累计死亡超21.7万例，疫情还在持续蔓延。

纵观我国以发热为特征的新发突发传染病有以下相关疾病，2002 年11 月，SARS首次在中国广东省爆发，疫情于2003 年2 月中旬达到高峰（以广州为主），至2003 年7 月，SARS疫情已波及全世界29 个国家和地区，累计确诊病例数超过8000 人，平均死亡率超过10%[6，7]。SARS–Co V主要通过密切接触和呼吸道传播两种方式，且人传人的能力较强，在全球引起多次超级传播事件，如2003 年1 月于广州某医院，由1 名患者引起了82 名患者感染，在中国山西、香港、新加坡等地也有类似的超级传播事件发生[8]。2009年5月在四川发生中国内地首例甲型H1N1流感病例[9]，随即在我国全国范围内引起大流行；虽然2010年8月世界卫生组织宣布甲型H1N1流感大流行时期已经渡过，但该亚型病毒仍在不断变异进化，局部地区仍旧持续暴发不同程度的流感流行[10]。到2013年3月，在安徽、上海两地初次确诊H7N9禽流感患者，从患者分泌物分离病毒，经病原学检测确诊为禽流感病毒，之后持续在人群和活禽中流行，截至2018年9月共报告人感染H7N9禽流感1567例，死亡615例，病死率为39%[11]。

此外，脑膜炎奈瑟球菌（Neisseria meningitidis，Nm）是奈瑟菌属的一个成员，根据其多糖抗原不同将Nm分成13个血清群，其中只有6个（A、B、C、W、X和Y）引起更具威胁生命的侵袭性疾病[12]。通过呼吸道的飞沫传播，细菌如穿透黏膜进入血流引起侵袭性脑膜炎球菌病（invasive meningococcal disease，IMD），常引起脑膜炎和败血症等侵袭性疾病，病死率在发达国家约占10%，许多幸存者留下听力丧失、神经损伤或肢体丧失等永久性的后遗症[13]。20世纪80年代，我国普遍使用A群脑膜炎多糖疫苗进行免疫接种，并在2008年纳入中国扩大免疫规划方案，2009年IMD发病率为0.047/10万[14]；2004~2005年安徽省发生由C群Nm引起的疫情暴发，发病235例，病死率8.09%[15]；2008~2013年间C群Nm引的IMD病例在中国占大多数，80%以上的省份均有病例报告[16]；2006~2014年期间各省报告的病例主要由A、B和C群Nm引起，IMD病例中>50%的病例由C群Nm引起[17]。

登革热是一种由4型登革病毒引起，经媒介伊蚊叮咬传播的重要蚊媒传染病[18]，气候变化、生态环境变化、全球化、城市化等因素均会对该病的发生及流行产生重要影响[19]，2019年中国大陆登革热疫情形势较往年（2015~2018年）更加严峻，中国大陆28个省（自治区、直辖市）报告登革热病例共22 599例，发病率为1.63/10万，报告病例数仅次于2014年的登革热大暴发，其中13个省（自治区、直辖市）发生了登革热本地病例，境内感染病例16 794例（占病例总数的74.31%），临床诊断病例10 170例（45.00%），确诊病例12 429例（55.00%），死亡病例3例，病死率为0.01%[20]。寨卡病毒病（Zika virus disease）是由寨卡病毒（Zika virus，ZIKV）感染引起的一种急性传染病，其临床特征为发热、皮疹、关节肌肉痛和结膜炎等，伊蚊是主要传播媒介，我国大陆自2016年2月发现首例输入性寨卡病毒病确诊病例以来，至2018年11月30日共报告27例输入性病例，其中2016年24例、2017年2例、2018年1例，广东、浙江、北京、江西、河南、江苏等省市均有输入病例，其中广东省报告16例，未发生本地传播[21]。

研究报道感染性疾病是发热的首要病因[22, 23]，并可能存在一定的传染性，如处置不当，可能会造成传染源的播散，进而影响公共安全。所以对于急性发热患者，应单独诊治，快速识别，采取有效的隔离措施，才能做好传染病的防控工作。我国从2003年SARS以来，为了有效防控呼吸道传染病，最大限度地保护非发热就诊患者，提高发热患者救治能力，全国范围内不同等级医疗机构相继成立了发热门诊。发热门诊是医院为发热患者和不明原因肺炎患者设置的专门就诊场所。2020年初随着新冠肺炎疫情的进一步发展，各地区发热门诊患者量明显增加，如何在有限的医疗资源情况下，高效高质量地完成发热患者筛选和救治工作，是各医疗机构面临的严峻挑战。健全完善发热门诊日常防控工作，实施标准化管理，将有助于防止交叉感染、规范工作制度流程；同时配合中医药防控措施将进一步提高临床疗效、保护高危人群。

参考文献

［1］WHO.Disease outbreaks by year［EB/OL］.［2017-04-12］.http：//www.who.int/entity/csr/don/archive/year/zh/index.html/.

［2］WHO.Pandemic（H1N1）2009-update 78［EB/OL］.［2017-04-12］.http：//www.who.int/csr/don/2009_12_11a/en/.

［3］WHO 最新简报：禽流感.https：//www.who.int/influenza/human_animal_interface/avian_influenza/archive/zh/.

［4］WHO.人感染甲型H7N9禽流感病毒—中国.［2017-10-26］.https：//www.who.int/csr/don/26-october-2017-ah7n9-china/zh/.

［5］WHO.Influenza update – 357.https：//www.who.int/influenza/surveillance_monitoring/updates/2019_12_20_update_GIP_surveillance/en/.

［6］In the Absence of SARS-CoV Transmission Worldwide：Guidance for Surveillance，Clinical and Laboratory Evaluation，and Reportin［EB/OL］,（2003）.http：//www.cdc.gov/sars/surveillance/absence.html.

［7］Peiris JS，Guan Y，Yuen KY Severe acute respiratory syndrome.Nat Med，2004，10：S88-97.

［8］WHO global conference on severe acute respiratory syndrome（SARS）.Wkly Epidemiol Rec，2003，78：299-303.

［9］王伟，潘明，常国辉，等.中国内地首例确诊甲型H1N1流感病例的实验室检测［J］.病毒学报，2009，25（S）：4-7.

［10］WHO.Pandemic influenza A（H1N1）-draft donor report［EB/OL］.

［2011-03-01］.http：//www.who.int/csr/resources/publications/swineflu/h1n1_donor_032011/en/.

［11］QIN J R，PENG O Y，SHEN X T，et al.Multiple amino acid substitutions involved in the adaption of three avianorigin H7N9 influenza viruses in mice［J］. Virol J，2019，16（1）：3.

［12］邓璇，姚苹苹，何寒青，等.2006–2017年浙江省流行性脑脊髓膜炎流行病学特征及菌群变迁趋势分析［J］.疾病监测，2018，33（7）：547–551.

［13］Stein–Zamir C，Shoob H，Sokolov I，et al.The clinical features and long–term sequelae of invasive meningococcal disease in children［J］.The Pediatric infectious disease journal，2014，33（7）：777–779.

［14］李军宏，李艺星，邵祝军，等.2009年中国流行性脑脊髓膜炎监测结果分析［J］.疾病监测，2010，25（10）：770–773.

［15］刘丹青，王斌冰，陈霞，等.安徽省流行性脑脊髓膜炎流行病学分析及防制对策［J］.中国疫苗和免疫，2006，12（1）：40–43.

［16］李军宏，李艺星，尹遵栋，等.中国2008~2013年C群流行性脑脊髓膜炎流行病学及临床特征分析［J］.中国疫苗和免疫，2015，21（2）：168–172.

［17］李军宏，李艺星，吴丹，等.中国2006~2014年流行性脑脊髓膜炎病例菌群分布特征及变迁趋势［J］.中国疫苗和免疫，2015，21（5）：481–485.

［18］Bai L，Morton LC，Liu QY.Climate change and mosquito–borne diseases in China：a review［J］.Global Health，2013，9（1）：10.DOI：10.1186/1744–8603–9–10.

［19］刘起勇.新时代媒介生物传染病形势及防控对策［J］.中国媒介生物学及控制杂志，2019，30（1）：1–6，11.

［20］刘起勇.我国登革热流行新趋势、防控挑战及策略分析［J］.中国媒介生物学及控制杂志，2020，31（01）：1–6.

［21］张复春，何剑峰，李兴旺，秦成峰，李德新，姚航平，倪大新，王建，李平，王贵强，高福，卢洪洲.寨卡病毒病防治中国专家共识（2019）［J］.新发传染病电子杂志，2019，4（01）：1–7.

［22］Liu CP，Liu ZY，Liu JP，et al.Diagnostic value of common inflammatory markers on fever of unknown origin［J］.Jpn J Infect Dis，2016，69（5）：378–383.

［23］涂俊才，周平，李晓娟，等.500例不明原因发热患者临床病因分析.［J］中国医学科学院学报，2015.37（3）：348–351.

第二章　发热门诊管理制度

一、发热门诊工作人员基本职责

（一）医师职责

1. 认真履行医师的义务，在诊疗工作中规范执业。尊重患者的知情权和选择权，注意保护患者隐私。

2. 遵守医院各项规章制度，并能熟练掌握传染病防治的法律、法规、规章和规定。

3. 及时筛查传染病患者，详细询问患者的流行病学史。正确诊疗和指导转运传染病患者。

4. 认真填写传染病报告卡，并按规定的时限和内容及时、准确报告传染病。

5. 严格执行消毒隔离制度，在做好自身防护工作的同时，配合护士做好消毒隔离工作。

6. 对就诊患者进行感染性疾病的健康教育。

（二）护士职责

1. 认真履行护士的义务，在护理工作中规范执业。尊重患者的知情权和选择权，注意保护患者隐私。

2. 遵守医院各项规章制度，熟练掌握感染性疾病护理知识、技能和传染病防治的法律、法规。

3. 负责传染病病人的登记工作，登记内容包括患者姓名、性别、年龄、家庭住址、联系电话、身份证号码、重要流行病学史等。

4.引导呼吸道发热患者佩戴口罩，并引导患者到指定地点候诊。

5.认真做好消毒隔离工作，熟练掌握常用消毒液的配制、使用方法和注意事项，并监督消毒隔离措施落实到位。

6.按《医疗废物管理条例》做好医疗废物管理工作。

7.对就诊患者进行感染性疾病的卫生宣传教育。

（三）工勤人员职责

1.遵守各项规章制度。

2.在护士的指导下，进行清洁、消毒工作，所用器械、工具分区使用。

3.严格遵守医疗废物管理规定，及时按分类清运各种医疗废物。

4.做好有关清洁、消毒工作的记录。

5.按消毒隔离的操作流程运送患者进行相关检查。

二、发热门诊各级医师具体职责

（一）主任（副主任）医师职责

1.在科主任的领导下，运用中医辨证结合辨病论治的理论和经验，了解国内外最新感染性疾病相关的学术动态和疾病诊疗方案，开展新技术、新项目，并及时向科内医师传达，指导下级医生、进修医师、研究生的医疗、科研、教学、业务培训和理论水平的提高。

2.在诊疗工作中规范执业，主持参加疑难病例诊治，尊重患者的知情权和选择权，注意保护患者隐私。

3.遵守医院各项规章制度，并能熟练掌握传染病防治的法律、法规、传报流程和消毒隔离的操作规程。

4.及时筛查传染病患者，正确诊疗和转运传染病患者。

5.当班时认真填写传染病报告卡，并按规定的时限和内容及时、准确报告传染病，并对下级医生工作进行监督和把关。

6.严格执行消毒隔离制度，在做好自身防护工作的同时，配合护士做好消毒隔离工作。

7.对就诊患者进行感染性疾病的健康教育。

8.在保质保量完成医疗工作的同时结合临床医疗实践，总结临床经验，钻研中医基础理论，著书立说，带好助手。每年完成学术论文一篇以上，三年参编一本论著，主持或主要参加课题1项。

9.定期参加国际、国内及上海地区的学术会议及交流。

10.协助科主任完成上级行政部门下达的指令性任务和院部安排的工作，并督促下级医生认真执行医院各项规章制度及技术操作规范。

（二）主治医师职责

1.在科主任和上级医生的领导下，运用中医辨证结合辨病论治的理论和经验，参加本科室的医疗、科研、教学、业务培训等工作。

2.遵守医院各项规章制度，并能熟练掌握传染病防治的法律、法规、传报流程和消毒隔离的操作规程。

3.具体负责门诊患者的就诊，传报等门诊常规事宜，遇重大问题及时向科主任汇报。在规定的时限内，及时、准确报告传染病，认真填写传染病报告卡，做到及时传报，不漏报，不迟报。

4.指导住院医师进行辨证论治，参加重危、疑难患者的抢救与处理，并提出初步诊治意见。

5.组织下级医师学习并开展中西医结合新技术、新项目。

6. 在完成医疗工作的同时，参加科内的科研工作，整理资料，总结临床、科研及老中医经验，每年撰写学术论文一篇以上。

7. 负责进修医师和研究生的带教工作。

8. 协助科主任完成上级行政部门下达的指令性任务和院部安排的任务。

（三）住院医师职责

1. 在科主任领导和上级医师指导下，负责门诊的医疗工作，新毕业的医生根据住院医师规范化培养计划，进行临床轮转。

2. 遵守医院各项规章制度，熟练掌握传染病防治的法律、法规、传报流程和消毒隔离的操作规程。

3. 具体负责门诊患者的就诊、传报等门诊常规事宜。遇重大问题及时向科主任汇报。在规定的时限内及时、准确报告传染病，认真填写传染病报告卡，做到传报及时，不漏报，不迟报。

4. 运用中医理论进行辨证施治并结合现代医学技术，对患者进行诊断治疗，并检查执行情况。

5. 负责书写留观病历及病程记录，规范书写门诊病历。

6. 跟随上级医师查房，陪同其他科室医师会诊，详细汇报病情和诊治情况，详细、准确、及时记录上级和会诊医师意见。

7. 认真执行医院各项规章制度和技术操作规程，严防差错事故，并指导护士进行辨证施护和消毒隔离工作。

8. 在上级医师的指导下完成对临床、科研工作小结，并整理成文。

9. 随时征求病员对医疗、护理工作的意见和建议。

10. 协助科主任完成上级行政部门下达的指令性任务和院部安排的任务。

三、发热门诊护理人员具体职责

（一）主任（副主任）护师职责

1.在护理部主任及科护士长领导下，负责指导本科护理技术、科研和教学工作。

2.检查指导本科急、危重、疑难患者护理计划的实施，护理会诊及危重患者的抢救工作。

3.了解国内外护理发展动态，根据医院具体条件努力引进先进技术，提高护理质量，发展护理学科。

4.了解国内外传染性疾病的趋势及新发传染病相关知识，开展相关知识的全院培训。

5.协助院感部门制定相关制度和流程，指导各级护理人员落实消毒隔离工作和个人防护工作。

6.主持全院或本科护理大查房，指导下级护理人员的查房，不断提高护理业务水平。

7.对院内护理差错、事故提出技术鉴定意见。

8.组织主管护师、护师的业务学习和护士规范化培训，拟定教学计划和内容，编写教材并负责讲课。

9.负责组织全院或本科护理学术讲座和护理病案讨论。

10.制定本科护理科研计划，并组织实施，通过临床实践写出有较高水平的科研论文，不断总结护理工作经验。

11.参与审定、评价护理论文和科研成果以及新业务、新技术成果。

12.协助护理部做好主管护师、护师的晋升、考核及评审工作，承担对下级护理人员的培养工作。

14.参与全院业务技术管理和组织管理工作，经常提出建设性意见，协助护理部主任加强对全院护理工作的业务指导。

15.参与全院护理质量督察工作，指导护理质量控制工作。

（二）主管护师职责

1.在科护士长领导下进行工作。

2.对护理工作质量负有责任，发现问题，及时解决，把好护理质量关。

3.解决本科护理业务上的疑难问题，指导急、危重、疑难患者护理计划的制定及实施。

4.负责指导本科的护理查房和护理会诊，对护理业务给予具体指导。

5.对工勤人员开展传染病、消毒隔离及个人防护相关知识的培训，并督查完成质量。

6.督查消毒隔离工作的完成情况，在做好自身防护工作的同时，对进入发热门诊的各级各类人员穿脱防护装备的全流程开展督查，确保医务人员自身安全。

7.制定感染性疾病的健康教育计划。

8.对本科发生的护理差错、事故进行分析鉴定，并提出防范措施。

9.组织本科护师、护士进行业务培训，拟定培训计划，编写教材，负责讲课。

10.制定本科护理科研和技术革新计划，并组织实施。指导全科护师、护士开展护理科研工作，写出具有较高水平的护理论文及科研文章。

11.协助本科护士长做好行政管理和队伍建设工作。

（三）护师职责

1.在护士长领导下和本科主管护师指导下进行工作。

2.参加护理临床实践，指导护士正确执行医嘱及各项护理技术操作规程，发现问题，及时解决。

3.参与危重、疑难患者的护理工作，承担难度较大的护理技术操作，带领护士完成新业务、新技术的临床实践。

4.在完成本班消毒隔离工作的同时，督促护士、工勤人员按时完成各项消毒隔离工作。

5.负责把关就诊患者各项信息登记和流行病学调查，如有特殊情况及时与当班医生联系。

6.对就诊患者落实感染性疾病的健康教育计划。

7.协助护士长拟定科室护理工作计划，参与管理工作。

8.参加本科主任护师、主管护师组织的护理查房、会诊和病例讨论。

9.协助护士长负责科室护士业务培训，制定学习计划，并担任讲课。对护士进行技术考核。

10.协助护士长制定本科室的科研、技术革新计划，积极参与科研活动。

11.对出现护理差错、事故进行分析，提出防范措施。

（四）护士职责

1.在护士长领导及主管护师、医师业务指导下进行工作。

2.对患者进行系统全面的评估，制订护理计划，负责实施与评价。

3.按需及时巡视工作区域，了解患者病情、饮食、卫生及心理状态。

4.做好基础护理，严密观察并记录危重患者的病情变化，发现异常及时报告，积极配合抢救治疗工作。

5.严格落实本班消毒隔离工作。

6.具体落实就诊患者各项信息登记和流行病学调查。

7.认真执行规章制度和技术操作规程，正确地执行医嘱，按时完成治疗、护理工作，做好查对和交接班工作，不断提高护理质量，严防差错事故。

8.随医生查房，了解患者的心理、精神、社会、文化状态并进行护理，做好患者的健康教育、咨询、功能锻炼、饮食管理及康复指导等。

9.维持工作的环境清洁、整齐，工作秩序安静，宣传卫生和防病知识，鼓励患者增强对治疗的信心。及时向患者及家属介绍住院须知。

10.危重患者床头交接班。

四、发热门诊值班、交接班制度和工作制度

（一）目的

规范医务人员值班及交接班工作，增进医务人员间信息有效的沟通，保障诊疗服务的完整性和连续性，确保患者安全。

（二）适用范围

发热门诊工作的医生和护士。

（三）定义

值班：临床医生在夜间、周末及节假日按照当值的班次开展工作。

交接班：包括各班次医生及医护之间的交接班。

（四）职责

1.科主任/护士长负责本科室的日常运转，并安排有资质的医生、护士在夜间、周末及节假日值班，以保证医疗护理工作的

连贯性。

2.值班医生必须坚守岗位，不得擅离职守，如确有特殊情况需要调整班次，应征得病区负责人同意及被调班医生确认，并事先通知相关人员和部门。

（五）标准

1.值班制度

（1）根据医师授权规定，被授权认可的医生方可独立值班。

（2）根据实际工作需求，认真安排好各级值班医师，实行24小时两班或三班医护人员值班。每月月底前将下月值班表交医务处审核，如有特殊情况换班，请示科主任同意后更改。

（3）各级值班医师在接班时应检查手机，确保处于工作状态，并随时携带，保证呼叫畅通，随叫随到。

（4）值班医师不得擅离岗位，如有事离开必须向值班护士说明去向，值班护士因病员医疗问题请示医师，值班医师应立即前往诊治，不得以任何借口推诿、拖延处理。

（5）值班医师遇有疑难问题，应及时汇报请示上级医师处理或请专科值班医师会诊。在值班期间对病员所做的各种医疗措施应认真做好记录，危重病员应严密观察，认真做好病程记录和各种医疗措施记录。

（6）值班医师在下班前应做好交班准备，遵守首诊负责制，写好交班记录，将重点患者的病情及相关事宜向接班医师交待清楚。如属本班工作未完成的，应在交班后继续完成。

2.交接班制度

（1）接班人员应当提前半小时到达科室，接受各级医师交办的医疗工作任务。接班人员未按时到岗，交班人员不得离岗，直到接班人员到岗并完成交接班后方可离开。

（2）交班形式分为口头交班及书面交班两种。口头交班适用于病情稳定，无需特殊交班的患者，由交班医生口头与接班医生交接。书面交班适用于所有危重及有特殊病情变化的患者。

3. 发热门诊工作制度

按照传染病管理条例相关规定和各级人员岗位职责，为保障医护及相关工作人员的身体健康，维持正常的工作秩序，特制定下列制度，望遵照执行，违反者经查实将给予相应扣罚。

（1）进入发热门诊必须戴口罩（必要时N95）、帽子，穿隔离衣、鞋套，必要时戴目镜或面屏；

（2）不能穿隔离衣进入清洁区域；

（3）不能在污染及半污染区域食用食物；

（4）必须按规定放置隔离用品，包括帽子、口罩、目镜、面屏、手套、隔离衣、鞋套等；

（5）上班时不能戴戒指等暴露在外的饰品；

（6）不能看与专业不相关的报刊杂志，及影视、游戏作品；

（7）不能擅自离岗；

（8）上班时间不准睡觉。

五、发热门诊负压病房院感管理制度

（一）目的

规范负压病房的设置和使用方法。

（二）适用范围

负压病房的所有软、硬件设施。

（三）建筑布局

1.病室采用负压通风，上送风、下排风；病室内送风口应远离排风口，排风口应置于病床床头附近，排风口下缘靠近地面但应高于地面10cm，病房具有良好密闭性，保持门窗关闭。

2.送风应经过初、中效过滤，排风应经过高效过滤处理，每小时换气12次以上。

3.病房外安装压差表，便于观察。

4.配备有效、便捷的洗手设施。

5.设置独立卫生间。

（四）消毒隔离

1.一间负压病室安排一名患者，无条件时可安排同种呼吸道感染疾病患者；患者病情许可时，应戴外科口罩，并限制患者到病室外活动。

2.病房外悬挂黄色空气隔离标识。

3.集中进行诊疗和护理，减少出入频率。

4.应尽量减少患者不必要的转运，如需要转运时，应使用负压担架车转运，减少对其他患者、医务人员和环境表面的污染。

5.具体消毒隔离措施见发热门诊物品消毒隔离制度。

6.其他参照《医院隔离技术规范》（WS/T 311–2009）。

（五）医务人员防护

1.根据不同疾病的传播途径，穿戴不同的防护用品；离开隔离病房时按要求摘脱防护用品，并正确处理使用后物品。

2.具体参见《医院隔离技术规范》（WS/T 311–2009）。

（六）维护与监测

1.使用中负压病房负压值每日监测记录2次，并通过棉絮、飘带等肉眼观察压差。

2.后勤处负责设备日常维护（科室监督）；负压病房没有患者

入住的情况下每周监测负压病房负压值一次，并检查系统完好性、墙面及门有无异常开缝等密闭情况；每周对排风过滤网及排风口进行一次清洁，并用500mg/L含氯消毒液消毒。每季度监测负压病房温度、湿度、负压值、风速、照度、噪音、尘埃粒子数（包括暂时未使用的负压病房）。

3. 当负压病房出现故障时，及时协调将患者转运到其他负压病房，同时联系后勤处进行维修，并报告医务处、护理部、院感科等。进出负压病房工作人员必须按要求做好隔离防护。

4. 医院感染管理科、护理部监督医务人员消毒隔离及防护措施的落实。

参考文献

[1] 中华人民共和国卫生部. 医院感染管理办法.2006

[2] 医院隔离技术规范（WS/T311-2009）

[3] 医疗机构消毒技术规范（WS/T367-2012）

[4] 医院空气净化管理规范（WS/T368-2012）

六、发热门诊传染病报告制度

（一）目的

规范本院传染病报告管理工作，提高报告的效率与质量，为疾病预防控制提供及时、准确的信息，保障安全。

（二）范围

发热门诊医护人员、患者、来访者。

（三）定义

报告责任单位：责任报告单位为各级医疗卫生机构。

责任报告人：责任报告单位执行职务的人员。

（四）内容

1.报告规定

（1）建立健全传染病报告系统：院感科设专职报告员，发热门诊各临床医生均负有传染病报告义务，由院感科报告员组织报告工作。

（2）报告：首诊医生均应按法定传染病报告时限，及时报告。

1）甲类传染病及乙类传染病中的传染性非典型肺炎、肺炭疽患者、新冠病毒感染者或疑似病例，或发现其他传染病暴发流行以及不明原因传染病时应立即报告，2小时内由院感科网络报告报CDC。

2）乙类传染病和监测区域内的丙类传染病24小时内报本区CDC。

3）医生接诊患者时，一旦确诊或疑似传染病的，应及时填写《传染病报告卡》，报院感科，同时登记在《传染病登记簿》中。

2.信息登记

（1）严格执行《中华人民共和国传染病防治法》、《中华人民共和国传染病防治法实施办法》、《突发公共卫生事件应急条例》的有关规定。

（2）建立健全相关登记：

1）发热预检登记本，对所有因发热就诊的患者进行详细登记。

2）建立门诊日志，对所有就诊患者进行详细的登记。

3）建立传染病登记本，详细登记传染病相关流行病史等重要信息。

（3）严格执行首诊负责制。医务人员在执行职务中发现的传染病患者、疑似患者、病原携带者，应立即通过电子病历内网填写《传染病报告卡》，上报院感科，同时登记到科内传染病登记本上，以备核查。

（4）各种登记本、报告填写要求做到内容完整、准确，无漏项、错项。具体要求如下：

1）发热预检登记本：

①内容：应包括就诊日期及时间，患者姓名、性别、年龄、现住址、电话、身份证号，流行病学询问记录。

②要求：字迹清晰，登记齐全，能随时查阅。

2）门诊日志：

①内容：应包括姓名、性别、年龄、职业、现住址、病名、发病（诊断）日期、就诊日期、初诊或复诊等基本项目。

②要求：登记齐全，电子数据保存，能随时查阅。

3）传染病报告登记本、传染病报告卡使用上海市统一的格式：

①传染病报告登记本包括：病名、登记日期、患者姓名（14岁以下儿童（含14岁）还需填家长姓名）、性别、年龄、职业、现住址、工作单位（学校或托幼机构名称）、发病时间、诊断时间（填到小时、分）、报告时间、订正时间、填卡类型、报卡医师等。

②临床医生或检验医生在诊断传染病后，须按照《传染病报告卡》的要求填报。报告卡填写必须完整、规范，无错项、漏项和逻辑错误，诊断时间填写到小时分钟，填报人应签名。应尽可能填写工作单位（学校或托幼机构名称），以便于及早发现同一单位（学校或托幼机构）的聚集性发病情况。

③对传染病疑似或确诊患者，门诊医生要询问患者流行病学史，并进行记录。

（5）责任报告人：

1）发现甲类传染病及乙类传染病中的传染性非典型肺炎、肺炭疽患者、新冠病毒感染者或疑似病例，或发现其他传染病暴发流行以及不明原因传染病时应立即报告，2小时内由院感科网络报告报CDC。

2）首诊医生在诊疗过程中发现传染患者、疑似患者和规定报告的病原携带者后，应按照要求填写《中华人民共和国传染病报告卡》（以下简称“传染病报告卡”）（附件）或通过电子病历、电子健康档案自动抽取符合交换文档标准的电子传染病报告卡。

3）发现不明原因肺炎病例应立即报告医务处；发现新冠肺炎确诊或疑似病例应即刻按新冠肺炎诊疗流程传报。

4）对其他传染病患者、疑似患者和规定报告的传染病病原携带者在诊断后，应于当天内进行网络报告。

（6）传染病聚集性发病

1）责任报告单位应建立本单位传染病疑似聚集性发病/聚集性发病信息登记制度。责任报告单位或责任报告人诊疗过程中一旦发现以下情形：需启动报告流程。

①可疑症状聚集性事件：一定时间内、同一单位出现无法排除流行病学关联的多例（≥3例）相同/类似可疑症状的病例。

②传染病聚集性疫情：一定时间内、同一单位出现无法排除流行病学关联的多例（≥3例）传染病个案病例。

2）责任报告单位或责任报告人除按要求做好个案病例登记报告外，还应在传染病疑似聚集性发病/聚集性发病登记册上进行登记。并立即向院感科、医务处报告。院感科接报后应进行信息等级和初步核实，无法排除传染病聚集性发病可能的，应立即向区CDC报告。

七、发热门诊工作持续改进制度

（一）目的

规范发热门诊各项制度按医政要求不断更新、优化，及时响应国家和上海市发布的相关医疗政策和规范。

（二）适用范围

包括发热门诊各项工作制度、流程管理、人员安排等。

（三）内容

1. 根据发热门诊常见病、流行性疾病发生情况持续改进消毒隔离、个人防护、预检就诊流程等内容。

2. 根据突发新发传染病的相关政策、法规和诊疗指南或诊疗方案改进管理制度和流程。

3. 参考各级疾控检查要求和反馈及时改进相关管理制度和流程。

（四）流程图

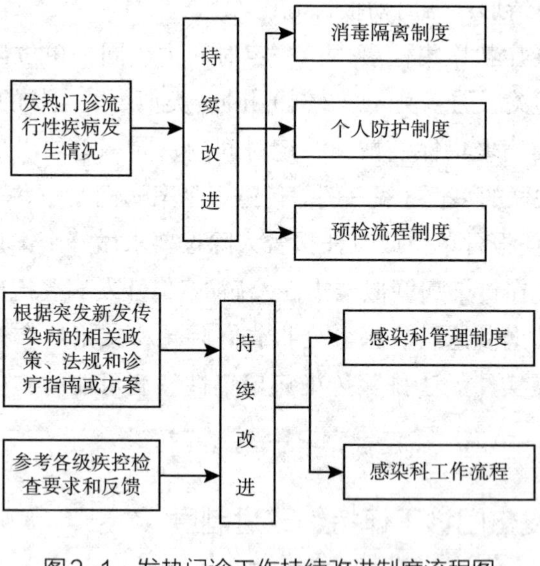

图2-1　发热门诊工作持续改进制度流程图

八、发热门诊传染科知识培训制度

（一）目的

贯彻落实《传染病防治法》，提高各级医务人员做好传染病防治工作的能力和自觉性，规范发热门诊医护人员对常见传染病知识的学习和掌握，并及时补充、更新相关疾病的最新研究进展和诊疗方案内容，提高医护人员诊治传染性疾病的综合能力。

（二）适用范围

发热门诊工作的所有医护人员。

（三）内容

1.传染病培训工作由医务处、医院感染管理科和感染科负责，根据传染病防治要求制订工作制度，培训计划，组织培训及开展传染病防治知识的考试、考核。

2.传染病防治知识培训纳入住院医师规范化培训、继续教育、岗位培训等考核制度，培训采取培训班、远程教育、参加上级组织的院外培训、新职工岗前培训、自学、线上培训等多种形式，每年至少2次。

3.传染病防治培训由本院相关科室医师或邀请上海市疾控中心及外院专家主讲及指导，保证培训质量。

4.传染病防治知识培训以传染性非典型肺炎、艾滋病、肺结核、禽流感、鼠疫、霍乱、麻疹、流行性腮腺炎、细菌性痢疾、伤寒与副伤寒、流行性脑脊髓膜炎、流行性乙型脑炎、流行性出血热、狂犬病等做为重点传染病防治知识培训的内容，同时根据新发、突发传染病的培训需要，以及上级要求及时组织相关传染病知识培训。

5.传染病防治知识培训要求医护人员掌握重点传染病的临床表现、诊断与鉴别诊断、治疗规范、流行病学知识、相关法律、法规及自身防护知识。检验科采取标本的人员需重点掌握常见传染病的临床表现，检验检测方法、预防控制措施、消毒、隔离、防护等知识和技能，以及相关法律、法规。

6.传染病防治知识培训工作要注意总结经验，及时发现和解决培训过程中出现的问题，并将有关情况及时汇报分管院长，不断提高培训工作的质量。

九、发热门诊手卫生管理制度

（一）目的

规范手卫生，降低手媒介传播医院感染的风险。

（二）适用范围

发热门诊所有医护人员、患者、来访者。

（三）定义

1.手卫生

医务人员洗手、卫生手消毒和外科手消毒的总称。

2.洗手

医务人员用皂液和流动水洗手，去除手部皮肤污垢和暂居菌的过程。

3.卫生手消毒

医务人员使用速干手消毒剂揉搓双手，以减少手部暂居菌的过程。

4.常居菌

能从大部分人体皮肤上分离出来的微生物，是皮肤上持久的固有寄居菌，不易被机械的摩擦清除。如凝固酶阴性葡萄球菌、棒状杆菌类、丙酸菌属、不动杆菌属等。一般情况下不致病。

5. 暂居菌

寄居在皮肤表层，常规洗手容易被清除的微生物。直接接触患者或被污染的物体表面时可获得，可随时通过手传播，与医院感染密切相关。

6. 手消毒剂

用于手部皮肤消毒，以减少手部皮肤细菌的消毒剂，如乙醇、异丙醇、氯己定、碘伏等。新型冠状病毒对紫外线和热敏感，56℃ 30分钟可以杀灭病毒；乙醚、75%乙醇、含氯消毒剂、过氧乙酸和氯仿等脂溶剂均可有效灭活病毒，氯己定不能有效灭活新冠病毒。

（1）速干手消毒剂：含有醇类和护肤成分的手消毒剂。包括水剂、凝胶和泡沫型。

（2）免冲洗手消毒剂：主要用于外科手消毒，消毒后不需用水冲洗的手消毒剂。包括水剂、凝胶和泡沫型。

7. 手卫生设施

用于洗手与手消毒的设施，包括洗手池、水龙头、流动水、洗手液、干手用品、手消毒剂等。

（四）内容

1. 手卫生设施

（1）发热门诊感染风险高应配备非手触式水龙头。

（2）应配备洗手液，符合以下要求：

1）盛放洗手液的容器为一次性使用。

2）洗手液有浑浊或变色时应及时更换。

3）应配备干手用品。

4）手消毒剂需符合国家规定，宜使用一次性包装。

2.洗手与卫生手消毒

（1）洗手与卫生手消毒应遵循以下原则：

1）当手部有血液或其他体液等肉眼可见的污染时，应用皂液和流动水洗手。

2）当手部没有肉眼可见污染时，宜使用速干手消剂消毒双手代替洗手。

（2）下列情况时，医务人员应根据上述原则选择洗手或使用速干手消毒剂：

1）直接接触每一个患者前后，从同一患者身体的污染部位移动到清洁部位时；

2）接触患者黏膜、破损皮肤或伤口前后，接触患者的血液、体液、分泌物、排泄物、伤口敷料等之后。

3）穿脱隔离衣前后，摘手套后。

4）进行无菌操作、接触清洁、无菌物品之前。

5）接触患者周围环境及物品后。

6）处理药物或配餐前。

（3）医务人员在下列情况时，应先洗手，然后进行卫生手消毒：

1）接触患者血液、体液和分泌物以及被传染性致病微生物污染的物品后。

2）直接为传染病患者进行检查、治疗、护理或处理传染患者污物之后。

3）医务人员洗手方法参见发热门诊医务人员洗手方法。

（4）医务人员卫生手消毒应遵循以下方法：

1）取适量的速干手消毒剂于掌心。

2）严格按照发热门诊医务人员洗手方法揉搓的步骤进行

揉搓。

3）揉搓时保证手消毒剂完全覆盖手部皮肤，直至手部干燥。

（五）依据

《医务人员手卫生规范（WS/T 313-2009）》

《手消毒剂卫生要求（GB27950-2011）》

《新型冠状病毒肺炎诊疗方案（试行第七版）》

十、发热门诊之医疗废弃物管理制度

（一）目的

规范发热门诊所有医疗废弃物的管理和注意事项，保证医疗废弃物正确处置。

（二）适用范围

发热门诊内污染区及半污染区所产生的感染性医疗废物和生活垃圾等。

1.凡是发热门诊内污染区及潜在半污染区所产生的感染性医疗废物和生活垃圾均作为具有高度传染性的感染性医疗废物。损伤性医疗废物必须直接放入锐器盒内。

2.感染性或病理性医疗废物除按照《医疗废物专用包装物、容器标准和警示标识规定》进行包装外，必须在最外层增加一层耐压硬质纸箱并密封，密封后绝对禁止打开，纸箱表面应印制红色的“感染性废物”标设，纸箱具体尺寸和规格为不大于长400mm、宽300mm、高360mm。

3.设置专人负责收集及转运医疗废物。

4.由专人负责废物贮存和交接管理，不得与其他医疗废物混装与转运，单独填写转移联单，并建立台账。

5.产生的医疗废物，暂存于产生地，由上海市固体回收中心上门回收。

备注：

（1）每天对暂存点进行清洁，消毒（请参照本院医疗废物管理规范流程执行）

（2）如需回收，请根据要求致电专门回收单位。

第三章　发热门诊消毒隔离规范

一、发热门诊空气消毒流程规范

1.应注意开窗通风，保持室内空气流通，每日通风2~3次，每次不少于30min。

2.医疗机构应加强通风，可采取通风（包括自然通风和机械通风），也可采用循环风式空气消毒机进行空气消毒，无人条件下还可用紫外线对空气消毒。

3.确需进行空气消毒的，可密闭房屋，按每立方米用18%~20%过氧乙酸溶液5~6ml的用量（$1g/m^3$），使用过氧乙酸熏蒸器进行消毒，也可放置在瓷或玻璃器皿中，底部用装有适量酒精的酒精灯加热蒸发，熏蒸2小时，即可开门窗通风。熏蒸消毒时要注意防火，还要注意过氧乙酸有较强的腐蚀性。

4.对于体积较大的房屋，密闭后应用0.5%过氧乙酸、3%过氧化氢或500mg/L二氧化氯的消毒溶液，按$20ml/m^3$进行气溶胶喷雾，作用1小时；或使用过氧化氢干雾或气溶胶终末消毒机进行消毒，人员进入前应先开门窗透风。

二、发热门诊物品清洁消毒规范

（一）物体表面消毒

切实做好患者病室的日常清洁与消毒，尤其关注高频接触表面（如各类把手、按键、仪器面板等）的清洁与消毒；采用消毒剂浓度2000mg/L的消毒灵溶液或高水平消毒湿巾消毒；

（二）患者呕吐物、分泌物、排泄物消毒

1.少量污染物可用一次性吸水材料，如纱布、抹布等，蘸取20000mg/L含氯消毒液小心移除。

2.大量污染物应使用含吸水成分的消毒粉或漂白粉完全覆盖，或一次性吸水材料完全覆盖后用足量的20000mg/L含氯消毒液浇在吸水材料上，作用30min以上，小心清除。清除过程中避免接触污染物，清理的污染物按医疗废物集中处理。

3.不能自由活动的患者的排泄物、分泌物、呕吐物等应使用专门容器收集，用20000mg/L含氯消毒液，按照粪、药比1:2比例，加盖密闭作用2小时。记录消毒时间，放置时间。

4.能够自由活动的患者，隔离病房每个患者每天给一个桶，桶里配置好20000mg/L的消毒灵，桶里面备量杯，告知患者每次上好厕所往马桶里倒1000ml消毒液，盖上盖子，下次上厕所前先把前一次的冲掉。配置好的消毒灵使用时间不超过24小时。记录配置消毒液的时间，并和患者沟通指导准确记录消毒时间，放置时间。

（三）体温表

耳温枪，耳温套一人一用。疑似、确诊患者水银口表，专人专用，一用一消毒，75%酒精浸泡消毒，每日更换75%酒精。

（四）护目镜

使用后75%酒精浸泡60分钟，捞起后双层黄色垃圾袋扎紧送供应室。

（五）面罩

2000mg/L消毒灵浸泡2小时后，拆去滤芯冲洗后双层黄色垃圾袋扎紧送供应室。

三、发热门诊专用CT机房清洁消毒规范

1.CT机房清洁消毒频次每日不得少于3次，遇污染及时消毒。消毒内容包括设备和环境物表，并做好记录。设备消毒：75%酒精擦拭机器和床；物表消毒：75%酒精擦拭台面及高频接触表面（如各类把手、按键、仪器面板等）；地面消毒：配备专用清洁车，用2000mg/L含氯消毒液溶液拖地。

2.疑似患者做完检查之后，医师通知保洁进行及时消毒并做好记录。

3.空气消毒：在常规清洁与消毒的基础上，增加紫外线照射消毒。机房没人的时候开启紫外线，并做好记录。每天应保证紫外线连续消毒1小时以上，并做好记录。

4.各班次值班人员务必重视防护用品的正确使用，避免交叉污染。

5.一次性使用个人防护用品脱卸后收集在双层医废袋内，按照感染性医废处理，双层塑料袋扎紧以后用2000mg/L含氯消毒液喷洒医废袋。然后装纸箱内，再喷洒2000mg/L消毒液，由专人收走。

6.患者呕吐物、分泌物、排泄物等少量污染物可用一次性吸水材料，如纱布、抹布等，蘸取20000mg/L含氯消毒液小心清除。清除过程中避免接触污染物，清理的污染物按医疗废物集中处理。

7.大量污染物应使用含吸水成分的消毒粉或漂白粉完全覆盖，或一次性吸水材料完全覆盖后用足量的20000mg/L含氯消毒液浇在吸水材料上，作用30min以上，小心清除。清除过程中避免接触污染物，清理的污染物按医疗废物集中处理。

8.被排泄物、呕吐物污染的地面或墙壁，先清除污染物以后，

用2000mg/L含氯消毒液擦拭或喷洒，作用时间不低于30min。清除过程中避免接触污染物，清理的污染物按医疗废物集中处理。

9.个人防护装备：放射工作人员：医用防护服、医用防护口罩、一次性帽子、护目镜、一次性医用手套、一次性鞋套；保洁人员：防护服、医用防护口罩、一次性帽子、护目镜、双层手套、一次性鞋套。

四、发热门诊医疗废弃物消毒

1.放入锐器盒内的医疗废弃物，满3/4密闭装箱，并用2000mg/L消毒灵喷洒。

2.感染性或病理性医疗废物使用双层黄色垃圾袋，双袋双扎，并用2000mg/L消毒灵喷洒。

3.如遇新发传染病或不明原因肺炎产生的医废，还需装入一次耐压硬质纸箱密封，并用2000mg/L消毒灵喷洒，密封后禁止打开，纸箱表面应印制红色的“感染性废物”标设，并标明疾病名称。

4.设置专人负责收集及转运医疗废物。单独填写转移联单，并建立台账。

5.医疗废物，暂存于产生地，由上海市固体回收中心上门回收。

第四章　发热门诊医疗核心制度及流程

一、个人防护

（一）发热门诊医务人员洗手方法

1.在流动水下，使双手充分淋湿。

2.取适量皂液，均匀涂抹至整个手掌、手背、手指和指缝。

3.揉搓：认真揉搓双手至少15秒，具体揉搓步骤如下：

（1）掌心相对，手指并拢，相互揉搓。参见图4–1A。

（2）手心对手背沿指缝相互揉搓，交换进行。参见图4–1B。

（3）掌心相对，双手交叉指缝相互揉搓。参见图4–1C。

（4）弯曲手指使关节在另一手掌心旋转揉搓，交换进行。参见图4–1D。

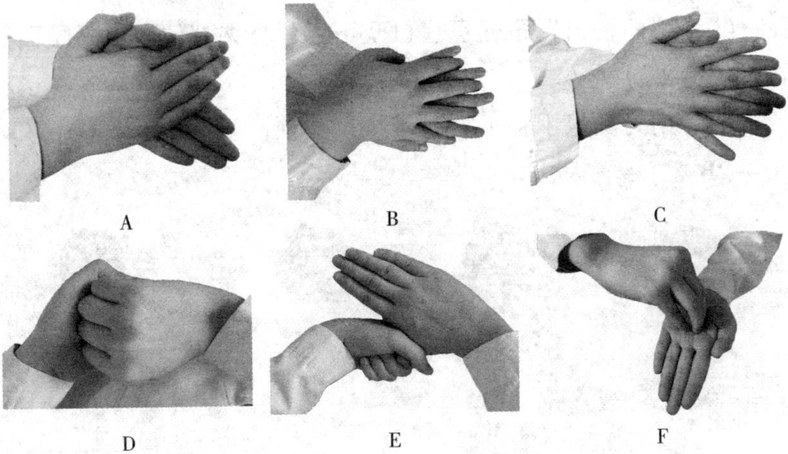

图4–1　发热门诊医务人员洗手方法

（5）右手握住左手大拇指旋转揉搓，交换进行。参见图4-1E。

（6）将五个手指尖并拢放在另一手掌心旋转揉搓，交换进行。必要时对手腕进行清洗。参见图4-1F。

4.在流动水下彻底冲洗双手，擦干，取适量护手霜护肤。

《医务人员手卫生规范（WS/T 313-2009）》《医务人员手卫生规范（WS/T 313-2009）》

以上内容参见《医务人员手卫生规范（WS/T 313-2009）》。

（二）医用口罩佩戴方法

1.外科口罩的佩戴方法

（1）将口罩罩住鼻、口及下巴，口罩下方带系于颈后。上方带系于头顶中部。

（2）将双手指尖放在鼻夹上。从中间位置开始，用手指向内按压，并逐步向两侧移动，根据鼻梁形状塑造鼻夹。

（3）调整系带的松紧度。

2.医用防护口罩的佩戴方法

（1）一手托住防护口罩，有鼻夹的一面背向外。

（2）将防护口罩罩住鼻、口及下巴，鼻夹部位向上紧贴面部（如图4-2A）。

（3）用另一只手将下方系带拉过头顶，放在颈后双耳下（如图4-2B）。

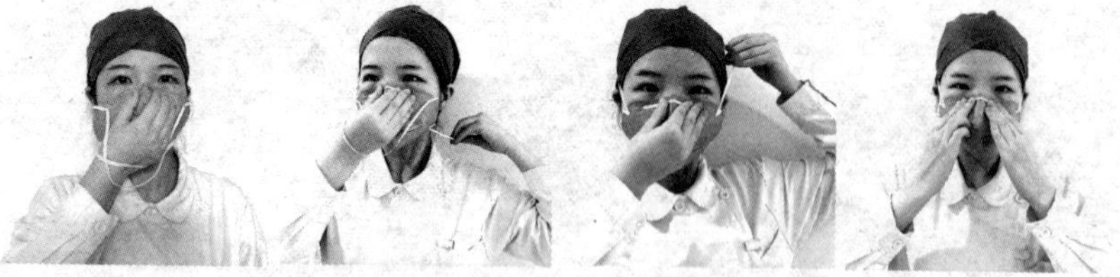

A　　B　　C　　D

图4-2　医用防护口罩佩戴方法

（4）再将上方系带拉至头顶中部（如图4-2C）。

（5）将双手指尖放在金属鼻夹上，从中间位置开始，用手指向内按鼻夹，并分别向两侧移动和按压，根据鼻梁的形状塑造鼻夹（如图4-2D）。

3.注意事项

（1）不应一只手捏鼻夹。

（2）医用外科口罩只能一次性使用。

（3）口罩潮湿后、受到患者血液、体液污染后，应及时更换。

（4）每次佩戴医用防护口罩进入工作区域之前，应进行密合性检查。检查方法：将双手完全盖住防护口罩，快速的呼气，若鼻夹附近有漏气应按压鼻夹，使其与面部密闭贴合。

（5）调整鼻夹，若漏气位于四周，应调整到不漏气为止。

4.摘口罩方法

（1）不要接触口罩前面（污染面）。

（2）先解开下面的系带，再解开上面的系带（如图4-3A）。

（3）用手仅捏住口罩的系带丢至医疗废物容器内（如图4-3B）。

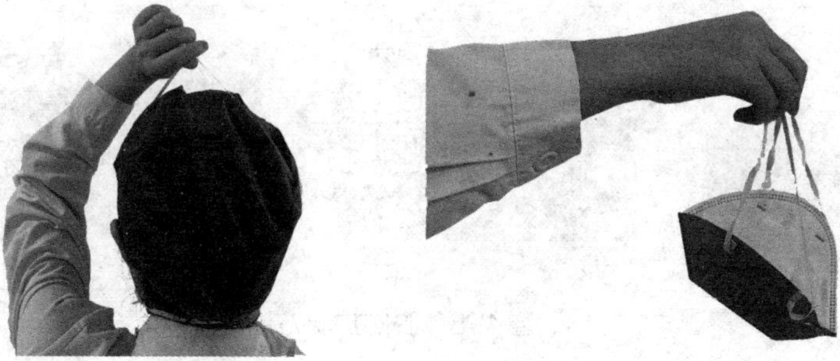

A　　　　B

图4-3　摘口罩方法

以上参见医院隔离技术规范 WS/T 311-2009。

（三）发热门诊防护服穿脱方法

1.穿连体或分体防护服，应遵循先穿下衣，再穿上衣，然后戴好帽子，最后拉上拉锁的顺序（如图4-4）。

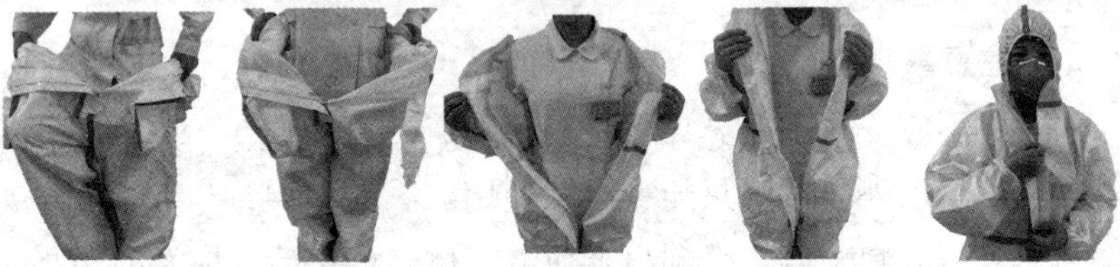

A　B　C　D　E

图4-4　穿防护服方法

2.脱防护服

（1）脱分体防护服时应先将拉链拉开，向上提拉帽子，使帽子脱离头部，脱袖子、上衣，将污染面向里放入医疗废物袋，脱下衣，由上向下边脱边卷，污染面向里，脱下后置于医疗废物袋。

（2）脱联体防护服时，先将拉链拉到底，向上提拉帽子，使帽子脱离头部，脱袖子，由上向下边脱边卷，污染面向里直至全部脱下后放人医疗废物袋内（图4-5）。

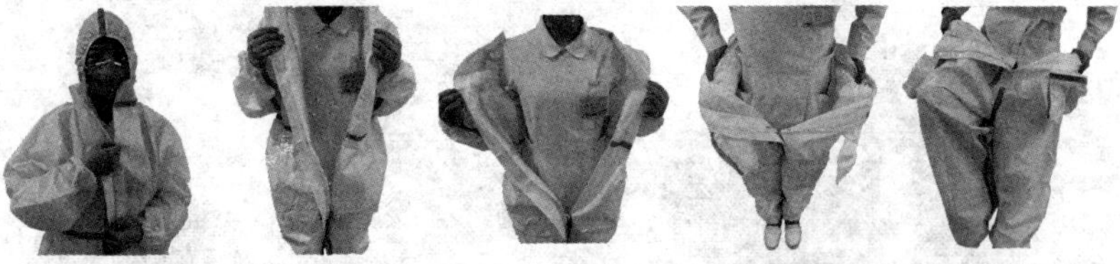

A　B　C　D　E

图4-5　脱防护服方法

3.注意事项

（1）隔离衣和防护服只限在规定区域内穿脱。

（2）穿前应检查隔离衣和防护服有无破损，穿时勿使衣袖触及面部及衣领。发现有渗漏或破损应及时更换，脱时应注意避免污染。

（3）一次性隔离衣的穿脱方法。

1）穿法同4–4

2）脱隔离衣方法

①解开腰带，在前面打一活结，如图4–6A。

②解开袖带，塞入袖袢内，充分暴露双手，进行手消毒。

③解开颈后带子，如图4–6B。

④右手伸入左手腕部袖内，拉下袖子过手，如图4–6C。

⑤用遮盖着的左手握住右手隔离衣袖子的外面，拉下右侧袖子，如图4–6D。

⑥双手转换逐渐从袖管中退出，脱下隔离衣，如图4–6E。

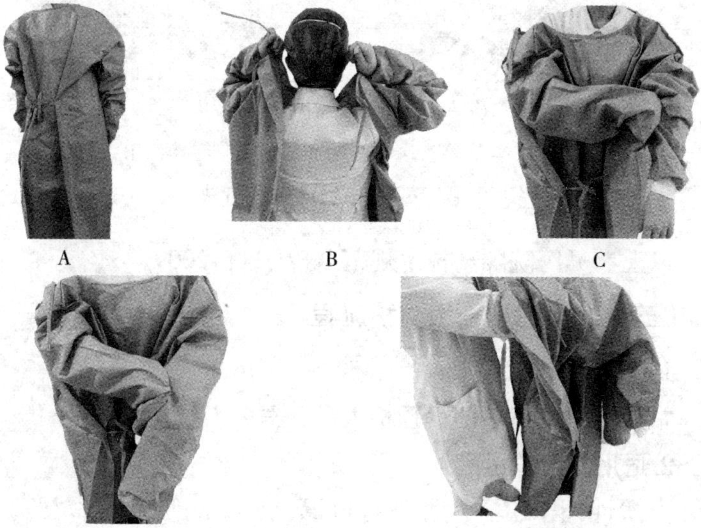

A B C D E

图4–6 脱隔离服方法

⑦左手握住领子，右手将隔离衣两边对齐，污染面向外悬挂在污染区；如果悬挂污染区外，则污染面向里。

⑧不再使用时，将脱下的隔离衣，污染面向内，卷成包裹状，丢至医疗废物容器内或放入回收袋中。

（4）一次性隔离衣应确保一次性使用，遇污染随时更换。

以上参见医院隔离技术规范 WS/T 311-2009。

（四）护目镜或防护面罩戴摘方法

1. 戴护目镜或防护面罩的方法

戴上护目镜或防护面罩，调节舒适度（如图4-7A）。

2. 摘护目镜或面罩的方法

捏住靠近头部或耳朵的一边摘掉，放入回收或医疗废物容器内（如图4-7B）。

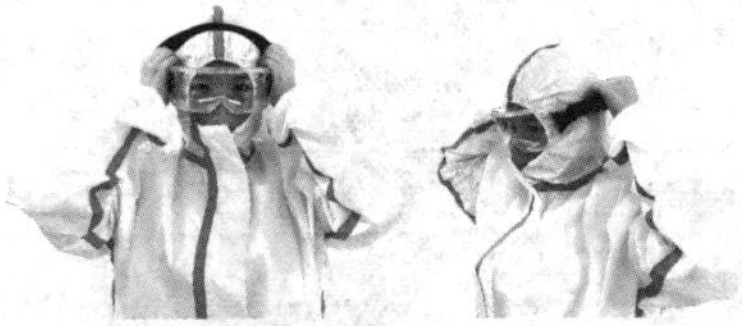

A

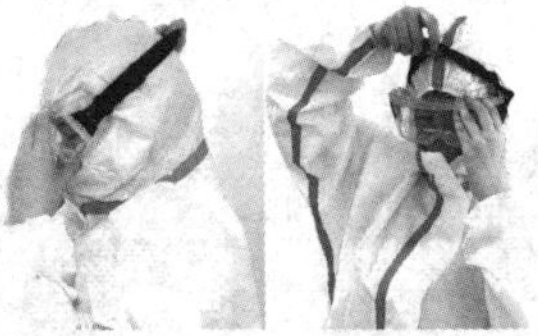

B

图4-7　护目镜摘戴方法

以上参见医院隔离技术规范 WS/T 311-2009。

（五）发热门诊一级防护流程

1. 适用范围

常规情况下发热门诊预检人员、医务人员。

2. 适用的防护用品

一次性帽子、一次性外科口罩、一次性使用隔离衣、一次性手套。

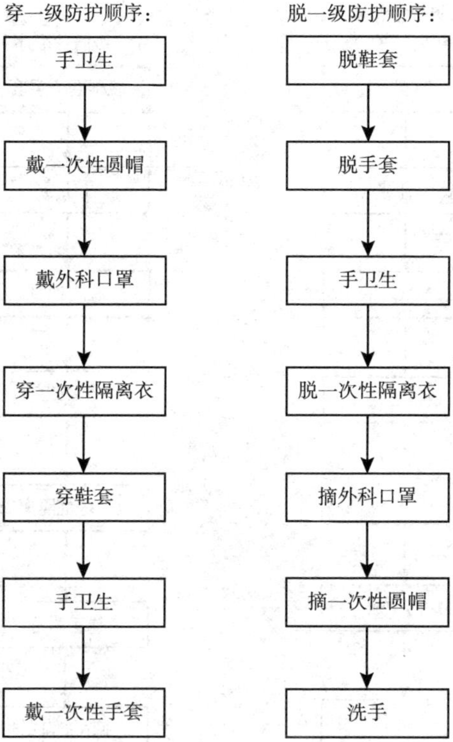

图4-8　发热门诊一级防护流程

（六）发热门诊二级防护流程

1.适用范围

新发突发传染病流行期发热门诊医务人员、隔离留观病区（房）、隔离病区（房）和隔离重症监护病区（房）区域医务人员，环境清洁消毒人员；疑似或确诊患者转运人员。

2.适用的防护用品

一次性帽子、医用防护口罩、护目镜/面屏、医用防护服、一次性手套、鞋套。

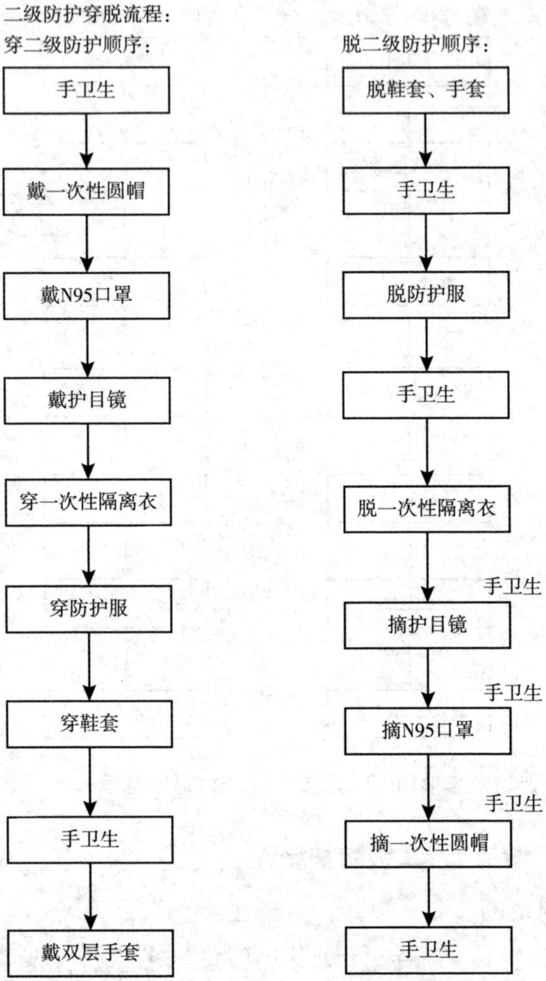

图4-9　发热门诊二级防护流程

（七）发热门诊三级防护流程

1. 适用范围

采集呼吸道标本、进行气管插管、气管切开、无创通气、吸痰等可能产生气溶胶的操作时；处理患者血液、分泌物、排泄物和尸体的人员。

2.适用的防护用品

一次性帽子、全防护面罩、医用防护服、一次性手套（戴双层手套）、鞋套。

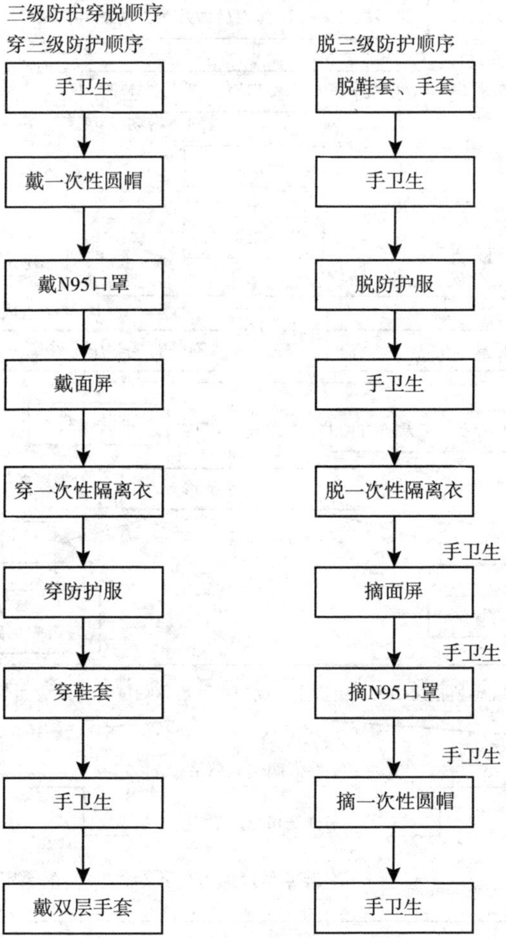

图4-10　发热门诊三级防护流程

二、就诊、随访流程

（一）发热门诊患者就诊流程

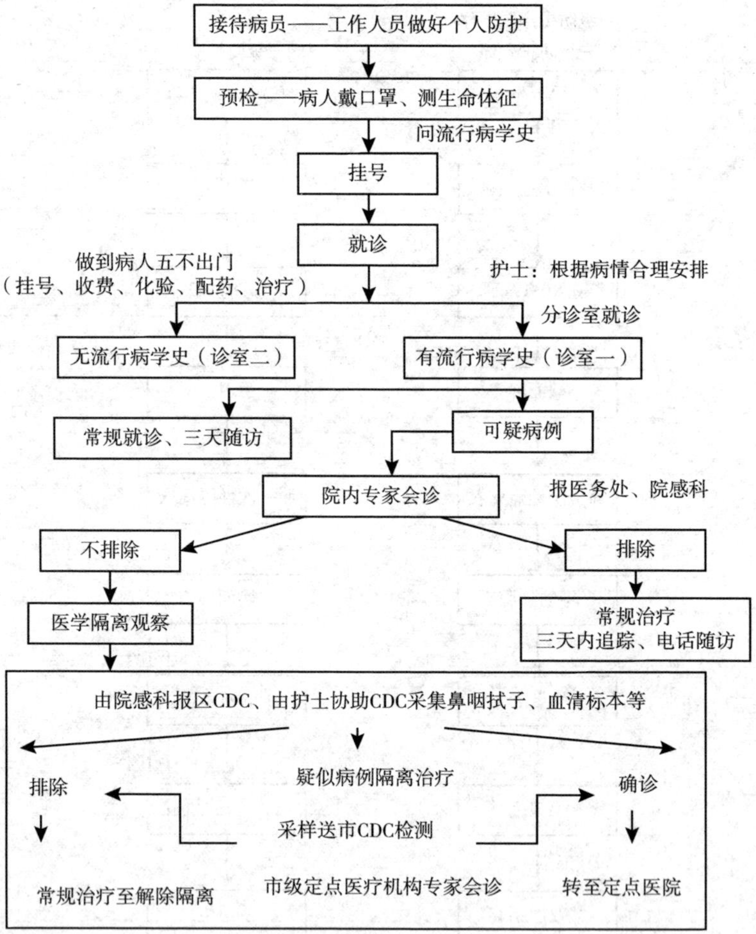

图4-11　发热门诊患者就诊流程

（二）常规发热患者的随访制度及流程

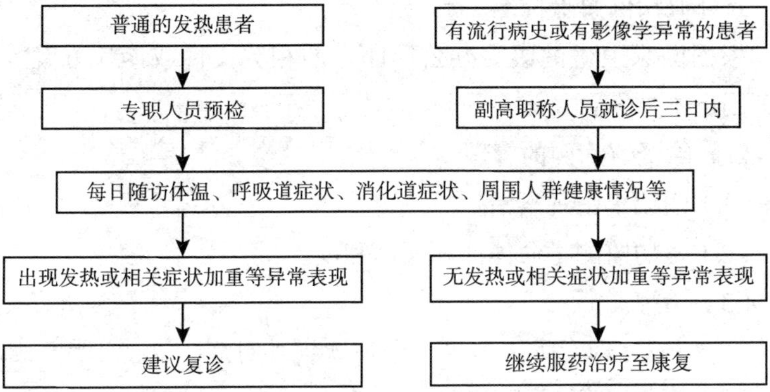

图4-12　常规发热患者的随访制度及流程

（三）发热门诊患者收住隔离病房流程

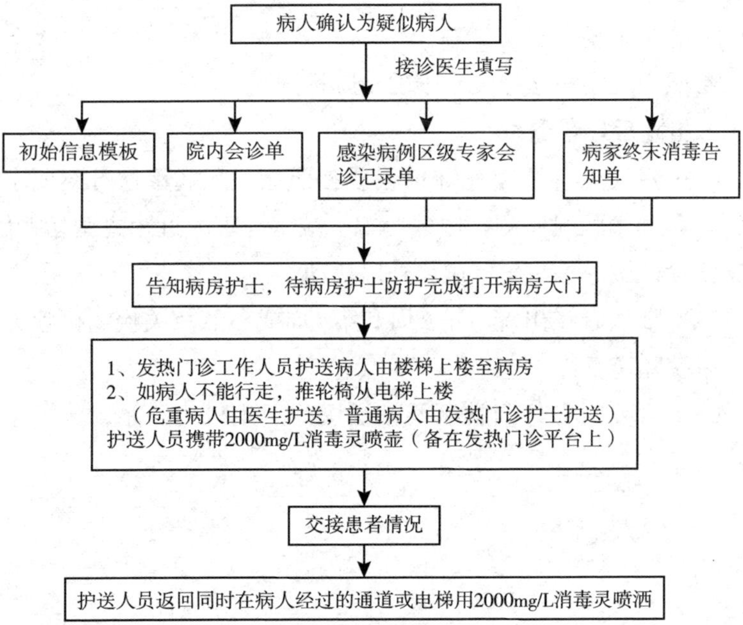

图4-13　发热门诊患者收住隔离病房流程

（四）新发突发传染病疑似解除病例随访管理方案

1. 疑似病例解除标准

根据国家卫生健康委办公厅印发的相关文件或诊疗方案等规定，制定本方案。

2. 解除疑似病例的管理

（1）继续集中观察治疗。

（2）密切监测生命体征和氧饱和度。

（3）治疗。

1）一般处理：卧床休息，合理饮食，对症、支持治疗，如体温＞38.5℃，酌情使用药物降温。

2）中药治疗：临床辨证选择中成药或中药汤剂等。

（4）合并症及基础疾病处理：积极联系院内专科会诊，必要时转科治疗。

3. 出院标准

参照相关疾病诊疗方案中的出院标准。

4. 出院后患者随访

（1）建议患者继续进行14天或参照相关疾病诊疗方案要求隔离管理和健康状况监测，佩戴口罩，减少与家人近距离密切接触，分餐饮食，做好手卫生，避免外出活动。

（2）嘱患者在出院后第2周和第4周或参照相关疾病诊疗方案要求来院随访复诊。

（3）必要时做好与社区及基层医疗卫生机构联系，分享患者诊疗信息。

（五）新发突发传染病确诊患者转运和病房终末消毒流程

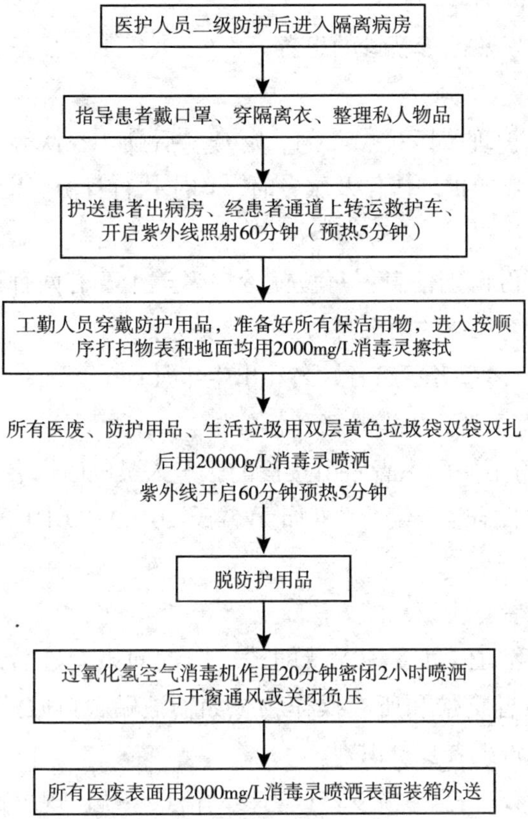

图4-14　新发突发传染病确诊患者转运和病房终末消毒流程

三、医疗质量与安全核心制度

（一）发热门诊查对制度

1. 目的

规范医疗秩序，增强医、护、技、药、保障人员的核对意识，保证患者身份识别的准确性，提高服务质量，杜绝因身份识别错误而导致的医疗意外和不良事件的发生，从而保证患者的医疗安全。

2.适用范围

所有来发热门诊就诊的患者。

3.职责

医疗、护理、医技、药剂、财务、后勤、餐饮等工作人员为患者进行医疗、护理操作及服务时，均应执行身份识别操作。

4.标准

（1）身份识别信息：每位就诊患者至少要有两种以上身份识别信息，医院采取的两个身份识别信息为：

1）门急诊患者：患者姓名和出生年月日。

2）住院患者：患者姓名和住院号。

3）身份不明的患者：由接诊的医护人员临时命名，使用“无名氏+年月日+逐个编号”（如无名氏2016031201）和诊疗卡号（住院号）。

（2）患者身份识别的方法

1）有移动信息系统支持的，反向询问患者姓名，同时应用PDA扫描患者腕带和所有操作物（如输液贴、口服药包装袋等）的二维码进行患者身份识别。

2）无移动信息系统支持或当移动信息系统出现故障时：

①发热门诊患者：在就诊、化验、检查、取药、治疗等各环节核对就诊者身份时，采取反向询问法，让患者或家属自报姓名、出生年月日，同时与电脑信息核对。

②发热门诊住院患者：A当患者意识清楚，语言表达清晰时：反向询问患者姓名，核对腕带与操作物上的住院号及姓名。禁止使用病房号或床位号来进行身份核对。B当患者意识不清或语言表达障碍时：

由操作的医护人员自行核对操作物与腕带上的住院号及姓名。

操作物包括：操作时患者的药物及治疗单、血制品、饮食单、输血申请单、输血记录单、检验申请单、检查申请单、手术通知单等。

（3）患者身份识别的时机

1）在办理就诊卡或入院手续等患者信息登记时；

2）为患者给药、输血或使用血制品及采集血液和其他标本前。

3）为患者实施各种辅助检查（含CT、MRI、放射治疗、超声等）前。

4）临床进行的所有治疗、手术和操作前均要对患者进行身份识别。

5）患者转交接时。

（二）发热门诊负压病房分级护理制度

1.目的

根据患者病情和（或）生活自理能力，确定并实施不同级别的护理，使患者获得安全、优质的医疗服务。

2.适用范围

负压病房住院患者。

3.职责

（1）密切观察患者的生命体征和病情变化；

（2）正确实施治疗、给药及护理措施，并观察、了解患者的反应；

（3）根据患者病情和生活自理能力提供照顾和帮助；

（4）提供护理相关的健康指导。

4.标准

（1）特级护理

1）特级护理指征

①维持生命，实施抢救性治疗的重症监护患者；

②病情危重，随时可能发生病情变化需要进行监护、抢救的

患者；

③各种复杂或者大手术后、严重创伤或大面积烧伤的患者

2）特级护理护理要点

①严密观察患者病情变化，监测生命体征；

②根据医嘱，正确实施治疗、给药措施；

③根据医嘱，准确测量出入量；

④根据患者病情，正确实施基础护理和专科护理，如口腔护理、压疮护理、气道护理及管路护理等，实施安全措施；

⑤保持患者的舒适和功能体位；

⑥实施床旁交接班。

（2）一级护理

1）一级护理指征

①病情趋向稳定的重症患者；

②病情不稳定或随时可能发生变化的患者；

③手术后或者治疗期间需要严格卧床的患者；

④自理能力重度依赖的患者。

2）一级护理护理要点

①每小时巡视患者，观察患者病情变化；

②根据患者病情，测量生命体征；

③根据医嘱，正确实施治疗、给药措施；

④根据患者病情，正确实施基础护理和专科护理，如口腔护理、压疮护理、气道护理及管路护理等，实施安全措施；

⑤提供护理相关的健康指导。

（3）二级护理

1）二级护理指征

①病情趋于稳定或未明确诊断前，仍需观察，且自理能力轻度依赖的患者；

②病情稳定，仍需卧床，且自理能力轻度依赖的患者；

③病情稳定或处于康复期，且自理能力中度依赖的患者。

2）二级护理护理要点

①每2小时巡视患者，观察患者病情变化；

②根据患者病情，测量生命体征；

③根据医嘱，正确实施治疗、给药措施；

④根据患者病情，正确实施护理措施和安全措施；

⑤提供护理相关的健康指导。

（4）三级护理

1）三级护理指征

病情稳定或处于康复期，且自理能力轻度依赖或无需依赖的患者。

2）三级护理护理要点

①每3小时巡视患者，观察患者病情变化；

②根据患者病情，测量生命体征；

③根据医嘱，正确实施治疗、给药措施；

④提供护理相关的健康指导。

⑤护士在工作中应当关心和爱护患者，发现患者病情变化，应当及时与医师沟通。

（三）发热门诊首诊负责制度

1.目的

为了更好地保证医疗服务及时性、连续性、有效性和安全性，提高医疗质量，保障医疗安全，特制定首诊负责制度。

2.适用范围

适用于所有来发热门诊的患者。

3.定义

首诊科室是指患者完成挂号并到达诊室后首位接诊的科室，

首位接诊医师为首诊医师。

危重症抢救患者的首位接诊医师即为首诊医师，不受其是否挂号及挂号与医师、科室不符的限制。

首诊负责制是指首诊医师对其所接诊患者，特别是对急、危重患者的检查、诊断、治疗、会诊、转科、转院等工作负责到底的制度。

4. 标准

（1）护士：患者来就诊时，接诊护士应认真做好预检、分诊，并及时通知医师进行诊治，任何个人接到通知后需及时投入诊治工作。

（2）医生：首诊医师应按要求进行病史，体格检查，流行病学调查，辅助检查等的详细记录，对诊断明确的患者应及时治疗或收住入院；若患者还罹患非本医疗机构诊疗科目范围内疾病，虽无法提供诊治，但必须先评估患者病情，判断其是否存在急危重症情况。若患者病情平稳，应给患者或其代理人提供适当的医疗建议，履行告知义务并书写医疗记录。对急危重症需抢救的患者应当按照急危重症抢救制度进行诊疗。

（3）汇报和会诊：如遇诊断不明确或危重患者需抢救时，首诊医师应首先救治并及时报告上级医师；需会诊的患者，由发热门诊负责组织或请其他科室会诊，其他科必须积极配合，及时会诊，提供书面的会诊意见，必要时报告医务管理部门予以协调与组织会诊。

（4）协调：1）会诊后，如需会诊科室协同处理的患者，仍由感染科负责，会诊科室协同处理。2）两个科室的医师会诊意见不一致时，须分别请示本科上级医师，直至科主任。若双方仍不能达成一致意见，由首诊医师负责处理并上报医务管理部门或总值班协调解决。

（5）转诊：对急诊重症、复合伤或涉及多科室的危重发热患者，在未明确主管科室之前，除发热门诊主持抢救外，所有的相关科室须执行急危重症患者抢救制度，协同抢救，不得推诿，不得擅自离开，各科室分别进行相应的处理并及时做好病历记录。会诊后，能排除新发突发传染病或新发突发传染病不能排除但接诊科室具备消毒隔离条件的情况下，确需转科治疗的患者，应经双方科室同意后，须由发热门诊将患者转至相关科室，该科室接收后负责患者的诊断、治疗、观察、会诊等。

（6）若就诊患者借用他人信息挂号，医师有权拒绝接诊，不承担首诊负责制的主体责任。但若患者病情处于急危重症状态，医师须按照急危重症抢救制度进行诊疗。

（7）凡在接诊、诊治、抢救患者或转院过程中未执行上述规定、推诿患者，要追究首诊医师、当事人和科室的责任。

（8）药剂、放射、检验科应积极配合，凡在处方和申请检查单上注明有“急”或“抢救”标志的，应及时准确处理，不得影响抢救工作。

（四）发热门诊以及疑似留观急危重患者抢救制度

1. 目的

规范急危重患者救治流程，提高抢救成功率，减少医疗风险，为患者提供高效、优质的医疗服务。

2. 范围

（1）患者急性起病，诊断未明，根据其临床症状体征必须立即处置，否则可能导致重要脏器功能损害或危及生命的；

（2）患者急性起病，诊断明确，根据诊疗规范必须立即处置，否则可能延误最佳治疗时机甚至危及生命的；

（3）患者病情虽然一度平稳，但突然发生变化并有恶化倾向或可能存在潜在生命危险或其他严重后果的；

（4）在诊疗过程中出现检验或检查结果危急值，必须紧急处置的患者；

（5）患者出现其他预计可能出现严重后果、必须紧急处置的病情。

备注：医院发热门诊及住院的急危重患者，包括但不限于以上情况。

3.职责

（1）感染科主任、护士长定期对科室/病区抢救设施、设备进行自查，组织应急预案培训演练。

（2）医护人员遵守岗位职责，在抢救患者时，服从现场指挥的工作安排。

（3）医院成立心肺复苏急救小组，负责公共区域心肺复苏的抢救工作。

4.标准

（1）发热门诊/感染科必须配备的抢救设备，包括：心电监护仪、氧气设备、简易呼吸机、吸痰器、抢救车、心电图机和除颤仪。

（2）急危重患者的抢救工作，一般由副主任医师以上职称人员主持，如遇紧急情况，现场无副主任医师以上人员，由在场职称最高的医师主持抢救，同时报告科主任或上级医师，抢救人员必须全力以赴，紧密配合，重大事件根据情况立即启动应急预案。

（3）抢救期间要严密观察病情变化，及时下达病危通知，向家属讲明病情及可能的预后和医疗费用等。抢救医嘱要求准确、扼要、清晰，在紧急情况下可执行口头医嘱，但护士要复述一遍。对病情复杂的疑难病例应立即请示上级医师，必要时请相关科室会诊或组织全院会诊。

（4）及时书写抢救记录，其内容至少应当包括患者病情变化情况、抢救措施、抢救期间生命体征、心电图及其他重要体征变化情况，抢救用药剂量及时间、参加抢救人员的科室、姓名及职称，抢救时间应具体到分钟；紧急情况下，可在抢救结束后6小时内据实补记，须确保医疗记录、护理记录及其他病历资料相互印证并完全一致。

（5）抢救过程中，需要人员、设备及其他医疗资源配置的，主管医师或抢救主持人应当立即报告科主任，由科主任亲自或安排专人上报医院主管部门予以协调解决。

（6）急危重症患者涉及多发性损伤或多脏器病变的，应当及时请相关专科医师会诊，并由现场最高资质的医师主持多学科会诊。根据会诊意见，由可能威胁到患者生命最主要疾病所属专业科室接收患者，并负责组织抢救，若落实科室存在争议，应立即请示医院主管部门协调解决。

（7）科室抢救设备应根据其服务对象的年龄范围、服务性质按医院要求的标准进行配备。

（8）全院抢救车按照《抢救车使用、管理制度》进行同质化管理，抢救设备的排放位置相对固定，并对员工进行培训，新员工入职后应培训抢救设备的保管、使用和维护。抢救物品和药品使用后应当由当班人员进行补充，如果当班人员不能补充的要下一班交接，由下一班人员及时补充。护理部定期对抢救车设备的配置、保管、维护和使用情况进行监督检查。

（9）肿瘤和慢性疾病终末期患者在住院期间，主管医生应主动向患者、家属了解有无特殊需求，如果患者本人或授权家属要求在患者临终前放弃抢救或治疗的，应按《放弃心肺复苏或生命支持治疗的规定》做好知情同意书。签字生效的知情同意书应摆放在病历的最前面，同时告知科内所有医护人员。

（10）医院的其他管理制度、工作流程与急危重患者抢救相悖的，要优先保证患者的心肺复苏和抢救的顺利进行，任何人不得以任何理由阻碍和干扰患者的抢救。

（11）抢救过程中参与救治医务人员根据国家卫生健康委办公厅印发的诊疗方案或相关文件等采取相应防护措施［可参考中国卫生行业标准-医院感染预防与控制评价规范（WS/T592-2018）]，所使用的所有医疗抢救设备，使用后必须严格按照标准消毒。［可参考中华人民共和国卫生行业标准医疗机构门急诊医院感染管理规范（WS/T591-2018）］

5.流程、表单及其他附件

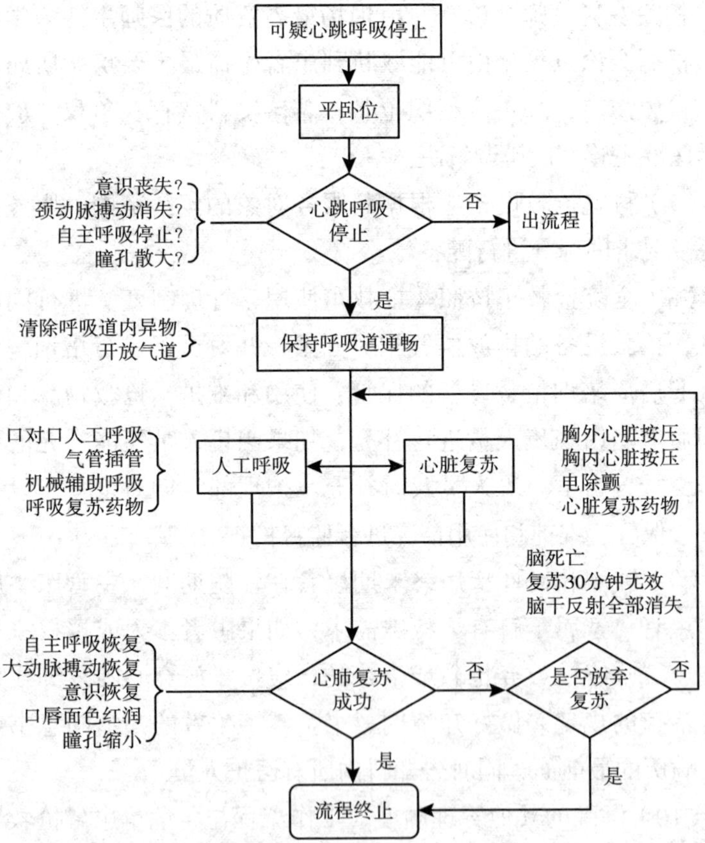

图4-15　人工心肺复苏操作流程

（五）发热门诊病历管理制度

1. 目的

科学、安全地管理病历，保证病历的安全，并通过病历的检查、统计，提供医疗质量、病种分布、医疗数量的数据报告，不断提升医疗质量。

2. 适用范围

适用发热门诊病历以及负压病房和感染科疑似患者住院病历的管理。

3. 定义

病历是医务人员对患者医疗工作的全面记录，反映医护人员对疾病诊断、治疗和护理的全过程，具有法律作用。

4. 职责

病案室对已消毒的完成的住院病历进行收集、整理、分类编码、录入、质量检查、统计、装订归档并及时提供给相关人员，以利于基本的信息交流。

5. 标准

（1）发热门诊和负压病房以及疑似留观患者的病历基于医院在全院施行HIS体系中的电子病历系统。

（2）病历的收集：

1）门诊病历的收集：发热门诊病历的纸质版本原则上由患者负责保管，电子版本由医院负责存储。

2）住院病历的收集：在负压和住院患者的病历应及时打印、整理，放置于科室指定位置。如遇突发新发传染病，会诊单以及转诊单等消毒后夹入病史，患者出院（死亡）时，医师及时完成首页信息填写并收集、整理所有病历资料后，由病史室人员在出院（死亡）后48小时内收回病历。病史室工作人员在每个工作日的上午到各病区收集已完成的病历，由专职医师与病史室工作人员核对、交接，并在交接本上签名。

3）住院病历的整理、检查、装订：住院病历收集回病史室后，病史室人员按照终末病历排序表整理、装订病历，根据《病历书写基本规范》、《中医病历书写基本规范》、《电子病历基本规范（试行）》、《中医电子病历基本规范（试行）》要求，检查首页各栏及病历的完整性，发现有病历文书不全或填写质量没达到标准的，将通知病区主管医师对病历进行补充或修改。

4）住院病历的编码和录入、上架存档：在住院病历整理检查完成后，由病史室人员按《国际疾病分类法ICD-10》及《手术及操作分类代码ICD-9-CM3》对病历首页上的出院疾病诊断代码及手术操作代码进行核对与修改，并根据《上海市病历统计管理系统》的要求，将病历首页相关内容录入计算机系统。每月7日前完成上月病历的编码与录入，保证医院统计报表的完成及上报工作。并按住院号排列后上架存档。对于新发现疾病的编码问题，及时与国家卫生健康委员会相关部门的编码工作要求保持一致。

（3）病历质量检查：参考国家卫生健康委员会和国家中医药管理局修订的《医疗机构病历管理规定（2013年版）》及《病历书写基本规范》执行。

6.流程、表单及其他附件

（1）《医疗机构管理条例》

（2）《医疗机构病历管理规定》

（3）《医疗事故处理条例》

（六）发热门诊负压病房三级医师查房制度

1.目的

规范发热门诊负压病房各级医护人员查房的内容、频率及记录要求、注意事项，确保住院患者每天有医护人员查房，对患者进行更准确、及时的诊断与治疗，使患者得到最佳的诊疗服务。

2.范围

发热门诊各级临床医师。

3.定义

三级医师：住院（主管）医师、主治（诊）医师、主任（副）医师。

三级查房制度是指患者住院期间，由不同级别的医师以查房的形式实施患者评估、制定与调整诊疗方案、观察诊疗效果等医疗活动的制度。

4.职责

（1）住院医师要对患者进行日常的诊疗工作和病历文书的书写。

（2）主治医师负责明确患者诊断和制定治疗原则。

（3）主任医师负责危重疑难患者的诊断、治疗，指导下级医师的医疗工作。

5.标准

（1）三级医师查房制度遵循下级医师服从上级医师、所有医师服从科主任的工作原则，主诊医师应对本组患者的诊疗活动承担责任。

（2）对因科室人员配置或其他客观原因导致的三级医师配备或设置不全的主诊组，科主任应合理安排查房医师，保证医疗活动正常有序开展。

1）查房时的要求：

①提前安排好工作，上级医师查房时床位医师不得随意不到，有特殊事情需报主任批准。

②科主任、主任医师查房，应有主治医师、住院医师、护士长（或责任护士）参加。为控制进入负压病房人数及次数以减少院感风险，故其他人员无特殊情况不得参加查房。

③所有参与查房人员进入负压病房时，应根据院感规定做好防护措施。

④科查房时各级人员应站在自己指定的位置上：主任（或副主任医师）站立于患者右侧；主治医师站立于主任医师右侧；住院医师站立于患者左侧，与主任医师相对；护士长必须参加并站立于床尾；其余相关人员站于周围，但应与主要查房人员保持一定距离，以确保充分的检查空间。查房时进出病房的顺序：科主任、主任医师（副主任医师）、主治医师、主管医师及其他医师。

⑤注意做好保护性医疗制度，凡对患者有不利影响的讨论和对下级医师的批评不应在床前进行，应回办公室集中讨论。

⑥查房报告病历、讨论、讲解时，均应注意声音清晰，使全体参加查房人员都能听清楚。

⑦各项操作及查体应严格消毒观念，接触多个同类传染病患者时，隔离衣或防护服若无明显污染可连续使用，但需做好手消；接触疑似患者时，全身防护措施应在每个患者之间进行更换。

⑧因防护条件下听诊效果减弱，故查体涉及血压、心肺听诊等时，应结合心电监护、影像学、实验室检查等综合判断。

2）查房内容

①住院医师查房：要求重点巡视重危、疑难、待诊断、新住院、手术后的患者，同时巡视一般患者；检查化验报告，分析化验结果，提出进一步检查治疗意见；检查当天医嘱执行情况，给予必要的临时医嘱并开写出次日晨特殊检查的医嘱；检查病员饮食情况；主动征求患者对医疗、护理、生活方面的需要。

②主治医师查房：要求对所管患者进行系统查房。尤其是新住院、危重、诊断未明、治疗效果不好的病员进行重点检查与讨论；听取医师、护士的反应；倾听患者的陈述；检查病历并纠正其中的错误的记录；了解病情变化；检查医嘱执行情况及治疗效

果；决定出、转院问题。

③科主任、主任医师查房：要解决疑难病历；审核新住院危重患者的诊断和治疗计划；决定重大手术及特殊检查治疗；抽查医嘱、病历、护理质量；听取医师、护士对诊疗护理的意见；进行必要的教学工作。

（3）查房的频次：一般情况下副主任及以上医师于患者入院当天查房1次，主治医师查房每日1次，住院医师对所管患者每日查房2次。普通查房一般在上午进行，住院医师应随时观察患者病情变化并及时处理，必要时请主治医师、主任医师、科主任临时检查患者。

（4）查房纪律：

1）严格时间观念，无特殊情况，到时必须按时结束。

2）查房时要做到：衣帽整齐、姿势端正，态度严谨，不许嬉笑。

3）医护人员要做好准备及防护工作，如所需的检查器材、隔离衣等。

4）精神集中，不许交头接耳，要认真做好记录。

5）查房时不允许随便外出，不准接电话。

6）保持病室安静，患者不准下床活动。

7）查房结束时不可将负压病房内物品带出，如有特殊情况需经过严格消毒后方可带出。

8）查房应注意保护患者的隐私权，保障患者的知情同意权，对于预后不良的疾病或对患者有精神刺激的情况，为避免对患者产生不利后果，可采用患者授权委托书形式，告知其受托人。

（七）发热门诊会诊制度

1. 目的

发热门诊在诊疗服务中，对不能确定的诊断、治疗或涉及其他专业问题时，需要进行会诊。为患者及时制定或修改诊疗方案，以确保患者获得优质、合理、安全的医疗服务。特别是在新发突发传染病流行期间必须通过医务部门组织专家会诊来决定是否要进行核酸检测。

2. 定义

发热门诊会诊是指出于诊疗需要，由本科室以外或本机构以外的医务人员协助提出诊疗意见或提供诊疗服务的活动。

3. 适用范围

所有来院就诊的患者。

4. 标准

（1）会诊的分类：发热门诊的会诊均为急会诊。

（2）会诊的准备：在诊疗服务中，当患者诊断、治疗需要时，应及时申请院内或院外会诊。邀请会诊科室应做好会诊前各项准备，详细介绍病史，汇总各项重要检查，并按病史书写要求做好记录。

（3）会诊的申请

1）院内专家会诊：由经治医师提出，主诊医师或科主任主持，本科相关人员参加。由科主任电话联系受邀医生（发热门诊院内会诊专家正高），填写会诊申请单并发送至受邀主任，会诊申请单上应注明“急会诊”，并应注明被邀请专家姓名并由科主任或主诊医师签名，报备医务管理部门。

2）区级专家会诊：在院级专家会诊的基础上，进一步复核需要，由医务处电话联系受邀专家（区级或市级会诊专家），填写会诊申请单并发送至受邀主任，会诊申请单上应注明“急会诊”，并应注明被邀请专家姓名并由科主任或主诊医师签名。

（4）完成会诊后，会诊医师应按病史书写要求即刻完成会诊记录并签名。床位主管医师应及时向患者或家属告知会诊意见，并执行会诊意见，并在病程记录中记录会诊意见及处理。

（八）发热门诊疑难病例讨论制度

1.目的

通过对诊断或治疗存在疑难问题的病例进行讨论，尽早明确诊断或完善诊疗方案，提高医疗服务质量。

2.范围

（1）入院排查相关核酸检测阴性但临床诊断高度疑似或诊疗方案难以确定的；

（2）危重患者紧急抢救后疗效不佳者，或在应有明确疗效的周期内未能达到预期疗效的；

（3）住院期间实验室或其他辅助检查有重要发现，将导致诊断、治疗较大变更；

（4）诊疗过程中出现可能危及生命或造成器官功能严重损害的并发症的。

3.职责

发热门诊的相关医师应积极参加病例讨论，主诊医生主持讨论，主管医师汇报病史，并将讨论内容及时摘录于病历中。医务部门人员参加，必要时组织其他临床和医技相关部门参加讨论。

4.标准

（1）疑难病例讨论程序

1）由科主任、（副）主任医师、主诊医师查看患者，其他人员无特殊情况不得参加查房。

2）完成问诊、查体及望闻问切等检查后，所有人员离开负压病房，在办公室由经治医师汇报病史；

3）上级医师、主诊医师、科主任补充说明病情；

4）参加人员从低年资到高年资讨论发言；

5）主持人归纳总结。

（2）疑难病例讨论侧重于临床症状、体征、实验室检查结果在临床鉴别诊断的诊断意义，明确诊断的途径、措施和方法。

（3）讨论结束后，主诊组内具备副高以上职称医师及相关人员（必要时参与讨论的相关专业人员一起）应当将患者的主要病情、讨论意见、诊疗建议、诊疗中的难点、诊疗风险及并发症等相关事宜与患者及家属详细进行沟通，并在病程记录中予以记录。

（4）疑难病例讨论应有完整记录，及时记入专门记录本，内容包括：讨论时间、地点，主持人、参加者姓名、职务（职称）；患者姓名、年龄、住院号、科别、入院时间、讨论目的；参加人员发言纪要；主持人总结意见。

（5）讨论结束后，对确诊或疑难病例进行跟踪随访，了解患者病情变化及出行地点，填写疑难病历随访登记本。

（九）发热门诊抗菌药物临床应用实施细则

1. 目的

为提高细菌性感染的抗菌治疗水平，保障患者用药安全及减少细菌耐药性，对照《抗菌药物临床应用指导原则（2015版）》，制订本抗菌药物临床应用实施细则。

2. 范围

适用于发热门诊所有管理和使用抗生素的人员。

3. 内容

（1）抗菌药物治疗性应用的基本原则

1）诊断为细菌性感染者，方有指征应用抗菌药物：根据患者的症状、体征及血、尿常规实验室检查或放射、超声等影像学结果，诊断为细菌、真菌感染者方有指征应用抗菌药物；由结核分枝杆菌、非结核分枝杆菌、支原体、衣原体、螺旋体、立克次体及部分原虫等病原微生物所致的感染亦有指征应用抗菌药物。缺乏细菌及上述病原微生物感染的临床或实验室证据，诊断不能成立者，以及病毒性感染者，均无应用抗菌药物指征。

2）尽早查明感染病原，根据病原种类及细菌药物敏感试验结果选用抗菌药物：抗菌药物品种的选用，原则上应根据病原菌种类及病原菌对抗菌药物敏感性，即细菌药物敏感试验（以下简称药敏试验）的结果而定。因此，对临床诊断为细菌性感染的住院患者应在开始抗菌治疗前，及时留取相应合格标本（尤其血液等无菌部位标本）送病原学检测，以尽早明确病原菌和药敏结果，并据此调整抗菌药物治疗方案。门诊患者可以根据病情需要开展药敏工作。

危重患者在未获知病原菌及药敏结果前，可根据患者的发病情况、发病场所、原发病灶、基础疾病等推断最可能的病原菌，并结合本院、本科细菌耐药状况先给予抗菌药物经验治疗，获知细菌培养及药敏结果后，结合先前的治疗反应调整用药方案；对培养结果阴性的患者，应根据经验治疗的效果和患者情况采取进一步诊疗措施。

3）按照药物的抗菌作用特点及其体内过程特点选择用药：各种抗菌药物的药效学（抗菌谱和抗菌活性）和人体药代动力学（吸收、分布、代谢和排出过程）特点不同，因此各有不同的临床适应证。临床医师应根据各种抗菌药物的上述特点，按临床适应证正确选用抗菌药物。

4）抗菌药物治疗方案应综合患者病情、病原菌种类及抗菌药物特点制订，根据病原菌、感染部位、感染严重程度和患者的生理、病理情况制订抗菌药物治疗方案，包括抗菌药物的选用品种、剂量、给药次数、给药途径、疗程及联合用药等。在制订治疗方案时应遵循下列原则。

①品种选择：根据病原菌种类及药敏试验结果尽可能选择针

对性强、窄谱、安全、价格适当的抗菌药物。进行经验治疗者可根据可能的病原菌及本院耐药状况选用抗菌药物。

②给药剂量：按各种抗菌药物的治疗剂量范围给药。治疗重症感染（如败血症、感染性心内膜炎等）和抗菌药物不易达到的部位的感染（如中枢神经系统感染等），抗菌药物剂量宜较大（治疗剂量范围高限）；而治疗单纯性下尿路感染时，由于多数药物尿药浓度远高于血药浓度，则可应用较小剂量（治疗剂量范围低限）。

③给药途径：轻症感染可接受口服给药者，应选用口服吸收良好的抗菌药物，不必采用静脉或肌内注射给药。仅在下列情况下可先予以注射给药：a.不能口服或不能耐受口服给药的患者（如吞咽困难者）；b.患者存在明显可能影响口服药物吸收的情况（如呕吐、严重腹泻、胃肠道病变或肠道吸收功能障碍等）；c.所选药物有合适抗菌谱，但无口服剂型；d.需在感染组织或体液中迅速达到高药物浓度以达杀菌作用者（如感染性心内膜炎、化脓性脑膜炎等）；e.感染严重、病情进展迅速，需给予紧急治疗的情况（如血流感染、重症肺炎患者等）；f.患者对口服治疗的依从性差。

重症感染、全身性感染患者初始治疗应予静脉给药，以确保药效；病情好转能口服时应及早转为口服给药。

抗菌药物的局部应用宜尽量避免：皮肤黏膜局部应用抗菌药物后，很少被吸收，在感染部位不能达到有效浓度，反易引起过敏反应或导致耐药菌产生，因此治疗全身性感染或脏器感染时应避免局部应用抗菌药物。抗菌药物的局部应用只限于少数情况：a.全身给药后在感染部位难以达到有效治疗浓度时加用局部给药作为辅助治疗（如治疗中枢神经系统感染时某些药物可同时鞘内给药，包裹性厚壁脓肿脓腔内注入抗菌药物等）；b.眼部及耳部感染的局部用药等；c.某些皮肤表层及口腔、阴道等黏膜表面的感染可采用抗菌药物局部应用或外用，但应避免将主要供全身应用的品种作局部用药。局部用药宜采用刺激性小、不易吸收、不易导致耐药性和过敏反应的抗菌药物。青霉素类、头孢菌素类等较易产生过敏反应的药物不可局部应用。氨基糖苷类等耳毒性药不可局部滴耳。

④给药次数：为保证药物在体内能最大地发挥药效，杀灭感染灶病原菌，应根据药代动力学和药效学相结合的原则给药。青霉素类、头孢菌素类和其他β-内酰胺类、红霉素、克林霉素等时间依赖性抗菌药，应一日多次给药。氟喹诺酮类、氨基糖苷类等浓度依赖性抗菌药可一日给药一次。

⑤疗程：抗菌药物疗程因感染不同而异，一般宜用至体温正常、症状消退后72~96小时，有局部病灶者需用药至感染灶控制或完全消散。但是血流感染、感染性心内膜炎、化脓性脑膜炎、伤寒、布鲁菌病、骨髓炎、溶血性链球菌咽炎和扁桃体炎、深部真菌病、结核病等需较长的疗程方能彻底治愈，并减少或防止复发。

⑥抗菌药物的联合应用要有明确指征：单一药物可有效治疗的感染，不需联合用药，仅在下列情况时有指征联合用药：

a.病原菌尚未查明的严重感染，包括免疫缺陷者的严重感染。

b.单一抗菌药物不能控制的严重感染，需氧菌及厌氧菌混合感染，2种及2种以上复数菌感染，以及多重耐药菌或泛耐药菌感染。

c.需长疗程治疗，但病原菌易对某些抗菌药物产生耐药性的感染，如某些侵袭性真菌病；或病原菌含有不同生长特点的菌群，需要应用不同抗菌机制的药物联合使用，如结核和非结核分枝杆菌。

d.毒性较大的抗菌药物，联合用药时剂量可适当减少，但需有临床资料证明其同样有效。如两性霉素B与氟胞嘧啶联合治疗隐球菌脑膜炎时，前者的剂量可适当减少，以减少其毒性反应。

联合用药时宜选用具有协同或相加作用的药物联合，如青霉素类、头孢菌素类或其他 β－内酰胺类与氨基糖苷类联合。联合用药通常采用2 种药物联合，3 种及3 种以上药物联合仅适用于个别情况，如结核病的治疗。此外必须注意联合用药后药物不良反应亦可能增多。

⑦预防特定病原菌所致的或特定人群可能发生的感染。

a.用于尚无细菌感染征象但暴露于致病菌感染的高危人群。

b.预防用药适应证和抗菌药物选择应基于循证医学证据。

c.应针对一种或二种最可能细菌的感染进行预防用药，不宜盲目地选用广谱抗菌药或多药联合预防多种细菌多部位感染。

d.应限于针对某一段特定时间内可能发生的感染，而非任何时间可能发生的感染。

e.应积极纠正导致感染风险增加的原发疾病或基础状况。可以治愈或纠正者，预防用药价值较大；原发疾病不能治愈或纠正者，药物预防效果有限，应权衡利弊决定是否预防用药。

f.以下情况原则上不应预防使用抗菌药物：普通感冒、麻疹、水痘等病毒性疾病；昏迷、休克、中毒、心力衰竭、肿瘤、应用肾上腺皮质激素等患者；留置导尿管、留置深静脉导管以及建立人工气道（包括气管插管或气管切口）患者。

（2）抗菌药物临床应用管理原则

1）分级原则

将抗菌药物分为非限制使用、限制使用与特殊使用三类进行分级管理。

①非限制使用：经长期临床应用证明安全、有效，对病原菌耐药性影响较小，价格相对较低的抗菌药物。应是已列入基本药物目录，《国家处方集》和《国家基本医疗保险、工伤保险和生育

保险药品目录》收录的抗菌药物品种。

②限制使用：经长期临床应用证明安全、有效，对病原菌耐药性影响较大，或者价格相对较高的抗菌药物。

③特殊使用：具有明显或者严重不良反应，不宜随意使用；抗菌作用较强、抗菌谱广，经常或过度使用会使病原菌过快产生耐药的；疗效、安全性方面的临床资料较少，不优于现用药物的；新上市的，在适应证、疗效或安全性方面尚需进一步考证的、价格昂贵的抗菌药物。

2）分级管理办法

临床选用抗菌药物应遵循本《指导原则》，根据感染部位、严重程度、致病菌种类以及细菌耐药情况、患者病理生理特点、药物价格等因素加以综合分析考虑，参照“各类细菌性感染的治疗原则及病原治疗”，一般对轻度与局部感染患者应首先选用非限制使用抗菌药物进行治疗；严重感染、免疫功能低下者合并感染或病原菌只对限制使用抗菌药物敏感时，可选用限制使用抗菌药物治疗；特殊使用抗菌药物的选用应从严控制。

临床医师可根据诊断和患者病情开具非限制使用抗菌药物处方；患者需要应用限制使用抗菌药物治疗时，应经具有主治医师以上专业技术职务任职资格的医师开具，患者病情需要应用特殊使用级抗菌药物，应具有严格临床用药指征或确凿依据，需经专家小组会诊，处方由科室高级职称医师开具。

有下列情况之一可考虑越级应用特殊使用级抗菌药物：①感染病情严重者；②免疫功能低下患者发生感染时；③已有证据表明病原菌只对特殊使用级抗菌药物敏感的感染。使用时间限定在24 小时之内，其后需要补办审办手续并由具有处方权限的医师完善处方手续。

3）管理与督查

科室及各级医务人员必须加强抗菌药物临床应用的管理，根据“抗菌药物临床应用实施细则”促进、指导、监督抗菌药物临床合理应用。医院将抗菌药物合理使用（院内感染控制）纳入医疗质量和综合目标管理考核体系。

药事管理与药物治疗学委员会履行其职责，开展合理用药培训与教育，督导本院临床合理用药工作；依据《指导原则》和“实施细则”，定期与不定期进行监督检查，内容包括：

①龙华医院药事管理和药物治疗学委员会和药剂科，负责全院抗感染药物应用的技术咨询和指导。

②院长与临床科室负责人分别签订抗菌药物合理应用责任状，明确抗菌药物合理应用控制指标。把抗菌药物合理应用情况作为科室主任综合目标考核以及晋升、评先评优的重要指标。

③药剂科、质控办、医院感染管理科应利用各种方式向临床医务人员提供抗感染药物信息；检验科定期公布医院主要致病菌及其药敏试验结果，以提供合理使用抗感染药物的依据。

④感染管理科对抗感染药物应用率进行监测和统计。

⑤建立抗菌药物临床应用情况通报和诫勉谈话制度。根据监测情况对医疗机构抗菌药物使用量、使用率和使用强度进行排序，对于未达到相关目标要求并存在严重问题的，召集临床科室责任人诫勉谈话，并将有关结果予以通报。

⑥临床医师应根据细菌培养和药敏试验结果，合理选用抗感染药物。科室感染病例标本送检率力争达到70%。住院患者抗菌药物使用率不超过60%，门诊患者抗菌药物处方比例不超过20%，急诊抗菌药物使用强度力争控制在40DDD以下。

⑦护理人员应了解各种抗感染药物的药理作用、配伍禁忌和配制要求；配合医师做好标本留取和送检工作。

⑧抗感染药物使用应遵守以下原则：

a.严格掌握抗感染药物应用的适应证、禁忌证，密切观察药物效果和不良反应。

b.严格掌握抗感染药物的预防应用和联合应用指征。

c.制定个体化给药方案，注意剂量、疗程和合理的给药方法、间隔时间及途径。

d.密切观察患者有无菌群失调，及时调整抗感染药物的应用。

e.注重药物经济学，降低患者抗感染药物费用支出。

（十）新发突发传染病疑似患者危重症应急救治预案

1.目的

规范突发发传染病疑似病例中危重症患者院内救治方案，降低院感风险，保障医疗安全。

2.适用范围

适用于重症新发突发传染病疑似患者管理。

（1）临床表现

1）发热和/或呼吸道症状等。

2）影像学特征

3）血常规等

（2）危重症病例，即符合下列任何一条

1）呼吸衰竭，需机械通气；

2）出现休克；

3）合并器官功能衰竭需监护治疗；

4）合并其他需紧急治疗的临床情况。

3.应急救治流程

（1）接诊部门就地隔离，组织抢救，准备给氧及相应生命体征监护仪器，开通留置的静脉通路，必要时保持两路以上的静脉通路；

（2）参与救治医务人员根据国家卫生健康委办公厅印发的相关文件或诊疗方案等采取相应防护措施；

（3）及时启动院内多学科团队会诊，积极处理合并症和并发症；

（4）如需实施院内转运，须由治疗组医生及护士陪同，转运过程中医务人员根据需要观察和记录生命体征及病情变化；

（5）如需实施ICU监护治疗，按照指定路线转运至ICU负压病房；

（6）救治场所严格按照院感防控要求做好环境物表消毒。

四、发热门诊感染疑似患者标本采集与处理流程

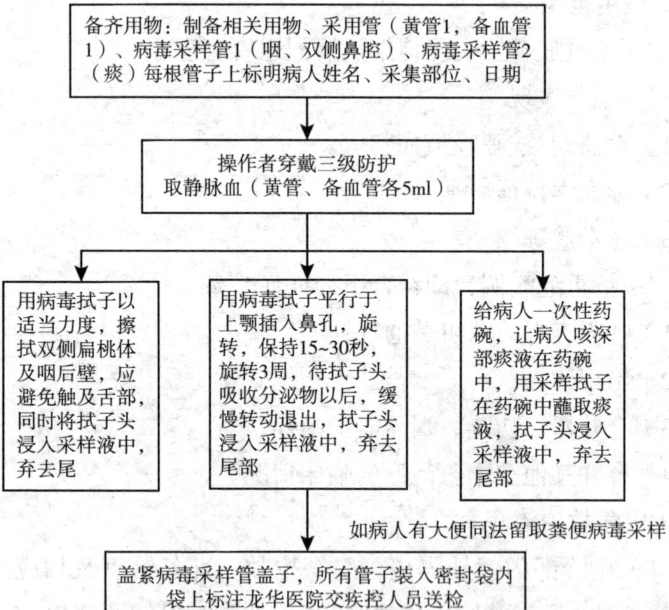

图4-16　发热门诊感染疑似患者标本采集及处理流程

第五章　发热门诊应急预案

一、新发突发传染病防控应急预案

根据《中华人民共和国传染病防治法》、《突发公共卫生事件应急条例》、《新型冠状病毒感染的肺炎诊疗方案》等规定，为切实做好医院新发突发传染病的医疗救治及信息报送等工作，保障人民群众身体健康和生命安全，结合本院实际情况，制定本预案。

（一）组织机构

1.领导小组

组长：党委书记院长

成员：医疗副院长、后勤副院长、教学副院长、科研副院长、党委副书记

职责：

（1）启动应急预案，负责全院新发突发传染病防治工作的指挥。

（2）负责新发突发传染病救治过程中物资、药品等的供应，设备保障，医务人员调配及个人防护等。

（3）负责对新发突发传染病救治工作作出决策，协调解决和处置工作中的重要问题。

2.领导小组下设四个工作组

（1）医疗救护组

组长：医疗副院长

成员：医务部、护理部、院感管理科、门急诊办公室、人力资源部主要负责人，感染科主任、儿科主任、感染科护士长等

职责：

1）全院新发突发传染病预防及治疗的技术指导，包括会诊、排查、治疗、防护、消毒隔离方案的制定等。

2）组织院内专家组对患者进行院内评估、诊治、转运、安置。

3）组织医务人员对新发突发传染病相关知识培训。

4）为医务人员的个人防护提供技术支持。

5）全院的各种消毒工作的技术指导。

6）与卫生行政部门联络及病情报告。

7）医护人员资源调配。

（2）设施保障组

组长：后勤副院长

成员：后勤保障人员（设备、基建、保洁等负责人）

职责：负责提供各种涉及新发突发传染病的医疗药品、器械、物资装备及储备，负责日常的装备保养。负责医疗场所的改建。

（3）信息安全组

组长：党委副书记

组员：宣传处、党办主要负责人

职责：负责对外发布涉及新发突发传染病的新闻及事件进展情况，舆情监督和必要的宣传材料编印发放。

（4）院级专家组

组员：感染科、儿科、呼吸科、ICU、急诊、大内科主任、放射影像、药学部、检验科等部门的行政主任、高级职称专家

职责：负责院内新发突发传染病救治指导。

（二）疫情报告

1. 报告程序

经院内诊疗专家组会诊考虑疑似病例时发热门诊医师立即报医务处（电话***）、院感科（电话***），非工作时间报行政总值

班（电话***）。医务处或行政总值班立即向领导小组组长报告，由其宣布启动应急响应。医院在规定时间内向上级管理部门进行报告。

2.报告内容

医院名称、发患者情况、临床症状、发病数量、死亡数量、是否有其他人员感染、已采取的控制措施、报告科室和个人、联系方式等。

（三）应急响应

1.响应原则

采取边调查、边处理、边核实方式。采取必要的预防控制措施。同时服从行政管理部门统一指挥，有序开展工作。

2.应急响应程序

（1）隔离与治疗。对疑似患者采取早发现、早隔离、早报告、早治疗的原则。发热门诊患者如怀疑符合病例定义的疑似病例，立即就地隔离。住院怀疑疑似病例患者，立即床旁隔离，经院内诊疗专家会诊，如怀疑符合病例定义的疑似病例，经预设路线转至发热门诊隔离留观室，完毕后转移路线严格消毒。在隔离留观室治疗的疑似病例患者，按照相应诊疗方案进行治疗同时上报区卫健委，由区卫健委组织专家组进行后续评估确认等。对于确诊病例，按照卫健委制定的流程由医务处负责协调。

（2）标本采集。对怀疑疑似病例，经院感部协调，疾控中心指导临床科室开展。

（3）医护人员尽早采集患者呼吸道标本，并送至疾控中心或相关部门检测。

（4）医务人员防护。接触怀疑疑似病例的医务人员采取二级防护。

（5）消毒处理。对疑似病例或确诊病例患者的环境进行消毒。

给患者诊疗时使用一次性医疗物品，避免交叉感染。患者分泌物和排泄物直接倒入患者专用下水道。患者所产生的垃圾按照医疗废物处理，患者转出后终末消毒。

（四）响应终止

最后疑似病例符合相关疾病疑似排除标准，且无新发疑似病例时，终止响应。

（五）评估

应急事件结束后，医务处组织有关人员进行评估。内容主要包括事件概况、现场调查处理概况、患者救治情况、所采取措施效果、应急处理中存在问题和取得经验及改进建议。

二、发热门诊收治大批空气传播患者感染控制规程

（一）目的

规范大批空气传播患者安置在院内的感染控制流程，降低患者和员工罹患医院感染的风险。

（二）范围

本预案适用于大批空气传播患者涌入时，主要涵盖门急诊、发热门诊、感染科、呼吸科等就诊患者。

（三）定义

空气传播：带有病原微生物的微粒子（直径≤5μm）通过空气流动而实现疾病传播，常见空气传播的疾病包括开放性肺结核、水痘、麻疹等。此外，突发不明原因的烈性传染病不排除有空气传播的可能。

（四）内容

1.大批需要进行空气隔离患者涌入时，对患者进行快速识别，

引导患者至感染科发热门诊就诊。同时报告市卫健委、区疾病控制中心。

2.需要救治的患者人数较多，负压病房数量不足时根据各医疗机构的《突发公共卫生事件应急预案》，启动应急预案。

3.医务处、感染科协调病房用于收治空气传播患者，同类患者可安置在同一病房。

4.医务处、护理部、人力资源部协调医护人力资源配置，开展救治。

5.设备处负责调用医院内高效空气过滤设备，安装就位。

6.院感科指导医护人员消毒隔离规范与个人防护。

7.收治空气传播患者的房间内设有手卫生设施、独立卫生间，病房外设置醒目隔离标识。隔离病房只允许必要的人员入内，严禁患者家属探视。

8.患者在病情许可的情况下佩戴医用外科口罩，并限制其在隔离病房内活动。患者物品专人专用，一用一消毒。病室每天至少消毒三次，地面、物体表面使用含有氯2000mg/L消毒液擦拭消毒，并做好消毒记录。

9.工作人员进入病室时应按照分级防护原则做好个人防护，佩戴医用防护口罩、护目镜、穿防护服、戴帽子和手套，严格执行手卫生。近距离（1m以内）接触和进行可能喷溅的操作时除戴医用防护口罩以外，还应戴防护面罩。个人防护用品的穿脱应该在安全区域进行，确保医用防护口罩最后脱卸，脱卸后的防护用品应该放置在指定位置。

10.加强对患者和陪护的教育宣传。

11.总务处负责个人防护用品的充足供应。

12.当感染科病房无法收治更多的空气传播患者时，应向上级主管部门求助，积极引导患者到其他有条件收治的医院就医。

第六章　信息安全管理制度

一、目的

保障医院信息安全，使医院信息系统处于稳定可靠运行的状态，以及保障网络数据的完整性、保密性、可用性的能力。

二、范围

全院所有与临床诊疗有关的信息系统。

三、标准

1. 建立网络安全管理组织机构，明确网络管理员、系统管理员、数据库管理员、设备管理员、安全管理员等安全管理相关岗位及职责，建立健全网络安全管理责任制，使得网络安全各项职责落实到人。

2. 对网络安全管理体系进行定期地内审和管理评审，对各项安全控制措施实施后的有效性进行测量，并实施相应的纠正和预防措施，以保证网络安全管理体系持续的充分性、适宜性、有效性。

3. 对信息系统中所存在的安全风险进行有计划的评估和管理。定期对信息系统实施网络安全风险评估，根据评估结果选择适当的安全策略和控制措施，将安全风险控制在可接受的水平。风险评估至少每年一次，在信息系统发生重大改变后，也应进行风险评估。

4.按照国家等级保护有关要求，对系统服务及信息确定安全等级，并根据不同的安全等级实施分等级保护。

5.规范核心信息系统信息资产（包括硬件、软件、服务等）管理流程，建立信息资产管理台账，明确资产所有者、使用者与维护者，对所有信息资产进行标记，实现对信息资产购买、使用、变更、报废整个周期的安全管理。

6.加强所有人员（包括内部人员，以及各类外来人员）的安全管理，明确岗位安全职责，制定针对违规的惩戒措施，落实人员聘用、在岗和离岗时的安全控制，与敏感岗位人员签署保密协议。

7.保障机房物理与环境安全。实施包括门禁、视频监控、报警等安全防范措施，确保机房物理安全。部署机房专用空调、UPS等环境保障设施，对机房设施运转情况进行定期巡检和维护。严格对机房人员和设备的出入管理，进出需登记，外来人员需由相关管理人员陪同方能访问机房。

8.加强对信息系统外包业务与外包方的管理，在与信息系统外包方签署的服务协议中，对信息系统安全加以要求。通过审批、访问控制、监控、签署保密协议等措施，加强外包方访问医院核心信息系统的管理，防止外包方危害信息系统安全。

9.统一部署网络防恶意代码软件，并进行恶意代码库的统一更新，防范恶意代码、木马等恶意代码对信息系统的影响。通过强化恶意代码防范的管理措施，如加强介质管理，严禁擅自安装软件，加强人员安全意识教育，定期进行恶意代码检测等，提高信息系统对恶意代码的防范能力。

10.对重要的信息和信息系统进行备份，并对备份介质进行安全地保存，以及对备份数据定期进行备份测试验证，保证各种备份信息的保密性、完整性和可用性，确保所有重要信息系统和重要数据在故障、灾难后及其他特定要求下进行可靠的恢复。

11.加强网络安全日常管理，包括系统口令管理、无人值守设备管理、屏幕保护、便携机管理等，促使每位人员的日常工作符合医院信息系统网络安全策略和制度要求。

12.重视对IT服务连续性的管理，建立对各类网络安全事件的预防、预警、响应、处置、恢复机制，编写针对医院信息系统的应急预案，并定期进行测试和演练，在信息系统发生故障或事故时，能迅速、有序地进行应急处置，最大限度地降低因信息系统突发事件或意外灾害所带来的影响。

下篇

发热的中医药防控

第七章　发热门诊中医药环境防控

空气是许多发热门诊疾病的传播媒介，是病原微生物传播的重要途径，如何进行有效地空气消毒，减少因空气污染造成的感染，一直是发热门诊中医药环境防控的重点。中医药在这方面也进行了诸多尝试并取得了一定的成绩。《肘后备急方》首先提出了空气消毒法：用以雄黄、雌黄、朱砂等为主的空气消毒药物制成太乙流金方。熏烟防疫是《千金方》预防传染病的主要方法之一，其中如白芷、菖蒲等直到今天还是重要的中药空气消毒药物[1]。

经空气传播致病微生物引发的传染病多属中医学“疫病”、“温病”范畴，因此，中药消毒剂主要以清热、除湿、祛风为法则，故用药以芳香化湿、燥湿祛风、清热解毒三类为主。常用的芳香化湿中药如藿香、艾叶、苍术、佩兰、厚朴、香薷等；常用的燥湿祛风中药如白芷、蛇床子、苦参、细辛等；常用的清热解毒中药有金银花、黄芩、板蓝根、大青叶等。现代研究表明：藿香、佩兰、苍术、厚朴，此类药多辛温香燥，有芳香辟浊化湿的作用，其主要有效成分为挥发油，如艾叶有抗细菌、真菌、病毒、支原体作用，香薷挥发油具有广谱抗菌作用和体内外抗病毒作用。白芷、蛇床子、苦参、细辛等对大肠杆菌、痢疾杆菌、变形杆菌、伤寒杆菌、副伤寒杆菌、绿脓杆菌、霍乱弧菌、人型结核杆菌等均有抑制作用。金银花、黄芩、板蓝根、大青叶等，具有抗菌抑菌作用和抗病毒作用[2]。

目前主要的中药消毒法种类有：中药烟熏法、中药熏蒸法、中药液喷雾法、电热散香法、药片药香点燃法、中药空气消毒片和中药气雾剂[3, 4]。成分上可分为：单味中药消毒剂、中药复方消毒剂以及中药提取物。

（一）艾条熏蒸

艾条熏蒸与紫外线照射两种空气消毒方法均有明显的消毒杀菌作用，但艾条熏蒸消毒法更优于紫外线照射消毒法，对于有障碍物紫外线不能穿透的角落，艾条熏蒸后菌落数少于紫外线消毒后的菌落数[5-7]。

（二）艾叶、苍术水煎浓缩喷雾剂

其对病房空气的消毒，与过氧乙酸比较平均菌落数及杀菌率无差别，消毒后符合Ⅲ类环境要求[8]。

（三）苍艾香薰油

其对金黄色葡萄球菌、大肠杆菌、乙型溶血性链球菌、白色念珠球菌有较强的杀灭效果，对铜绿假单胞菌有一定抑制作用，具有活性高并且易挥发，气味芳香，无刺激[9]。

（四）复方制剂

1.苍术、连翘、板蓝根、大青叶、黄芩等制成复方药液水煎喷雾与过氧乙酸喷雾空气消毒比较发现，两种消毒剂对空气中细菌清除率基本相似[10]。

2.艾叶、茵陈蒿、薄荷、苍术、大青叶、厚朴六味中药醇提物喷雾进行空气消毒，其作用与84消毒液相当[11]。

3.以大青叶、苦参、蛇床子、黄芩、黄柏、大黄、鱼腥草等制成20%的乙醇提取液喷雾，空气中细菌消除率为71.26%，比20%的乙醇高34.63%[12]。

4.细辛、桂枝、金银花、厚朴、苍术、佩兰、连翘、冰片、艾叶等中药煮沸熏蒸，可有效杀灭呼吸道传染病房空气中细菌，与紫外线照射消毒效果基本相同，且能维持更长消毒时间[13]。

5.艾叶、苍术、蛇床子、茵陈、黄柏等中药加工成中药空气消毒片，点燃药片，空气中自然菌平均消除率为80.9%；

6.艾叶、藿香、苍术、丁香、丹皮、金银花等提取有效组分，浸渍空白电蚊片，凉干后用电蚊香加热器加热挥发来空气消毒，杀菌率达78.18%；

7.苍术、薄荷、藿香、黄连、连翘、贯众等以水蒸气熏蒸病房30min，空气中细菌杀菌率达70%~75%；

8.苍术、白芷、丹皮、佩兰、贯众、板蓝根各30g加水煮沸，对病房熏蒸1h，中药熏蒸组与紫外线组消毒效果无显著差异；

9.板蓝根、苍术、薄荷、藿香等中草药制成的板蓝根空气清新剂与紫外线照射、84消毒液喷雾、艾条烟熏进行空气消毒的样本作细菌总数动态比较，结果板蓝根空气清新剂消毒效果好于其他3种方法，且有效消毒时间维持最长[14-17]。

总之，发热门诊中药环境防控主要来自于中医治疗温病的经验，具体遣方用药应以芳香化浊避秽、清热解毒为原则因时、因地、因人治宜。

参考文献

[1] 康辉，柯资能，方晓阳.孙思邈《备急千金要方》中熏烟防疫刍议.时珍国医国药，2006，17（11）：2340.

[2] 周静仪.中药空气消毒剂的临床应用进展.中国中医急症，2012，21（11）：1812-1813.

[3] 高慧，张思超.中药消毒剂研究现状.山东中医药大学学报，2004，28（6）：476-478.

[4] 王建中，王利敏，姚冲，等.中药空气消毒剂研究现状.中医药学刊，2006，24（11）：2053-2054.

[5] 陈勤.艾条熏蒸与紫外线空气消毒的对照观察.江苏大学学报（医学版），2002，12（5）：523-524.

[6] 郭艳玲，刘亚茹.中药苍术、艾叶烟熏用于室内空气消毒的效果观

察与分析.中国疗养医学，2010，19（3）：259-260.

［7］吴爱须，李彦平，吴爱华，等.外科病房空气消毒方法的比较研究.河北医药，2010，32（13）：1818-1819.

［8］朱艳.艾叶、苍术喷雾剂对病房空气消毒的效果观察.中医药导报，2016，16（3）：75-76.

［9］明溪，钟晓君，杨江风，等.苍艾香薰油空气消毒作用研究.云南中医学院学报，2013，36（2）：27-29.

［10］周玉梅.喷雾中药空气消毒剂的效果观察.中国民间疗法，2010，18（4）：59.

［11］裴海宏，沈捷.中西药消毒剂公共环境空气消毒效果观察.家庭护士，2008，6（1）：199-200.

［12］李岩，尼新青.中药空气消毒液的研制.吉林中医药，1999，11（1）：49.

［13］李长兰.中药煮沸熏蒸在感染科病房空气消毒效果观察.中医药临床杂志，2012，24（7）：677-678.

［14］鲍风，程克邦，潘晓龙.新型中药空气消毒片的效果观察.实用护理杂志，2002，18（12）：216.

［15］陈莉.中药空气消毒剂对病房内空气消毒的效果观察.中医正骨，2001，13（2）：13-15

［16］李正泽，吕华，张峻.苍芷佩兰熏蒸剂对病房空气消毒的探讨.中国中医药信息，1999，6（9）：73.

［17］应惠芳，王小圆.板蓝根空气清新剂与三种空气消毒法消毒空气的效果比较.时珍国医国药，2005.16（7）：684-685.

第八章　发热患者中医辨证论治方案

一、发热相关中医病名辨证论治

发热症状一般见于肺系疾病患者，中医有感冒、咳嗽等病名。

（一）感冒

感冒的临床表现，初起一般多见鼻塞、流涕、喷嚏、声重、恶风，继则发热、咳嗽、咽痒或痛、头痛、身楚不适等。病程约五至七天左右。一般伤风全身症状不重，少有传变。时行感冒多呈流行性，常突然恶寒，甚则寒战、高热，周身酸痛，全身症状明显，且可化热入里，变生他病。由于感邪有轻有重，正气强弱不同，四时六气有别，故症状既有微甚，脉证亦各有差异。

因本病为邪在肺卫，故辨证属于表实证，但必须根据证情，求其病邪的性质，区别风寒、风热和暑湿兼夹之证。治疗应遵“其在皮者，汗而发之”（《素问·阴阳应象大论篇》）之义，采取解表达邪的原则，风寒治以辛温发汗，风热治以辛凉清解，暑湿杂感者又当清暑祛湿解表。虚体感邪则应扶正与解表并施，不可专行发散，重伤肺气。

1. 风寒证

症状：恶寒重，发热轻，无汗，头痛，肢节酸疼，鼻塞声重，时流清涕，喉痒，咳嗽，痰吐稀薄色白，口不渴或渴喜热饮，舌苔薄白而润，脉浮或浮紧。

治法：辛温解表。

方药：荆防败毒散（荆芥、防风、生姜、柴胡、薄荷、川芎、桔梗、枳壳、茯苓、甘草、羌活、独活）。

2.风热证

症状：身热较著，微恶风，汗泄不畅，头胀痛，咳嗽，痰黏或黄，咽燥，或咽喉乳蛾红肿疼痛，鼻塞，流黄浊涕，口渴欲饮，舌苔薄白微黄、边尖红，脉象浮数。

治法：辛凉解表。

方药：银翘散、葱豉桔梗汤加减。两方均用连翘、豆豉、薄荷、竹叶、桔梗、甘草，故均能疏表泄热，清宣肺气。但前者用银花、芦根、牛蒡重在清热解毒，并用荆芥以助疏解之力；后者用葱白、山栀，重在清宣解表。

3.暑湿证

症状：身热，微恶风，汗少，肢体酸重或疼痛，头昏重胀痛，咳嗽痰黏，鼻流浊涕，心烦，口渴，或口中黏腻，渴不多饮，胸闷，泛恶，小便短赤，舌苔薄黄而腻，脉濡数。

治法：清暑祛湿解表。

方药：新加香薷饮加减（银花、连翘、香薷、厚朴、扁豆）。

至于虚体感冒之证，乃属体弱卫外不固，以致反复感邪，经常缠绵难愈，此为一般常规之外的特殊变证，不可过于辛散，单纯祛邪，强发其汗，重伤正气，治当扶正达邪，在疏散药中酌加补正之品。气虚感冒，由于卫气不固，外感风寒，气虚托送无力，邪不易解，恶寒较重，发热，无汗，身楚倦怠，咳嗽，咯痰无力、舌苔淡白，脉浮无力。治予益气解表，方用参苏饮加减。药取人参、甘草、茯苓补气以祛邪；苏叶、葛根、前胡疏风解表；半夏、枳壳、桔梗宣理肺气，化痰止咳；陈皮、木香理气和中。若平素表虚自汗，易受风邪者，可用玉屏风散益气固表，以防感冒。

阴虚感冒，由于阴津素亏，外感风热，津液不能作汗达邪，身热，微恶风寒，少汗，头昏，心烦，口干，干咳痰少，舌红少苔，脉细数。治予滋阴解表，方用加减葳蕤汤化裁。药取玉竹滋阴生津，以助汗源；甘草、大枣甘润和中；豆豉、薄荷、葱白、桔梗疏表散邪；白薇清热和阴；口渴咽干明显，可加沙参、麦冬以养阴生津。

（二）咳嗽

咳嗽是肺系多种疾病常见的主要症状，也可因它脏病变及肺而引起，深入分析这一症状的特点，可以作为辨别其病理性质的重要依据，并有助于联系有关疾病，达到辨证与辨病相结合的目的。

临证应当了解咳嗽的时间、节律、性质、声音以及加重的有关因素。如咳嗽时作，白天多于夜间，咳而急剧、声重，或咽痒则咳作者，多为外感风寒或风热引起；若咳声嘶哑，病势急而病程短者，为外感风寒或风热，病势缓而病程长者为阴虚或气虚；咳声粗浊者多为风热或痰热伤津所致；早晨咳嗽阵发加剧，咳嗽连声重浊，痰出咳减者，多为痰湿或痰热咳嗽；午后、黄昏咳嗽加重，或夜间时有单声咳嗽，咳声轻微短促者，多属肺燥阴虚；夜卧咳嗽较剧，持续不已，少气或伴气喘者，为久咳致喘的虚寒证。咳而声低气怯者属虚，洪亮有力者属实。饮食肥甘、生冷加重者多属痰湿；情志郁怒加重者因于气火；劳累、受凉后加重者多为痰湿、虚寒。

同时还需注意痰的色、质、量、味。咳而少痰的多属燥热、气火、阴虚；痰多的常属湿痰、痰热、虚寒；痰白而稀薄的属风、属寒；痰黄而稠者属热；痰白质黏者属阴虚、燥热；痰白清稀透明呈泡沫样的属虚、属寒；咯吐血痰，多为肺热或阴虚；如脓血相兼的，为痰热瘀结成痈之候。有热腥味或腥臭气的为痰热；味甜者属痰湿；味咸者属肾虚。

总之，咳嗽的辨证，首当区别外感与内伤，治疗应分清邪正虚实。外感咳嗽多是新病，起病急，病程短，常伴肺卫表证，属于邪实，治以祛邪利肺。内伤咳嗽多为久病，常反复发作，病程长，可伴见它脏形证，多属邪实正虚，治当祛邪止咳，扶正补虚，标本兼顾，分清虚实主次处理。

1. 外感咳嗽

（1）风寒袭肺

症状：咳嗽声重，气急，咽痒，咳痰稀薄色白，常伴鼻塞，流清涕，头痛，肢体痠楚，恶寒，发热，无汗等表证，舌苔薄白，脉浮或浮紧。

治法：疏风散寒，宣肺止咳。

方药：三拗汤（麻黄、杏仁、甘草）和止嗽散（紫菀、百部、荆芥、桔梗、甘草、陈皮、白前）加减。

（2）风热犯肺

症状：咳嗽频剧，气粗或咳声嗜哑，喉燥咽痛，咯痰不爽，痰黏稠或稠黄，咳时汗出，常伴鼻流黄涕，口渴，头痛，肢楚，恶风，身热等表证，舌苔薄黄，脉浮数或浮滑。

治法：疏风清热，肃肺化痰。

方药：桑菊饮加减（桑叶、菊花、薄荷、连翘、桔梗、杏仁、甘草、芦根）。

（3）风燥伤肺

症状：干咳，连声作呛，喉痒，咽喉干痛，唇鼻干燥，无痰或痰少而粘连成丝，不易咯出，或痰中带有血丝，口干，初起或伴鼻塞、头痛、微寒、身热等表证，舌苔薄白或薄黄，质红、干而少津，脉浮数或小数。

治法：疏风清肺，润燥止咳。

方药：桑杏汤（桑叶、豆豉、杏仁、象贝母、南沙参、梨皮、山栀）加减。

2. 内伤咳嗽

（1）痰湿蕴肺

症状：咳嗽反复发作，咳声重浊，痰多，因痰而嗽，痰出咳平，痰黏腻或稠厚成块，色白或带灰色，每于早晨或食后则咳甚痰多，进甘甜油腻食物加重，胸闷，脘痞，呕恶，食少，体倦，大便时溏。舌苔白腻，脉象濡滑。

治法：健脾燥湿，化痰止咳。

方药：二陈汤（半夏、茯苓、陈皮、甘草）、三子养亲汤（苏子、白芥子、莱菔子）加减。

（2）痰热郁肺

症状：咳嗽气息粗促，或喉中有痰声，痰多、质黏厚或稠黄，咯吐不爽，或有热腥味，或吐血痰，胸肋胀满，咳时引痛，面赤，或有身热，口干欲饮，舌苔薄黄腻，质红，脉滑数。

治法：清热化痰肃肺。

方药：清金化痰汤（桑白皮、黄芩、山栀、知母、贝母、瓜蒌、桔梗、麦冬、橘红、茯苓、甘草）加减。

（3）肝火犯肺

症状：上气咳逆阵作，咳时面赤，咽干，常感痰滞咽喉，咯之难出，量少质黏，或痰如絮条，胸胁胀痛，咳时引痛，口干苦。症状可随情绪波动增减，舌苔薄黄少津，脉象弦数。

治法：清肺平肝，顺气降火

方药：加减泻白散（桑白皮、地骨皮、知母、黄芩、甘草、桔梗、青皮、陈皮）合黛蛤散（青黛、蛤壳）。

（4）肺阴亏耗

症状：干咳，咳声短促，痰少黏白，或痰中挟血，或声音逐渐嘶哑，口干咽燥，或午后潮热颧红，手足心热，夜寐盗汗，起病缓慢，日渐消瘦，神疲，舌质红、少苔，脉细数。

治法：滋阴润肺，止咳化痰

方药：沙参麦冬汤加减（沙参、麦冬、花粉、玉竹、百合、桑叶、扁豆、甘草）。

（三）肺痈

本病发病多急，常突然出现恶寒或寒战，高热，午后热甚，咳嗽胸痛，咯吐浊黏痰，经过旬日左右，咳痰增多，咯痰如脓，有腥臭味，或脓血相兼，甚则咯血量多，随着脓血的大量排出，身热下降，症状减轻，病情有所好转，经数周逐渐恢复。如脓毒不净，持续咳嗽，咯吐脓血臭痰，低烧，出汗，形体消瘦者，则为转入慢性。

辨证总属实热证侯，为热毒瘀结在肺，成痈酿脓，故发病急，病程短，邪盛证实，临床一般多按病程的先后各个阶段，分为初期（表证期）、成痈期、溃脓期、恢复期，以作为分证的依据。

治疗当以祛邪为原则，采用清热解毒，化瘀排脓的治法，脓未成应着重清肺消痈，脓已成需排脓解毒。具体处理可根据先后病机演变过程的各个病期，分别施治，有时还当有主次的配伍合用。初期治以清肺散邪；成痈期，清热解毒，化瘀消痈；溃脓期，应排脓解毒；恢复期，阴伤气耗者养阴益气，如久病邪恋正虚者，当扶正祛邪。

1.初期

症状：恶寒发热，咳嗽，咯白色黏沫痰，痰量由少渐多，胸痛，咳时尤甚，呼吸不利，口干鼻燥，苔薄黄或薄白，脉浮数而滑。

治法：清肺解表。

方药：银翘散（银花、连翘、芦根、竹叶、桔梗、甘草、川贝母、牛蒡子、前胡）加减。

2.成痈期

症状：身热转甚，时时振寒，继则壮热，汗出烦躁，咳嗽气急，胸满作痛，转侧不利，咳吐浊痰，呈黄绿色，自觉喉间有腥味，口干咽燥，苔黄腻，脉滑数。

治法：清肺化瘀消痈。

方药：千金苇茎汤（苇茎、薏苡仁、冬瓜仁、桃仁）、如金解毒散（桔梗、甘草、炒黄连、炒黄芩、炒黄柏、炒山栀）加减。

3.溃脓期

症状：咳吐大量脓血痰，或如米粥，腥臭异常，有时咯血，胸中烦满而痛，甚则气喘不能卧，身热，面赤，烦渴喜饮，苔黄腻、质红，脉滑数或数实。

治法：排脓解毒。

方药：加味桔梗汤（桔梗、苡仁、贝母、橘红、银花、甘草、白及）增减。

4.恢复期

症状：身热渐退，咳嗽减轻，咯吐脓血渐少，臭味亦减，痰液转为清稀，精神渐振，食纳好转，或见胸胁隐痛，难以久卧，气短，自汗，盗汗，低烧，午后潮热，心烦，口燥咽干，面色不华，形体消瘦，精神萎靡，舌质红或淡红，苔薄，脉细或细数无力。或见咳嗽，咯吐脓血痰日久不净，或痰液一度清稀而复转臭浊，病情时轻时重，迁延不愈。

治法：养阴补肺。

方药：沙参清肺汤（沙参、桑白皮、知母、地骨皮、阿胶、罂粟壳、杏仁、乌梅、生甘草）加减。

二、发热相关西医病名辨证论治

（一）流行性感冒

1.流行性感冒诊疗方案（2019年版）国家卫生健康委（具体内容参见附件）

（1）轻症辨证治疗方案

1）风热犯卫

主症：发病初期，发热或未发热，咽红不适，轻咳少痰，无汗。

舌脉：舌质红，苔薄或薄腻，脉浮数。

治法：疏风解表，清热解毒。

基本方药：银翘散合桑菊饮加减。银花15g，连翘15g，桑叶10g，菊花10g，桔梗10g，牛蒡子15g，竹叶6g，芦根30g，薄荷（后下）3g，生甘草3g。

常用中成药：疏风解表、清热解毒类，如金花清感颗粒、连花清瘟胶囊（颗粒）、清开灵颗粒（胶囊、软胶囊、片、口服液）、疏风解毒胶囊、银翘解毒类、桑菊感冒灵等。儿童可选儿童抗感颗粒、小儿豉翘清热颗粒等。

2）热毒袭肺

主症：高热，咳嗽，痰黏咯痰不爽，口渴喜饮，咽痛，目赤。

舌脉：舌质红，苔黄或腻，脉滑数。

治法：清热解毒，宣肺止咳。

基本方药：麻杏石甘汤加减。炙麻黄5g，杏仁10g，生石膏（先煎）30g，知母10g，浙贝母10g，桔梗10g，黄芩15g，柴胡15g，生甘草10g。

常用中成药：清热解毒、宣肺止咳类，如连花清瘟胶囊（颗粒）、银黄类制剂、莲花清热类制剂等。儿童可选小儿肺热咳喘颗粒（口服液）、小儿咳喘灵颗粒（口服液）、羚羊角粉冲服。

（2）重症辨证治疗方案

1）毒热壅肺

主症：高热不退，咳嗽重，少痰或无痰，喘促短气，头身痛；或伴心悸，躁扰不安。

舌脉：舌质红，苔薄黄或腻，脉弦数。

治法：解毒清热，泻肺活络。

基本方药：宣白承气汤加减。炙麻黄6g，生石膏（先煎）40g，杏仁9g，知母10g，鱼腥草15g，葶苈子10g，黄芩10g，浙贝母10g，生大黄（后下）6g，青蒿15g，赤芍10g，生甘草3g。

2）毒热内陷，内闭外脱

主症：神识昏蒙、淡漠，口唇爪甲紫暗，呼吸浅促，咯粉红色血水，胸腹灼热，四肢厥冷，汗出，尿少。

舌脉：舌红绛或暗淡，脉沉细数。

治法：益气固脱，清热解毒。

基本方药：参附汤加减。生晒参15g，炮附子（先煎）10g，黄连6g，金银花20g，生大黄6g，青蒿15g，山萸肉15g，枳实10g。

（3）恢复期辨证治疗方案

气阴两虚，正气未复。

主症：神倦乏力，气短，咳嗽，痰少，纳差。

舌脉：舌暗或淡红，苔薄腻，脉弦细。

治法：益气养阴。

基本方药：沙参麦门冬汤加减。沙参15g，麦冬15g，五味子10g，浙贝母10g，杏仁10g，青蒿10g，炙枇杷叶10g，焦三仙各10g。

2.流行性感冒诊疗方案（2018年版）国家卫生健康委员会（具体内容参见附件）

（1）轻症辨证治疗方案

1）风热犯卫

主症：发病初期，发热或未发热，咽红不适，轻咳少痰，无汗。

舌脉：舌质红，苔薄或薄腻，脉浮数。

治法：疏风解表，清热解毒。

基本方药：银翘散合桑菊饮加减。银花15g，连翘15g，桑叶10g，菊花10g，桔梗10g，牛蒡子15g，竹叶6g，芦根30g，薄荷（后下）3g，生甘草3g。

常用中成药：疏风解表、清热解毒类，如金花清感颗粒、连花清瘟胶囊（颗粒）、清开灵颗粒（胶囊、软胶囊、片）、疏风解毒胶囊、银翘解毒类、桑菊感冒灵等。儿童可选儿童抗感颗粒、小儿豉翘清热颗粒等。

2）热毒袭肺

主症：高热，咳嗽，痰黏咯痰不爽，口渴喜饮，咽痛，目赤。

舌脉：舌质红，苔黄或腻，脉滑数。

治法：清热解毒，宣肺止咳。

基本方药：麻杏石甘汤加减。炙麻黄5g，杏仁10g，生石膏（先煎）30g，知母10g，浙贝母10g，桔梗10g，黄芩15g，柴胡15g，生甘草10g。

常用中成药：清热解毒、宣肺止咳类，如连花清瘟胶囊（颗粒）、银黄类制剂、莲花清热类制剂等。儿童可选小儿肺热咳喘颗粒（口服液）、小儿咳喘灵颗粒（口服液）、羚羊角粉冲服。

（2）重症辨证治疗方案

1）毒热壅肺

主症：高热不退，咳嗽重，少痰或无痰，喘促短气，头身痛；或伴心悸，躁扰不安。

舌脉：舌质红，苔薄黄或腻，脉弦数。

治法：解毒清热，泻肺活络。

基本方药：宣白承气汤加减。炙麻黄6g，生石膏（先煎）40g，杏仁9g，知母10g，鱼腥草15g，葶苈子10g，黄芩10g，浙贝母10g，生大黄（后下）6g，青蒿15g，赤芍10g，生甘草3g。

2）毒热内陷，内闭外脱

主症：神识昏蒙、淡漠，口唇爪甲紫暗，呼吸浅促，咯粉红色血水，胸腹灼热，四肢厥冷，汗出，尿少。

舌脉：舌红绛或暗淡，脉沉细数。

治法：益气固脱，清热解毒。

基本方药：参附汤加减。生晒参15g，炮附子（先煎）10g，黄连6g，金银花20g，生大黄6g，青蒿15g，山萸肉15g，枳实10g。

（3）恢复期辨证治疗方案

气阴两虚，正气未复。

主症：神倦乏力，气短，咳嗽，痰少，纳差。

舌脉：舌暗或淡红，苔薄腻，脉弦细。

治法：益气养阴。

基本方药：沙参麦门冬汤加减。沙参15g，麦冬15g，五味子10g，浙贝母10g，杏仁10g，青蒿10g，炙枇杷叶10g，焦三仙各10g。

（二）社区获得性肺炎

1.社区获得性肺炎（CAP）中医诊疗指南（2011版）（具体内容参见附件）

（1）辨证论治

CAP发病病机包括外邪侵袭、肺卫受邪和正气虚弱、抗邪无力两个方面。风热毒邪，侵袭肺脏，或风寒之邪入里化热，炼津为痰，痰热壅肺。病理过程中可化火生痰、伤津耗气或风热邪盛而逆传心包，甚至邪进正衰，正气不固而见邪陷正脱。老年人多罹患慢性疾病，体内积生痰湿、瘀血等，在此基础上易感受外邪而患CAP，以痰热壅肺或痰浊阻肺为主，常兼有气阴两虚、肺脾气虚、瘀血等。恢复期多以气阴两虚、肺脾气虚为主，常兼有痰热或痰浊。以上病机虽有差异，但其基本病机为痰热壅肺兼见气阴两虚，痰浊阻肺兼见肺脾气虚。故邪实（痰热、痰浊）正虚（气阴两虚、肺脾气虚）贯穿于疾病整个病程中。临床常见证包括实证类（风热犯肺证、外寒内热证、痰热壅肺证、痰湿阻肺证）、正虚邪恋类（肺脾气虚证、气阴两虚证）、危重变证类（热陷心包证、邪陷正脱证）等3类8个证候，常见证可单独存在也常兼见，如热陷心包兼痰热壅肺证等。治疗方面，以祛邪扶正为大法。祛邪当分表里，在表者应疏风清热或宣肺散寒；在里者宜清热化痰或燥湿化痰，时或佐以活血化瘀；扶正当益气养阴或补益肺脾。在治疗过程中着重宣降肺气以顺肺之生理特点。若出现热入心包、邪陷正脱，当需清心开窍、扶正固脱。采用中医、中西医结合治疗CAP具有明显的疗效优势。

（2）实证类

1）风热袭肺

主症：发热、恶风，鼻塞、鼻窍干热、流浊涕，咳嗽，干咳，痰白干黏、黄，舌苔薄、白、干，脉数。次症：咯痰不爽，口干，咽干，咽痛，舌尖红，舌苔黄，脉浮。

诊断：①发热、恶风；②鼻塞、鼻窍干热，或流浊涕；③干咳，或痰少、白黏或黄、难以咯出；④口干甚至口渴，或咽干甚至咽痛；⑤舌尖红、舌苔薄白干或薄黄，或脉浮或浮数。具备①、②中的1项，加③、④、⑤中的2项。

治法：疏风清热，清肺化痰。

方药：银翘散（《温病条辨》）加减。金银花12g，连翘12g，苦杏仁9g，前胡9g，桑白皮12g，黄芩9g，芦根15g，牛蒡子9g，薄荷（后下）6g，桔梗9g，甘草6g。

中成药：银翘解毒丸、双黄连合剂、疏风解毒胶囊、牛黄清感胶囊、清热解毒颗粒。

2）外寒内热

主症：发热，恶寒，无汗，咳嗽，舌质红，舌苔黄、黄腻，脉数。次症：痰黄，或痰白干黏，咯痰不爽，咽干，咽痛，肢体酸痛，脉浮。

诊断：①发热，恶寒，无汗，或肢体酸痛；②咳嗽；③痰白干黏或黄，咯痰不爽；④口渴或咽干，甚至咽痛；⑤舌质红，舌苔黄或黄腻，脉数或浮数。具备①、②中的2项，加③、④、⑤中的2项。

治法：疏风散寒，清肺化痰。

方药：麻杏石甘汤（《伤寒论》）合清金化痰汤（《统旨方》）加减。（炙）麻黄6g，荆芥9g，防风9g，石膏（先煎）30g，苦杏仁9g，知母9g，瓜蒌15g，栀子9g，桑白皮12g，黄芩9g，桔梗9g，陈皮9g，炙甘草6g。

中成药：偏表风寒者，可选感冒清热颗粒、通宣理肺丸、正柴胡饮颗粒；偏内热者，可参见痰热壅肺证有关内容。

3）痰热壅肺

主症：咳嗽，痰多，痰黄，痰白干黏，胸痛，舌质红，舌苔黄、腻，脉滑、数。次症：发热，口渴，面红，尿黄，大便干结，腹胀。

诊断：①咳嗽，甚则胸痛；②痰黄或白干黏；③发热，口渴；④大便干结或腹胀；⑤舌质红，或舌苔黄或黄腻，或脉数或滑数。具备①、②中的2项，加③、④、⑤中的2项。

治法：清热解毒，宣肺化痰。

方药：贝母瓜蒌散（《医学心悟》）合清金降火汤（《古今医鉴》）加减。瓜蒌20g，浙贝母9g，石膏（先煎）30g，苦杏仁9g，知母12g，白头翁12g，连翘12g，鱼腥草15g，黄芩9g，炙甘草6g。

中成药：蛇胆川贝液、复方鲜竹沥口服液、二母宁嗽丸、清气化痰丸等口服，痰热清注射液静脉滴注。

4）痰湿阻肺

主症：咳嗽，气短，痰多、白黏，舌苔腻。次症：胃脘痞满，纳呆，食少，痰易咯出，泡沫样痰，舌质淡，舌苔白腻，脉滑或弦滑。

诊断：①咳嗽或气短；②痰多、白黏或呈泡沫样；③胃脘胀满或腹胀；④纳呆或食少；⑤舌苔白腻，脉滑或弦滑。具备①、②中的2项，加③、④、⑤中的2项。

治法：燥湿化痰，宣降肺气。

方药：半夏厚朴汤（《金匮要略》）和三子养亲汤（《韩氏医通》）加减。法半夏12g，厚朴9g，陈皮9g，苦杏仁9g，茯苓15g，枳实9g，白芥子9g，紫苏子9g，莱菔子9g，生姜6g。

中成药：桂龙咳喘宁胶囊、苏子降气丸。

（3）正虚邪恋类

1）肺脾气虚

主症：咳嗽，气短，乏力，纳呆，食少。次症：胃脘胀满，腹胀，自汗，舌体胖大、齿痕，舌质淡，舌苔白、薄，脉沉、细、缓、弱。

诊断：①咳嗽；②气短，或乏力，动则加重；③自汗；④纳呆或食少；⑤胃脘胀满或腹胀；⑥舌质淡或苔薄白，舌体胖大或有齿痕，或脉沉细、沉缓、细弱。具备①、②、③中的2项，加④、⑤、⑥中的2项。

治法：补肺健脾，益气固卫。

方药：参苓白术散（《和剂局方》）加减。党参15g，茯苓12g，白术12g，莲子12g，白扁豆15g，山药15g，苦杏仁9g，陈皮9g，枳壳9g，豆蔻6g，炙甘草6g。

中成药：玉屏风颗粒、黄芪颗粒、金咳息胶囊（参蛤补肺胶囊）。

2）气阴两虚

主症：咳嗽，无痰，少痰，气短，乏力，舌体瘦小、苔少，脉细、沉。次症：咯痰不爽，口干或渴，自汗，盗汗，手足心热，舌质淡、红，舌苔薄、花剥，脉数。

诊断：①气短或乏力，动则加重；②干咳或少痰或咯痰不爽；③口干，甚至口渴；④盗汗或自汗；⑤手足心热；⑥舌体瘦小、舌质淡或红，或舌苔薄少或花剥，或脉沉细或细数。具备①、②中的2项，加③、④、⑤、⑥中的2项。

治法：益气养阴，润肺化痰。

方药：生脉散（《内外伤辨惑论》）合沙参麦冬汤（《温病条辨》）加减。太子参15g，南沙参12g，麦冬12g，五味子9g，川贝母9g，百合15g，山药15g，玉竹12g，桑叶6g，天花粉12g，地骨皮12g，炙甘草6g。

中成药：生脉饮口服液、百合固金丸、养阴清肺丸。

（4）危重变证类

1）热陷心包

主症：咳嗽，甚则喘息、气促，身热夜甚，心烦不寐，神志异常，舌红、绛，脉数、滑。次症：高热，大便干结，尿黄，脉细。

诊断：①咳嗽或喘息、气促；②心烦不寐、烦躁甚或神志恍惚、昏蒙、谵妄、昏愦不语；③高热、身热夜甚；④舌红甚至红绛，或脉滑数或细数。具备①、②中的2项，加③、④中的1项。

治法：清心凉营，豁痰开窍。

方药：清营汤（《温病条辨》）合犀角地黄汤（《备急千金要方》）加减。水牛角（先煎）30g，生地黄15g，玄参12g，麦冬12g，赤芍12g，金银花12g，连翘12g，黄连6g，栀子9g，天竺黄6g，丹参9g，石菖蒲6g。

中成药：清开灵注射液或醒脑静注射液静脉滴注；安宫牛黄丸或局方至宝丸，口服或鼻饲；对于脓毒症而辨证为瘀毒互结、邪毒内陷证者，可选血必净注射液静脉滴注。

2）邪陷正脱

主症：呼吸短促，气短息弱，神志异常，面色苍白，大汗淋漓，四肢厥冷，脉微、细、疾促。次症：面色潮红，身热，烦躁，舌质淡、绛。

诊断：①呼吸短促或气短息弱；②神志恍惚、烦躁、嗜睡、昏迷；③面色苍白或潮红；④大汗淋漓；⑤四肢厥冷；⑥舌质淡或绛、少津，或脉微细欲绝，或疾促。具备①、②中的1项，加③、④、⑤、⑥中的2项。除了①、②、④表现相同外，偏于阴竭者，可见面色潮红，舌绛少津，脉细数或疾促；偏于阳脱者，可见面色苍白，四肢厥冷，舌质淡，脉微细欲绝。

治法：益气救阴，回阳固脱。

方药：阴竭者以生脉散（《内外伤辨惑论》）加味：生晒参（单煎）12g，麦冬12g，五味子9g，山茱萸30g，（煅）龙骨（先煎）20g，（煅）牡蛎（先煎）20g。阳脱者以四逆加人参汤（《伤寒论》）加味：红参（单煎）15g，（制）附子（先煎）12g，干姜9g，（煅）龙骨（先煎）20g，（煅）牡蛎（先煎）20g，炙甘草6g。

中成药：偏于阴竭者，可选用生脉饮注射液或参麦注射液静脉滴注；偏于阳脱者，可选用参附注射液静脉滴注。

（5）单方验方

1）鱼腥草、鸭跖草、半枝莲各15g，金银花12g。水煎服。每日1剂，分2次服。用于风热犯肺证、痰热壅肺证。2）穿心莲、功劳木各15g，橘皮6g。水煎服。每日1剂，分2次服。用于痰热壅肺证。3）重楼、败酱草、大青叶、矮地茶各15g。水煎服。每日1剂，分2次服。用于痰热壅肺证。

（三）新型冠状病毒肺炎

1.新型冠状病毒肺炎诊疗方案（试行第七版）国家卫生健康委办公室（具体内容参见附件）

本病属于中医"疫"病范畴，病因为感受"疫戾"之气，各地可根据病情、当地气候特点以及不同体质等情况，参照下列方案进行辨证论治。涉及超药典剂量，应当在医师指导下使用。

（1）医学观察期

临床表现1：乏力伴胃肠不适

推荐中成药：藿香正气胶囊（丸、水、口服液）

临床表现2：乏力伴发热

推荐中成药：金花清感颗粒、连花清瘟胶囊（颗粒）、疏风解毒胶囊（颗粒）

（2）临床治疗期（确诊病例）

1）清肺排毒汤

适用范围：结合多地医生临床观察，适用于轻型、普通型、重型患者，在危重型患者救治中可结合患者实际情况合理使用。

基础方剂：麻黄9g，炙甘草6g，杏仁9g，生石膏15~30g（先煎），桂枝9g，泽泻9g，猪苓9g，白术9g，茯苓15g，柴胡16g，黄芩6g，姜半夏9g，生姜9g，紫菀9g，冬花9g，射干9g，细辛6g，山药12g，枳实6g，陈皮6g，藿香9g。

2）轻型

①寒湿郁肺证

临床表现：发热，乏力，周身酸痛，咳嗽，咯痰，胸紧憋气，纳呆，恶心，呕吐，大便黏腻不爽。舌质淡胖有齿痕或淡红，苔白厚腐腻或白腻，脉濡或滑。

推荐处方：生麻黄6g，生石膏15g，杏仁9g，羌活15g，葶苈子15g，贯众9g，地龙15g，徐长卿15g，藿香15g，佩兰9g，苍术15g，云苓45g，生白术30g，焦三仙各9g，厚朴15g，焦槟榔9g，煨草果9g，生姜15g。

②湿热蕴肺证

临床表现：低热或不发热，微恶寒，乏力，头身困重，肌肉酸痛，干咳痰少，咽痛，口干不欲多饮，或伴有胸闷脘痞，无汗或汗出不畅，或见呕恶纳呆，便溏或大便黏滞不爽。舌淡红，苔白厚腻或薄黄，脉滑数或濡。

推荐处方：槟榔10g，草果10g，厚朴10g，知母10g，黄芩10g，柴胡10g，赤芍10g，连翘15g，青蒿10g（后下），苍术10g，大青叶10g，生甘草5g。

3）普通型

①湿毒郁肺证

临床表现：发热，咳嗽痰少，或有黄痰，憋闷气促，腹胀，便秘不畅。舌质暗红，舌体胖，苔黄腻或黄燥，脉滑数或弦滑。

推荐处方：生麻黄6g，苦杏仁15g，生石膏30g，生薏苡仁30g，茅苍术10g，广藿香15g，青蒿草12g，虎杖20g，马鞭草30g，干芦根30g，葶苈子15g，化橘红15g，生甘草10g。

②寒湿阻肺证

临床表现：低热，身热不扬，或未热，干咳，少痰，倦怠乏力，胸闷，脘痞，或呕恶，便溏。舌质淡或淡红，苔白或白腻，脉濡。

推荐处方：苍术15g，陈皮10g，厚朴10g，藿香10g，草果6g，生麻黄6g，羌活10g，生姜10g，槟榔10g。

4）重型

①疫毒闭肺证

临床表现：发热面红，咳嗽，痰黄黏少，或痰中带血，喘憋气促，疲乏倦怠，口干苦黏，恶心不食，大便不畅，小便短赤。舌红，苔黄腻，脉滑数。

推荐处方：化湿败毒方

基础方剂：生麻黄6g，杏仁9g，生石膏15g，甘草3g，藿香10g（后下），厚朴10g，苍术15g，草果10g，法半夏9g，茯苓15g，生大黄5g（后下），生黄芩10g，葶苈子10g，赤芍10g。

②气营两燔证

临床表现：大热烦渴，喘憋气促，谵语神昏，视物错瞀，或发斑疹，或吐血、衄血，或四肢抽搐。舌绛少苔或无苔，脉沉细数，或浮大而数。

推荐处方：生石膏30~60g（先煎），知母30g，生地30~60g，水牛角30g（先煎），赤芍30g，玄参30g，连翘15g，丹皮15g，黄连6g，竹叶12g，草房子15g，生甘草6g。

推荐中成药：喜炎平注射液、血必净注射液、热毒宁注射液、痰热清注射液、醒脑静注射液。

5）危重型

内闭外脱证

临床表现：呼吸困难、动辄气喘或需要机械通气，伴神昏，烦躁，汗出肢冷，舌质紫暗，苔厚腻或燥，脉浮大无根。

推荐处方：人参15g，黑顺片10g（先煎），山茱萸15g，送服苏合香丸或安宫牛黄丸。出现机械通气伴腹胀便秘或大便不畅者，可用生大黄5~10g。出现人机不同步情况，在镇静和肌松剂使用的情况下，可用生大黄5~10g和芒硝5~10g。

推荐中成药：血必净注射液、热毒宁注射液、痰热清注射液、醒脑静注射液、参附注射液、生脉注射液、参麦注射液。

注：重型和危重型中药注射剂推荐用法

中药注射剂的使用遵照药品说明书从小剂量开始、逐步辨证调整的原则，推荐用法如下：

病毒感染或合并轻度细菌感染：0.9%氯化钠注射液250ml加喜炎平注射液100mg静脉滴注bid，或0.9%氯化钠注射液250ml加热毒宁注射液20ml静脉滴注，或0.9%氯化钠注射液250ml加痰热清注射液40ml静脉滴注bid。

高热伴意识障碍：0.9%氯化钠注射液250ml加醒脑静注射液20ml静脉滴注bid。

全身炎症反应综合征或/和多脏器功能衰竭：0.9%氯化钠注射液250ml加血必净注射液100ml bid。

免疫抑制：葡萄糖注射液250ml加参麦注射液100ml或生脉注射液20~60ml bid。

6）恢复期

①肺脾气虚证

临床表现：气短，倦怠乏力，纳差呕恶，痞满，大便无力，便溏不爽。舌淡胖，苔白腻。

推荐处方：法半夏9g，陈皮10g，党参15g，炙黄芪30g，炒白术10g，茯苓15g，藿香10g，砂仁6g（后下），甘草6g。

②气阴两虚证

临床表现：乏力，气短，口干，口渴，心悸，汗多，纳差，低热或不热，干咳少痰。舌干少津，脉细或虚无力。

推荐处方：南、北沙参各10g，麦冬15g，西洋参6g，五味子6g，生石膏15g，淡竹叶10g，桑叶10g，芦根15g，丹参15g，生甘草6g。

（四）人感染H7N9禽流感

1.人感染H7N9禽流感诊疗方案（2017年第1版）国家卫生计

生委办公厅（具体内容参见附件）

（1）热毒犯肺，肺失宣降证（疑似病例或确诊病例病情轻者）。

症状：发热，咳嗽，甚者喘促，少痰，或头痛，或肌肉关节疼痛。舌红苔薄，脉数滑。

治法：清热解毒，宣肺止咳。

参考处方和剂量：银翘散、白虎汤、宣白承气汤。金银花30g，连翘15g，炒杏仁15g，生石膏30g，知母10g，桑白皮15g，全瓜蒌30g，青蒿15g，黄芩15g，麻黄6g，生甘草6g。

中成药：疏风解毒胶囊、连花清瘟胶囊、金莲清热泡腾片等。

中药注射液：痰热清注射液、喜炎平注射液、热毒宁注射液、血必净注射液、参麦注射液。

（2）热毒壅肺，内闭外脱证（临床表现高热、ARDS、脓毒性休克等患者）。

症状：高热，咳嗽，痰少难咯，憋气，喘促，咯血，或见痰中带血，伴四末不温，四肢厥逆，躁扰不安，甚则神昏谵语。舌暗红，脉沉细数或脉微欲绝。

治法：解毒泻肺，益气固脱。

参考处方和剂量：宣白承气汤、参萸汤、参附汤。生大黄10g，全瓜蒌30g，炒葶苈子30g，人参15g，生石膏30g，栀子10g，虎杖15g，制附子10g，山萸肉15g。

中成药：参麦注射液、参附注射液、痰热清注射液、血必静注射液、喜炎平注射液、热毒宁注射液。

注：以上中药汤剂、中成药和中药注射液不作为预防使用，宜尽早中医治疗。

2. 人感染H7N9禽流感诊疗方案（2014年版）中华人民共和国国家卫生和计划生育委员会（具体内容参见附件）

（1）疫毒犯肺，肺失宣降证（疑似病例或确诊病例病情轻者）。

症状：发热，咳嗽，少痰，头痛，肌肉关节疼痛。舌红苔薄，脉数滑。

治法：清热解毒，宣肺止咳。

参考处方和剂量：银翘散合白虎汤。金银花30g，连翘15g，炒杏仁15g，生石膏30g，知母10g，桑叶15g，芦根30g，青蒿15g，黄芩15g，生甘草6g。

中成药：疏风解毒胶囊、连花清瘟胶囊、金莲清热泡腾片等。

中药注射液：痰热清注射液、喜炎平注射液、热毒宁注射液、血必净注射液、参麦注射液。

（2）疫毒壅肺，内闭外脱证（临床表现高热、急性呼吸窘迫综合征、感染性休克等患者）。

症状：高热，咳嗽，痰少难咯，憋气，喘促，咯血，或见咯吐粉红色泡沫样痰，伴四末不温，四肢厥逆，躁扰不安，甚则神昏谵语。舌暗红，脉沉细数或脉微欲绝。

治法：解毒泻肺，益气固脱。

参考处方和剂量：宣白承气汤合参萸汤。生大黄10g，全瓜蒌30g，炒杏仁10g，炒葶苈子30g，生石膏30g，生栀子10g，虎杖15g，莱菔子15g，山萸肉15g，西洋参15g。

中成药：参麦注射液、参附注射液、痰热清注射液、血必静注射液、喜炎平注射液、热毒宁注射液。

注：以上中药汤剂、中成药和中药注射液不作为预防使用，应早期使用中西医结合治疗。

3.人感染H7N9禽流感中医医疗救治专家共识（2014版）国家中医药管理局（具体内容参见附件）

（1）发病初期多见毒热犯肺，卫气同病。

症见：发热，或伴微恶风寒，汗少或无汗，咳嗽，少痰，或伴咽干、咽痛，肌肉疼痛，舌红苔薄，脉滑数。

治法：清热解毒，宣肺透邪。

参考方剂：银翘散、升降散、麻杏石甘汤等。

参考药物及剂量：金银花30g，连翘15g，荆芥10g，蝉蜕10g，炙麻黄5g，杏仁15g，生石膏30g（先煎），芦根30g，桔梗6g，大黄6g，薄荷6g（后下），生甘草5g。

中成药：可选择疏风解毒胶囊、连花清瘟胶囊、清肺消炎丸等，儿童可选用金莲清热泡腾片、小儿豉翘颗粒等。

中药注射液：热毒宁注射液、痰热清注射液、喜炎平注射液、清开灵注射液等。

（2）病情加重，多出现毒热壅肺，损及肺络。

症见：持续发热，或壮热不退，咳嗽，乏力，喘憋气促，或伴痰中带血，舌质红或暗红，苔黄或腻，脉数。

治法：泻肺通腑，益气解毒。

参考方剂：宣白承气汤、葶苈大枣泻肺汤、生脉散等。

参考药物与剂量：全瓜蒌30g，大黄10g，银花30g，葶苈子30g，炙麻黄6g，生石膏30g（先煎），赤芍20g，人参10g，麦冬15g，生甘草5g。

中成药：可选择疏风解毒胶囊、连花清瘟胶囊、清肺消炎丸等，儿童可选用金莲清热泡腾片、小儿豉翘颗粒等。

中药注射剂：血必净注射液、热毒宁注射液、痰热清注射液、喜炎平注射液、清开灵注射液、参麦注射液、生脉注射液等。

（3）发病极期，多见毒热内陷，内闭外脱。

症见：高热难退，烦躁不宁，神识昏蒙，唇甲青紫，呼吸浅促，痰少色黄，胸腹灼热，四末不温或厥逆，腹胀尿少，舌淡暗，苔白腻，脉微欲绝。

治法：回阳固脱，解毒开窍。

参考方剂：参附汤、茯苓四逆汤、参萸汤等加用安宫牛黄丸。

参考药物及剂量：人参20g，炮附子10g，山萸肉30g，炙甘草15g，干姜10g，茯苓20g。

中药注射剂：参附注射液、生脉注射液、参麦注射液、血必净注射液、痰热清注射液等。

（4）恢复期多见余热未尽，气虚阴伤。

症见：神倦乏力，气短，咳嗽迁延，干咳或痰少，食欲不振，舌暗红，苔薄白或黄，脉细。

治法：清解余热，益气养阴。

参考方剂：沙参麦门冬汤、生脉散、六君子汤等。

参考药物与剂量：太子参20g，麦冬15g，北沙参15g，茯苓15g，炒杏仁10g，生麦芽15g，芦根20g，炒白术15g，生甘草5g。

4.人感染H7N9禽流感诊疗方案（2013年第1版）中华人民共和国国家卫生和计划生育委员会（具体内容参见附件）

（1）疫毒犯肺，肺失宣降

症状：发热，咳嗽，少痰，头痛，肌肉关节疼痛。

治法：清热宣肺。

参考处方：桑叶、金银花、连翘、炒杏仁、生石膏、知母、芦根、青蒿、黄芩、生甘草。

中成药：疏风解毒胶囊、连花清瘟胶囊、清开灵注射液。

（2）疫毒壅肺，内闭外脱

症状：高热，咳嗽，痰少难咯，憋气，喘促，咯血，四末不温，冷汗淋漓，躁扰不安，甚则神昏谵语。

治法：清肺解毒，扶正固脱。

参考处方：炙麻黄、炒杏仁、生石膏、知母、鱼腥草、黄芩、炒栀子、虎杖、山萸肉、太子参。

中成药：参麦注射液、生脉注射液。

5.人感染H7N9禽流感诊疗方案（2013年第2版）中华人民共和国国家卫生和计划生育委员会（具体内容参见附件）

（1）疫毒犯肺，肺失宣降证。（发热、高热、咳嗽、痰少、喘闷、白细胞减少或疑似确诊等患者）。

症状：发热，咳嗽，少痰，头痛，肌肉关节疼痛。舌红苔薄，脉滑数。

治法：清热解毒，宣肺止咳。

参考处方和剂量：银翘散合白虎汤。金银花30g，连翘15g，炒杏仁15g，生石膏30g，知母10g，桑叶15g，芦根30g，青蒿15g，黄芩15g，生甘草6g。

中成药：疏风解毒胶囊、连花清瘟胶囊、金莲清热泡腾片等。

中药注射液：喜炎平注射液、热毒宁注射液、参麦注射液。

（2）疫毒壅肺，内闭外脱证。（发热、急性呼吸窘迫综合征、感染性休克等患者）。

症状：高热，咳嗽，痰少难咯，憋气，喘促，咯血，或见咯吐粉红色泡沫样痰，伴四末不温，四肢厥逆，躁扰不安，甚则神昏谵语。舌暗红，脉沉细数或脉微欲绝。

治法：解毒泻肺，益气固脱。

参考处方和剂量：宣白承气汤合参萸汤。生大黄10g，全瓜蒌30g，炒杏仁10g，炒葶苈子30g，生石膏30g，生栀子10g，虎杖15g，莱菔子15g，山萸肉15g，西洋参15g。

中成药：参麦注射液、参附注射液、喜炎平注射液、热毒宁注射液。

注：以上中药汤剂、中成药和中药注射液不作为预防使用。

（五）传染性非典型肺炎

1.传染性非典型肺炎（SARS）中医诊疗指南中华中医药学会

（具体内容参见附件）

（1）辨证要点：病程、热势，呼吸困难程度、胸片变化、气阴损伤情况等为辨证要点。

（2）治疗原则：

1）早治疗：早诊断尽早使用中医药。

2）重祛邪：该病为疫毒之邪感之，明代吴又可强调“逐邪为第一要义”，故清热解毒、透邪化浊要贯穿治疗始终。

3）早扶正：由于气阴亏虚病机始终存在，故在患病早期若有虚象出现时，应及时扶正。

4）防传变：病机初见端倪即可采取措施，用药先于病机病势，以阻止传变，防范其他脏器的损伤。

（3）分证论治

1）疫毒犯肺证，多见于早期。

症状：初起发热，或有恶寒，头痛，身痛，肢困，干咳，少痰；或有咽痛，乏力，气短，口干。舌苔白或黄或腻，脉滑数。

病机：本证疫毒之邪初袭肺表，正邪交争于肺表故寒热头身疼痛，肺气失宣故干咳、少痰，疫毒夹湿而肢困苔腻，疫毒之邪伤及气阴，故乏力口干。本证实多虚少。

治法：清肺解毒，化湿透邪。

基本方及参考剂量：银花15g，连翘15g，黄芩10g，柴胡10g，青蒿15g，白蔻6g（打），杏仁9g（炒），生苡仁15g，沙参15g，芦根15g。

2）疫毒壅肺证，多见于早期、进展期。

症状：高热汗出热不解；咳嗽，少痰，胸闷，气促；腹泻，恶心呕吐，或脘腹胀满，或便秘，或便溏不爽；口干不欲饮，气短，乏力；甚则烦躁不安，舌红或绛，苔黄腻，脉滑数。

病机：本证疫毒之邪壅肺，热毒壅盛，故高热，汗出热不解；

热毒壅于经络，故身痛；热入心营则烦躁，舌绛，肺气失宣故干咳、少痰、胸闷、气促。疫毒之邪耗伤气阴，故有乏力、口干。热毒兼湿，湿热阻滞气机，升降失常，则出现脘腹胀满，不欲饮，舌红苔黄腻，脉滑数。

治法：清热解毒，宣肺化湿。

基本方及参考剂量：生石膏45g（先煎），知母10g，炙麻黄6g，银花20g，炒杏仁10g，生苡仁15g，浙贝母10g。太子参10g，生甘草10g。

3）肺闭喘憋证，多见于进展期及重症SARS。

症状：高热不退或开始减退，呼吸困难、憋气胸闷，喘息气促，或有干咳、少痰、痰带血；气短，疲乏无力；口唇紫暗，舌红或暗红，苔黄腻，脉滑。

病机：本证疫毒之邪闭阻肺气，热渐退而湿痰瘀阻肺络，肺失宣降、气病及血，故呼吸困难、喘息憋气、胸痛气促，干咳、少痰、痰中带血，口唇紫暗，舌红或暗红，苔黄，脉滑；疫毒耗伤气阴加重则极度气短、疲乏无力。

治法：清热泻肺，祛瘀化浊，佐以扶正。

基本方及参考剂量：葶苈子15g，桑白皮15g，黄芩10g，郁金10g，全瓜蒌30g，蚕砂10g（包），萆薢12g，丹参15g，败酱草30g，西洋参15g。

4）内闭外脱证，见于重症SARS。

症状：呼吸窘迫、憋气喘促、呼多吸少，语声低微，躁扰不安，甚则神昏，汗出肢冷，口唇紫暗，舌暗红，苔黄腻，脉沉细欲绝。

病机：本证湿痰瘀闭肺，肺气欲绝，故呼吸极度困难，喘息气促，肺病及心，气病及血。气损及阳，阳气亡脱于外，见心悸心慌，严重者心阳暴脱，可见心率猝然缓慢，体温、血压下降，四末发冷，冷汗淋漓，脉象沉细欲绝。本证虚实并见，病情危重。

治法：益气敛阴，回阳固脱，化浊开闭。

基本方及参考剂量：红参10~30g（另煎兑服），炮附子10g，山萸肉30g，麦冬15g，郁金10g，三七6g。

5）气阴亏虚、痰瘀阻络证，多见于恢复期。

症状：胸闷，气短，神疲乏力，动则气喘；或见咳嗽；自觉发热或低热，自汗，焦虑不安，失眠、纳呆，口干咽燥。舌红少津，舌苔黄或腻，脉象多见沉细无力。

治法：益气养阴，化痰通络。

基本方及参考剂量：党参15g，沙参15g，麦冬15g。生地15g，赤芍12g，紫菀15g，浙贝10g，麦芽15g。

（4）中成药应用

应当辨证使用中成药，可与中药汤剂配合应用。

1）退热类

适用于早期、进展期发热，可选用瓜霜退热灵胶囊、紫雪、新雪颗粒、小柴胡片（或颗粒）、柴银口服液等。

2）清热解毒类

适用于早期、进展期的疫毒犯肺证、疫毒壅肺证、肺闭喘憋证。注射剂可选用清开灵注射液、鱼腥草注射液、双黄连粉针剂、复方苦参注射液等。口服剂可选用清开灵口服液（或胶囊）、清热解毒口服液（或颗粒）、双黄连口服液、金莲清热颗粒、苦甘颗粒、葛根芩连微丸、梅花点舌丹、紫金锭等。

3）活血化瘀、祛湿化痰类

适用于进展期和重症SARS的肺闭喘憋证。注射剂可选用丹参注射液、香丹注射液、川芎嗪注射液、灯盏细辛注射液等，口服剂可选用血府逐瘀口服液（或颗粒），复方丹参滴丸、藿香正气口服液（或胶囊）、猴枣散等。

4）扶正类

适用于各期有正气亏虚者。注射剂可选用生脉注射液、参麦注射液、参附注射液、黄芪注射液等。口服剂可选用生脉饮、百令胶囊、金水宝胶囊、宁心宝胶囊、诺迪康胶囊、六味地黄丸、补中益气丸等。

（5）疑似SARS的处理

根据SARS的诊断标准，经综合判断与SARS有较多吻合处，但尚不能作出临床诊断者，可作为疑似病例处理：

1）隔离留观，严密观察病情变化。

2）给予对症处理，卧床休息，必要时给予吸氧、补液等治疗。

3）动态观察胸片或胸部CT检查，应首选每天查胸片一次。若胸片出现片状、斑片状浸润性阴影或呈网状改变时，或原有小片肺部炎症迅速扩大者，当警惕SARS。若患者的临床症状、体征非常符合SARS的特征，应考虑尽早作胸部CT检查，CT可以较早地发现X线胸片难以发现的病变。

4）动态观察血常规，每天查血常规一次。若血白细胞不升高或进行性下降，淋巴细胞计数下降，CD4+、CD8+细胞计数降低，当警惕SARS的可能。

5）可以使用抗菌药治疗，若抗菌药治疗有效者，可以考虑除外SARS。

6）尽早使用中药辨证治疗。在发病之初，以发热为主，恶寒，头痛，身痛，肢困；干咳，少痰，咽痛；气短，乏力，口干。舌苔白或黄，脉滑数。可拟法清肺解毒，化湿透邪，参考以下处方及加减法：银花15g，连翘15g，大青叶15g，生石膏30g，知母10g，柴胡10g，黄芩10g，杏仁9g（炒），芦根15g，生甘草9g。

（6）转归预后

本病一般经过早期、进展期，进入恢复期，以疫毒犯肺、疫毒壅肺、肺闭喘憋、气阴损伤、痰瘀阻络证为多见。其中进展期以及肺闭喘憋证是本病的转折关键，内闭外脱属于危证。大部分患者经过积极治疗，进入恢复期，可出现正气损伤，余邪未尽、痰瘀阻络等局面。进展期肺闭喘憋证病情进展、治疗无效，可以迅速演变为内闭外脱，救治困难，应及时回阳开闭，部分患者终因肺之化源衰绝，出现多脏腑功能衰竭而亡。此外，据研究，SARS致死的高危因素为：年龄超过50岁；存在心脏、肾脏、肝脏和呼吸系统的严重基础疾病，或患有恶性肿瘤、糖尿病、严重营养不良，脑血管疾病等其他严重疾病；外科大手术后；外周血淋巴细胞总数进行性下降；积极治疗，血糖持续居高不下。

（7）调护

1）饮食调理

①早期：患者连续高热，体力消耗较大，应加强营养，提高抗病能力。根据中医辨证施膳的理论宜给予清热生津、调理脾胃之品，给患者补充含丰富蛋白质的食物如牛奶、豆浆、鸡蛋等，富含维生素、纤维素的食物如新鲜的蔬菜、水果、谷类食品。同时注意补钙，可适当饮用骨头汤，或配合服用钙剂和鱼肝油。

②进展期：患者呼吸困难，乏力，喘憋气促。宜给予清肺化痰、益气健脾之品。以营养丰富、易于消化、清淡不易生痰的食物为主，忌食辛辣刺激、油腻生痰之品。可注意食用新鲜水果蔬菜，如梨、橘子、枇杷等，多饮水，或用鲜芦根、梨、贝母等煎水饮用。

③恢复期：此期患者正气大伤，或有余邪未尽，痰瘀阻络，饮食宜给予益气养阴，醒脾开胃之品。慎用温补之品，以防敛邪碍胃，山药薏米粥（山药、薏米、莲肉、大枣各少量，粳米100g）、枸杞百合粥（枸杞、百合、山药、大枣等各少量，粳米100g）等可经常食用，可收益气养阴、调补脾胃之效。

2）调摄精神

SARS是一种突发的烈性传染病，患者及群众对此都非常恐惧。SARS患者患病后长期处于一种隔离封闭状态，缺乏与外界沟通，产生的强烈的孤独感、恐惧感，多种因素可能产生的精神焦虑急躁、自卑自闭心理等等副作用，均是SARS患者常见的情志不调的情况。“思则气结，恐则气下，惊则气乱”，情志不调可以导致人体的脏腑功能失调，气机逆乱，机体免疫功能紊乱，抵抗力低下，不利于患者的治疗与康复。对此，应针对患者的异常心理变化，加强与患者的交流、沟通，帮助患者正确认识病情，了解SARS的发生发展规律，对患者讲解健康教育知识和心理指导，帮助患者消除孤独、恐惧的不良心理因素，树立战胜疾病的信心，使患者保持心态平和，情绪稳定，气机调畅，使患者积极配合治疗，以利于早日康复。对于病愈后仍有心理障碍的患者。当给予适当的心理治疗，配合中药治疗以达到调畅气机、疏肝养阴的目的。

3）起居调理

SARS患者在患病期间应注意卧床休息，病房内要保持空气流通，定期消毒。患者在发热期高热汗出，适时增减衣服，防止汗出当风，避免复感外邪。患者患病后为减少传染性，要注意戴口罩，勤洗手。消毒液漱口，鼻腔内滴药等。患者在喘憋期要注意减少活动，多卧床休息。患者后期体温正常符合出院标准，出院居家观察2周，尽可能保持居室环境相对独立。注意室内通风、空气消毒。

4）康复锻炼

SARS患者消耗较大，当注意休息，减少活动。在后期可以适当活动，但此时患者的活动量宜小不宜大，可以采取床边活动。活动时间宜短不宜长，动作宜慢不宜快。应循序渐进，量力而行。

5）追踪检查

恢复期的患者监测肺功能、肝肾功能和骨质损伤的改变。SARS患者在出院后应予复诊，观察胸闷气短、呼吸困难、骨病、下肢乏力、行走困难等症状的变化，定期复查X线胸片、肺功能、血氧饱和度、肝肾功能、骨密度、髋关节X线片、股骨头MRI等项检查项目，以观察肺功能、肝肾功能、骨质损伤。

（8）预防

1）基本原则

①根据中医防治疾病的理论和经验，实施预防，注意养生保健，合理饮食，劳逸适度，增强体质。在SARS流行地区，对接触或可疑接触SARS患者的人，可在医师的指导下合理应用中医药预防方法和措施。

②应用中药预防时，应由执业医师开具处方，在医师的指导下合理使用预防中药；慢性疾病患者及妇女经期、产后慎用，孕妇禁用。中药预防处方不宜长期服用，一般服用3~5天。服用中药预防处方后感觉不适者，应立即停止服药，并及时咨询医师；对中药预防处方中的药物有过敏史者禁用；过敏体质者慎用。

2）生活、行为预防

①在SARS流行期间或有SARS病例发生的区域，要避免过多外出，避免去公共场所，如商场、医院等人群密度较大、通风不良的场所，在乘坐电梯或公交车等交通工具时要戴口罩。

②家庭居室注意开窗通风，保持清洁，定期消毒。

③在家庭或医院有已知SARS病例发生后，与SARS患者接触的人员要进行隔离观察，不能进入公共场所。

3）心理预防

①正确认识SARS的流行性、危害性，防止不必要的紧张，客观分析疫情，学习、了解预防疾病的方法。经常与亲人、朋友交

流信息，沟通感情，保持良好的心态。

②得知自己的亲人或朋友患病后，应该正确对待，面对现实，不要惊慌失措，切实做好自己生活环境的消毒防护。若与患者有过密切接触，应该按照卫生防疫部门的要求进行隔离观察。若自己有身体不适等情况，当及时就诊，不要心存侥幸或回避诊疗。避免过度紧张，保持乐观的心态。

4）药物预防

在心理、行为、生活预防的同时，也可以配合药物预防，积极服用中药有较好的预防作用。此外，积极治疗慢性呼吸道及其他原有疾病，有助于提高对本病的抵抗力。

基本方及参考剂量：

处方一

太子参15g，败酱草15g，生苡仁15g，桔梗6g。功能：益气化湿，清热解毒。适用于素体气虚、兼有湿热者。

处方二

鱼腥草15g，野菊花6g，金莲花12g，茵陈15g，草果3g。功能：清热解毒，利湿化浊。适用于素体内热偏盛或水湿内盛者。

处方三

生黄芪10g，北沙参10g，银花10g，连翘10g，白术6g，防风6g，藿香10g，苏叶6g。功能：健脾养阴、化湿解毒。适用于气阴两虚、素体有湿易于感冒者。

第九章　发热患者常用中成药及适应证

发热患者常用的中成药参考上节所罗列的中医辨证论治方案，包括国家及上海市相关疾病的指南、诊疗方案中提及的中成药制剂。（详细内容请见药品说明书）

一、解表药

（一）辛温解表类

1. 通宣理肺丸

【主要成分】紫苏叶、前胡、桔梗、苦杏仁、麻黄、甘草、陈皮、半夏（制）、茯苓、枳壳（炒）、黄芩。辅料为赋形剂蜂蜜。

【性状】本品为黑棕色至黑褐色的大蜜丸；味微甜、略苦。

【适应证/功能主治】解表散寒，宣肺止嗽。用于风寒束表、肺气不宣所致的感冒咳嗽，症见发热、恶寒、咳嗽、鼻塞流涕、头痛、无汗、肢体酸痛。

【用法用量】口服。一次2丸，一日2~3次。

【不良反应】尚不明确。

【禁忌】尚不明确。

2. 感冒清热颗粒

【主要成分】荆芥穗、薄荷、防风、柴胡、紫苏叶、葛根、桔梗、苦杏仁、白芷、苦地丁、芦根。

【性状】本品为浅棕色至深棕色的颗粒，味甜、微苦。

【适应证/功能主治】疏风散寒，解表清热。用于风寒感冒，头痛发热，恶寒身痛，鼻流清涕，咳嗽咽干。

【用法用量】开水冲服。一次1袋，一日2次。

【不良反应】尚不明确。

【禁忌】尚不明确。

（二）辛凉解表类

1. 儿童抗感颗粒

【主要成分】金银花、赤芍、绵马贯众。

【性状】本品为棕黄色至黄棕色的颗粒；味甜、微苦。

【适应证/功能主治】清热解毒。用于外感风热引起的感冒，症见发热、头痛、鼻塞、喷嚏、咽痛、全身乏力、酸痛。

【用法用量】开水冲服，一次10g，一日3次。

【不良反应】尚不明确。

【禁忌】尚不明确。

2. 小儿豉翘清热颗粒

【主要成分】连翘、淡豆豉、薄荷、荆芥、栀子（炒）、大黄、青蒿、赤芍、槟榔、厚朴、黄芩、半夏等药。

【性状】本品为棕褐色颗粒。味甘，微苦。

【适应证/功能主治】疏风解表，清热导滞。用于小儿风热感冒挟滞证，症见：发热咳嗽，鼻塞流涕，咽红肿痛，纳呆口渴，脘腹胀满，便秘或大便酸臭，溲黄等。

【用法用量】开水冲服。6个月~1岁一次1~2g；1~3岁一次2~3g；4~6岁一次3~4g；7~9岁一次4~5g；10岁以上一次6g。一日3次。

【不良反应】尚不明确。

【禁忌】尚不明确。

3. 连花清瘟胶囊

【主要成分】连翘、金银花、炙麻黄、炒苦杏仁、石膏、板蓝根、绵马贯众、鱼腥草、广藿香、大黄、红景天、薄荷脑、甘草。辅料为：淀粉。

【性状】本品为胶囊剂，内容为棕黄色至黄褐色颗粒和粉末，味微苦，气微香。

【适应证/功能主治】清瘟解毒，宣肺泄热。用于治疗流行性感冒属热毒袭肺证，症见：发热或高热，恶寒，肌肉酸痛，鼻塞流涕，咳嗽，头痛，咽干咽痛，舌偏红，苔黄或黄腻等。

【用法用量】口服。一次4粒，一日3次。

【不良反应】尚不明确。

【禁忌】尚不明确。

4. 苦甘颗粒

【主要成分】麻黄、薄荷、蝉蜕、金银花、黄芩、苦杏仁、桔梗、浙贝母、甘草。辅料为：蔗糖、糊精。

【性状】本品为深褐色颗粒；味甜、微苦。

【适应证/功能主治】疏风清热，宣肺化痰，止咳平喘。用于风热感冒及风温肺热引起的恶风、发热、头痛、咽痛、咳嗽、咳痰、气喘；上呼吸道感染、流行性感冒、急性气管-支气管炎见上述证候者。

【用法用量】开水冲服，一次8g，一日3次。

【不良反应】尚不明确。

【禁忌】孕妇禁用；糖尿病者禁服。

5. 复方清热颗粒

【主要成分】山芝麻、葫芦茶、马兰草、积雪草、狗肝菜、篱栏网、玉叶金花、地胆草、金钱草、布渣叶、甘草、岗梅。

【适应证/功能主治】疏风解表，清热解毒。用于风热感冒，症见头痛，恶风，身热，咽痛等。

【用法用量】用开水冲服，一次1~2袋，一日3次。

【不良反应】尚不明确。

【禁忌】尚不明确。

6.银翘解毒丸

【主要成分】金银花、连翘、薄荷、荆芥、淡豆豉、牛蒡子（炒）、桔梗、淡竹叶、甘草。

【性状】本品为棕褐色的大蜜丸；气芳香，味微甜而苦、辛。

【适应证/功能主治】辛凉解表，清热解毒。用于风热感冒，发热头痛，咳嗽，口干，咽喉疼痛。

【用法用量】用芦根汤或温开水送服。一次1丸，一日2~3次。

【不良反应】尚不明确。

【禁忌】尚不明确。

（三）和解表里类

1.小柴胡片

【主要成分】本品主要成分是柴胡，黄芩，半夏（姜制），党参，生姜，甘草，大枣。

【性状】本品为黑褐色的片；气微，味淡。

【适应证/功能主治】解表散热，疏肝和胃。用于外感病，邪犯少阳证，症见寒热往来、胸胁苦满、食欲不振、心烦喜呕、口苦咽干。

【用法用量】口服，一次4~6片，一日3次。

【不良反应】尚不明确。

【禁忌】尚不明确。

2.正柴胡饮颗粒

【主要成分】柴胡、陈皮、防风、甘草、赤芍、生姜。辅料为：糊精、蔗糖。

【性状】棕黄色至黄褐色的颗粒；味微苦。

【适应证/功能主治】表散风寒，解热止痛。用于外感风寒初起：发热恶寒，无汗，头痛，鼻塞，喷嚏，咽痒咳嗽，四肢酸痛。及流行性感冒初起、轻度上呼吸道感染见上述症候者。

【用法用量】开水冲服，一次1袋，一日3次。

【不良反应】尚不明确。

【禁忌】孕妇禁用；糖尿病患者禁服。

3. 柴银口服液

【主要成分】柴胡、金银花、黄芩、葛根、荆芥、青蒿、连翘、桔梗、苦杏仁、薄荷、鱼腥草。

【性状】本品为红棕色的澄清液体；气香，味甜、微苦。

【适应证/功能主治】清热解毒，利咽止咳。用于上呼吸道感染外感风热证，症见：发热恶风，头痛，咽痛，汗出，鼻塞流涕，咳嗽，舌边尖红，苔薄黄。

【用法用量】口服，一次1瓶，一日3次，连服3天。

【不良反应】偶有腹泻。

【禁忌】尚不明确。

4. 葛根芩连微丸

【主要成分】葛根1000g，黄芩375g，黄连375g，炙甘草250g。

【性状】本品为暗棕褐色至类黑色微丸；气微，味苦。

【适应证/功能主治】解肌，清热，止泻止痢。用于泄泻痢疾、身热烦渴、下痢臭秽；菌痢肠炎。

【用法用量】口服，一次3g；小儿一次1g，一日3次，或遵医嘱。

【不良反应】尚不明确。

【禁忌】尚不明确。

二、清热药

（一）清热化湿类

1. 复方苦参注射液

【主要成分】苦参、白土苓。辅料为聚山梨酯80、氢氧化钠、醋酸。

【性状】本品为黄棕色至红棕色的澄明液体

【适应证/功能主治】清热利湿，凉血解毒，散结止痛。用于癌肿疼痛、出血。

【用法用量】肌肉注射，一次2~4ml，一日2次；或静脉滴注，一次20ml，用氯化钠注射液200ml稀释后应用，一日一次，儿童酌减，全身用药总量200ml为一个疗程，一般可连续使用2~3个疗程；或遵医嘱。

【不良反应】偶见恶心、呕吐、发热、寒战、腹胀和胃不适等症状；偶有过敏反应，表现为头颈部皮肤潮红出汗，皮疹，瘙痒等，可能与患者的特异体质有关。局部使用有轻度刺激，但吸收良好。

2.藿香正气口服液

【主要成分】苍术、陈皮、厚朴（姜制）、白芷、茯苓、大腹皮、生半夏、甘草浸膏、广藿香油、紫苏叶油。辅料为聚山梨酯–80、肉桂油。

【性状】本品为深棕色的澄清液体；味辛，微苦。

【适应证/功能主治】解表化湿，理气和中。用于外感风寒、内伤湿滞或夏伤暑湿所致的感冒，症见头痛昏重、胸膈痞闷、脘腹胀痛、呕吐泄泻；胃肠型感冒见上述证候者。

【用法用量】口服。一次5~10ml，一日2次，用时摇匀。

【不良反应】尚不明确。

【禁忌】尚不明确。

（二）清热解毒类

1.牛黄清感胶囊

【主要成分】金银花、连翘、黄芩、人工牛黄、珍珠母。

【性状】本品为胶囊剂，内容物为浅黄棕色至黄棕色粉末；味苦。

【适应证/功能主治】疏风解表，清热解毒。用于外感风热，内郁化火所致的感冒发热、咳嗽、咽痛。

【用法用量】口服，一次2~4粒，一日3次；儿童酌减或遵医嘱。

【不良反应】尚不明确。

【禁忌】孕妇禁用。

2.双黄连合剂（口服液）

【主要成分】金银花、黄芩、连翘；辅料为蔗糖。

【性状】本品为棕褐色的液体；味微甜。

【适应证/功能主治】辛凉解表，清热解毒。用于外感风热引起的发热，咳嗽，咽痛。

【用法用量】口服，一次20ml，一日3次。

【不良反应】尚不明确。

【禁忌】尚不明确。

3.双黄连粉针剂

【成分】连翘、金银花、黄芩等。

【性状】本品为黄棕色粉末，有引湿性；味苦、涩。

【适应证/功能主治】清热解毒，轻宣透邪。用于风温邪在肺卫或风热闭肺证，症见发热恶寒或不恶寒，咳嗽气促，咯痰色黄，咽红肿痛等；急性上呼吸道感染、急性支气管炎、扁桃体炎、轻型肺炎见上述证候者。

【用法用量】静脉滴注。临用前，先以适量注射用水充分溶解，再用生理盐水或5%葡萄糖注射液500ml稀释。每次每公斤体重60mg，每日一次，或遵医嘱。

【不良反应】偶见皮疹，停药后可自行消失。过敏体质的患者慎用。

【禁忌】尚不明确。

4.瓜霜退热灵胶囊

【主要成分】西瓜霜、北寒水石、石膏、滑石、磁石、玄参、水牛角浓缩粉、羚羊角、甘草、升麻、丁香、沉香、人工麝香、冰片、朱砂。

【性状】本品为硬胶囊，内容物为灰色的粉末；气芳香，味咸凉。

【适应证/功能主治】清热解毒，开窍镇静。用于热病高烧，惊厥抽搐，咽喉肿痛等症。

【用法用量】口服。一岁以内一次0.15~0.3g，一至三岁一次0.3~0.6g，三至六岁一次0.6~0.75g，六至九岁一次0.75~0.9g，九岁以上一次0.9~1.2g，成人一次1.2~1.8g，一日3~4次。

【不良反应】尚不明确。

【禁忌】孕妇禁服。

5.金莲清热泡腾片（颗粒）

【主要成分】金莲花、大青叶、生石膏、知母、生地黄、玄参、苦杏仁（炒）。

【性状】本品为棕黄色至棕褐色的片，味酸甜，微苦。

【适应证/功能主治】清热解毒，利咽生津，止咳祛痰。主治外感热证。症见高热，口渴，咽干，咽痛，咳嗽，痰稠，也可适用于流行性感冒，上呼吸道感染见有上述症候者。

【用法用量】加热水适量，泡腾溶解后口服。成人一次2片，一日4次，高烧时每4小时一次；小儿1岁以下每次1片，一日3次，高烧时每日4次；1~15岁每次1~2片，一日4次，高烧时每4小时一次；或遵医嘱。

【不良反应】尚不明确。

【禁忌】尚不明确。

6. 热毒宁注射液

【主要成分】青蒿，金银花，栀子。

【性状】本品为淡黄棕色至红棕色的澄明液体。

【适应证/功能主治】清热、疏风、解毒。用于外感风热所致感冒、咳嗽，症见高热、微恶风寒、头痛身痛、咳嗽、痰黄；上呼吸道感染、急性支气管炎见上述证候者。

【用法用量】静脉滴注。（1）成人剂量：一次20ml，以5%葡萄糖注射液或0.9%氯化钠注射液250ml稀释后使用，滴速为每分钟30~60滴，一日1次。上呼吸道感染患者疗程为3日，急性气管–支气管炎患者疗程为5日；或遵医嘱。（2）儿童剂量：3~5岁，最高剂量不超过10ml，以5%葡萄糖注射液或0.9%氯化钠注射液50~100ml稀释后静脉滴注。滴速为每分钟30~40滴，一日1次；6~10岁，一次10ml，以5%葡萄糖注射液或0.9%氯化钠注射液100~200ml稀释后静脉滴注。滴速为每分钟30~60滴，一日1次。

【不良反应】（1）个别患者可出现头晕、胸闷、口干、腹泻、恶心呕吐。（2）偶见有全身发红、瘙痒或皮疹等过敏反应。

【禁忌】（1）对本品过敏者禁用。（2）有药物过敏史者慎用。

7. 梅花点舌丹

【主要成分】本品成分为牛黄、珍珠、人工麝香、蟾酥（制）、熊胆粉、雄黄、朱砂、硼砂、葶苈子、乳香（制）、没药（制）、血竭、沉香、冰片。

【性状】本品为朱红色的包衣水丸，除去包衣后显棕黄色至棕色；气香，味苦、麻舌。

【适应证/功能主治】本品清热解毒，消肿止痛。用于火毒内盛所致的疔疮痈肿初起、咽喉牙龈肿痛、口舌生疮。

【用法用量】口服。一次3丸，一日1~2次；外用。用醋化开，敷于患处。

【不良反应】尚不明确。

【禁忌】孕妇忌服。

8. 疏风解毒胶囊

【主要成分】虎杖、连翘、板蓝根、柴胡、败酱草、马鞭草、芦根、甘草。

【性状】本品为硬胶囊剂，内容物为深棕色或棕褐色颗粒或粉末；气香、味苦。

【适应证/功能主治】疏风清热，解毒利咽。用于急性上呼吸道感染属风热证，症见发热、恶风，咽痛，头痛，鼻塞，流浊涕，咳嗽等。

【用法用量】口服。一次4粒，一日3次。

【不良反应】偶见恶心。

【禁忌】过敏体质及对本品过敏者禁用。

9. 紫金锭

【主要成分】山慈菇、朱砂（水飞）、五倍子、雄黄（水飞）、红大戟、穿心莲、千金子、三七、冰片、丁香罗勒油。

【性状】本品为暗棕色至褐色的圆柱形的锭；有丁香、冰片香气。

【适应证/功能主治】解毒，消炎。用于痈疽疮毒，虫咬损伤，无名肿毒。

【用法用量】外用。洗净患处，将药锭研碎，用温水或白醋调敷。

【不良反应】尚不明确。

【禁忌】尚不明确。

10. 喜炎平注射液

【主要成分】穿心莲内酯总酯磺化物

【性状】本品为淡黄色至黄绿色的澄明液体。

【适应证/功能主治】清热解毒，止咳止痢。用于支气管炎、扁桃体炎、细菌性痢疾等。

【用法用量】肌内注射。成人一次50~100mg，一日2~3次；小儿酌减或遵医嘱。静脉滴注。一日250~500mg，加入5%葡萄糖注射液或氯化钠注射液中滴注；小儿酌减或遵医嘱。

【不良反应】本品偶有过敏反应，可见皮肤风团、瘙痒、心慌、腹泻。

【禁忌】孕妇禁用。过敏体质者慎用、药物性状改变时禁用。

11.新雪颗粒

【主要成分】磁石，石膏，滑石，南寒水石，硝石，芒硝，栀子，竹心，广升麻，穿心莲，珍珠层粉，沉香，人工牛黄，冰片。

【性状】本品为棕褐色的颗粒或薄膜衣颗粒，气香，味苦，微咸。

【适应证/功能主治】清热解毒。用于外感热病、热毒壅盛证，症见高热，烦躁；扁桃体炎、上呼吸道感染、气管炎、感冒见上述症候者。

【用法用量】口服，一次1袋，一日2次。

【不良反应】尚不明确。

【禁忌】尚不明确。

三、止咳化痰平喘药

（一）温化寒痰类

苏子降气丸

【主要成分】苏子、半夏、厚朴、前胡、橘皮、沉香、当归、生姜、大枣、甘草。

【形状】水泛丸，每13粒重1g。

【适应证/功能主治】降气化痰，温肾纳气，镇咳平喘。用于痰湿壅盛，咳喘短气，不能平卧，胸膈痞塞，咽喉不利。

【用法用量】口服，一次3~6g，一日2次，空腹温开水送服。

【不良反应】尚不明确。

【禁忌】尚不明确。

（二）清热化痰类

1. 小儿肺热咳喘颗粒

【主要成分】麻黄、苦杏仁、生石膏、甘草、金银花、连翘、知母、黄芩、板蓝根、麦冬、鱼腥草。辅料为环拉酸钠、糊精。

【性状】本品为棕黄色的颗粒；味甜。

【适应证/功能主治】清热解毒，宣肺止咳，化痰平喘。用于感冒，支气管炎，喘息性支气管炎，支气管肺炎属痰热壅肺证者。

【用法用量】开水冲服，三周岁以下一次3g，一日3次；三周岁以上一次3g，一日4次；七周岁以上一次6g，一日3次。

【不良反应】大剂量服用，可能有轻度胃肠不适反应。

【禁忌】尚不明确。

2. 小儿咳喘灵颗粒

【主要成分】麻黄、金银花、苦杏仁、板蓝根、石膏、甘草、瓜蒌。辅料为：乙醇、蔗糖。

【性状】本品为黄棕色的颗粒；味甜、微苦、辛。

【适应证/功能主治】宣肺、清热，止咳、祛痰。用于上呼吸道感染引起的咳嗽。

【用法用量】开水冲服。2岁以内一次1g，3~4岁一次1.5g，5~7岁一次2g，一日3~4次。

【不良反应】尚不明确。

【禁忌】尚不明确。

3. 天黄猴枣散

【主要成分】天竺黄、天麻（制）、猴枣、珍珠、胆南星、僵蚕、冰片、薄荷脑、体外培育牛黄、珍珠层粉、全蝎。

【性状】本品为棕黄至棕褐色的粉末；味微苦、凉。

【适应证/功能主治】除痰定惊，祛风清热。用于小儿痰多咳喘，发热不退，惊悸不眠等症。

【用法用量】口服，一岁至四岁一次0.15g，四岁以上一次0.3g，一日1~2次。

【不良反应】尚不明确。

【禁忌】尚不明确。

4. 鱼腥草注射液

【主要成分】鲜鱼腥草。辅料为氯化钠、聚山梨酯80。

【适应证/功能主治】清热解毒，消痈排脓，利湿通淋。用于痰热壅肺所致的肺脓疡，湿热下注所致的尿路感染；热毒壅盛所致的痈疖。

【不良反应】（1）本品可能导致严重的过敏反应：过敏性休克，肺水肿，喉水肿，过敏性紫癜，大疱表皮松解型药疹，剥脱性皮炎，重症多形性红斑等。（2）尚可见其他不良反应：皮肤黏膜表现：皮肤潮红，瘙痒，荨麻疹，斑丘疹及血管神经性水肿等。呼吸道阻塞症状：胸闷，气急，喘鸣，憋气，紫绀，呼吸困难等。消化系统表现：恶心，呕吐，腹痛，腹泻等。循环系统表现：心悸，出汗，面色苍白，肢冷，发绀等。意识方面的改变：烦躁，头晕，头痛，意识不清等。（3）肌内注射可引起局部疼痛

【禁忌】（1）对本品有过敏者禁用。（2）孕妇、儿童禁用。

5. 复方鲜竹沥口服液

【主要成分】鲜竹沥、鱼腥草、生半夏、生姜、枇杷叶、桔

梗、薄荷素油。辅料为苯甲酸钠、甜菊素。

【性状】本品为黄棕色至棕色的液体；气香，味微甜。

【适应证/功能主治】清热化痰，止咳。用于痰热咳嗽，痰黄黏稠。

【用法用量】口服，一次20ml，一日2~3次。

【不良反应】尚不明确。

【禁忌】尚不明确。

6.清气化痰丸

【主要成分】黄芩（酒炒）、半夏（制）、苦杏仁、瓜蒌仁霜、胆南星、茯苓、陈皮、枳实、生姜。

【性状】本品为棕黑色的浓缩丸；气微，味苦。

【适应证/功能主治】清肺化痰。用于肺热咳嗽，痰多黄稠，胸脘满闷。

【用法用量】口服。一次6丸，一日3次。

【不良反应】尚不明确。

【禁忌】对本品过敏者禁用。

7.蛇胆川贝液

【主要成分】蛇胆汁，平贝母，杏仁水，薄荷脑。

【性状】本品为浅黄色至浅黄棕色的澄清液体，味甜，微苦，有凉喉感。

【适应证/功能主治】祛风止咳，除痰散结。用于风热咳嗽，痰多，气喘，胸闷，咳嗽不爽或久咳或久咳不止。

【用法用量】口服，一次10ml，一日2次。

【不良反应】尚不明确。

【禁忌】尚不明确。

8.痰热清注射液

【主要成分】黄芩、熊胆粉、山羊角、金银花、连翘。

【适应证/功能主治】清热，解毒，化痰。用于风温肺热病属痰热阻肺证，症见：发热、咳嗽、咯痰不爽、口渴、舌红、苔黄等。可用于急性支气管炎、急性肺炎（早期）出现的上述症状。

【用法用量】静脉滴注。每次20ml，加入5%葡萄糖注射液500ml，注意控制滴数在60滴/分内，一日1次。

【不良反应】本品偶有过敏反应，可见头晕、恶心、呕吐、全身发红、瘙痒或皮疹。

【禁忌】不得与含酸性成分的注射剂混合使用。

（三）润燥化痰类

1. 二母宁嗽丸

【主要成分】川贝母、知母、石膏、炒栀子、黄芩、蜜桑白皮、茯苓、炒瓜蒌子、陈皮、麸炒枳实、炙甘草、五味子（蒸）。辅料为赋形剂蜂蜜。

【性状】本品为棕褐色的大蜜丸；气微香，味甜、微苦。

【适应证/功能主治】清肺润燥，化痰止咳。用于燥热蕴肺所致的咳嗽、痰黄而黏、不易咳出、胸闷气促、久咳不止、声哑喉痛。

【用法用量】口服，一次1丸，一日2次。

【不良反应】尚不明确。

【禁忌】孕妇禁服。

2. 百合固金丸

【主要成分】百合、地黄、熟地黄、麦冬、玄参、川贝母、当归、白芍、桔梗、甘草。

【性状】本品为薄膜衣片，除去薄膜衣后为棕褐色；气微，味甜、微苦。

【适应证/功能主治】养阴润肺，化痰止咳。用于肺肾阴虚，干咳少痰，咽干喉痛。

【用法用量】口服。水蜜丸一次6g，一日2次。

【不良反应】尚不明确。

【禁忌】尚不明确。

3.养阴清肺丸

【主要成分】地黄、麦冬、玄参、牡丹皮、川贝母、薄荷、甘草等。

【性状】本品为黑色的大蜜丸或水蜜丸；味甜、微苦。

【适应证/功能主治】养阴清肺，清热利咽。用于咽喉干燥疼痛，干咳少痰，痰中带血。

【用法用量】口服，大蜜丸一次1丸，一日2~3次。水蜜丸一次6~12g，一日2次。

【不良反应】尚不明确。

【禁忌】忌烟、酒及辛辣食物。

（四）止咳平喘类

1.金咳息胶囊（参蛤补肺胶囊）

【主要成分】生晒参、蛤蚧（去头足鳞）、黄芪、川贝母、五味子、桑白皮（蜜制）、苦杏仁（炒）、玄参、当归、白芍、茯苓、甘草。

【性状】本品为胶囊剂，内容物为棕褐色粉末；气微，味微苦。

【适应证/功能主治】补肺纳气，止咳平喘，理肺化痰。适用于肺脾两虚，肾不纳气所致久咳痰白，气喘阵作，动则益甚，疲乏无力，畏寒背冷，苔白，脉沉等，或用于慢性气管炎迁延缓解期，轻度慢性阻塞性肺气肿见有上述症候者。

【用法用量】口服，每次4~5粒，一日3次。

【不良反应】尚未明确。

【禁忌】急性期表现有痰热壅肺和阴虚肺燥证候者禁用。

2.桂龙咳喘宁胶囊

【主要成分】桂枝、龙骨、白芍、牡蛎、黄连、法半夏、瓜蒌皮、苦杏仁（炒）、大枣、生姜、甘草（炙）。

【性状】本品为胶囊剂，内容物为浅棕色粉末；气芳香，味微苦而甜。

【适应证/功能主治】止咳化痰、降气平喘。用于外感风寒、痰湿阻肺引起的咳嗽、气喘、痰涎壅盛；急慢性支气管炎见上述证候者。

【用法用量】口服，一次5粒，一日3次。

【不良反应】尚不明确。

【禁忌】尚不明确。

四、活血化瘀药

（一）活血化瘀类

1.丹参注射液

【成分】丹参。

【适应证】活血化瘀，通脉养心。用于冠心病胸闷，心绞痛。

【用法用量】肌内注射，一次2~4ml，一日1~2次；静脉注射，一次4ml（用50%葡萄糖注射液20ml稀释后使用），一日1~2次；静脉滴注，一次10~20ml（用5%葡萄糖注射液100~500ml稀释后使用），一日1次。或遵医嘱。

【不良反应】偶见过敏反应。主要症状体征为瘙痒、头痛、气急、心慌、发热、恶心、呕吐、腹痛、咳嗽、哮喘、低血压、心律失常、局限性水肿，口唇疱疹、荨麻疹等。

【禁忌】对本品有过敏或严重不良反应病史者禁用。

2.血府逐瘀口服液或胶囊

【主要成分】桃仁、红花、当归、川芎、地黄、赤芍、牛膝、柴胡、麸炒枳壳、桔梗、甘草。

【性状】本品为棕红色的液体；味甜、苦、微辛辣。

【适应证/功能主治】活血化瘀，行气止痛。用于气滞血瘀所致的胸痹、头痛日久、痛如针刺而有定处、内热烦闷、心悸失眠、急躁易怒。

【用法用量】空腹服，一次2支，一日3次。

【不良反应】尚不明确。

【禁忌】尚不明确。

（二）活血止痛类

1.复方丹参滴丸

【主要成分】丹参、三七、冰片。

【性状】本品为棕色的薄膜衣滴丸，除去包衣后显黄棕色至棕色；气香，味微苦。

【适应证/功能主治】活血化瘀，理气止痛。用于气滞血瘀所致的胸痹，症见胸闷、心前区刺痛；冠心病心绞痛见上述证候者。

【用法用量】口服或舌下含服，一次10丸，一日3次，4周为一个疗程；或遵医嘱。

【不良反应】偶见胃肠道不适。

【禁忌】尚不明确。

2.香丹注射液

【主要成分】丹参、降香。

【性状】本品为棕色的澄明液体。

【适应证/功能主治】扩张血管，增进冠状动脉血流量。用于心绞痛，亦可用于心肌梗死等。

【用法用量】肌内注射，一次2ml，一日1~2次。静脉滴注，一次10~20ml，用5%~10%葡萄糖注射液250~500ml稀释后使用，或遵医嘱。

【不良反应】本品偶见过敏反应。

【禁忌】对本药物有过敏或严重不良反应病史患者禁用。

3.诺迪康胶囊

【主要成分】圣地红景天。

【性状】本品为硬胶囊，内容物为浅黄棕色至棕黑色的颗粒及粉末，气香，微苦、涩。

【适应证/功能主治】益气活血，通脉止痛。用于气虚血瘀所致胸痹，症见胸闷、刺痛或隐痛，心悸气短，神疲乏力，少气懒言，头晕目眩；冠心病心绞痛见上述证候者。

【规格型号】0.28g×20s

【用法用量】口服。一次1~2粒，一日3次。

【不良反应】尚不明确。

【禁忌】尚不明确。

（三）化瘀解毒类

血必净注射液

【主要成分】红花，赤芍，川芎，丹参，当归。

【性状】棕黄色至棕红色的澄明液体

【适应证/功效主治】化瘀解毒。用于温热类疾病，症见：发热、喘促、心悸、烦躁等瘀毒互结证；适用于因感染诱发的全身炎症反应综合征；也可配合治疗多器官功能失常综合征的脏器功能受损期。

【用法用量】静脉注射。全身炎症反应综合征：50ml加生理盐水100ml静脉滴注，在30~40分钟内滴毕，一天2次。病情重者，一天3次。多器官功能失常综合征：100ml加生理盐水100ml静脉滴注，在30~40分钟内滴毕，一天2次。病情重者，一天3~4次。

【不良反应】个别患者出现皮肤痒感。

【禁忌证】孕妇禁用，对本品过敏者慎用。

五、醒脑开窍药

（一）凉开

1.安宫牛黄丸

【主要成分】牛黄、水牛角浓缩粉、麝香、珍珠、朱砂、雄黄、黄连、黄芩、栀子、郁金、冰片。

【性状】本品为包金衣的大蜜丸，除去金衣显黄橙色至红褐色；气芳香浓郁，味微苦。

【适应证/功能主治】清热解毒，镇惊开窍。用于热病，邪入心包，高热惊厥，神昏谵语；中风昏迷及脑炎、脑膜炎、中毒性脑病、脑出血、败血症见上述证候者。

【用法用量】口服。一次1丸，一日1次；小儿三岁以内一次1/4丸，四岁至六岁一次1/2丸，一日1次；或遵医嘱。

【不良反应】有文献报道不当使用本品致体温过低，亦有个别患者引起过敏反应。

【禁忌】尚不明确。

2.局方至宝丸

【主要成分】水牛角、琥珀、牛黄、麝香、玳瑁、安息香、冰片、雄黄、朱砂。

【性状】本品为橘黄色的大蜜丸。气芳香浓郁，味微苦。

【适应证/功能主治】清热解毒，开窍镇惊。用于温邪入里，逆传心包引起的高烧痉厥，烦躁不安，神昏谵语，小儿高热惊风。

【用法用量】口服，一次1丸，小儿遵医嘱。

【不良反应】尚不明确。

【禁忌】孕妇忌服。

3.清开灵颗粒

【主要成分】胆酸、珍珠母、猪去氧胆酸、栀子、水牛角、板蓝根、黄芩苷、金银花。

【性状】本品为棕色的颗粒；味甜、微苦。

【适应证/功能主治】清热解毒，镇静安神。用于外感风热时毒、火毒内盛所致高热不退、烦躁不安、咽喉肿痛、舌质红绛、苔黄、脉数。上呼吸道感染，病毒性感冒，急性扁桃体炎，急性咽炎，急性气管炎，高热等症属上述证候者。

【规格型号】3g×12袋

【用法用量】口服，一次3~6g（一次1~2袋），一日2~3次，儿童酌减或遵医嘱。

【不良反应】尚不明确。

【禁忌】尚不明确。

4.紫雪丹

【主要成分】滑石，寒水石，人工麝香，石膏，丁香，玄参，水牛角浓缩粉，朱砂，芒硝（制），甘草，磁石，升麻，硝石（精制）等。

【性状】本品是丸剂。

【适应证/功能主治】热邪内陷心包，热盛动风证。高热烦躁，神昏谵语，痉厥，斑疹吐衄，口渴引饮，唇焦齿燥，尿赤便秘，舌红绛苔干黄，脉数有力或弦数，以及小儿热盛惊厥。

【用法用量】口服：冷开水调下，每次1.5~3g，每日2次。周岁小儿每次0.3g，每增1岁，递增0.3g，1日1次，5岁以上小儿遵医嘱，酌情服用。

【不良反应】尚不明确。

【禁忌】尚不明确。

5. 醒脑静注射液

【主要成分】麝香、栀子、郁金、冰片。

【性状】本品为无色的澄明液体。

【适应证/功能主治】清热泻火，凉血解毒，开窍醒脑。用于流行性乙型脑炎、肝昏迷，热入营血，内陷心包，高热烦躁，神昏谵语，舌绛脉数。

【用法用量】肌肉注射。一次24ml，一日1~2次。静脉滴注一次10~20ml，用5%~10%葡萄糖注射液或氯化钠注射液250~500ml稀释后滴注，或遵医嘱。

【不良反应】在服用本品期间，如果感到不适，要尽快告诉医师或药师。情况紧急可先停止使用。以下是可能产生的不良反应：1. 文献报道偶见过敏反应，表现为皮肤瘙痒、皮疹、药物热等。2. 文献报道偶见胸闷，憋气，呼吸、心跳加快等不良反应症状。

【禁忌】本品含芳香走窜药物，孕妇忌用。

（二）化痰开窍

清开灵注射液

【主要成分】胆酸、珍珠母（粉）、猪去氧胆酸、栀子、水牛角（粉）、板蓝根、黄芩苷、金银花。辅料为依地酸二钠、硫代硫酸钠、甘油。

【适应证/功效主治】清热解毒，化痰通络，醒神开窍。用于热病神昏，中风偏瘫，神志不清，亦可用于急、慢性肝炎，乙型肝炎，上呼吸道感染，肺炎，高烧，以及脑血栓形成、脑出血见上述证候者。

【用法用量】肌内注射，一日2~4ml。重症患者静脉滴注，一日20~40ml，以10%葡萄糖注射液200ml或氯化钠注射液100ml稀释后使用。

【不良反应】尚不明确。

【禁忌】尚不明确。

七、补益药

（一）益气扶正

1.玉屏风颗粒

【主要成分】黄芪白术（炒）、防风。辅料为糊精、甘露醇、矫味剂、粘合剂。

【性状】本品为浅黄色或棕红色的颗粒；味涩而后甘。

【适应证/功能主治】益气，固表，止汗。用于表虚不固，自汗恶风，面色㿠白，或体虚易感风邪者。

【用法用量】开水冲服，一次5g，一日3次。

【不良反应】尚不明确。

【禁忌】尚不明确。

2.补中益气丸

【主要成分】炙黄芪、党参、炙甘草、白术（炒）、当归、升麻、柴胡、陈皮。辅料为生姜、大枣。

【性状】本品为黄棕色至棕色的水丸；味微甜、微苦、辛。

【适应证/功能主治】补中益气，升阳举陷。用于脾胃虚弱、中气下陷所致的泻泄，症见体倦乏力、食少腹胀、便溏久泻、肛门下坠。

【用法用量】口服。一次1袋（6g），一日2~3次。

【不良反应】尚不明确。

【禁忌】尚不明确。

3.黄芪颗粒

【主要成分】黄芪。辅料为蔗糖。

【性状】本品为淡黄色的颗粒；味甜。

【适应证/功能主治】补气固表。用于气短心悸，自汗。

【用法用量】开水冲服，一次15g（1袋），一日2次。

【不良反应】尚不明确。

【禁忌】糖尿病者禁服。

4.黄芪注射液

【主要成分】黄芪。

【适应证】益气养元，扶正祛邪，养心通脉，健脾利湿。用于心气虚损、血脉瘀阻之病毒性心肌炎、心功能不全及脾虚湿困之肝炎。

【用法用量】肌内注射，一次2~4ml，一日1~2次。静脉滴注，一次10~20ml，一日1次，或遵医嘱。

【不良反应】（1）过敏反应：常见药物热、药疹、注射部位红肿等；罕见急性过敏反应、过敏性休克等严重不良反应。（2）呼吸系统：常见喉头水肿、呼吸困难、哮喘、胸闷。（3）循环系统：偶见低血压、迟发性静脉炎；罕见快速心房纤颤。（4）消化系统：偶见肝功能损害、呕吐、腹泻。（5）其他：偶见剧烈头痛、肾功能损害；罕见溶血性贫血；有报道静滴本品致热原反应。

【禁忌】（1）对本品有过敏反应或严重不良反应病史者禁用。过敏体质者禁用。（2）本品为温养之品，心肝热盛，脾胃湿热者禁用。（3）新生儿、婴幼儿禁用。（4）家族对本品有过敏史者禁用。

（二）益气养阴

1.生脉饮口服液

【主要成分】人参、麦冬、五味子。

【适应证、功能主治】益气复脉，养阴生津。用于气阴两亏，心悸气短，脉微自汗。

【用法用量】口服，一次10ml，一日3次。

【不良反应】尚不明确。

【禁忌】尚不明确。

2.生脉注射液

【主要成分】红参、麦冬、五味子。

【功能主治】益气养阴，复脉固脱。用于气阴两亏，脉虚欲脱的心悸、气短、四肢厥冷、汗出、脉微欲绝及心肌梗死、心源性休克、感染性休克等具有上述证候者。

【用法用量】肌内注射。一次2~4ml，一日1~2次。静脉滴注。一次20~60ml，用5%葡萄糖注射液250~500ml稀释后使用，或遵医嘱。

【不良反应】临床报道有患者用药后产生局部皮疹、药物热等，另外还有失眠、潮红、多汗、寒战、心悸、静脉炎、甚至过敏性休克的病例报告。

【禁忌】对本品过敏者禁用。

3.参麦注射液

【主要成分】每毫升注射液含红参、麦冬、辅料为聚山梨酯80

【性状】本品为微黄色至淡棕色的澄明液体。

【适应证/功能主治】益气固脱，养阴生津，生脉。用于治疗气阴两虚型之休克、冠心病、病毒性心肌炎、慢性肺心病、粒细胞减少症。能提高肿瘤患者的免疫机能，与化疗药物合用时，有一定的增效作用，并能减少化疗药物所引起的毒副反应。

【用法用量】肌内注射。一次2~4ml，一日1次。静脉滴注。一次10~60ml（用5%葡萄糖注射液250~500ml稀释后应用）或遵医嘱。

【不良反应】（1）过敏反应：潮红、皮疹、瘙痒、呼吸困难、憋气、心悸、紫绀、血压下降、喉水肿、过敏性休克等。（2）全身性损害：畏寒、寒战、发热、高热、疼痛、乏力、面色苍白、胸闷、多汗、晕厥等。（3）呼吸系统：呼吸急促、咳嗽、喷嚏、哮喘等。（4）心血管系统：心悸、胸闷、胸痛、紫绀、心律失常、心动过速、血压升高等。（5）消化系统：口干、舌燥、呃逆、恶心、呕吐、腹痛、腹泻、便秘、胀气、肝生化指标异常等。（6）精神及神经系统：头晕、头胀、头痛、麻木、震颤、抽搐、意识模糊、烦躁、精神紧张、失眠等。（7）皮肤及其附件：皮疹、斑丘疹、红斑疹、荨麻疹、瘙痒、肿胀、皮炎等。（8）用药部位：疼痛、红肿、麻木、瘙痒、皮疹、静脉炎等。（9）其他：腰背疼痛、肌痛、视物模糊等。

【禁忌】（1）对本品或含有红参、麦冬制剂及成分中所列辅料过敏或有严重不良反应病史者禁用。（2）新生儿、婴幼儿禁用。（3）孕妇、哺乳期妇女禁用。（4）对药物有家族过敏史或过敏史者、过敏体质者禁用。

（三）补益肺肾

1. 六味地黄丸

【主要成分】熟地黄、酒萸肉、牡丹皮、山药、茯苓、泽泻。

【性状】本品为棕褐色或亮黑色的浓缩丸；味微甜、酸、略苦。

【适应证/功能主治】滋阴补肾。用于肾阴亏损，头晕耳鸣，腰膝酸软，骨蒸潮热，盗汗遗精。

【规格型号】120丸（浓缩丸）

【用法用量】口服。一次8丸，一日3次。

【不良反应】尚不明确。

【禁忌】尚不明确。

2.百令胶囊

【主要成分】发酵冬虫夏草菌粉（Cs-C-Q80）。

【性状】本品为硬胶囊，内容物为灰色至灰黄色粉末；气微腥，味微咸。

【适应证/功能主治】补肺肾，益精气。用于肺肾两虚引起的咳嗽，气喘，咯血，腰背酸痛；慢性支气管炎、慢性肾功能不全的辅助治疗。

【用法用量】口服。一次2~6粒，一日3次。慢性肾功能不全：一次4粒，一日3次；疗程8周。

【不良反应】个别患者咽部不适。

【禁忌】尚不明确。

3.金水宝胶囊

【主要成分】发酵虫草菌粉（Cs-4）。

【性状】本品为硬胶囊，内容物为黄棕色至浅棕褐色的粉末；气香、味微苦。

【适应证/功能主治】补益肺肾，秘精益气。用于肺肾两虚，精气不足，久咳虚喘，神疲乏力，不寐健忘，腰膝酸软，月经不调，阳痿早泄；慢性支气管炎，慢性肾功能不全、高脂血症、肝硬化见上述证候者。

【用法用量】口服。一次3粒，一日3次；用于慢性肾功能不全者，一次6粒，一日3次；或遵医嘱。

【不良反应】尚不明确。

【禁忌】尚不明确。

八、回阳固脱药

参附注射液

【主要成分】红参、黑附片提取物，主要含人参皂苷、水溶性生物碱。人参皂苷0.8mg/ml、乌头碱0.1mg/ml，每ml注射液相当于生药：红参0.1g，附片0.2g。

【适应证】益气温阳。回阳救逆，固脱。主治：气虚、阳虚所致胸痹、怔忡；咳喘；放化疗后气虚血亏，术后体虚；阳虚水肿、尿频；胃疼、泄泻；痹症；肾阳不足之畏寒肢冷、腰酸软、阳痿；厥脱及各种慢性病见有阳虚（气虚）症状者。适应证：各型休克：心源性休克、感染性休克、失血性休克、创伤性休克、过敏性休克、神经性休克。心脏疾病：充血性心力衰竭、心律失常，病态窦房结综合征、房室传导阻滞、心肌炎、心肌梗死、冠心病、肺心病。血液疾病：再生障碍性贫血、高凝倾向、放疗、化疗所致白细胞减少、血小板减少。手术前后稳定血压，血液透析后低血压。其他：支气管哮喘、多器官功能失常综合征（MODS）、糖尿病及其继发症、各类免疫功能受损或低下、各种慢性虚寒性疾病的辅助治疗、肾上腺皮质功能减退、关节炎、风湿性关节炎、类风湿关节炎、肩周炎、冻疮。

【性状】本品为淡黄色或淡黄棕色的澄明液体。

【用法用量】肌内注射一次2~4ml，一日1~2次。静脉滴注一次20~100ml，（用5%~10%葡萄糖注射液250~500ml稀释后使用）。静脉推注一次5~20ml（用5%~10%葡萄糖注射液20ml稀释后使用）。或遵医嘱。

【不良反应】偶见过敏反应。

【禁忌】对本品有过敏或严重不良反应病史者禁用。

第十章　发热患者的调护

发热为临床极常见症状，外感六淫、疫毒之邪，或因情志、劳倦所伤等致诸种疾病，尤其是各种传染病、时行疫病等均可导致发热。如感冒、肺炎发热患者，属于中医外感发热范畴，急性期表现为发热、咳嗽、咳痰等症，通过药物治疗及生活方式改善，症状可逐渐改善。以下是发热时的生活调适和饮食宜忌。

一、发热患者的生活调适

发热期间生活起居的调整对疾病的康复有着很大的帮助。包括避风寒、多卧床休息，减少不必要的外出和会客等。疑为传染病的患者，应采取隔离措施，防止交叉感染。对出汗较多的患者应勤换病衣裤，及时擦干，以免病情迁延、加重。

二、发热患者的饮食调适

（一）发热患者的饮食禁忌

在发热期间注意饮食宜忌对缩短发热时间，预防疾病加重和并发症的产生，有重要意义。以下饮食禁忌必须遵守：

1. 不宜进食油腻

发热时，患者的消化系统功能下降，出现食欲不振、食量减少等症状，此时如果进食大鱼大肉，这些高蛋白、高热量的食物，势必会增加消化系统负担，导致出现恶心呕吐，甚至病情反复或加重。

2.不宜进食补品

中医认为，发热是邪正相争，正胜邪退，驱邪外出的结果，此时若服用补品，如蜂蜜、阿胶、人参之类，有助邪留邪的可能，不利于疾病的康复。

3.不宜进食冷饮

冷饮会加重病情，甚至使病情恶化而危及生命。

4.不宜服用浓茶

浓茶中的茶多酚会使脉搏加快，血压升高，代谢加快，进而使患者体温升高、烦躁不安。浓茶还会影响退热药的分解、吸收，降低药物的疗效。

5.不宜进食辛辣

发热时，机体新陈代谢加速，姜、蒜、韭、薤、辣椒之类的辛辣之品，对肠胃有刺激性，热性病，出血性疾病，各种炎症如疮、疖、痈、肿有加重病势，不利于退热与康复。

6.不宜进食发物

发物是指特别容易诱发某些疾病（尤其是旧病宿疾）或加重已发疾病的食物，包括蘑菇、香菇、带鱼、黄鱼、鲳鱼、蚌肉、虾、螃蟹等水产品、竹笋、芥菜、酒酿、芒果、荔枝、龙眼、榴莲等热性水果。这些食物含有的异性蛋白会成为过敏源，引起变态反应性疾病，导致病情加重。

（二）发热患者的饮食推荐

发热时，随着体温升高，人体会散失大量水分，汗液会带走很多盐分。因此，发热患者的饮食原则首先是供给充足水分，其次是补充大量维生素、微量元素，然后才是供给适量的热量及蛋白质，饮食宜清淡，容易消化，忌食辛辣刺激以及煎炸的食物。建议高热期间的饮食以流质、半流质为主。可供选择的食物如下：

1.牛奶

可供给机体所需的蛋白质，但牛奶过敏者忌用。

2.粥、面糊

大米或小米煮粥，或面条煮烂，便于肠胃吸收。亦可添加南瓜、山药之类，性质平和，热量适中，容易消化。

3.牛奶米汤

粳米淘洗后，加入清水煮粥，滤去米渣，加入牛奶调匀，米汤含丰富的碳水化合物及微量元素，可提供充足水分及热量，容易消化吸收。

4.西瓜汁

风热感冒或肺炎夏季发热时可以选用。有清热解暑、止渴、利尿、除烦的作用。

5.绿豆汤

风热感冒或肺炎高热可用，绿豆性凉，清热解毒，可加冰糖、百合、薏苡仁、芡实等一起煮汤。

6.生梨汁

秋季尤为适宜，有润肺、生津、止咳等作用。

7.鲜橙汁

有开胃、化痰、清肺等作用。

（三）发热患者的食疗

发热时需要补充水分，所以选择茶饮是发热患者食疗的重要组成部分，茶不仅是饮料，还有很好的医疗作用。宋代林洪撰的《山家清供》中，提出“茶，即药也”的表述。唐代陈藏器言：“茶为万病之药”。发热期间，患者可以选用药食两用的食材做茶饮，也可配合食物做定餐、汤食，有助于病情的恢复。

1.风寒犯肺

多表现为恶寒发热、咳嗽，鼻塞流清涕，苔薄白，脉浮紧。

（1）紫苏茶

组成：紫苏叶5g，生姜1.5g，红糖适量，水500ml。紫苏叶、生姜切片，加水、红糖煮开后，用小火熬出姜味，即可当茶饮。

功效：紫苏叶辛温，发散表邪；生姜温胃止呕；红糖暖胃助紫苏、生姜驱除寒邪。适用于外感所致的恶寒重，发热轻症，尤其伴有头痛恶寒、胸闷烦呕者效果佳。

（2）五神汤

组成：荆芥9g，紫苏叶9g，茶叶6g，生姜9g。四味药物同煎，滤汁去渣，加入红糖30g，搅拌使糖溶解，一日内数次频服，汗出为佳。

功效：疏风解表，温肺散寒。

（3）葛根羹

组成：葛根粉15g，枸杞子15粒，红糖和水适量。枸杞子洗净，葛根粉用少量凉白开调匀，再用沸水边冲边搅成透明糊状，放入枸杞子和红糖拌匀即可食用。每日两次。

功效：葛根解表发汗退热，枸杞子滋阴补肾，红糖温胃散寒，尤其对于久病形体消瘦、短气乏力、倦怠纳差、舌质淡、脉数无力等虚证患者效果佳。

（4）姜丝鸭蛋汤

组成：生姜10g，鸭蛋2个，生姜洗净切丝，入水煮沸，鸭蛋打匀，冲入生姜汤中，稍加搅拌，再次煮沸，每日1次，吃蛋饮汤，可连服3日。

功效：解表清热，尤其适合于夏季感冒。

2.风热犯肺

多表现为身热，微恶风寒，咳嗽痰黄，鼻塞流浊涕，口干咽痛，舌边尖红，苔薄黄，脉浮数。

（1）薄荷甘草茶：

组成：鲜薄荷叶3g，甘草5g，绿茶5g，罗汉果10g，沸水冲泡10分钟，做茶饮。

功效：薄荷、罗汉果清热利咽解表，绿茶通利小便，清利头目，适用于外感头痛，咽喉肿痛，小便黄赤，大便干结之证。

（2）金银花茶

组成：金银花10g，沸水冲泡后饮用。

功效：清热解毒、利咽消肿，适用于发热，流浊涕，咽喉肿痛的患者。

（3）金花茶

组成：金银花10g，茉莉花茶5g。用沸水冲泡10分钟即可饮用。

功效：清热利咽解毒，疏肝理气。适用于感冒发热，咽痛，食欲不振，腹胀之证。

（4）翘风茶

组成：连翘5g，防风3g，栀子3g，甘草3g，绿茶5g。沸水冲泡10分钟即可饮用。

功效：疏风清热解毒，利小便。适用于外感风热见发热，头痛，咽痛，小便黄赤等症。

（5）蒲公英茶

组成：蒲公英5g，绿茶3g。沸水冲泡5~10分钟即可。

功效：清热解毒利尿。用于外感发热、急性肺炎、急性支气管炎见小便不利者。

（6）荆芥茶

组成：荆芥10g，绿茶3g。沸水冲泡10分钟后饮用。

功效：疏风解表。适用于外感发热、流感见头痛、发热、口苦等症。

（7）菊花粥

组成：黄菊花10g，粳米100g，冰糖适量。将粳米加水煮至米熟，放入菊花冰糖适量，再煮10分钟，即可食用。

功效：黄菊花味辛、甘、苦，性微寒，善于疏风清热解毒，粳米和胃，适用于外感发热，咽喉肿痛，食欲不佳之证。

（8）翠衣沙拉

组成：西瓜皮200g，荸荠100g，生梨1个，沙拉酱适量。西瓜皮切去外层硬皮，切成小丁，梨洗净去核切成小丁，荸荠削皮后用沸水焯一下，再切成小丁，然后加沙拉酱拌匀即可食用。

功效：西瓜皮清热解暑、泻热除烦利尿，生梨润肺生津；荸荠化痰消积、清热生津。适用于暑天发热伴有口舌生疮、大便干结、小便短赤者。

3.痰湿蕴肺

多表现为咳嗽胸闷，咯吐白痰，质稀量多，舌淡苔白腻，脉濡缓。

（1）陈皮姜茶

组成：陈皮20g，姜片10g，甘草5g，茶叶5g。沸水加入陈皮、姜片、甘草与茶叶，冲泡10分钟左右，去渣饮服。

功效：化痰止咳，健脾和胃，适用于痰多色白易咯，食少之证。

（2）金玫饮

组成：郁金10g，玫瑰花6g。加水煮开后，酌加冰糖，代茶饮。

功效：郁金、玫瑰花配伍，理气开郁，疏肝行气化痰。

（3）肉末豆豉

组成：豆豉20g，瘦肉末200g，料酒、酱油、淀粉、葱、姜、食用油适量。豆豉切碎，瘦肉末用料酒和酱油腌制后放入少许淀粉拌匀，食用油在锅内加热后放入葱、姜、腌好的瘦肉末和豆豉，翻炒至熟。

功效：豆豉辛温发散，除烦，猪肉甘平，和胃健脾。适用于头痛、胸闷烦呕、咳嗽痰多、食欲不振之证。

（4）生姜炒米粥

组成：生姜3g，炒米50g。共煮成粥，食盐、花生油调味后可食用。

功效：炒米甘平消食，能健脾开胃消痰饮。适用于咳痰无力，口淡、食欲不佳之证。

4. 痰热壅肺

多为发热，咳嗽气急，口渴烦躁，痰稠色黄，舌红苔黄腻，脉滑数。

（1）荆桔茶

组成：荆芥5g，桔梗3g，甘草3g，绿茶3g。沸水冲泡5~10分钟后饮用。

功效：荆芥、桔梗疏风清热利咽，桔梗、甘草消肿止咳。适用于风热壅肺之咽喉肿痛，咳痰不爽之证。

（2）菊花薄荷茶

组成：黄菊花5g，薄荷2g，生甘草1.5g。黄菊花、薄荷、生甘草加水煮开后即可当茶饮，也可加适量冰糖调味。

功效：黄菊花疏散风热，薄荷疏散风热，清利咽喉，生甘草清热解毒，利咽止咳。适用于外感发热，咽喉肿痛，咳嗽痰多色黄，鼻塞流涕之证。

（3）如神茶

组成：白茅根5g，桑白皮3g，绿茶3g。沸水冲泡10分钟后饮用。

功效：白茅根清热生津，桑白皮泄肺中伏火。适用于肺热咳喘，午后低热，皮肤潮红，口舌干燥、大便干结之证。

（4）百合山药粥

组成：百合10g，山药50g，鲜茅根20g，绿豆15g，粳米100g。山药洗净去皮切块，鲜茅根洗净切碎，加入洗净的百合、绿豆、粳米，加水500ml，熬至豆烂粥熟。也可加适量冰糖调味。

功效：百合润肺止咳，山药健脾益肺，鲜茅根清热生津利尿，绿豆清热解毒，通利小便。适用于肺热喘咳，咳痰量少，舌红少津，小便量少之证。

（5）菊花荷叶粥

组成：黄菊花10g，鲜荷叶15g，鲜蒲公英50g，扁豆15g，绿豆15g，粳米100g。鲜荷叶、绿豆、扁豆洗净，加粳米和水熬至豆烂粥稠，再加入洗净的菊花花瓣和洗净切碎的鲜蒲公英，再煮片刻，捡出粥里的荷叶后喝粥。

功效：黄菊花疏散风热，鲜荷叶解暑利小便，鲜蒲公英、绿豆清热解毒，扁豆健脾化湿。适用于咳嗽咽痛，咳痰黄稠，小便量少色黄之证。

（6）竹叶绿豆粥

组成：鲜竹叶20g，绿豆15g，粳米100g。鲜竹叶、绿豆洗净，加粳米和水熬至豆烂粥稠，捡出粥里的鲜竹叶后喝粥。

功效：鲜竹叶清热除烦化痰，绿豆清热解毒，利尿。适用于咳嗽痰稠，心烦面赤之证。

（7）凉拌鱼腥草

组成：新鲜鱼腥草200g，麻油、糖适量。鱼腥草洗净，沸水焯过，切细，加麻油、糖适量，拌匀。

功效：鱼腥草清热止咳化痰。适用于咳黄痰，咽痛之证。

5. 伴头痛者

（1）防风茶

组成：防风10g，绿茶3g。沸水冲泡后饮用。

功效：疏风解表止头痛。适用于外感风寒、头痛项强。

（2）香薷茶

组成：香薷10g，绿茶3g。沸水冲泡饮用。

功效：发汗解表，化湿止痛。适用于暑天感受寒湿头痛、发热之证。

（3）辛夷茶

组成：辛夷10g，绿茶3g。沸水冲泡后饮用。

功效：祛风通窍止痛。适用于鼻塞头痛，慢性鼻炎患者。

（4）芩芷茶

组成：黄芩5g，白芷5g，茉莉花茶3g。沸水冲泡10分钟即可，冲饮至味淡。

功效：疏风清热，通利头目。适用于风热感冒所致眉眶痛、头痛。

（四）发热患者穴位调适

总体原则：补虚泻实，清热散寒，治病求本，三因制宜。

1. 风寒犯肺

选穴：风池、百会、合谷。

功效：疏风散寒。

位置：风池穴位于颈后区，枕骨之下，胸锁乳突肌上端与斜方肌上端之间的凹陷中；百会穴在头部，当前发际正中直上5寸，或两耳尖连线的中点处；合谷在手背，第1、2掌骨间，当第二掌骨桡侧的中点处。

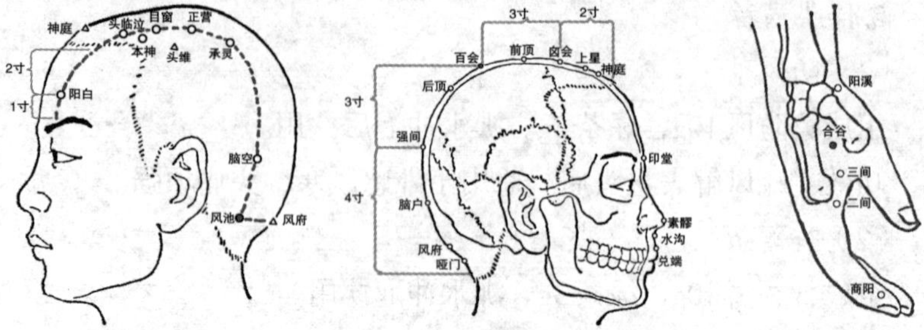

A　　B　　C

图10-1　风寒犯肺选穴

2. **风热犯肺**

选穴：大椎、曲池、鱼际、外关。

功效：疏风清肺。

位置：大椎穴在后正中线上，第7颈椎棘突下凹陷中；曲池在肘横纹外侧端，屈肘，当尺泽与肱骨外上髁连线中点；鱼际在手拇指本节（第1掌指关节）后凹陷处，约当第1掌骨中点桡侧，赤白肉际处；外关穴在前臂背侧，当阳池与肘尖的连线上，腕背横纹上2寸，尺骨与桡骨之间。

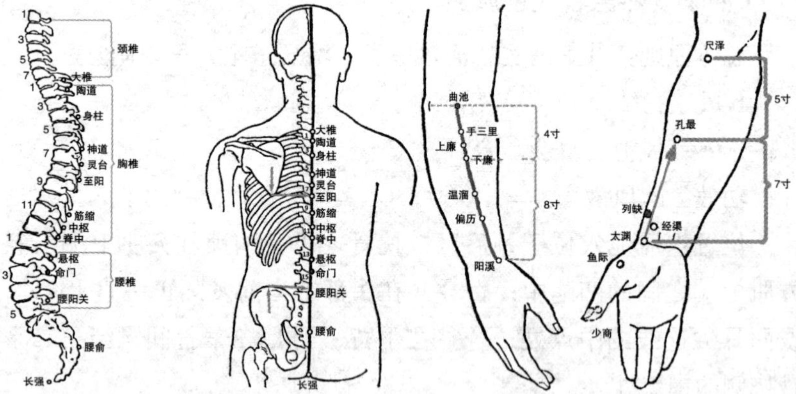

A　　B　　C

图10-2　风热犯肺选穴

3.痰湿蕴肺

选穴：脾俞、丰隆、列缺、肺俞。

功效：健脾清肺化痰。

位置：脾俞穴位于脊柱区，第十一胸椎棘突下，后正中线旁开1.5寸；丰隆位于小腿前外侧，犊鼻穴与外踝尖连线的中点处；或于条口穴外侧1寸取穴；列缺在前臂桡侧缘，桡骨茎突上方，腕横纹上1.5寸处，当肱桡肌与拇长展肌腱之间；肺俞穴位于脊柱区，当第三胸椎棘突下间旁开1.5寸处。

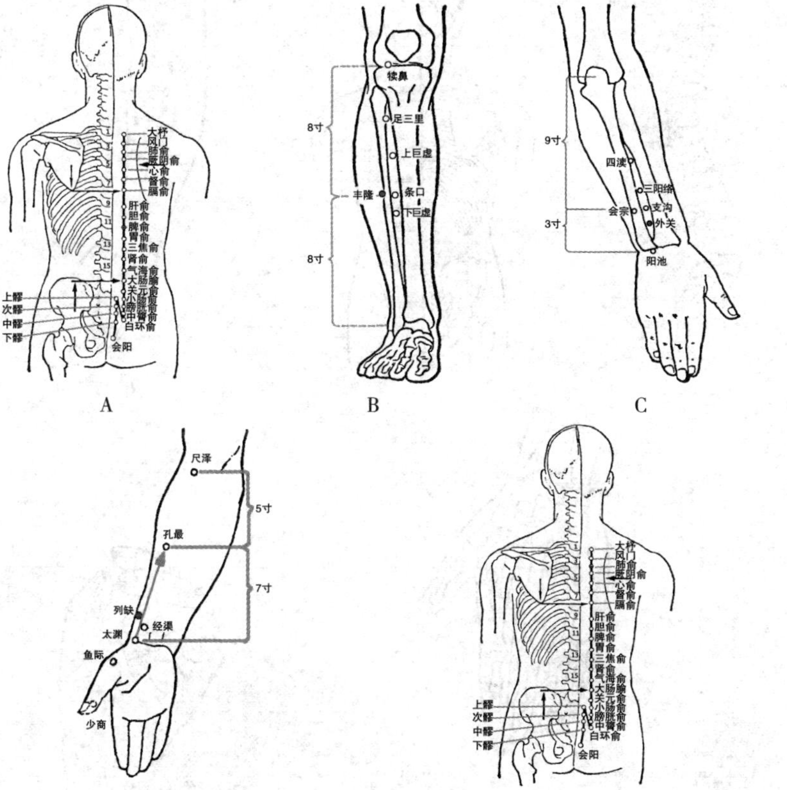

图10-3　痰湿蕴肺选穴

4. 痰热壅肺

选穴：曲池、大椎、关冲、必要时十宣、耳尖放血。

功效：清肺解毒，化痰止咳。

位置：曲池在肘横纹外侧端，屈肘，当尺泽与肱骨外上髁连线中点；大椎穴在后正中线上，第7颈椎棘突下凹陷中；关冲穴位于手指，第四指末节尺侧，指甲根角侧上方0.1寸（指寸）；十宣穴在手十指尖端，距指甲游离缘0.1寸（指寸），左右共十穴。

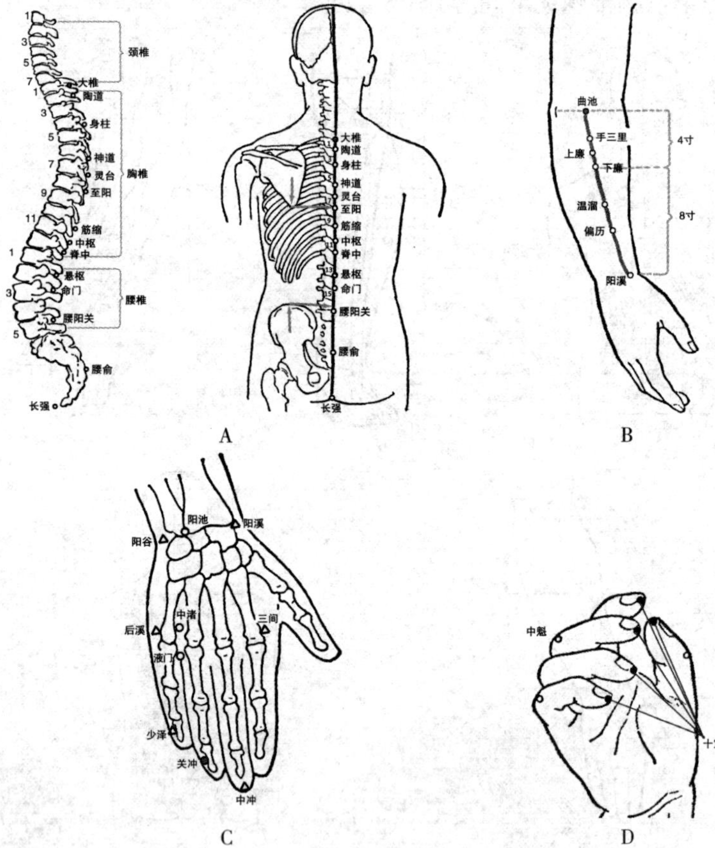

图10-4 痰热壅肺选穴

三、发热患者的护理

发热患者的护理也是非常重要，合理的护理可以帮助发热患者早日康复，并减少并发症出现的几率。对于发热严重的患者需要住院治疗，对于发热但可以在家观察的人群，护理主要包括以下几个方面：

1.卧床休息，减少活动。

2.疑为传染病的患者，应采取隔离措施，防止交叉感染。

3.饮食宜高热量、高维生素，易消化的半流质食物为主。

4.鼓励患者多饮水，每天饮水3000ml以上。

5.测量体温每4小时一次，待体温恢复正常后改为每日测量一次。

6.体温超过38度以上时可头部冷敷，超过39度者给予物理降温，可温水或30%酒精擦浴，降温30分钟后复测体温。

7.体温骤降者，注意保暖，防止出汗过多而导致虚脱。

8.保持口腔清洁，每餐后用温盐水漱口。

9.对出汗较多的患者应勤换衣裤，加强皮肤护理。

第十一章　发热患者的恢复期调适

发热患者恢复期过程中，由于疾病过程中邪正相争，大部分恢复期患者可出现不同程度的正气亏损之证，表现出气短、倦怠乏力、纳差、痞满、大便无力，便溏不爽，或口干口渴，或盗汗或自汗，手足心热，或畏寒肢冷，倦怠嗜卧，腰膝酸软，五更泻泄或完谷不化等症状，为此根据中医辨证针对恢复期患者可以给予食疗、穴位按摩、运动调适，以扶助正气，防止疾病复发。

一、发热患者恢复期生活起居调适

发热患者恢复期应注意维护、调整生活方式，增强体质，对疾病的恢复有益，恢复期生活调适包括：

1. 避免剧烈运动。
2. 避免到人群密集的场所。
3. 避免受凉、受风、受寒；适当通风换气，保持室内空气新鲜。
4. 饮食宜清淡，富于营养。避免食用辛辣、油腻、生冷食物。
5. 免熬夜、过劳（包括房劳）。
6. 戒烟、戒酒。
7. 注意心理调节，调畅情志。通过改变生活环境和方式，转移或分散患者某种思维的集中点，免于不良刺激，摆脱不良情绪。

二、发热患者恢复期的饮食调适

膳食指导总体建议：膳食平衡、食物多样、注重饮水、通利二便，即注重开胃、养肺、安神、通便。

（一）肺气虚损

多表现为自汗，恶风，气短声低，咳痰清稀色白，舌淡苔薄白。

1.参芪饮（泡茶）

组成：党参6g，黄芪6g。

功效：益气固表。党参，甘平，归肺脾经，有补脾益肺，生津养血之效。黄芪，甘微温，归脾、肺经，能补中益气，升阳固表止汗。适用于恢复期动则汗出，面色㿠白，食欲不振之证。

2.黄芪老母鸡汤

组成：老母鸡一只，黄芪或者生晒参10g，干枸杞15g。炖汤，每日喝汤吃鸡肉，一日一次。

功效：补肺益气，补虚羸效果甚佳。老母鸡因为生长周期长，鸡肉中更富含人体多种必需氨基酸，且属于高蛋白低脂食物，中医认为鸡肉属温，补气补血，适合久病、羸弱之人。黄芪补中益气，生晒参大补元气，健脾和胃，安神定智，枸杞滋补肝肾，养肝明目。适用于恢复期体弱，乏力明显，食少便溏之证。

3.人参粥

组成：人参10g，粳米300g，白糖适量。将人参水煎取汁，共煎两次，二液合并，同粳米一起煮粥，临出锅前加入适量白糖，调匀即成。

功效：人参是比较珍贵的补气药，被列为“上品”药材。人参性味甘、微苦、温，归脾、肺经，有大补元气，补益脾肺，生津止渴，安神定志之功。此粥宜早晚空腹服用，在服用期间最好不食用生萝卜、浓茶。

（二）肺阴亏耗

多表现为干咳，痰少而黏，口干，潮热颧红，盗汗，舌质红、少苔。水果可用梨，甘蔗，荸荠等，养阴润肺，生津止咳。

1.百合炖鸡蛋

组成：百合干10g，鸡蛋1~2只。鸡蛋打匀，加入百合干，加水适量，高温蒸熟，加糖调食。

功效：百合润肺利咽，化痰止咳；鸡蛋为血肉有情之品，益精养血，两者合用润肺除烦，养阴止咳。

2.麦冬百合莲子汤

组成：麦冬15g，百合30g，莲子12g，糖适量。麦冬、百合、莲子加水适量煮汤，煮至酥透，加适量冰糖调味。

功效：麦冬、百合养阴生津，清肺热，莲子健脾安神，补脾止泻。这份甜品具有养阴润肺，清心安神，益胃生津之功。

3.牛奶杏仁露

组成：甜杏仁20g，牛奶500ml，白糖适量。杏仁浸泡去皮，倒入搅拌机加入清水打细腻，然后倒入牛奶中，一起小火慢煮，根据口味加入白糖，煮开后熄火放凉，即可食用。

功效：牛奶杏仁露具有止咳平喘，润肠通便的作用。还能调节血脂，降低人体内胆固醇的含量。

4.川贝炖梨

组成：川贝粉5g，雪梨1个，冰糖适量。将雪梨去芯，放入冰糖与川贝粉，然后将雪梨的盖子盖好，用牙签固定，隔水炖一个小时即可。

功效：川贝母味苦、甘，归肺、心经，具有润燥化痰止咳，清热散结的作用。雪梨性寒，味甘，入肺经，清热止咳。适用于燥痰干咳，面红肌热，大便干结之证。

5.菊花麦冬茶

组成：白菊花5g，麦冬3g，玄参5g，生甘草2g。白菊花、麦冬、玄参、生甘草洗净后沸水冲泡即可代茶饮。

功效：白菊花平肝清热，但较黄菊花缓和，麦冬、玄参清心泻火、养胃生津，甘草清热解毒利咽。适用于干咳少痰，大便干结，舌红少苔之证。

（三）肺脾气虚

多表现为食少腹胀，大便不实，倦怠，肢体困重，气短，言语无力，舌淡苔薄白或白滑。

1.参皮饮（泡茶）

组成：党参6g，陈皮9g。沸水冲泡，代茶饮。

功效：党参补气健脾，陈皮芳香醒脾，燥湿化痰。适用于咳痰无力，倦怠乏力，舌淡苔白之证。

2.山药谷芽粥

组成：谷芽100g，山药200g，扁豆200g，鲜蘑菇250g，粳米200g。山药洗净，切片，扁豆、鲜蘑菇先入油煸炒后，谷芽加入粳米一起煮粥，可酌情根据自身口味稍作调整。

功效：山药、扁豆健脾祛湿，谷芽、鲜蘑菇开胃生津。适用于恢复期食少，纳谷不香，便溏，乏力等症。

3.栗子烧鸡

组成：板栗300g，嫩鸡一只400g，生抽，老抽，糖，葱姜，料酒适量。鸡肉切块，焯去血水，油锅稍加煸炒，加入生抽、老抽、葱、姜、料酒等，板栗加入，大火烧开后，慢火收汁，煮至酥软入味即可。

功效：鸡肉性味甘温，是补虚羸，大补元气的食品。味道鲜美，重在健脾益气。板栗，味甘平，归脾、胃、肾经。能益气补脾，健胃厚肠。

需要注意的是：因其含碳水化合物较多，糖尿患者吃栗子应适量。产妇、小儿便秘者不宜多吃栗子。

（四）肺肾亏虚

多表现为短气息促，动辄为甚，耳鸣，腰酸腿软，舌质胖嫩苔淡白。可食用胡桃肉，冬虫夏草，人参，羊肉等补肾摄纳。

1.山药清炖羊肉

组成：羊肉100g，山药100g，葱姜蒜适量。羊肉切块，焯去血水，加入山药、调味料炖煮，小火慢炖2~3小时。

功效：山药补中益气、健脾止泻、补肾止遗，羊肉性温热，具有温肾益精，驱寒暖腰功效。本汤低脂高蛋白，适用于恢复期腰酸耳鸣，动则气短，怕冷，小便清长之证。对脾肾虚损（气虚、阳虚）的人群尤为适宜，但阴虚内热者慎用。

2.莲子芡实羹

组成：莲子100g，芡实100g。加水烧开后慢火炖煮1小时。

功效：莲子具有养心安神和健脾固涩的作用。芡实补肾健脾止泻，适用于恢复期肺肾亏虚，乏力，睡眠不安之证。

三、发热患者恢复期的穴位调适

穴位按摩是在中医基本理论指导下，运用手法作用于人体穴位。通过局部刺激，可疏通经络，调动机体抗病能力，从而达到防病治病、保健强身目的的一种技术操作。常用按摩手法有：按、摩、推、拿、揉、捏、颤、打等。为便于患者自身操作，推荐指揉法。

（一）肺脾气虚型

临床表现：气短、倦怠乏力、纳差呕恶、痞满、大便无力，便溏不爽，舌淡胖，苔白腻。

选穴：中脘、关元、足三里、三阴交、气海。

手法：推荐指揉法，用拇指或食指端，紧紧吸附在穴位上作回旋揉动。每次3~5分钟，每天2次。穴位按摩力度不宜过大，以感觉酸胀为佳。

具体取穴：

1. 中脘：位于腹正中线，脐上4寸。

2. 关元：位于腹正中线，脐下3寸。

3. 足三里：位于小腿外侧，犊鼻下3寸。（犊鼻穴：屈膝，在膝部，膝关节外侧，髌骨与髌韧带外侧凹陷中。）

4. 三阴交：位于小腿内侧，内踝上3寸，胫骨内侧缘后际。

5. 气海：位于腹正中线，脐下1.5寸。

穴位图示：

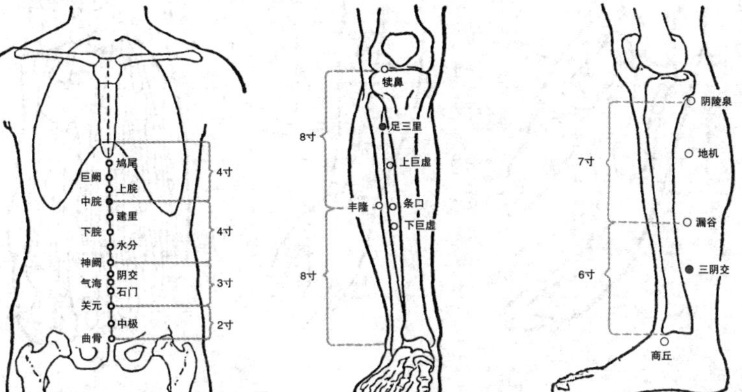

A　　B　　C

图11-1　肺脾气虚型穴位调适

（二）气阴两虚型

临床表现：气短乏力，动则加重，口干口渴，或盗汗或自汗，手足心热，舌体瘦小、质红或淡、苔薄少或花剥，脉沉细或细数。

选穴：合谷、曲池、太冲、太溪、足三里。

手法：推荐指揉法，同上。

具体取穴：

1.合谷：位于第二掌骨中点旁边的肌肉上，握拳肌肉突出的高点处。

2.曲池：位于手肘关节弯曲外侧凹陷处。

3.太冲：位于足背侧，第一、二趾跖骨连接部位中。

4.太溪：位于足内侧，内踝后方与脚跟骨筋腱之间的凹陷中。（即：脚内踝后缘的凹陷当中。）

穴位图示：

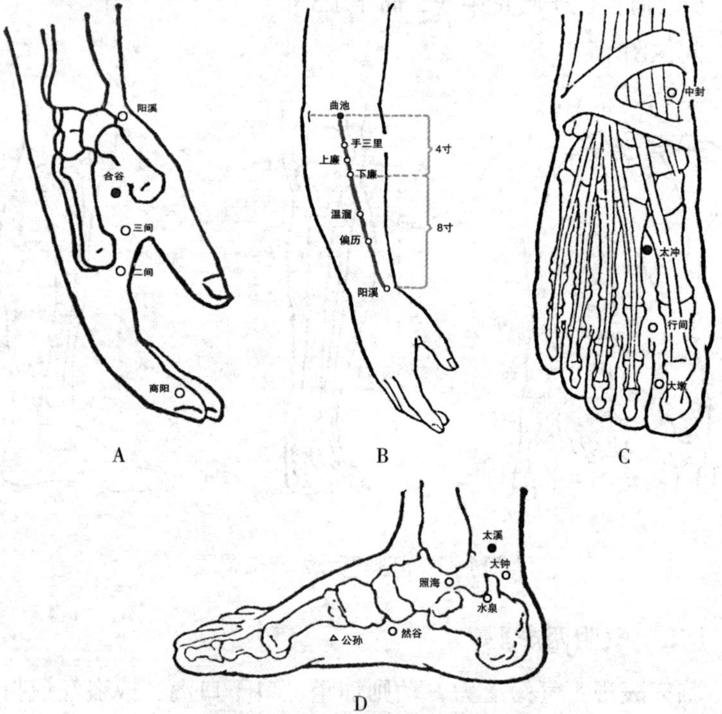

图11-2　气阴两虚型穴位调适

（三）肾阳亏虚型

临床表现：畏寒肢冷，倦怠嗜卧，腰膝酸软，五更泻泄或完谷不化，舌淡苔白，或有齿痕，或润，脉沉细无力，或浮大。

选穴：肾俞、命门、关元、中脘、足三里

手法：推荐指揉法，同上。

具体取穴：

1.肾俞：位于人体的腰部，当第二腰椎棘突下，旁开1.5寸。

2.命门：位于腰部的后正中线上，第二腰椎棘突下的凹陷处。

穴位图示：

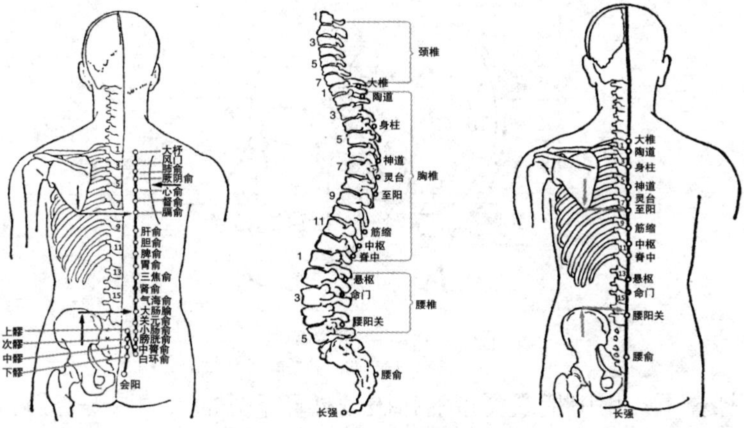

A　B

图11-3　肾阳亏虚型穴位调适

附：其他按摩

1.鼻部按摩

鼻部与全身气血和心肺功能活动有着密切的联系。金末《疮疡全书》中说：“鼻居面中，为一身之血运。鼻孔为肺之窍，其上气通于脑，下行于肺。”《素问·五脏别论》指出：“五气入鼻，藏于心肺。”因此，经常按摩鼻部及其有效穴位，不仅可以改善局部的血液循环，而且还能宣肺通窍、通调气道。促进恢复，预防再感染。

擦鼻法：将双手中指的指腹，分别放在鼻子两侧，然后沿下方的鼻翼，上下反复按摩。这种方法不仅有助于改善局部的血液供应，还有利于分泌正常的鼻黏液，也可促进黏膜上皮细胞的纤毛摆动，将混在鼻分泌液内的灰尘、细菌等向咽部排出。此按摩法不仅可以预防鼻炎和感冒，还能使鼻腔湿润，保持一定的温度，减轻冷空气对肺脏的刺激，增强人体的耐寒能力。

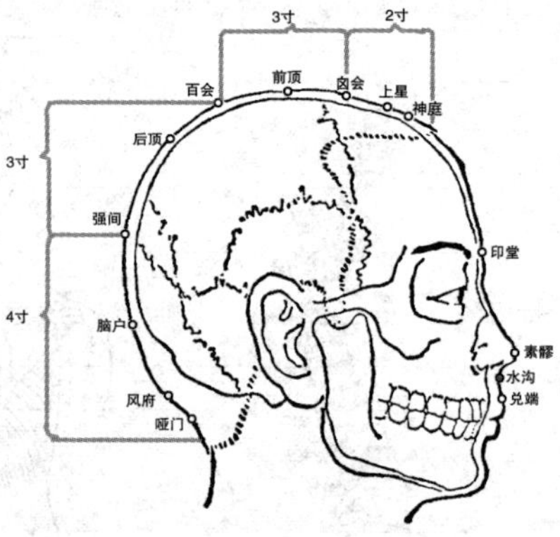

图11-4　鼻部按摩

揉鼻下：用中指或食指的指腹按揉鼻下处的人中穴（鼻唇沟的上1/3和下2/3交界处，又称水沟穴，见上图），以顺时针方向揉转30次，再反时针方向揉转30次。然后再向深部点按30次。按摩此穴可以增强呼吸功能，改善肺气虚。

2.胸部按摩

主要是对膻中穴（在胸部前正中线上，平第4肋间，两乳头连线之中点）进行按摩。分揉法和推法，揉用中指端按揉，约揉50~100次；推用双手拇指腹自膻中穴向外。此法能调节肺功能，促进病愈。

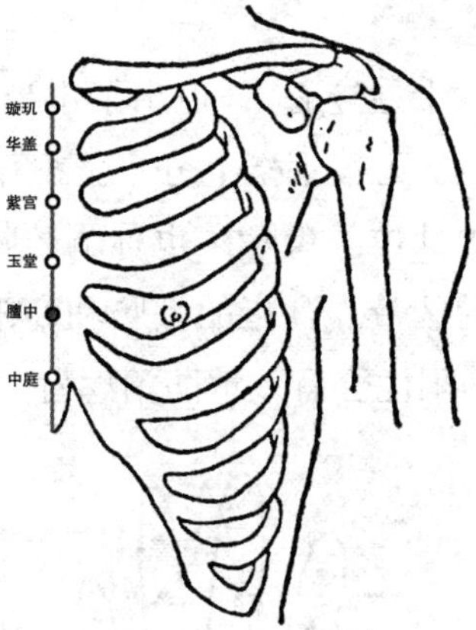

图11-5　胸部按摩

3.足部按摩

中医学认为，足部尤其是脚踝以下部分，是足三阳经、足三阴经等诸经络集中的地方。大脚趾是肝脾两经通路，经常按摩可疏肝健脾，增进食欲；足心是肾经涌泉穴所在（属于足少阴肾经，位于足底部，蜷足时足前部凹陷处，约当足底第2、3跖趾缝纹头端与足跟连线的前1/3与后2/3交点上）经常按摩能治肾虚体亏。补脾肾旺肺气。

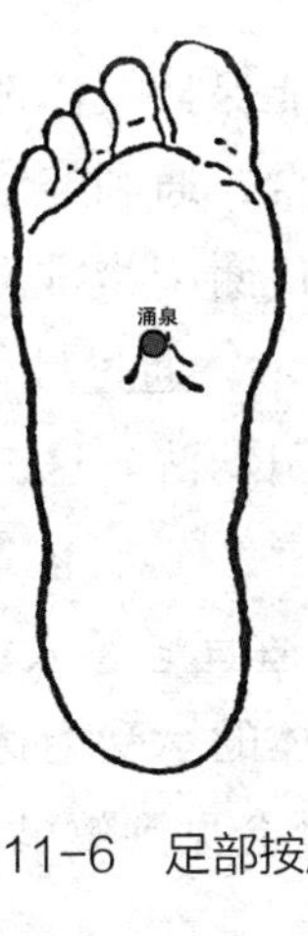

图11-6　足部按摩

4.十指按摩

中国有句古语“十指连心”，道出了手指与人体健康联系密切的秘密。中医经络学认为：手指上分布着6条重要静脉，是手三阳经，手三阴经的集中部位。鱼际区也称胸腔呼吸区、是专治感冒、哮喘等呼吸道疾病的区带。食指的大肠和商阳穴、无名指的肺穴、小指的前谷、手腕的阳池会有效地防治感冒，也可清除肺部余邪。

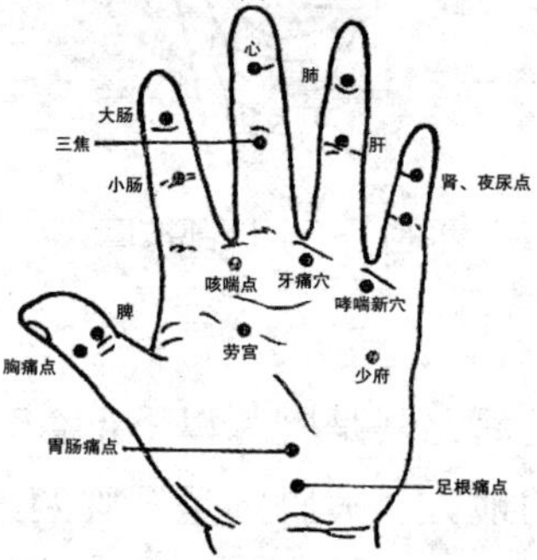

图11-7　十指按摩

四、发热患者恢复期的运动调适

所谓“阴平阳秘”才能保持人体健康。故养生保健，当以使阴阳调和为准则。动静结合，通利经络，才能使气血流行，脏腑相通，阴阳交贯，使体内代谢废物排出体外。太极拳、五禽戏和八段锦都是中医养生引导术，通过肢体动作与呼吸吐纳相结合，是行之有效的养生祛病导引功法。这三套功法以外动内静、动静相兼、刚柔并济为要，坚持锻炼，能起到导引气血，强身健体、祛病延年的功效。八段锦适宜老年人练，五禽戏又名百步汗功，老少皆宜，大家可根据身体的承受力选择合适的功法。每天做一至两套，半年之内，应该就会见到效果。

（一）太极拳

24式简化太极拳是国家体育总局于1956年组织太极拳专家汲取杨氏太极拳之精华编串而成的。尽管它只有24个动作，但相比传统的太极拳套路来讲，其内容更显精练，动作更显规范，并且也能充分体现太极拳的运动特点。

1.动作与口诀

起势
野马分鬃
白鹤亮翅
搂膝拗步
手挥琵琶
倒卷肱
左揽雀尾
右揽雀尾
单鞭
云手
单鞭
高探马
右蹬脚
双峰贯耳
转身左蹬脚
左下势独立
右下势独立
左右穿梭
海底针
闪通臂
转身搬拦锤

如封似闭

十字手

收势

2. **演练注意事项**

心静体松

圆活连贯

虚实分明

呼吸自然

（二）五禽戏

目前大众健身所学的五禽戏是“健身气功·五禽戏”，其动作编排按照《三国志》的虎、鹿、熊、猿、鸟的顺序，动作数量按照陶弘景《养性延命录》的描述，每戏两动，共十个动作，分别仿效虎之威猛、鹿之安舒、熊之沉稳、猿之灵巧、鸟之轻捷，力求蕴含“五禽”的神韵。“五禽戏”动作比较简单，运动量比较小，适合于年老体弱者选练。

1. **动作与口诀**

虎形：练时要协调敏捷，沉着勇猛，做到“手起而钻，手落而翻，手足齐落，挺腰伸肩”。

鹿形：关键在于两臂绕环不是肩关节为主的活动，而是在腰胯带动下完成的，即“鹿运尾闾”。主要是活动腰胯，借以强腰肾，促进盆腔内的血液循环，并锻炼腿力。

熊形：有健脾胃、助消化、活动关节的功效。

猿形：要仿效猿猴那样敏捷好动，有助于发展灵活性。

鸟形：关键在于表现出亮翅、轻翔、落雁、独立的动作神态。有助于增强肺呼吸功能，调达气血，疏通经络。

2. **演练注意事项**

（1）不仅肌肉要放松，精神也要放松。要求松中有紧，柔中有刚，切不可用僵劲。

（2）意守丹田，用意想着脐下小腹部，有助于形成腹式呼吸，做到上虚下实。身体下部充实，有助于克服中老年人常易发生的头重脚轻和上盛下虚的病象。

（3）呼吸要自然平稳，最好用鼻呼吸，也可口鼻并用，但不可张口喘粗气。

（三）八段锦

八段锦，形成于12世纪，是一个优秀的中国传统保健功法。它动作简单易行，功效显著。古人把这套动作比喻为“锦”，意为动作舒展优美，每段一个动作，故名为“八段锦”。整套动作柔和连绵，滑利流畅；有松有紧，动静相兼，骨正筋柔。

1. 动作与口诀（站式八段锦）

双手托天理三焦
左右开弓似射雕
调理脾胃须单举
五劳七伤向后瞧
摇头摆尾去心火
两手攀足固肾腰
攒拳怒目增力气
背后七颠百病消

2. 演练注意事项

（1）松静自然：是基本要领，也是最根本的法则。精神与形体的放松，道法自然。

（2）准确灵活：姿势和方法要正确，合乎规格。

（3）练养相兼：指通过形体运动、呼吸调整与心理调节有机结合的锻炼过程，身体出现轻松舒适、呼吸柔和、意守绵绵的静养状态。

（4）循序渐进：只有经过一段时间和数量的习练，才会做到动作逐渐工整准确。

（5）不明原因而患上的急性脊柱损伤者或者腰部突然出现疼痛者，不适宜练习八段锦。过于体虚，严重心、脑、肺疾病的人群也是不适宜练这套功法，以免诱发疾病。

（6）在练完八段锦之后，不宜吸烟饮酒、不宜马上洗澡、不宜立即下蹲、不宜马上吃饭等。

相关链接：上海中医药大学官网http：//tyb.shutcm.edu.cn/zxxx/list.htm

附录一　流行性感冒诊疗方案（2019年版）

流行性感冒（以下简称流感）是流感病毒引起的一种急性呼吸道传染病，甲型和乙型流感病毒每年呈季节性流行，其中甲型流感病毒可引起全球大流行。全国流感监测结果显示，每年10月我国各地陆续进入流感冬春季流行季节。

流感起病急，虽然大多为自限性，但部分患者因出现肺炎等并发症或基础疾病加重发展成重症病例，少数危重症病例病情进展快，可因急性呼吸窘迫综合征（ARDS）、急性坏死性脑病或多器官功能不全等并发症而死亡。重症流感主要发生在老年人、年幼儿童、肥胖者、孕产妇和有慢性基础疾病者等高危人群，也可发生在一般人群。

为进一步规范和加强流感临床诊治工作，减少重症流感发生，降低病死率，在《流行性感冒诊疗方案（2018年版修订版）》的基础上，结合近期国内外研究成果及我国既往流感诊疗经验，制定本诊疗方案。

一、病原学

流感病毒属于正黏病毒科，为单股、负链、分节段RNA病毒。根据核蛋白和基质蛋白不同，分为甲、乙、丙、丁四型。

目前感染人的主要是甲型流感病毒中的H1N1、H3N2亚型及乙型流感病毒中的Victoria和Yamagata系。

流感病毒对乙醇、碘伏、碘酊等常用消毒剂敏感；对紫外线和热敏感，56℃条件下30分钟可灭活。

二、流行病学

（一）传染源

患者和隐性感染者是主要传染源。从潜伏期末到急性期都有传染性，病毒在人呼吸道分泌物中一般持续排毒3~7天，儿童、免疫功能受损及危重患者排毒时间可超过1周。

（二）传播途径

流感病毒主要通过打喷嚏和咳嗽等飞沫传播，经口腔、鼻腔、眼睛等黏膜直接或间接接触感染。接触被病毒污染的物品也可通过上述途径感染。在特定场所，如人群密集且密闭或通风不良的房间内，也可能通过气溶胶的形式传播，需引起警惕。

（三）易感人群

人群普遍易感。接种流感疫苗可有效预防相应亚型/系的流感病毒感染。

（四）重症病例的高危人群

下列人群感染流感病毒后较易发展为重症病例，应给予高度重视，尽早进行流感病毒核酸检测及其他必要检查，给予抗病毒药物治疗。

1.年龄<5岁的儿童（年龄<2岁更易发生严重并发症）；

2.年龄≥65岁的老年人；

3.伴有以下疾病或状况者：慢性呼吸系统疾病、心血管系统疾病（高血压除外）、肾病、肝病、血液系统疾病、神经系统及神经肌肉疾病、代谢及内分泌系统疾病、恶性肿瘤、免疫功能抑制等；

4.肥胖者［体重指数（body mass index，BMI）大于30］；

5.妊娠及围产期妇女。

三、发病机制及病理改变

（一）发病机制

甲、乙型流感病毒通过血凝素（HA）与呼吸道上皮细胞表面的唾液酸受体结合启动感染。流感病毒通过细胞内吞作用进入宿主细胞，病毒基因组在细胞核内进行转录和复制，复制出大量新的子代病毒并感染其他细胞。流感病毒感染人体后，可诱发细胞因子风暴，导致全身炎症反应，从而导致ARDS、休克、脑病及多器官功能不全等多种并发症。

（二）病理改变

主要表现为呼吸道纤毛上皮细胞呈簇状脱落、上皮细胞化生、固有层黏膜细胞充血、水肿伴单核细胞浸润等病理变化。重症病例可出现肺炎的改变；危重症者可合并弥漫性肺泡损害；合并脑病时出现脑组织弥漫性充血、水肿、坏死，急性坏死性脑病表现为丘脑为主的对称性坏死性病变；合并心脏损害时出现间质出血、淋巴细胞浸润、心肌细胞肿胀和坏死等心肌炎的表现。

四、临床表现和实验室检查

潜伏期一般为1~7天，多为2~4天。

（一）临床表现

主要以发热、头痛、肌痛和全身不适起病，体温可达39℃~40℃，可有畏寒、寒战，多伴全身肌肉关节酸痛、乏力、食欲减退等全身症状，常有咽喉痛、干咳，可有鼻塞、流涕、胸骨后不适，颜面潮红，眼结膜充血等。部分患者症状轻微或无流感症状。感染乙型流感的儿童常以呕吐、腹痛、腹泻为主要表现。

无并发症者呈自限性，多于发病3~4天后发热逐渐消退，全身症状好转，但咳嗽、体力恢复常需较长时间。

（二）并发症

肺炎是最常见的并发症，其他并发症有神经系统损伤、心脏损伤、肌炎和横纹肌溶解、脓毒性休克等。

1. 肺炎

流感病毒可侵犯下呼吸道，引起原发性病毒性肺炎，重症流感患者容易合并细菌、真菌等其他病原体感染，严重者可出现ARDS。

2. 神经系统损伤

包括脑炎、脑膜炎、脑病、脊髓炎、吉兰–巴雷综合征（Guillain–Barresyndrome）等，其中急性坏死性脑病多见于儿童。

3. 心脏损伤

主要有心肌炎、心包炎。可见肌酸激酶升高，心电图、心脏超声等异常，严重者可出现心力衰竭。此外，感染流感病毒后，心肌梗死、缺血性心脏病相关住院和死亡的风险明显增加。

4. 肌炎和横纹肌溶解

主要表现为肌痛、肌无力、血清肌酸激酶、肌红蛋白升高和急性肾损伤等。

5. 脓毒性休克

主要表现为低血压、组织灌注不足及多器官功能不全等。

（三）实验室检查

1. 血常规

外周血白细胞总数一般不高或降低，重症病例淋巴细胞计数明显降低。

2. 血生化

可有天门冬氨酸氨基转移酶、丙氨酸氨基转移酶、乳酸脱氢酶、肌酐等升高。少数病例肌酸激酶升高；部分病例出现低钾血症等电解质紊乱。休克病例血乳酸可升高。

3. 动脉血气分析

重症患者可有氧分压、血氧饱和度、氧合指数下降，酸碱失衡。

4. 脑脊液

中枢神经系统受累者细胞数和蛋白可正常或升高；急性坏死性脑病典型表现为细胞数大致正常，蛋白增高。

5. 病原学相关检查

（1）病毒抗原检测：病毒抗原检测可采用胶体金法和免疫荧光法。抗原检测速度快，但敏感性低于核酸检测。病毒抗原检测阳性支持诊断，但阴性不能排除流感。

（2）病毒核酸检测：病毒核酸检测的敏感性和特异性很高，且能区分病毒类型和亚型。目前主要包括实时荧光定量PCR和快速多重PCR。荧光定量PCR法可检测呼吸道标本（鼻拭子、咽拭子、鼻咽或气管抽取物、痰）中的流感病毒核酸，且可区分流感病毒亚型。对重症患者，检测下呼吸道（痰或气管抽取物）标本更加准确。

（3）病毒培养分离：从呼吸道标本培养分离出流感病毒是流感诊断的金标准。但由于病毒培养周期较长，生物安全条件要求高，不建议应用于临床诊疗。

（4）血清学检测：IgG抗体水平恢复期比急性期呈4倍或以上升高有回顾性诊断意义。IgM抗体检测敏感性较低，不建议常规使用。

（四）影像学表现

并发肺炎者影像学表现为肺内斑片状、磨玻璃影、多叶段渗出性病灶；进展迅速者可发展为双肺弥漫的渗出性病变或实变，个别病例可见胸腔积液。

急性坏死性脑病CT或MRI可见对称性、多灶性脑损伤，包括双侧丘脑、脑室周围白质、内囊、壳核、脑干被盖上部（第四脑室、中脑水管腹侧）和小脑髓质等。

五、诊断

主要结合流行病学史、临床表现和病原学检查进行诊断。在流感流行季节，即使临床表现不典型，特别是有重症流感高危因素或住院患者，仍需考虑流感可能，应行病原学检测。在流感散发季节，对疑似病毒性肺炎的住院患者，除检测常见呼吸道病原体外，还需行流感病毒检测。

（一）临床诊断病例

有流行病学史（发病前7天内在无有效个人防护的情况下与疑似或确诊流感患者有密切接触，或属于流感样病例聚集发病者之一，或有明确传染他人的证据）和上述流感临床表现，且排除其他引起流感样症状的疾病。

（二）确定诊断病例

有上述流感临床表现，具有以下一种或以上病原学检测结果阳性：

1. 流感病毒核酸检测阳性。

2. 流感抗原检测阳性。

3. 流感病毒培养分离阳性。

4. 急性期和恢复期双份血清的流感病毒特异性IgG抗体水平呈4倍或以上升高。

六、重症与危重病例

（一）出现以下情况之一者为重症病例

1. 持续高热>3天，伴有剧烈咳嗽，咳脓痰、血痰，或胸痛；
2. 呼吸频率快，呼吸困难，口唇紫绀；
3. 神志改变：反应迟钝、嗜睡、躁动、惊厥等；
4. 严重呕吐、腹泻，出现脱水表现；
5. 合并肺炎；
6. 原有基础疾病明显加重；
7. 需住院治疗的其他临床情况。

（二）出现以下情况之一者为危重病例

1. 呼吸衰竭；
2. 急性坏死性脑病；
3. 脓毒性休克；
4. 多器官功能不全；
5. 出现其他需进行监护治疗的严重临床情况。

七、鉴别诊断

（一）普通感冒

流感的全身症状比普通感冒重；追踪流行病学史有助于鉴别；普通感冒的流感病原学检测阴性，或可找到相应的病原学证据。

（二）其他上呼吸道感染

包括急性咽炎、扁桃体炎、鼻炎和鼻窦炎。感染与症状主要限于相应部位。流感病原学检查阴性。

（三）其他下呼吸道感染

流感有咳嗽症状或合并气管–支气管炎时需与急性气管–支气

管炎相鉴别；合并肺炎时需要与其他肺炎，包括细菌性肺炎、支原体肺炎、衣原体肺炎、非流感病毒性肺炎、真菌性肺炎、肺结核等相鉴别。根据临床特征可作出初步判断，病原学检查可资确诊。

八、治疗

（一）基本原则

1. 对临床诊断病例和确诊病例应尽早隔离治疗。

2. 住院治疗标准（满足下列标准任意1条）：

（1）基础疾病明显加重，如：慢性阻塞性肺疾病、糖尿病、慢性心功能不全、慢性肾功能不全、肝硬化等。

（2）符合重症或危重流感诊断标准。

3. 非住院患者居家隔离，保持房间通风，佩戴口罩。充分休息，多饮水，饮食应当易于消化和富有营养。密切观察病情变化，尤其是儿童和老年患者。

4. 流感病毒感染高危人群容易引发重症流感，尽早抗病毒治疗可减轻症状，减少并发症，缩短病程，降低病死率。

5. 避免盲目或不恰当使用抗菌药物。仅在有细菌感染指征时使用抗菌药物。

6. 合理选用退热药物，儿童忌用阿司匹林或含阿司匹林药物以及其他水杨酸制剂。辨证使用中医药。

（二）对症治疗

高热者可进行物理降温，或应用解热药物。咳嗽咳痰严重者给予止咳祛痰药物。根据缺氧程度采用适当的方式进行氧疗。

（三）抗病毒治疗

1. 抗流感病毒治疗时机

重症或有重症流感高危因素的患者，应尽早给予经验性抗流感病毒治疗，不必等待病毒检测结果。发病48小时内进行抗病毒治疗可减少并发症、降低病死率、缩短住院时间；发病时间超过48小时的重症患者依然可从抗病毒治疗中获益。

非重症且无重症流感高危因素的患者，在发病48小时内，充分评价风险和收益后，再考虑是否给予抗病毒治疗。

2. 抗流感病毒药物

我国目前上市的药物有神经氨酸酶抑制剂、血凝素抑制剂和M_2离子通道阻滞剂三种。

神经氨酸酶抑制剂对甲型、乙型流感均有效，包括以下几种：

①奥司他韦（胶囊/颗粒）：成人剂量每次75mg，每日2次。1岁以下儿童推荐剂量：0~8月龄，每次3.0mg/kg，每日2次；9~11月龄，每次3.5mg/kg，每日2次。1岁及以上年龄儿童推荐剂量：体重不足15kg者，每次30mg，每日2次；体重15~23kg者，每次45mg，每日2次；体重23~40kg者，每次60mg，每日2次；体重大于40kg者，每次75mg，每日2次。疗程5天，重症患者疗程可适当延长。肾功能不全者要根据肾功能调整剂量。

②扎那米韦（吸入喷雾剂）：适用于成人及7岁以上青少年，用法：每次10mg，每天2次（间隔12小时），疗程5天。慢性呼吸系统疾病患者用药后发生支气管痉挛的风险较高，应慎用。

③帕拉米韦：成人用量为300~600mg，小于30天新生儿6mg/kg，31~90天婴儿8mg/kg，91天~17岁儿童10mg/kg，静脉滴注，每日1次，1~5天，重症患者疗程可适当延长。

（2）血凝素抑制剂阿比多尔：可用于成人甲、乙型流感的治疗。用量为每次200mg，每日3次，疗程5天。我国临床应用数据有限，需密切观察疗效和不良反应。

（3）M_2离子通道阻滞剂金刚烷胺和金刚乙胺：针对甲型流感病毒，但对目前流行的流感病毒株耐药，不建议使用。

（四）重症病例的治疗

治疗原则：积极治疗原发病，防治并发症，并进行有效的器官保护和功能支持。

1.低氧血症或呼吸衰竭是重症和危重症患者的主要表现，需要密切监护，及时给予相应的治疗，包括常规氧疗、鼻导管高流量氧疗、无创通气或有创机械通气等。对难治性低氧血症患者，可考虑使用体外膜肺氧合（Extracorporeal membrane oxygenation，ECMO）。出现其他脏器功能损害时，给予相应支持治疗。

2.对于重症流感患者，抗病毒治疗疗程尚不明确，有条件的医院可根据核酸检测结果适当延长抗病毒治疗时间。不推荐双倍剂量或联合应用两种神经氨酸酶抑制剂治疗。

3.重症流感患者常合并细菌或真菌感染，需密切关注病情变化，积极留取标本送检病原学，及时、合理应用抗细菌或抗真菌药物。

4.合并神经系统并发症时应给予降颅压、镇静止惊等对症处理；急性坏死性脑病无特效治疗，可给予糖皮质激素和丙种球蛋白等治疗。

（五）中医治疗

1.轻症辨证治疗方案。

（1）风热犯卫

主症：发病初期，发热或未发热，咽红不适，轻咳少痰，无汗。

舌脉：舌质红，苔薄或薄腻，脉浮数。

治法：疏风解表，清热解毒。

基本方药：银翘散合桑菊饮加减。银花15g，连翘15g，桑叶10g，菊花10g，桔梗10g，牛蒡子15g，竹叶6g，芦根30g，薄荷（后下）3g，生甘草3g。

煎服法：水煎服，每剂水煎400ml，每次口服200ml，1日2次；必要时可日服2剂，每6小时口服1次，每次200ml。

加减：苔厚腻加藿香10g、佩兰10g；咳嗽重加杏仁10g、炙枇杷叶10g；腹泻加黄连6g、木香3g；咽痛重加锦灯笼9g、玄参15g。若呕吐可先用黄连6g，苏叶10g水煎频服。

常用中成药：疏风解表、清热解毒类，如金花清感颗粒、连花清瘟胶囊（颗粒）、清开灵颗粒（胶囊、软胶囊、片、口服液）、疏风解毒胶囊、银翘解毒类、桑菊感冒类等。

儿童可选儿童抗感颗粒、小儿豉翘清热颗粒等。

（2）热毒袭肺

主症：高热，咳嗽，痰黏咯痰不爽，口渴喜饮，咽痛，目赤。

舌脉：舌质红，苔黄或腻，脉滑数。

治法：清热解毒，宣肺止咳。

基本方药：麻杏石甘汤加减。炙麻黄5g，杏仁10g，生石膏（先煎）30g，知母10g，浙贝母10g，桔梗10g，黄芩15g，柴胡15g，生甘草10g。

煎服法：水煎服，每剂水煎400ml，每次口服200ml，1日2次；必要时可日服2剂，每6小时口服1次，每次200ml。

加减：便秘加生大黄（后下）6g；持续高热加青蒿15g、丹皮10g。

常用中成药：清热解毒、宣肺止咳类，如连花清瘟胶囊（颗粒）、银黄类制剂、莲花清热类制剂等。儿童可选小儿肺热咳喘颗粒（口服液）、小儿咳喘灵颗粒（口服液）、羚羊角粉冲服。

2.重症辨证治疗方案。

（1）毒热壅肺。

主症：高热不退，咳嗽重，少痰或无痰，喘促短气，头身痛；或伴心悸，躁扰不安。舌脉：舌质红，苔薄黄或腻，脉弦数。

治法：解毒清热，泻肺活络。基本方药：宣白承气汤加减。炙麻黄6g，鱼腥草15g，生石膏（先煎）40g，葶苈子10g，杏仁9g，黄芩10g，知母10g，浙贝母10g，生大黄（后下）6g，青蒿15g，赤芍10g，生甘草3g。

煎服法：水煎服，每剂水煎400ml，每次口服200ml，1日2次；必要时可日服2剂，每6小时口服1次，每次200ml。也可鼻饲或结肠滴注。

加减：持续高热加羚羊角粉0.6g（分冲）、安宫牛黄丸1丸；腹胀便秘加枳实9g、元明粉6g（分冲）；喘促加重伴有汗出乏力者加西洋参10g、五味子6g。

（2）毒热内陷，内闭外脱。

主症：神识昏蒙、淡漠，口唇爪甲紫暗，呼吸浅促，咯粉红色血水，胸腹灼热，四肢厥冷，汗出，尿少。

舌脉：舌红绛或暗淡，脉沉细数。

治法：益气固脱，清热解毒。

基本方药：参附汤加减。生晒参15g，炮附子（先煎）10g，黄连6g，金银花20g，生大黄6g，青蒿15g，山萸肉15g，枳实10g。

煎服法：水煎服，每剂水煎400ml，每次口服200ml，1日2次；必要时可日服2剂，每6小时口服1次，每次200ml。也可鼻饲或结肠滴注。

3.恢复期辨证治疗方案

气阴两虚，正气未复。

主症：神倦乏力，气短，咳嗽，痰少，纳差。

舌脉：舌暗或淡红，苔薄腻，脉弦细。

治法：益气养阴。

基本方药：沙参麦门冬汤加减。沙参15g，麦冬15g，五味子10g，浙贝母10g，杏仁10g，青蒿10g，炙枇杷叶10g，焦三仙各10g。

煎服法：水煎服，每剂水煎400ml，每次口服200ml，1日2次；必要时可日服2剂，每6小时口服1次，每次200ml。也可鼻饲或结肠滴注。

注：

妊娠期妇女发病，治疗参考成人方案，避免使用妊娠禁忌药，治病与安胎并举，以防流产，并应注意剂量，中病即止。

儿童用药可参考成人治疗方案，根据儿科规定调整剂量，无儿童适应证的中成药不宜使用。

九、医院感染控制措施

1.落实门急诊预检分诊制度，做好患者分流。提供手卫生、呼吸道卫生和咳嗽礼仪指导，引导有呼吸道症状的患者及陪同人员佩戴医用外科口罩。

2.有条件的医疗机构应分开安置流感疑似和确诊患者，患者外出检查、转科或转院途中应佩戴医用外科口罩。限制疑似或确诊患者探视或陪护，减少住院患者感染流感。

3.加强病房通风，并做好诊室、病房、办公室和值班室等区域物体表面的清洁和消毒。

4.按照要求处理医疗废物，患者转出或离院后进行终末消毒。

5.医务人员按照标准预防原则，根据暴露风险进行适当的个人防护。在工作期间佩戴医用外科口罩，并严格执行手卫生。出现发热或流感样症状时，及时进行流感筛查。疑似或确诊流感的医务人员，应隔离治疗，不可带病工作。

十、预防

（一）疫苗接种

接种流感疫苗是预防流感最有效的手段，可降低接种者罹患流感和发生严重并发症的风险。推荐60岁及以上老年人、6月龄至5岁儿童、孕妇、6月龄以下儿童家庭成员和看护人员、慢性病患者和医务人员等重点人群，每年优先接种流感疫苗。

（二）药物预防

药物预防不能代替疫苗接种。建议对有重症流感高危因素的密切接触者（且未接种疫苗或接种疫苗后尚未获得免疫力）进行暴露后药物预防，建议不要迟于暴露后48小时用药。可使用奥司他韦和扎那米韦等（每次剂量同治疗量，每日一次，使用7天）。

（三）一般预防措施

保持良好的个人卫生习惯是预防流感等呼吸道传染病的重要手段，主要措施包括：增强体质；勤洗手；保持环境清洁和通风；在流感流行季节尽量减少到人群密集场所活动，避免接触呼吸道感染患者；保持良好的呼吸道卫生习惯，咳嗽或打喷嚏时，用上臂或纸巾、毛巾等遮住口鼻，咳嗽或打喷嚏后洗手，尽量避免触摸眼睛、鼻或口；出现流感样症状应注意休息及自我隔离，前往公共场所或就医过程中需戴口罩。

来源：国家中医药管理局，流行性感冒诊疗方案（2019年版）[J]. 中华临床感染病杂志，2019，12（6）：451-455.

附录二　流行性感冒诊疗方案（2018年版修订版）

流行性感冒（以下简称流感）是由流感病毒引起的一种急性呼吸道传染病，在世界范围内暴发和流行。

流感起病急，虽然大多为自限性，但部分因出现肺炎等并发症可发展至重症流感，少数重症病例病情进展快，可因急性呼吸窘迫综合征（ARDS）和/或多脏器衰竭而死亡。重症流感主要发生在老年人、年幼儿童、孕产妇或有慢性基础疾病者等高危人群，亦可发生在一般人群。

全国既往流感监测结果显示，我国即将进入流感流行季节。为进一步规范和加强流感的临床管理，减少重症流感发生，降低病死率，在《流行性感冒诊疗方案（2018年版）》的基础上，结合近期国内外研究成果及我国既往流感诊疗经验，制定本诊疗方案。

一、病原学

流感病毒属于正黏病毒科，为RNA病毒。根据核蛋白和基质蛋白分为甲、乙、丙、丁四型。

目前感染人的主要是甲型流感病毒中的H1N1、H3N2亚型及乙型流感病毒中的Victoria和Yamagata系。

流感病毒对乙醇、碘伏、碘酊等常用消毒剂敏感；对紫外线和热敏感，56℃条件下30分钟可灭活。

二、流行病学

1.传染源

流感患者和隐性感染者是流感的主要传染源。从潜伏期末到急性期都有传染性。病毒在人呼吸道分泌物中一般持续排毒3~6天，儿童、免疫功能受损患者排毒时间可超过1周。

2. 传播途径

流感主要通过打喷嚏和咳嗽等飞沫传播，经口腔、鼻腔、眼睛等黏膜直接或间接接触感染。接触被病毒污染的物品也可通过上述途径感染。

3. 易感人群

人群普遍易感。接种流感疫苗可有效预防相应亚型的流感病毒感染。

4. 重症病例的高危人群

下列人群感染流感病毒，较易发展为重症病例，应给予高度重视，尽早给予抗病毒药物治疗，进行流感病毒核酸检测及其他必要检查。

（1）年龄<5岁的儿童（年龄<2岁更易发生严重并发症）；

（2）年龄≥65岁的老年人；

（3）伴有以下疾病或状况者：慢性呼吸系统疾病、心血管系统疾病（高血压除外）、肾病、肝病、血液系统疾病、神经系统及神经肌肉疾病、代谢及内分泌系统疾病、免疫功能抑制（包括应用免疫抑制剂或HIV感染等致免疫功能低下）；

（4）肥胖者［体重指数（body mass index，BMI）大于30，BMI=体重（kg）/身高（m）^{2}］；

（5）妊娠及围产期妇女。

三、发病机制及病理

（一）发病机制

甲、乙型流感病毒通过HA结合呼吸道上皮细胞含有唾液酸受体的细胞表面启动感染。流感病毒通过细胞内吞作用进入细胞，病毒基因组在细胞核内进行转录和复制。复制出大量新的子代病毒颗粒，这些病毒颗粒通过呼吸道黏膜扩散并感染其他细胞。流感病毒感染人体后，可以诱发细胞因子风暴，导致全身炎症反应，出现ARDS、休克及多脏器功能衰竭，儿童可发生急性坏死性脑病。

（二）病理改变

病理变化主要表现为呼吸道纤毛上皮细胞呈簇状脱落、上皮细胞化生、固有层黏膜细胞充血、水肿伴单核细胞浸润等病理变化。重症肺炎可发生弥漫性肺泡损害。合并脑病时出现脑组织弥漫性充血、水肿、坏死。儿童急性坏死性脑病表现为丘脑为主的对称性坏死性病变，局部无明显炎症反应。合并心脏损害时出现心肌细胞肿胀、间质出血，淋巴细胞浸润、坏死等炎症反应。

四、临床表现和实验室检查

潜伏期一般为1~7天，多为2~4天。

1.临床表现

主要以发热、头痛、肌痛和全身不适起病，体温可达39℃~40℃，可有畏寒、寒战，多伴全身肌肉关节酸痛、乏力、食欲减退等全身症状，常有咽喉痛、干咳，可有鼻塞、流涕、胸骨后不适等。颜面潮红，眼结膜充血。

部分以呕吐、腹痛、腹泻为特点，常见于感染乙型流感的儿童。

无并发症者病程呈自限性，多于发病3~4天后体温逐渐消退，全身症状好转，但咳嗽、体力恢复常需1~2周。

2.并发症肺

炎是流感最常见的并发症，其他并发症有神经系统损伤、心脏损害、肌炎、横纹肌溶解综合征和脓毒性休克等。

（1）肺炎：流感并发的肺炎可分为原发性流感病毒性肺炎、继发性细菌性肺炎或混合性肺炎。流感起病后2~4天病情进一步加重，或在流感恢复期后病情反而加重，出现高热、剧烈咳嗽、脓性痰、呼吸困难，肺部湿性啰音及肺实变体征。外周血白细胞总数和中性粒细胞显著增多，以肺炎链球菌、金黄色葡萄球菌、流感嗜血杆菌等为主。

（2）神经系统损伤：包括脑炎、脑膜炎、急性坏死性脑病、脊髓炎、吉兰–巴雷综合征（Guillain–Barre syndrome）等。

（3）心脏损伤：心脏损伤不常见，主要有心肌炎、心包炎。可见肌酸激酶升高、心电图异常，重症病例可出现心力衰竭。此外，感染流感病毒后，心肌梗死、缺血性心脏病相关住院和死亡的风险明显增加。

（4）肌炎和横纹肌溶解：主要症状有肌痛，肌无力，肾功能衰竭，血清肌酸激酶、肌红蛋白升高，急性肾损伤等。

（5）脓毒性休克：表现为高热、休克及多脏器功能障碍等。

（三）实验室检查

1.外周血常规：白细胞总数一般不高或降低，重症病例淋巴细胞计数明显降低。

2.血生化：部分病例出现低钾血症，少数病例肌酸激酶、天门冬氨酸氨基转移酶、丙氨酸氨基转移酶、乳酸脱氢酶、肌酐等升高。

3.病原学相关检查

（1）病毒核酸检测：以RT–PCR（最好采用real–timeRT–PCR）法检测呼吸道标本（咽拭子、鼻拭子、鼻咽或气管抽取物、痰）中的流感病毒核酸。病毒核酸检测的特异性和敏感性最好，且能区分病毒类型和亚型。

（2）病毒抗原检测（快速诊断试剂检测）：快速抗原检测方法可采用胶体金和免疫荧光法。由于快速抗原检测的敏感性低于核酸检测，因此对快速抗原检测结果的解释应结合患者流行病史和临床症状综合考虑。

（3）血清学检测：动态检测的IgG抗体水平恢复期比急性期有4倍或4倍以上升高有回顾性诊断意义。

（4）病毒分离培养：从呼吸道标本中分离出流感病毒。在流感流行季节，流感样病例快速抗原诊断和免疫荧光法检测阴性的患者建议也作病毒分离。

（四）影像学表现

并发肺炎者影像学检查可见肺内斑片状、磨玻璃影、多叶段渗出性病灶；进展迅速者，可发展为双肺弥漫的渗出性病变或实变，个别病例可见胸腔积液。

儿童并发肺炎者肺内片状影出现较早，多发及散在分布多见，易出现过度充气，影像学表现变化快，病情进展时病灶扩大融合，可出现气胸、纵隔气肿等征象。

五、诊断

诊断主要结合流行病学史、临床表现和病原学检查。

1.临床诊断

病例出现上述流感临床表现，有流行病学证据或流感快速抗原检测阳性，且排除其他引起流感样症状的疾病。

2.确定诊断

病例有上述流感临床表现，具有以下一种或以上病原学检测结果阳性：

（1）流感病毒核酸检测阳性。

（2）流感病毒分离培养阳性。

（3）急性期和恢复期双份血清的流感病毒特异性IgG抗体水平呈4倍或4倍以上升高。

六、重症与危重病例

（一）出现以下情况之一者为重症病例

1. 持续高热>3天，伴有剧烈咳嗽，咳脓痰、血痰，或胸痛；
2. 呼吸频率快，呼吸困难，口唇紫绀；
3. 神志改变：反应迟钝、嗜睡、躁动、惊厥等；
4. 严重呕吐、腹泻，出现脱水表现；
5. 合并肺炎；
6. 原有基础疾病明显加重。

（二）出现以下情况之一者为危重病例

1. 呼吸衰竭；
2. 急性坏死性脑病；
3. 脓毒性休克；
4. 多脏器功能不全；
5. 出现其他需进行监护治疗的严重临床情况。

七、鉴别诊断

1. 普通感冒

流感的全身症状比普通感冒重；追踪流行病学史有助于鉴别；普通感冒的流感病原学检测阴性，或可找到相应的感染病原证据。

2. 其他类型上呼吸道感染

包括急性咽炎、扁桃体炎、鼻炎和鼻窦炎。感染与症状主要限于相应部位。局部分泌物流感病原学检查阴性。

3. 其他下呼吸道感染

流感有咳嗽症状或合并气管–支气管炎时需与急性气管–支气管炎相鉴别；合并肺炎时需要与其他肺炎，包括细菌性肺炎、衣原体肺炎、支原体肺炎、病毒性肺炎、真菌性肺炎、肺结核等相鉴别。根据临床特征可作出初步判断，病原学检查可资确诊。

八、治疗

（一）基本原则

1.对临床诊断病例和确诊病例应尽早隔离治疗。

2.住院治疗标准（满足下列标准1条或1条以上）：

（1）妊娠中晚期及围产期妇女。

（2）基础疾病明显加重，如：慢性阻塞性肺疾病、糖尿病、慢性心功能不全、慢性肾功能不全、肝硬化等。

（3）符合重症或危重流感诊断标准。

（4）伴有器官功能障碍。

3.非住院患者居家隔离，保持房间通风。充分休息，多饮水，饮食应当易于消化和富有营养。密切观察病情变化，尤其是儿童和老年患者。

4.流感病毒感染高危人群容易引发重症流感，尽早抗病毒治疗可减轻症状，减少并发症，缩短病程，降低病死率。

5.避免盲目或不恰当使用抗菌药物。仅在有细菌感染指征时使用抗菌药物。

6.儿童忌用阿司匹林或含阿司匹林药物以及其他水杨酸制剂。

（二）对症治疗高热者可进行物理降温，或应用解热药物。咳嗽咳痰严重者给予止咳祛痰药物。根据缺氧程度采用适当的方式进行氧疗。

（三）抗病毒治疗

1.抗流感病毒治疗时机

重症或有重症流感高危因素的患者，应尽早给予抗流感病毒治疗，不必等待病毒检测结果。发病48h内进行抗病毒治疗可减少并发症、降低病死率、缩短住院时间；发病时间超过48h的重症患者依然可从抗病毒治疗中获益。

非重症且无重症流感高危因素的患者，在发病48h内，在评价风险和收益后，也可考虑抗病毒治疗。

2. 抗流感病毒药物

神经氨酸酶抑制剂（NAI）对甲型、乙型流感均有效。

（1）奥司他韦（胶囊/颗粒）：成人剂量每次75mg，每日2次。1岁及以上年龄的儿童应根据体重给药：体重不足15kg者，予30mg每日2次；体重15~23kg者，予45mg每日2次；体重23~40kg者，予60mg每日2次；体重大于40kg者，予75mg每日2次。疗程5天，重症患者疗程可适当延长。肾功能不全者要根据肾功能调整剂量。

（2）扎那米韦：适用于成人及7岁以上青少年，用法：每日2次，间隔12小时；每次10mg（分两次吸入）。但吸入剂不建议用于重症或有并发症的患者。

（3）帕拉米韦：成人用量为300~600mg，小于30d新生儿6mg/kg，31~90d婴儿8mg/kg，91d~17岁儿童10mg/kg，静脉滴注，每日1次，1~5天，重症病例疗程可适当延长。目前临床应用数据有限，应严密观察不良反应。

离子通道M_2阻滞剂金刚烷胺和金刚乙胺仅对甲型流感病毒有效，但目前监测资料显示甲型流感病毒对其耐药，不建议使用。

（四）重症病例的治疗原则

积极治疗原发病，防治并发症，并进行有效的器官功能支持。

1. 如出现低氧血症或呼吸衰竭，应及时给予相应的治疗措施，包括氧疗或机械通气等。

2.合并休克时给予相应抗休克治疗。

3.出现其他脏器功能损害时，给予相应支持治疗。

4.出现继发感染时，给予相应抗感染治疗。

（五）中医治疗

1.轻症辨证治疗方案

（1）风热犯卫

主症：发病初期，发热或未发热，咽红不适，轻咳少痰，无汗。

舌脉：舌质红，苔薄或薄腻，脉浮数。

治法：疏风解表，清热解毒。

基本方药：银翘散合桑菊饮加减。银花15g，连翘15g，桑叶10g，菊花10g，桔梗10g，牛蒡子15g，竹叶6g，芦根30g，薄荷（后下）3g，生甘草3g。

煎服法：水煎服，每剂水煎400ml，每次口服200ml，1日2次；必要时可日服2剂，每6小时口服1次，每次200ml。

加减：苔厚腻加藿香10g、佩兰10g；咳嗽重加杏仁10g、炙枇杷叶10g；腹泻加黄连6g、木香3g；咽痛重加锦灯笼9g、玄参15g。若呕吐可先用黄连6g，苏叶10g水煎频服。

常用中成药：疏风解表、清热解毒类，如金花清感颗粒、连花清瘟胶囊（颗粒）、清开灵颗粒（胶囊、软胶囊、片）、疏风解毒胶囊、银翘解毒类、桑菊感冒类等。

儿童可选儿童抗感颗粒、小儿豉翘清热颗粒等。

（2）热毒袭肺

主症：高热，咳嗽，痰黏咯痰不爽，口渴喜饮，咽痛，目赤。

舌脉：舌质红，苔黄或腻，脉滑数。

治法：清热解毒，宣肺止咳。

基本方药：麻杏石甘汤加减。炙麻黄5g，杏仁10g，生石膏（先煎）30g，知母10g，浙贝母10g，桔梗10g，黄芩15g，柴胡15g，生甘草10g。

煎服法：水煎服，每剂水煎400ml，每次口服200ml，1日2次；必要时可日服2剂，每6小时口服1次，每次200ml。

加减：便秘加生大黄（后下）6g；苔厚腻加苍术10g、厚朴10g；持续高热加青蒿15g、丹皮10g。

常用中成药：清热解毒、宣肺止咳类，如连花清瘟胶囊（颗粒）、银黄类制剂、莲花清热类制剂等。

儿童可选小儿肺热咳喘颗粒（口服液）、小儿咳喘灵颗粒（口服液）、羚羊角粉冲服。

2.重症辨证治疗方案

（1）毒热壅肺

主症：高热不退，咳嗽重，少痰或无痰，喘促短气，头身痛；或伴心悸，躁扰不安。

舌脉：舌质红，苔薄黄或腻，脉弦数。

治法：解毒清热，泻肺活络。

基本方药：宣白承气汤加减。炙麻黄6g，生石膏（先煎）40g，杏仁9g，知母10g，鱼腥草15g，葶苈子10g，黄芩10g，浙贝母10g，生大黄（后下）6g，青蒿15g，赤芍10g，生甘草3g。

煎服法：水煎服，每剂水煎400ml，每次口服200ml，1日2次；必要时可日服2剂，每6小时口服1次，每次200ml。也可鼻饲或结肠滴注。

加减：持续高热加羚羊角粉0.6g（分冲）、安宫牛黄丸1丸；腹胀便秘加枳实9g、元明粉6g（分冲）；喘促加重伴有汗出乏力者加西洋参10g、五味子6g。

（2）毒热内陷，内闭外脱。

主症：神识昏蒙、淡漠，口唇爪甲紫暗，呼吸浅促，咯粉红色血水，胸腹灼热，四肢厥冷，汗出，尿少。

舌脉：舌红绛或暗淡，脉沉细数。

治法：益气固脱，清热解毒。

基本方药：参附汤加减。生晒参15g，炮附子（先煎）10g，黄连6g，金银花20g，生大黄6g，青蒿15g，山萸肉15g，枳实10g。

煎服法：水煎服，每剂水煎400ml，每次口服200ml，1日2次；必要时可日服2剂，每6小时口服1次，每次200ml。也可鼻饲或结肠滴注。

3.恢复期辨证治疗方案

气阴两虚，正气未复。

主症：神倦乏力，气短，咳嗽，痰少，纳差。

舌脉：舌暗或淡红，苔薄腻，脉弦细。

治法：益气养阴。

基本方药：沙参麦门冬汤加减。沙参15g，麦冬15g，五味子10g，浙贝母10g，杏仁10g，青蒿10g，炙枇杷叶10g，焦三仙各10g。

煎服法：水煎服，每剂水煎400ml，每次口服200ml，1日2次；必要时可日服2剂，每6小时口服1次，每次200ml。也可鼻饲或结肠滴注。

注：

1.妊娠期妇女发病，治疗参考成人方案，避免使用妊娠禁忌药，治病与安胎并举，以防流产，并应注意剂量，中病即止。

2.儿童用药可参考成人治疗方案，根据儿科规定调整剂量，无儿童适应证的中成药不宜使用。

九、预防

（一）疫苗接种

接种流感疫苗是预防流感最有效的手段，可以显著降低接种者罹患流感和发生严重并发症的风险。推荐60岁及以上老年人、6月龄至5岁儿童、孕妇、6月龄以下儿童家庭成员和看护人员、慢性病患者和医务人员等人群，每年接种流感疫苗。

（二）药物预防

药物预防不能代替疫苗接种，只能作为没有接种疫苗或接种疫苗后尚未获得免疫能力的重症流感高危人群的紧急临时预防措施。可使用奥司他韦、扎那米韦等。

（三）一般预防措施

保持良好的个人卫生习惯是预防流感等呼吸道传染病的重要手段，主要措施包括：增强体质和免疫力；勤洗手；保持环境清洁和通风；尽量减少到人群密集场所活动，避免接触呼吸道感染患者；保持良好的呼吸道卫生习惯，咳嗽或打喷嚏时，用上臂或纸巾、毛巾等遮住口鼻，咳嗽或打喷嚏后洗手，尽量避免触摸眼睛、鼻或口；出现呼吸道感染症状应居家休息，及早就医。

来源：流行性感冒诊疗方案（2018年版修订版）[J]. 中华临床感染病杂志，2019（01）：1–5.

附录三　社区获得性肺炎中医诊疗指南（2011版）

肺炎是指包括终末气道、肺泡腔及肺间质等在内的肺实质炎症，由多种病原体如细菌、病毒、真菌、寄生虫等引起，其中以细菌、病毒最为常见，理化因素、药物和免疫损伤等也可引起。依据肺炎患病地点和时间的不同而分为社区获得性肺炎（communityacquiredpneumonia，CAP）和医院获得性肺炎（hospitalacquiredpneumonia，HAP）。CAP是指在医院外罹患的感染性肺实质炎症，包括具有明确潜伏期的病原体感染而在入院后潜伏期内发病的肺炎[1]，临床表现为发热、咳嗽、咯痰、气短、胸闷或胸痛等。随着年龄增长，老年人CAP的发病率、病死率呈直线上升趋势，病死率明显高于青壮年患者，特别是65岁以上的病死率更高。老年人CAP临床表现多不典型，常呈非特异性表现和隐袭性发病，并发症多，预后差。CAP多属于中医学“风温肺热”、“咳嗽”等病证范畴。为进一步完善CAP的诊疗规范，提高中医药诊治水平，为从事CAP防治的中医中西医结合临床医师提供指导性意见，我们组织成立了由中医、中西医结合临床和基础研究、临床流行病学、循证医学、统计学和卫生经济学等多学科人员组成的《社区获得性肺炎中医诊疗指南》制定小组，参照指南研究与评价的评审（Appraisal of Guidelines Researchand Evaluation，AGREE）工具[2~3]、指南标准化会议（Conferenceon Guidelinesstandardization，COGs）[4]确定的评价指南标准和苏格兰指南制定组织（scottish Intercollegiate Guidelines Network，sIGN）[5]所归纳的指南制定步骤，以循证医学思想为指导，注重中医特色[6]，对既往和现有的相关证据进行了充分收集、评价。证据来源包括：①中国学术期刊全文数据库、中国生物医学文献数据库、维普网、万方数据库和Cochrane图书馆；②高等院校教材；③相关专著；④国家、行业学会颁布的相关诊疗标准等；⑤尚未发表的有关中医治疗CAP临床研究报告。根据制定的推荐意见的证据质量分级共分5级别8等次[7]，获得了36篇不同质量等级的相关证据（其中Ia级6篇、Ib级4篇、IIa级3篇、IIb级4篇、IIIa级0篇、IIIb级8篇、IV级4篇、V级7篇），并采用专家共识法最终形成证据的推荐意见，编写成本指南，以供参考。

1.诊断

1.1诊断标准[1]

①新近出现的咳嗽、咯痰或原有呼吸道疾病症状加重，并出现脓性痰，伴或不伴胸痛。②发热。③肺实变体征和（或）闻及湿性啰音。④白细胞数$>10\times10^9$/L或$<4\times10^9$/L，伴或不伴细胞核左移。⑤胸部X线检查显示片状、斑片状浸润性阴影或间质性改变，伴或不伴胸腔积液。以上①~④项中任何1项加第⑤项，并除外肺结核、肺部肿瘤、非感染性肺间质性疾病、肺水肿、肺不张、肺栓塞、肺嗜酸性粒细胞浸润症及肺血管炎等后，可建立临床诊断。

1.2病原学诊断[1]

1.2.1确定

①血或痰液培养到病原菌；②经纤维支气管镜或人工气道吸取的标本培养的病原菌浓度$\geqslant10^5$CFU/ml（半定量培养++），支气管肺泡灌洗液（bronchoalveolarlavagefluid，BALF）标本$\geqslant10^4$CFU/ml（+~++），防污染毛刷或防污染BALF标本$\geqslant10^3$CFU/ml（+）；③呼吸道标本培养到肺炎支原体、肺炎衣原体、嗜肺军团菌；④血清

肺炎支原体、肺炎衣原体、嗜肺军团菌抗体滴度呈4倍或4倍以上变化（增高或降低），同时肺炎支原体抗体滴度（补体结合试验）≥1:64，肺炎衣原体抗体滴度（微量免疫荧光试验）≥1:32，嗜肺军团菌抗体滴度（间接荧光抗体法）≥1:128；⑤嗜肺军团菌Ⅰ型尿抗原检测（酶联免疫测定法）阳性；⑥血清流感病毒、呼吸道合胞病毒等抗体滴度呈4倍或4倍以上变化（增高或降低）。⑦肺炎链球菌尿抗原检测（免疫层析法）阳性（儿童除外）。

1.2.2 有意义

①合格痰标本培养优势菌中度以上生长（≥+++）；②合格痰标本细菌少量生长，但与涂片镜检结果一致（肺炎链球菌、流感嗜血杆菌、卡他莫拉菌）；③3日内多次培养到相同细菌；④血清肺炎支原体IgG抗体滴度≥1:512或IgM抗体滴度≥1:16（微量免疫荧光法）；⑤血清嗜肺军团菌试管凝集试验抗体滴度升高达1:320或间接荧光试验IgG抗体≥1:1024。

1.2.3 无意义

①痰培养有上呼吸道正常菌群的细菌（如草绿色链球菌、表皮葡萄球菌、非致病奈瑟菌、类白喉杆菌等）；②痰培养为多种病原菌少量（<+++）生长；③不符合1.2.1、1.2.2中的任何一项。

1.3 病情严重程度

1.3.1 肺炎病情的综合评价

（1）轻症肺炎[8]：符合以下4条者，即①体温低于38℃；②呼吸功能和动脉血气测定正常或与基础值比较无恶化；③白细胞低于10×10^9/L；④无其他并发症。（2）重症肺炎：参考2006年中华医学会呼吸病学分会的诊断标准[1]：①意识障碍；②呼吸频率≥30次/min；③PaO_2<60mmHg（1mmHg=133.322Pa），PaO_2/FiO_2<300，需行机械通气治疗；④收缩压<90mmHg；⑤并发脓毒

性休克；⑥X线胸片显示双侧或多肺叶受累，或入院48h内病变范围扩大≥50%；⑦少尿：尿量<20ml/h，或<80ml/4h，或急性肾功能衰竭需要透析治疗。肺部感染，且上述临床表现中出现1项或1项以上者即可诊断为重症肺炎。

1.3.2 有关简易评价工具[9~12]

（1）肺炎危险指数与分级（PsI）：Ⅰ级：积分<51，不存在所有预测因素，即年龄≤50岁、无5项基础疾病（肿瘤、肝病、充血性心力衰竭、肾脏病、脑血管疾病）、生命体征无异常或仅轻微变化、正常精神意识状态；Ⅱ级：积分51~70；Ⅲ级：积分71~90；Ⅳ级：积分91~130；Ⅴ级：积分>130。Ⅰ级和Ⅱ级患者在门诊治疗，Ⅲ级患者需要入住观察病房或短期住院治疗，Ⅳ级和Ⅴ级患者必须住院治疗。（2）CURB积分与分级：精神意识混乱，血清尿素氮>7mmol/L，呼吸频率≥30次/min，收缩压<90mmHg或舒张压≤60mmHg。每项为1分，合计为4分。0或1分者为门诊治疗；2分者可住院疗；3分及以上者需入住ICU治疗。（3）CURB-65积分与分级：在CURB基础上，增加了年龄≥65岁。每项为1分，合计为5分。0或1分者为低死亡率，应在家庭或门诊治疗；2分者为中度死亡率，可短期住院治疗或观察；3分及以上者为重度肺炎，高度死亡率，需入住ICU治疗。（4）CRB-65积分与分级：精神意识混乱，呼吸频率≥30次/min，收缩压<90mmHg或舒张压≤60mmHg，年龄≥65岁。每项为1分，合计为4分。0分者为家庭或门诊治疗；1分或2分者为可短期住院治疗和观察；3分或4分者为重度肺炎，必须住院治疗。

1.4 老年肺炎的特点[13~15]

①呼吸道症状不典型，呼吸道症状轻，甚至无咳嗽、咯痰、胸痛等症状，但多有呼吸困难；②感染症状不突出，可无发热、

畏寒、肌肉酸痛等。外周血白细胞计数可不升高，胸部X线摄片检查阳性率低；③以肺外表现为首发症状，如意识障碍、乏力、嗜睡、食欲不振、恶心、呕吐、心动过速，甚至大小便失禁等，容易掩盖呼吸系统症状。④易出现严重并发症，如感染性休克、呼吸衰竭、心力衰竭等；⑤长期反复使用广谱抗生素，容易产生耐药菌株；⑥基础疾病多见，多合并慢性支气管炎、慢性阻塞性肺疾病、心脑血管病和糖尿病等，病情复杂；⑦病程较长，炎症吸收缓慢，易反复发作，预后较差。由于老年人患者的上述特点，容易造成误诊、漏诊，因此，应详细了解病史，全面体格检查，把握老年患者的特点，以明确诊断。

2.辨证论治

CAP发病病机包括外邪侵袭、肺卫受邪和正气虚弱、抗邪无力两个方面。风热毒邪，侵袭肺脏，或风寒之邪入里化热，炼津为痰，痰热壅肺。病理过程中可化火生痰、伤津耗气或风热邪盛而逆传心包，甚至邪进正衰，正气不固而见邪陷正脱。老年人多罹患慢性疾病，体内积生痰湿、瘀血等，在此基础上易感受外邪而患CAP，以痰热壅肺或痰浊阻肺为主，常兼有气阴两虚、肺脾气虚、瘀血等。恢复期多以气阴两虚、肺脾气虚为主，常兼有痰热或痰浊。以上病机虽有差异，但其基本病机为痰热壅肺兼见气阴两虚，痰浊阻肺兼见肺脾气虚。故邪实（痰热、痰浊）正虚（气阴两虚、肺脾气虚）贯穿于疾病整个病程中[15-17]。临床常见证包括实证类（风热犯肺证、外寒内热证、痰热壅肺证、痰湿阻肺证）、正虚邪恋类（肺脾气虚证、气阴两虚证）、危重变证类（热陷心包证、邪陷正脱证）等3类8个证候[16-17]，常见证可单独存在也常兼见，如热陷心包兼痰热壅肺证等。治疗方面，以祛邪扶正为大法。祛邪当分表里，在表者应疏风清热或宣肺散寒；在里者宜清热化痰或燥湿化痰，时或佐以活血化瘀；扶正当益气养阴或补益肺脾。在治疗过程中着重宣降肺气以顺肺之生理特点。若出现热入心包、邪陷正脱，当需清心开窍、扶正固脱。采用中医、中西医结合治疗CAP具有明显的疗效优势[18-19]。

2.1 实证类

2.1.1 风热袭肺主症

发热、恶风，鼻塞、鼻窍干热、流浊涕，咳嗽，干咳，痰白干黏、黄，舌苔薄、白、干，脉数。次症：咯痰不爽，口干，咽干，咽痛，舌尖红，舌苔黄，脉浮。诊断：①发热、恶风；②鼻塞、鼻窍干热，或流浊涕；③干咳，或痰少、白黏或黄、难以咯出；④口干甚至口渴，或咽干甚至咽痛；⑤舌尖红、舌苔薄白干或薄黄，或脉浮或浮数。具备①、②中的1项，加③、④、⑤中的2项[16]。治法：疏风清热，清肺化痰。方药：银翘散（《温病条辨》）加减[17]。金银花12g，连翘12g，苦杏仁9g，前胡9g，桑白皮12g，黄芩9g，芦根15g，牛蒡子9g，薄荷（后下）6g，桔梗9g，甘草6g。加减：头痛目赤者，加菊花9g，桑叶（后下）6g；喘促者，加麻黄6g，石膏（先煎）30g；无汗者，加荆芥9g，防风9g；咽喉肿痛者，加山豆根6g，马勃（包煎）3g；口渴者，加天花粉12g，玄参12g；胸痛明显者，加延胡索9g，瓜蒌15g。中成药：银翘解毒丸，口服，每次9g（水蜜丸）或0.7~0.8g（浓缩丸），每日2次或3次。双黄连合剂，口服，每次10ml，每日3次。疏风解毒胶囊，口服，每次4粒，每日3次。牛黄清感胶囊，口服，每次2~4粒，每日3次。清热解毒颗粒，冲服，每次18g，每日3次。

2.1.2 外寒内热主症

发热，恶寒，无汗，咳嗽，舌质红，舌苔黄、黄腻，脉数。次症：痰黄，或痰白干黏，咯痰不爽，咽干，咽痛，肢体酸痛，脉浮。诊断：①发热，恶寒，无汗，或肢体酸痛；②咳嗽；③痰白干黏或黄，咯痰不爽；④口渴或咽干，甚至咽痛；⑤舌质红，舌苔黄或黄腻，脉数或浮数。具备①、②中的2项，加③、④、⑤中的2项[16]。治法：疏风散寒，清肺化痰。方药：麻杏石甘汤（《伤寒论》）合清金化痰汤（《统旨方》）加减[17]。（炙）麻黄6g，荆芥9g，防风9g，石膏（先煎）30g，苦杏仁9g，知母9g，瓜蒌15g，栀子9g，桑白皮12g，黄芩9g，桔梗9g，陈皮9g，炙甘草6g。加减：恶寒，无汗，肢体酸痛者，减荆芥、防风，加羌活9g，独活9g；往来寒热不解、口苦者，加柴胡9g。中成药：根据表寒里热偏重之不同，可选择中成药。偏表风寒者，可选感冒清热颗粒，冲服，每次3g（含乳糖）或6g（无蔗糖），每日2次；通宣理肺丸，口服，每次7g（水蜜丸）或8~10丸（浓缩丸），每日2~3次；正柴胡饮颗粒，冲服，每次6g，每日3次。偏内热者，可参见痰热壅肺证有关内容。

2.1.3痰热壅肺主症

咳嗽，痰多，痰黄，痰白干黏，胸痛，舌质红，舌苔黄、腻，脉滑、数。次症：发热，口渴，面红，尿黄，大便干结，腹胀。诊断：①咳嗽，甚则胸痛；②痰黄或白干黏；③发热，口渴；④大便干结或腹胀；⑤舌质红，或舌苔黄或黄腻，或脉数或滑数。具备①、②中的2项，加③、④、⑤中的2项[16]。治法：清热解毒，宣肺化痰。方药：贝母瓜蒌散（《医学心悟》）合清金降火汤（《古今医鉴》）加减[17]。瓜蒌20g，浙贝母9g，石膏（先煎）30g，苦杏仁9g，知母12g，白头翁12g，连翘12g，鱼腥草15g，黄芩9g，炙甘草6g。加减：咳嗽带血者，加白茅根9g，侧柏叶9g；咳痰腥味者，加金荞麦（根）20g，薏苡仁12g，冬瓜子12g；痰鸣喘息而不得平卧者，加葶苈子（包煎）9g，射干9g；胸痛明显者，加延胡索9g，赤芍12g，郁金9g；热盛心烦者，加金银花12g，栀子9g，黄连6g。

热盛伤津者，加麦冬12g，生地黄15g，玄参12g；兼有气阴两虚者，加太子参15g，麦冬12g，南沙参12g，亦可采用毒素清方（瓜蒌、人参、麦冬、生地黄、鱼腥草、板蓝根、白头翁、牡丹皮）[20]；大便秘结者，加（酒）大黄9g，枳实9g，桑白皮12g；高热，口渴欲饮，腹胀便结者，可选用复方清热颗粒（蒲公英30g，败酱草30g，黄芪30g，大黄6g），每次1袋，每日3次[21]；下利而肛门灼热者，加黄连6g，葛根9g；兼血瘀证，见口唇紫绀，舌有瘀斑、瘀点者，加地龙15g，赤芍9g，或可选用血府逐瘀口服液或胶囊，口服，每次10ml或6粒，每日3次。中成药：蛇胆川贝液，口服，每次10ml，每日2次。复方鲜竹沥口服液，口服，每次10ml，每日3次。二母宁嗽丸，口服，每次1丸，每日2次。清气化痰丸，口服，每次6~9g，每日2次。痰热清注射液20~40ml静脉滴注，每日2次[22~23]。

2.1.4 痰湿阻肺主症

咳嗽，气短，痰多、白黏，舌苔腻。次症：胃脘痞满，纳呆，食少，痰易咯出，泡沫痰，舌质淡，舌苔白，脉滑、弦滑。诊断：①咳嗽或气短；②痰多、白黏或呈泡沫；③胃脘胀满或腹胀；④纳呆或食少；⑤舌苔白腻，或脉滑或弦滑。具备①、②中的2项，加③、④、⑤中的2项[16]。治法：燥湿化痰，宣降肺气。方药：半夏厚朴汤（《金匮要略》）和三子养亲汤（《韩氏医通》）加减[17]。法半夏12g，厚朴9g，陈皮9g，苦杏仁9g，茯苓15g，枳实9g，白芥子9g，紫苏子9g，莱菔子9g，生姜6g。加减：痰从寒化，畏寒、痰白稀者，加干姜9g，细辛3g；痰多咳喘，胸闷不得卧者，加麻黄6g，薤白9g，葶苈子（包煎）9g；脘腹胀闷，加木香9g，（焦）槟榔9g，豆蔻6g；便溏者，减紫苏子、莱菔子，加白术12g，泽泻9g，葛根9g；兼血瘀证，见口唇紫绀，舌有瘀斑、瘀点者，加川芎9g，赤芍9g，或可选用血府逐瘀口服液（胶囊），口服，每次10ml或6粒，每日3次。中成药：桂龙咳喘宁胶囊，口服，每次5粒，每日3次。苏子降气丸，口服，每次6g，每日1或2次。

2.2正虚邪恋类

2.2.1肺脾气虚主症

咳嗽，气短，乏力，纳呆，食少。次症：胃脘胀满，腹胀，自汗，舌体胖大、有齿痕，舌质淡，舌苔白、薄，脉沉、细、缓、弱。诊断：①咳嗽；②气短，或乏力，动则加重；③自汗；④纳呆或食少；⑤胃脘胀满或腹胀；⑥舌质淡或苔薄白，舌体胖大或有齿痕，或脉沉细、沉缓、细弱。具备①、②、③中的2项，加④、⑤、⑥中的2项[16]。治法：补肺健脾，益气固卫。方药：参苓白术散（《和剂局方》）加减[17]。党参15g，茯苓12g，白术12g，莲子12g，白扁豆15g，山药15g，苦杏仁9g，陈皮9g，枳壳9g，豆蔻6g，炙甘草6g。加减：咳嗽明显者，加款冬花9g，紫菀9g；纳差不食者，加六神曲12g，（炒）麦芽12g；脘腹胀闷者，减黄芪，加木香9g，莱菔子9g；虚汗甚者，加浮小麦12g，（煅）牡蛎（先煎）20g；寒热起伏，营卫不和者，加桂枝6g，白芍9g，生姜9g，大枣9g。中成药：玉屏风颗粒，冲服，每次5g，每日3次。黄芪颗粒，冲服，每次4g，每日2次。金咳息胶囊（参蛤补肺胶囊），口服，每次4粒，每日3次。

2.2.2气阴两虚主症

咳嗽，无痰，少痰，气短，乏力，舌体瘦小、苔少，脉细、沉。次症：咯痰不爽，口干或渴，自汗，盗汗，手足心热，舌质淡、红，舌苔薄、花剥，脉数。诊断：①气短或乏力，动则加重；②干咳或少痰或咯痰不爽；③口干，甚至口渴；④盗汗或自汗；⑤手足心热；⑥舌体瘦小、舌质淡或红，或舌苔薄少或花剥，或脉沉细或细数。具备①、②中的2项，加③、④、⑤、⑥中的2项[16]。治法：益气养阴，润肺化痰。方药：生脉散（《内外伤辨惑论》）

合沙参麦冬汤（《温病条辨》）加减[17]。太子参15g，南沙参12g，麦冬12g，五味子9g，川贝母9g，百合15g，山药15g，玉竹12g，桑叶6g，天花粉12g，地骨皮12g，炙甘草6g。加减：咳甚者，加百部9g，（炙）枇杷叶12g，苦杏仁9g；低热不退者，可加银柴胡9g，白薇9g，亦可选用青蒿鳖甲汤方（青蒿、鳖甲、生地黄、知母、牡丹皮、太子参、玉竹、紫菀、款冬花、浙贝母）[24]；盗汗明显者，加（煅）牡蛎（先煎）20g，糯稻根15g；呃逆者，加竹茹6g，（炙）枇杷叶12g；纳差食少者，加（炒）麦芽9g，（炒）谷芽9g；腹胀者，加佛手9g，香橼（皮）9g；兼有痰热证者，可采用毒素清方（瓜蒌、人参、麦冬、生地黄、鱼腥草、板蓝根、白头翁、牡丹皮）[21]。对于气阴两虚，余热未清者，症见身热多汗，心烦，口干渴，舌红少苔，脉虚数者，可用竹叶石膏汤加减。中成药：生脉饮口服液，口服，每次10ml，每日3次。偏阴虚者，百合固金丸，口服，每次1丸，每日2次；养阴清肺丸，口服，每次9g，每日2次。

2.3危重变证类

2.3.1热陷心包主症

咳嗽，甚则喘息、气促，身热夜甚，心烦不寐，神志异常，舌红、绛，脉数、滑。次症：高热，大便干结，尿黄，脉细。诊断：①咳嗽或喘息、气促；②心烦不寐、烦躁甚或神志恍惚、昏蒙、谵妄、昏愦不语；③高热、身热夜甚；④舌红甚至红绛，或脉滑数或细数。具备①、②中的2项，加③、④中的1项[16]。治法：清心凉营，豁痰开窍。方药：清营汤（《温病条辨》）合犀角地黄汤（《备急千金要方》）加减[17]。水牛角（先煎）30g，生地黄15g，玄参12g，麦冬12g，赤芍12g，金银花12g，连翘12g，黄连6g，栀子9g，天竺黄6g，丹参9g，石菖蒲6g。加减：谵语、烦躁不安者，加服安宫牛黄丸；抽搐者，加用钩藤9g，全蝎6g，地龙

12g，羚羊角（粉）（冲服）0.6g；口唇紫绀，舌有瘀斑、瘀点者，加牡丹皮9g，紫草9g；腑气不通者，加大黄（后下）6g、芒硝（冲服）9g，或大黄颗粒6g鼻饲联合大黄颗粒15g灌肠，每日1次[25]。中成药：清开灵注射液[26]20~40ml或醒脑静注射液[27]20ml静脉滴注，每日2次；安宫牛黄丸或局方至宝丸，口服或鼻饲，每次3g，每日1或2次。对于脓毒症而辨证为瘀毒互结、邪毒内陷证者，可选血必净注射液50~100ml静脉滴注，每日2次[28]。

2.3.2 邪陷正脱主症

呼吸短促，气短息弱，神志异常，面色苍白，大汗淋漓，四肢厥冷，脉微、细、疾促。次症：面色潮红，身热，烦躁，舌质淡、绛。诊断：①呼吸短促或气短息弱；②神志恍惚、烦躁、嗜睡、昏迷；③面色苍白或潮红；④大汗淋漓；⑤四肢厥冷；⑥舌质淡或绛、少津，或脉微细欲绝，或疾促。具备①、②中的1项，加③、④、⑤、⑥中的2项。除了①、②、④表现相同外，偏于阴竭者，可见面色潮红，舌绛少津，脉细数或疾促；偏于阳脱者，可见面色苍白，四肢厥冷，舌质淡，脉微细欲绝[16]。治法：益气救阴，回阳固脱。方药：阴竭者以生脉散（《内外伤辨惑论》）加味[17]：生晒参（单煎）12g，麦冬12g，五味子9g，山茱萸30g，（煅）龙骨（先煎）20g，（煅）牡蛎（先煎）20g。阳脱者以四逆加人参汤（《伤寒论》）加味[17]：红参（单煎）15g，（制）附子（先煎）12g，干姜9g，（煅）龙骨（先煎）20g，（煅）牡蛎（先煎）20g，炙甘草6g。中成药：偏于阴竭者，可选用生脉饮注射液20~60ml或参麦注射液20~60ml静脉滴注，每日2次；偏于阳脱者，可选用参附注射液20~60ml静脉滴注，每日2次。

3. 单方验方

①鱼腥草、鸭跖草、半枝莲各15g，金银花12g。水煎服。每

日1剂，分2次服。用于风热犯肺证、痰热壅肺证。②穿心莲、功劳木各15g，橘皮6g。水煎服。每日1剂，分2次服。用于痰热壅肺证。③重楼、败酱草、大青叶、矮地茶各15g。水煎服。每日1剂，分2次服。用于痰热壅肺证。

本指南是在总结近年来中医药诊治CAP的研究成果的基础上编制而成，以期能够为从事CAP防治的中医、中西医结合临床医师提供指导性意见，促进和提高中医药诊治水平。指南研制小组将对该指南的临床使用情况进行评估。随着新的临床证据不断出现，研制小组将不断收集、评价新的证据，以对指南进行补充与更新。该指南供中医内科、中西医结合内科医生临床使用。适合于CAP的辨证治疗，也适用于老年人CAP患者。对于HAP的患者可参考应用。该指南中的药物剂量为参考剂量，供临床应用时参考。

项目组主要成员：李建生，余学庆，李素云，王至婉，晁恩祥，王永炎

执笔人：李建生*，余学庆，李素云

*通讯作者：lj_js8@163.Com

参加本指南制定讨论的专家：北京中日友好医院晁恩祥、张洪春，中国中医科学院西苑医院王书臣、张燕萍，中国中医科学院广安门医院李国勤，北京中医药大学东直门医院武维屏、姜良铎、王成祥、苏慧萍，上海中医药大学龙华医院邵长荣、吴银根，天津中医药大学第一附属医院尹新中，天津中医药大学第二附属医院孙增涛、魏葆琳，辽宁中医药大学附属医院徐艳玲，江苏省中医院奚肇庆、孙子凯，江苏省中医药研究院朱佳，成都中医药大学附属医院董艳，广东省中医院林琳，河南中医学院第一附属医院周庆伟，吉林省中医药科学院王玉，山东中医药大学附属医院张伟，青岛市中医医院周兆山，安徽中医学院李泽庚，安徽中

医学院第一附属医院张念志，浙江省中医院宋康、王真，福建省漳州市中医院洪敏俐，江西中医学院附属医院薛汉荣，贵阳中医学院第一附属医院刘良丽，宁夏医科大学中医学院刘敬霞，新疆维吾尔自治区中医医院李风森等。特此致谢！

参考文献

［1］中华医学会呼吸病学分会.社区获得性肺炎诊断和治疗指南［J］.中华结核和呼吸杂志，2006，29（10）：651-655.

［2］The AGREE Collaboratiion.Appraisal of Guidelines Research And evaluation（AGREE）instrument［eb/ol］.［2008-11-06］.hTTp：//www.AGREE Collaboratiion.org.

［3］詹思延.临床指南研究与评价工具简介［J］.中国循证儿科杂志，2007，2（5）：375-377.

［4］Shiffam RN，Shekelle P，Overhage JM，et al.Standardized Reporting of Clinical practice Guideline：a proposal from The Conference on Guidelines Standardization［J］.Ann intern med，2003，139（6）：493-498.

［5］Scottish Intercollegiate Guidelines Network.SIGN50：a guideline developer's handbook［EB/OL］.［2008-11-6］.http://www.sign.ac.uk/guidelines/fulltext/50/index.html.

［6］李建生，余学庆.中医临床治疗指南制定的现状与思考［J］.中华中医药杂志，2010，25（5）：647-650.

［7］刘建平.传统医学证据体的构成及证据分级的建议［J］.中国中西医结合杂志，2007，27（12）：1061-1065.

［8］Marrie TJ.Epidemiology of mild pneumonia［J］.Sem Respir Infect，1998，13（1）：3-7.

［9］Mandell LA，Wunderink RG，Anzueto A，et al.Infectious diseases society of America/American Thoracic society Consensus Guidelines on The management of Community-Acquired pneumonia in adults［J］.Clin Infect Dis，2007，44（Suppl2）：s27-72.

［10］Fine MJ，Auble TE，Yealy DM，et al.A prediction rule to identify low-risk patients with community acquired pneumonia［J］.N Engl J Med，1997，336（4）：243-250.

［11］Lim WS，vander Eerden MM，Laing R，et al.Defining community

Acquired pneumonia severity on presentation to hospital：An international derivation and validation study［J］.Thorax，2003，58（5）：377-382.

［12］李建生.社区获得性肺炎严重程度的诊断与危险评价［J］.河南中医学院学报，2009，24（1）：8-11.

［13］李建生.临床中医老年病学［M］.北京：人民卫生出版社，2008：224-233.

［14］李建生.老年人肺炎的特点与治疗［J］.河南中医，2000，20（6）：1-3.

［15］李建生.老年人社区获得性肺炎中医辨证治疗概要［J］.中医学报，2010，25（3）：439-441.

［16］李建生，王至婉，李素云，等.社区获得性肺炎中医证候诊断标准（讨论稿）//中华中医药学会内科分会.全国中医内科肺系病第十四次学术研讨会论文集［C］.2010：438-440.

［17］李建生，李素云，余学庆，等.国家重点基础研究发展计划（“973”计划）项目课题——基于肺炎的辨证论治疗效评价方法基础理论研究［R］.课题研究结题报告，2010:12.

［18］余学庆，李建生，王至婉，等.中医药治疗肺炎临床随机对照试验的文献系统评价［J］.中国中医基础医学杂志，2009，15（3）：229-233.

［19］王海峰，李建生，王至婉，等.中西医结合治疗重症肺炎临床随机对照试验的系统评价［J］.中华中医药杂志，2010，25（5）：738-742.

［20］李建生，程龙，马利军，等.毒素清治疗老年人细菌性肺炎的临床观察［J］.中国中西医结合杂志，2002，22（7）：505-507.

［21］赵勇，王红，张淑文，等.复方清热颗粒治疗急性肺炎疗效观察［J］.中国中医急症，2010，19（1）：1-3.

［22］蒋红丽，毛兵，钟云青，等.痰热清注射液治疗社区获得性肺炎随机对照试验的系统评价［J］.中西医结合学报，2009，7（1）：9-19.

［23］靳颖华，张卫东，齐平，等.痰热清注射液治疗肺炎的Meta分析［J］.中国医院药学杂志，2009，29（2）：146-149.

［24］李茹，宫晓燕.青蒿鳖甲汤治疗老年社区获得性肺炎30例疗效观察［J］.长春中医药大学学报，2008，24（3）：297.

［25］孙淑荣，马春林.大黄口服与灌肠配合西药治疗重症肺炎呼吸衰竭30例［J］.陕西中医，2009，30（8）：944-945.

［26］靳颖华，张洁.清开灵注射液治疗肺炎的Meta分析［J］.中国医药导刊，2009，11（5）：772-774.

［27］尹海燕，张锐，黎宝红，等.醒脑静注射液对ICU重症肺炎患者血清细胞因子含量变化的影响［J］.中国临床药理学与治疗学，2007，12（12）：1428-1431.

［28］胡晶，商洪才，李晶，等.血必净注射液治疗脓毒症的系统评价［J］.解放军医学杂志，2010，35（1）：9-12.

来源：社区获得性肺炎中医诊疗指南（2011版）［J］.中医杂志，2011，52（21）：1883-1888.

附录四　新型冠状病毒肺炎诊疗方案（试行第七版）

2019年12月以来，湖北省武汉市出现了新型冠状病毒肺炎疫情，随着疫情的蔓延，我国其他地区及境外多个国家也相继发现了此类病例。该病作为急性呼吸道传染病已纳入《中华人民共和国传染病防治法》规定的乙类传染病，按甲类传染病管理。

通过采取一系列预防控制和医疗救治措施，我国境内疫情上升的势头得到一定程度的遏制，大多数省份疫情缓解，但境外的发患者数呈上升态势。随着对疾病临床表现、病理认识的深入和诊疗经验的积累，为进一步加强对该病的早诊早治，提高治愈率，降低病亡率，最大可能避免医院感染，同时提醒注意境外输入性病例导致的传播和扩散，我们对《新型冠状病毒肺炎诊疗方案（试行第六版）》进行修订，形成了《新型冠状病毒肺炎诊疗方案（试行第七版）》。

一、病原学特点

新型冠状病毒属于β属的冠状病毒，有包膜，颗粒呈圆形或椭圆形，常为多形性，直径60~140nm。其基因特征与SARSr-CoV和MERSr-CoV有明显区别。目前研究显示与蝙蝠SARS样冠状病毒（bat-SL-CoVZC45）同源性达85%以上。体外分离培养时，2019-nCoV 96个小时左右即可在人呼吸道上皮细胞内发现，而在VeroE6和Huh-7细胞系中分离培养需约6天。

对冠状病毒理化特性的认识多来自对SARSr-CoV和MERSr-CoV的研究。病毒对紫外线和热敏感，56℃ 30分钟、乙醚、75%乙醇、含氯消毒剂、过氧乙酸和氯仿等脂溶剂均可有效灭活病毒，氯己定不能有效灭活病毒。

二、流行病学特点

（一）传染源

目前所见传染源主要是新型冠状病毒感染的患者。无症状感染者也可能成为传染源。

（二）传播途径

经呼吸道飞沫和密切接触传播是主要的传播途径。在相对封闭的环境中长时间暴露于高浓度气溶胶情况下存在经气溶胶传播的可能。由于在粪便及尿中可分离到新型冠状病毒，应注意粪便及尿对环境污染造成气溶胶或接触传播。

（三）易感人群

人群普遍易感。

三、病理改变（新增）

根据目前有限的尸检和穿刺组织病理观察结果总结如下。

（一）肺脏

肺脏呈不同程度的实变。

肺泡腔内见浆液、纤维蛋白性渗出物及透明膜形成；渗出细胞主要为单核和巨噬细胞，易见多核巨细胞。Ⅱ型肺泡上皮细胞显著增生，部分细胞脱落。Ⅱ型肺泡上皮细胞和巨噬细胞内可见包涵体。肺泡隔血管充血、水肿，可见单核和淋巴细胞浸润及血管内透明血栓形成。肺组织灶性出血、坏死，可出现出血性梗死。部分肺泡腔渗出物机化和肺间质纤维化。

肺内支气管黏膜部分上皮脱落，腔内可见黏液及黏液栓形成。少数肺泡过度充气、肺泡隔断裂或囊腔形成。

电镜下支气管黏膜上皮和Ⅱ型肺泡上皮细胞胞质内可见冠状

病毒颗粒。免疫组化染色显示部分肺泡上皮和巨噬细胞呈新型冠状病毒抗原阳性，RT-PCR 检测新型冠状病毒核酸阳性。

（二）脾脏、肺门淋巴结和骨髓

脾脏明显缩小。淋巴细胞数量明显减少，灶性出血和坏死，脾脏内巨噬细胞增生并可见吞噬现象；淋巴结淋巴细胞数量较少，可见坏死。免疫组化染色显示脾脏和淋巴结内 $CD4^{+}T$ 和 $CD8^{+}T$ 细胞均减少。骨髓三系细胞数量减少。

（三）心脏和血管

心肌细胞可见变性、坏死，间质内可见少数单核细胞、淋巴细胞和（或）中性粒细胞浸润。部分血管内皮脱落、内膜炎症及血栓形成。

（四）肝脏和胆囊

体积增大，暗红色。肝细胞变性、灶性坏死伴中性粒细胞浸润；肝血窦充血，汇管区见淋巴细胞和单核细胞浸润，微血栓形成。胆囊高度充盈。

（五）肾脏

肾小球球囊腔内见蛋白性渗出物，肾小管上皮变性、脱落，可见透明管型。间质充血，可见微血栓和灶性纤维化。

（六）其他器官

脑组织充血、水肿，部分神经元变性。肾上腺见灶性坏死。食管、胃和肠管黏膜上皮不同程度变性、坏死、脱落。

四、临床特点

（一）临床表现

基于目前的流行病学调查，潜伏期1~4天，多为3~7天。

以发热、干咳、乏力为主要表现。少数患者伴有鼻塞、流涕、咽痛、肌痛和腹泻等症状。重症患者多在发病1周后出现呼吸困难和/或低氧血症，严重者可快速进展为急性呼吸窘迫综合征、脓毒症休克、难以纠正的代谢性酸中毒和出凝血功能障碍及多器官功能衰竭等。值得注意的是重型、危重型患者病程中可为中低热，甚至无明显发热。

部分儿童及新生儿病例症状可不典型，表现为呕吐、腹泻等消化道症状或仅表现为精神弱、呼吸急促。

轻型患者仅表现为低热、轻微乏力等，无肺炎表现。

从目前收治的病例情况看，多数患者预后良好，少数患者病情危重。老年人和有慢性基础疾病者预后较差。患有新型冠状病毒肺炎的孕产妇临床过程与同龄患者相近。儿童病例症状相对较轻。

（二）实验室检查

1.一般检查

发病早期外周血白细胞总数正常或减少，可见淋巴细胞计数减少，部分患者可出现肝酶、乳酸脱氢酶（LDH）、肌酶和肌红蛋白增高；部分危重者可见肌钙蛋白增高。多数患者C反应蛋白（CRP）和血沉升高，降钙素原正常。严重者D-二聚体升高、外周血淋巴细胞进行性减少。重型、危重型患者常有炎症因子升高。

2.病原学及血清学检查

（1）病原学检查：采用RT-PCR或/和NGS方法在鼻咽拭子、痰和其他下呼吸道分泌物、血液、粪便等标本中可检测出新型冠状病毒核酸。检测下呼吸道标本（痰或气道抽取物）更加准确。标本采集后尽快送检。

（2）血清学检查：新型冠状病毒特异性IgM抗体多在发病3~5天后开始出现阳性，IgG抗体滴度恢复期较急性期有4倍及以上增高。

（三）胸部影像学

早期呈现多发小斑片影及间质改变，以肺外带明显。进而发展为双肺多发磨玻璃影、浸润影，严重者可出现肺实变，胸腔积液少见。

五、诊断标准

（一）疑似病例

结合下述流行病学史和临床表现综合分析：

（二）流行病学史

（1）发病前14天内有武汉市及周边地区，或其他有病例报告社区的旅行史或居住史；

（2）发病前14天内与新型冠状病毒感染者（核酸检测阳性者）有接触史；

（3）发病前14天内曾接触过来自武汉市及周边地区，或来自有病例报告社区的发热或有呼吸道症状的患者；

（4）聚集性发病（2周内在小范围如家庭、办公室、学校班级等场所，出现2例及以上发热和/或呼吸道症状的病例）。

（三）临床表现

（1）发热和/或呼吸道症状；

（2）具有上述新型冠状病毒肺炎影像学特征；

（3）发病早期白细胞总数正常或降低，淋巴细胞计数正常或减少。

有流行病学史中的任何一条，且符合临床表现中任意2条。无明确流行病学史的，符合临床表现中的3条。

（四）确诊病例

疑似病例同时具备以下病原学或血清学证据之一者：

1.实时荧光RT-PCR检测新型冠状病毒核酸阳性；

2.病毒基因测序，与已知的新型冠状病毒高度同源；

3.血清新型冠状病毒特异性IgM抗体和IgG抗体阳性；血清新型冠状病毒特异性IgG抗体由阴性转为阳性或恢复期较急性期4倍及以上升高。（新增）

六、临床分型

（一）轻型

临床症状轻微，影像学未见肺炎表现。

（二）普通型

具有发热、呼吸道等症状，影像学可见肺炎表现。

（三）重型

成人符合下列任何一条：

1.出现气促，RR ≥ 30次/分；

2.静息状态下，指氧饱和度≤93%；

3.动脉血氧分压（PaO_2）/吸氧浓度（FiO_2）≤ 300mmHg（1mmHg=0.133kPa）。

高海拔（海拔超过1000米）地区应根据以下公式对$Pa0_2/Fi0_2$进行校正：PaO_2/FiO_2 ×［大气压（mmHg）/760］

肺部影像学显示24~48小时内病灶明显进展>50%者按重型管理。

儿童符合下列任何一条：（新增）

1.出现气促（<2月龄，RR ≥ 60次/分；2~12月龄，RR ≥ 50次/分；1~5岁，RR ≥ 40次/分；>5岁，RR ≥ 30次/分），除外发热和哭闹的影响；

2.静息状态下，指氧饱和度≤92%；

3. 辅助呼吸（呻吟、鼻翼扇动、三凹征），发绀，间歇性呼吸暂停；

4. 出现嗜睡、惊厥；

5. 拒食或喂养困难，有脱水征。

（四）危重型

符合以下情况之一者：

1. 出现呼吸衰竭，且需要机械通气；

2. 出现休克；

3. 合并其他器官功能衰竭需ICU监护治疗。

七、重型、危重型临床预警指标（新增）

（一）成人

1. 外周血淋巴细胞进行性下降；

2. 外周血炎症因子如IL-6、C反应蛋白进行性上升；

3. 乳酸进行性升高；

4. 肺内病变在短期内迅速进展。

（二）儿童

1. 呼吸频率增快；

2. 精神反应差、嗜睡；

3. 乳酸进行性升高；

4. 影像学显示双侧或多肺叶浸润、胸腔积液或短期内病变快速进展；

5. 3月龄以下的婴儿或有基础疾病（先天性心脏病、支气管肺发育不良、呼吸道畸形、异常血红蛋白、重度营养不良等），有免疫缺陷或低下（长期使用免疫抑制剂）。

八、鉴别诊断

1.新型冠状病毒感染轻型表现需与其他病毒引起的上呼吸道感染相鉴别。

2.新型冠状病毒肺炎主要与流感病毒、腺病毒、呼吸道合胞病毒等其他已知病毒性肺炎及肺炎支原体感染鉴别，尤其是对疑似病例要尽可能采取包括快速抗原检测和多重PCR核酸检测等方法，对常见呼吸道病原体进行检测。

3.还要与非感染性疾病，如血管炎、皮肌炎和机化性肺炎等鉴别。

九、病例的发现与报告

各级各类医疗机构的医务人员发现符合病例定义的疑似病例后，应当立即进行单人间隔离治疗，院内专家会诊或主诊医师会诊，仍考虑疑似病例，在2小时内进行网络直报，并采集标本进行新型冠状病毒核酸检测，同时在确保转运安全前提下立即将疑似病例转运至定点医院。与新型冠状病毒感染者有密切接触的患者，即便常见呼吸道病原检测阳性，也建议及时进行新型冠状病毒病原学检测。

疑似病例连续两次新型冠状病毒核酸检测阴性（采样时间至少间隔24小时）且发病7天后新型冠状病毒特异性抗体IgM和IgG仍为阴性可排除疑似病例诊断。

十、治疗

（一）根据病情确定治疗场所

疑似及确诊病例应在具备有效隔离条件和防护条件的定点医院隔离治疗，疑似病例应单人单间隔离治疗，确诊病例可多人收治在同一病室。

危重型病例应当尽早收入ICU治疗。

（二）一般治疗

1.卧床休息，加强支持治疗，保证充分热量；注意水、电解质平衡，维持内环境稳定；密切监测生命体征、指氧饱和度等。

2.根据病情监测血常规、尿常规、CRP、生化指标（肝酶、心肌酶、肾功能等）、凝血功能、动脉血气分析、胸部影像学等。有条件者可行细胞因子检测。

3.及时给予有效氧疗措施，包括鼻导管、面罩给氧和经鼻高流量氧疗。有条件可采用氢氧混合吸入气（H_2/O_2：66.6%/33.3%）治疗。

4.抗病毒治疗：可试用α干扰素（成人每次500万U或相当剂量，加入灭菌注射用水2ml，每日2次雾化吸入）、洛匹那韦/利托那韦（成人200mg/50mg/粒，每次2粒，每日2次，疗程不超过10天）、利巴韦林（建议与干扰素或洛匹那韦/利托那韦联合应用，成人500mg/次，每日2至3次静脉输注，疗程不超过10天）、磷酸氯喹（18~65岁成人。体重大于50公斤者，每次500mg、每日2次，疗程7天；体重小于50公斤者，第一、二天每次500mg，每日2次，第三至第七天每次500mg、每日1次）、阿比多尔（成人200mg，每日3次，疗程不超过10天）。

要注意上述药物的不良反应、禁忌证（如患有心脏疾病者禁用氯喹）以及与其他药物的相互作用等问题。在临床应用中进一步评价目前所试用药物的疗效。不建议同时应用3种及以上抗病毒药物，出现不可耐受的毒副作用时应停止使用相关药物。对孕产妇患者的治疗应考虑妊娠周数，尽可能选择对胎儿影响较小的药物，以及是否终止妊娠后再进行治疗等问题，并知情告知。

5.抗菌药物治疗：避免盲目或不恰当使用抗菌药物，尤其是联合使用广谱抗菌药物。

（三）重型、危重型病例的治疗

1.治疗原则

在对症治疗的基础上，积极防治并发症，治疗基础疾病，预防继发感染，及时进行器官功能支持。

2.呼吸支持

（1）氧疗：重型患者应当接受鼻导管或面罩吸氧，并及时评估呼吸窘迫和/或低氧血症是否缓解。

（2）高流量鼻导管氧疗或无创机械通气：当患者接受标准氧疗后呼吸窘迫和/或低氧血症无法缓解时，可考虑使用高流量鼻导管氧疗或无创通气。若短时间（1~2小时）内病情无改善甚至恶化，应当及时进行气管插管和有创机械通气。

（3）有创机械通气：采用肺保护性通气策略，即小潮气量（6~8ml/kg理想体重）和低水平气道平台压力（$\leqslant 30cmH_2O$）进行机械通气，以减少呼吸机相关肺损伤。在保证气道平台压$\leqslant 35cmH_2O$时，可适当采用高PEEP，保持气道温化湿化，避免长时间镇静，早期唤醒患者并进行肺康复治疗。较多患者存在人机不同步，应当及时使用镇静以及肌松剂。根据气道分泌物情况，选择密闭式吸痰，必要时行支气管镜检查，采取相应治疗。

（4）挽救治疗：对于严重ARDS患者，建议进行肺复张。在人力资源充足的情况下，每天应当进行12小时以上的俯卧位通气。俯卧位机械通气效果不佳者，如条件允许，应当尽快考虑体外膜肺氧合（ECMO）。其相关指征：①在$FiO_2 > 90\%$时，氧合指数小于80mmHg，持续4小时以上；②气道平台压$\geqslant 35cmH_2O$单纯呼吸衰竭患者，首选VV-ECMO模式；若需要循环支持，则选用VA-

ECMO模式。在基础疾病得以控制，心肺功能有恢复迹象时，可开始撤机试验。

3. 循环支持

在充分液体复苏的基础上，改善微循环，使用血管活性药物，密切监测患者血压、心率和尿量的变化，以及动脉血气分析中乳酸和碱剩余，必要时进行无创或有创血流动力学监测，如超声多普勒法、超声心动图、有创血压或持续心排血量（PiCCO）监测。在救治过程中，注意液体平衡策略，避免过量和不足。

如果发现患者心率突发增加大于基础值的20%或血压下降大于基础值20%以上时，若伴有皮肤灌注不良和尿量减少等表现时，应密切观察患者是否存在脓毒症休克、消化道出血或心功能衰竭等情况。

4. 肾功能衰竭和肾替代治疗

危重症患者的肾功能损伤应积极寻找导致肾功能损伤的原因，如低灌注和药物等因素。对于肾功能衰竭患者的治疗应注重体液平衡、酸碱平衡和电解质平衡，在营养支持治疗方面应注意氮平衡、热量和微量元素等补充。重症患者可选择连续性肾替代治疗（continuous renalreplacement therapy，CRRT）。其指征包括：①高钾血症；②酸中毒；③肺水肿或水负荷过重；④多器官功能不全时的液体管理。

5. 康复者血浆治疗

适用于病情进展较快、重型和危重型患者。用法用量参考《新冠肺炎康复者恢复期血浆临床治疗方案（试行第二版）》。

6. 血液净化治疗

血液净化系统包括血浆置换、吸附、灌流、血液/血浆滤过等，能清除炎症因子，阻断“细胞因子风暴”，从而减轻炎症反应对机体的损伤，可用于重型、危重型患者细胞因子风暴早中期的救治。

7. 免疫治疗

对于双肺广泛病变者及重型患者，且实验室检测IL–6水平升高者，可试用托珠单抗治疗。首次剂量4~8mg/kg，推荐剂量为400mg、0.9%生理盐水稀释至100ml，输注时间大于1小时；首次用药疗效不佳者，可在12小时后追加应用一次（剂量同前），累计给药次数最多为2次，单次最大剂量不超过800mg。注意过敏反应，有结核等活动性感染者禁用。

8. 其他治疗措施

对于氧合指标进行性恶化、影像学进展迅速、机体炎症反应过度激活状态的患者，酌情短期内（3~5日）使用糖皮质激素，建议剂量不超过相当于甲泼尼龙1~2mg/kg·日，应当注意较大剂量糖皮质激素由于免疫抑制作用，会延缓对冠状病毒的清除；可静脉给予血必净100ml/次，每日2次治疗；可使用肠道微生态调节剂，维持肠道微生态平衡，预防继发细菌感染。

儿童重型、危重型病例可酌情考虑给予静脉滴注丙种球蛋白。

患有重型或危重型新型冠状病毒肺炎的孕妇应积极终止妊娠，剖腹产为首选。

患者常存在焦虑恐惧情绪，应当加强心理疏导。

（四）中医治疗

本病属于中医“疫”病范畴，病因为感受“疫戾”之气，各地可根据病情、当地气候特点以及不同体质等情况，参照下列方案进行辨证论治。涉及到超药典剂量，应当在医师指导下使用。

1. 医学观察期

临床表现1：乏力伴胃肠不适

推荐中成药：藿香正气胶囊（丸、水、口服液）

临床表现2：乏力伴发热

推荐中成药：金花清感颗粒、连花清瘟胶囊（颗粒）、疏风解毒胶囊（颗粒）

2.临床治疗期（确诊病例）

2.1清肺排毒汤

适用范围：结合多地医生临床观察，适用于轻型、普通型、重型患者，在危重型患者救治中可结合患者实际情况合理使用。

基础方剂：

麻黄9g、炙甘草6g、杏仁9g、生石膏15~30g（先煎）、桂枝9g、泽泻9g、猪苓9g、白术9g、茯苓15g、柴胡16g、黄芩6g、姜半夏9g、生姜9g、紫菀9g、冬花9g、射干9g、细辛6g、山药12g、枳实6g、陈皮6g、藿香9g。

服法：传统中药饮片，水煎服。每天1付，早晚各1次（饭后40分钟），温服，3付1个疗程。

如有条件，每次服完药可加服大米汤半碗，舌干津液亏虚者可多服至一碗。（注：如患者不发热则生石膏的用量要小，发热或壮热可加大生石膏用量）。若症状好转而未痊愈则服用第二个疗程，若患者有特殊情况或其他基础病，第二疗程可以根据实际情况修改处方，症状消失则停药。

处方来源：国家卫生健康委办公厅国家中医药管理局办公室《关于推荐在中西医结合救治新型冠状病毒感染的肺炎中使用“清肺排毒汤”的通知》（国中医药办医政函〔2020〕22号）。

2.2轻型

（1）寒湿郁肺证

临床表现：

发热，乏力，周身酸痛，咳嗽，咯痰，胸紧憋气，纳呆，恶心，呕吐，大便黏腻不爽。舌质淡胖有齿痕或淡红，苔白厚腐腻或白腻，脉濡或滑。

推荐处方：

生麻黄6g、生石膏15g、杏仁9g、羌活15g、葶苈子15g、贯众9g、地龙15g、徐长卿15g、藿香15g、佩兰9g、苍术15g、云苓45g、生白术30g、焦三仙各9g、厚朴15g、焦槟榔9g、煨草果9g、生姜15g。

服法：每日1剂，水煎600ml，分3次服用，早中晚各1次，饭前服用。

（2）湿热蕴肺证

临床表现：

低热或不发热，微恶寒，乏力，头身困重，肌肉酸痛，干咳痰少，咽痛，口干不欲多饮，或伴有胸闷脘痞，无汗或汗出不畅，或见呕恶纳呆，便溏或大便黏滞不爽。舌淡红，苔白厚腻或薄黄，脉滑数或濡。

推荐处方：

槟榔10g、草果10g、厚朴10g、知母10g、黄芩10g、柴胡10g、赤芍10g、连翘15g、青蒿10g（后下）、苍术10g、大青叶10g、生甘草5g。

服法：每日1剂，水煎400ml，分2次服用，早晚各1次。

2.3普通型

（1）湿毒郁肺证

临床表现：发热，咳嗽痰少，或有黄痰，憋闷气促，腹胀，便秘不畅。舌质暗红，舌体胖，苔黄腻或黄燥，脉滑数或弦滑。

推荐处方：

生麻黄6g、苦杏仁15g、生石膏30g、生薏苡仁30g、茅苍术10g、广藿香15g、青蒿草12g、虎杖20g、马鞭草30g、干芦根30g、葶苈子15g、化橘红15g、生甘草10g。

服法：每日1剂，水煎400ml，分2次服用，早晚各1次。

（2）寒湿阻肺证

临床表现：低热，身热不扬，或未热，干咳，少痰，倦怠乏力，胸闷，脘痞，或呕恶，便溏。舌质淡或淡红，苔白或白腻，脉濡。

推荐处方：苍术15g、陈皮10g、厚朴10g、藿香10g、草果6g、生麻黄6g、羌活10g、生姜10g、槟榔10g。

服法：每日1剂，水煎400ml，分2次服用，早晚各1次。

2.4重型

（1）疫毒闭肺证

临床表现：发热面红，咳嗽，痰黄黏少，或痰中带血，喘憋气促，疲乏倦怠，口干苦黏，恶心不食，大便不畅，小便短赤。舌红，苔黄腻，脉滑数。

推荐处方：化湿败毒方

基础方剂：

生麻黄6g、杏仁9g、生石膏15g、甘草3g、藿香10g（后下）、厚朴10g、苍术15g、草果10g、法半夏9g、茯苓15g、生大黄5g（后下）、生黄芩10g、葶苈子10g、赤芍10g。

服法：每日1~2剂，水煎服，每次100~200ml，一日2~4次，口服或鼻饲。

（2）气营两燔证

临床表现：大热烦渴，喘憋气促，谵语神昏，视物错瞀，或发斑疹，或吐血、衄血，或四肢抽搐。舌绛少苔或无苔，脉沉细数，或浮大而数。

推荐处方：

生石膏30~60g（先煎）、知母30g、生地30~60g、水牛角30g（先煎）、赤芍30g、玄参30g、连翘15g、丹皮15g、黄连6g、竹叶12g、草房子15g、生甘草6g。

服法：每日1剂，水煎服，先煎石膏、水牛角、后下诸药，每次100~200ml，每日2~4次，口服或鼻饲。

推荐中成药：喜炎平注射液、血必净注射液、热毒宁注射液、痰热清注射液、醒脑静注射液。功效相近的药物根据个体情况可选择一种，也可根据临床症状联合使用两种。中药注射剂可与中药汤剂联合使用。

2.5危重型

内闭外脱证

临床表现：呼吸困难、动辄气喘或需要机械通气，伴神昏，烦躁，汗出肢冷，舌质紫暗，苔厚腻或燥，脉浮大无根。

推荐处方：人参15g、黑顺片10g（先煎）、山茱萸15g，送服苏合香丸或安宫牛黄丸。

出现机械通气伴腹胀便秘或大便不畅者，可用生大黄5~10g。出现人机不同步情况，在镇静和肌松剂使用的情况下，可用生大黄5~10g和芒硝5~10g。

推荐中成药：血必净注射液、热毒宁注射液、痰热清注射液、醒脑静注射液、参附注射液、生脉注射液、参麦注射液。功效相近的药物根据个体情况可选择一种，也可根据临床症状联合使用两种。中药注射剂可与中药汤剂联合使用。

注：重型和危重型中药注射剂推荐用法

中药注射剂的使用遵照药品说明书从小剂量开始、逐步辨证调整的原则，推荐用法如下：

病毒感染或合并轻度细菌感染：0.9%氯化钠注射液250ml加喜炎平注射液100mg bid，或0.9%氯化钠注射液250ml加热毒宁注射液20ml，或0.9%氯化钠注射液250ml加痰热清注射液40ml bid。

高热伴意识障碍：0.9%氯化钠注射液250ml加醒脑静注射液20ml bid。

全身炎症反应综合征或/和多脏器功能衰竭：0.9%氯化钠注射液250ml加血必净注射液100ml bid。

免疫抑制：葡萄糖注射液250ml加参麦注射液100ml或生脉注射液20~60ml bid。

2.6恢复期

（1）肺脾气虚证

临床表现：气短，倦怠乏力，纳差呕恶，痞满，大便无力，便溏不爽。舌淡胖，苔白腻。

推荐处方：法半夏9g、陈皮10g、党参15g、炙黄芪30g、炒白术10g、茯苓15g、藿香10g、砂仁6g（后下）、甘草6g。

服法：每日1剂，水煎400ml，分2次服用，早晚各1次。

（2）气阴两虚证

临床表现：乏力，气短，口干，口渴，心悸，汗多，纳差，低热或不热，干咳少痰。舌干少津，脉细或虚无力。

推荐处方：南北沙参各10g、麦冬15g、西洋参6g，五味子6g、生石膏15g、淡竹叶10g、桑叶10g、芦根15g、丹参15g、生甘草6g。

服法：每日1剂，水煎400ml，分2次服用，早晚各1次。

十一、出院标准和出院后注意事项

（一）出院标准

体温恢复正常3天以上；

呼吸道症状明显好转；

肺部影像学显示急性渗出性病变明显改善；

连续两次痰、鼻咽拭子等呼吸道标本核酸检测阴性（采样时间至少间隔24小时）。

满足以上条件者可出院。

（二）出院后注意事项

定点医院要做好与患者居住地基层医疗机构间的联系，共享病历资料，及时将出院患者信息推送至患者辖区或居住地居委会和基层医疗卫生机构。

患者出院后，建议应继续进行14天的隔离管理和健康状况监测，佩戴口罩，有条件的居住在通风良好的单人房间，减少与家人的近距离密切接触，分餐饮食，做好手卫生，避免外出活动。

建议在出院后第2周和第4周到医院随访、复诊。

十二、转运原则

按照国家卫生健康委印发的《新型冠状病毒感染的肺炎病例转运工作方案（试行）》执行。

十三、医疗机构内感染预防与控制

严格按照国家卫生健康委《医疗机构内新型冠状病毒感染预防与控制技术指南（第一版）》、《新型冠状病毒感染的肺炎防护中常见医用防护用品使用范围指引（试行）》的要求执行。

来源：国家卫生健康委办公厅、国家中医药管理局办公室印发的《新型冠状病毒肺炎诊疗方案（试行第七版）》

附录五　人感染H7N9禽流感诊疗方案（2017年第1版）

人感染H7N9禽流感是由甲型H7N9禽流感病毒感染引起的急性呼吸道传染病，其中重症肺炎病例常并发急性呼吸窘迫综合征（ARDS）、脓毒性休克、多器官功能障碍综合征（MODS），甚至导致死亡。早发现、早报告、早诊断、早治疗，加强重症病例救治，中西医并重，是有效防控、提高治愈率、降低病死率的关键。

我国部分省市人感染H7N9禽流感病例呈散发分布，相互之间没有流行病学关联，流行病学的主要特征没有变化，分离到的病毒株遗传学特征和既往流行类似。

一、病原学

流感病毒属正黏病毒科，病毒颗粒呈多形性，其中球形直径80~120nm，有囊膜。基因组为分节段单股负链RNA。依据其外膜血凝素（H）和神经氨酸酶（N）蛋白抗原性不同，目前可分为18个H亚型（H1~H18）和11个N亚型（N1~N11）。禽流感病毒属甲型流感病毒属，除感染禽外，还可感染人、猪、马、水貂和海洋哺乳动物。可感染人的禽流感病毒亚型为H5N1、H7N9、H9N2、H7N7、H7N2、H7N3、H5N6、H10N8等，近些年主要为H7N9禽流感病毒。H7N9禽流感病毒为新型重配病毒，编码HA的基因来源于H7N3，编码NA的基因来源于H7N9，其6个内部基因来自于两个不同源的H9N2禽流感病毒。与H5N1禽流感病毒不同，H7N9禽流感病毒对禽类的致病力很弱，在禽类间易于传播且难以发现，增加了人感染的机会。

禽流感病毒普遍对热敏感，加热至65℃ 30分钟或100℃ 2分钟以上可灭活。对低温抵抗力较强，在4℃水中或有甘油存在的情况下可保持活力1年以上。

二、流行病学

（一）传染源

为携带H7N9禽流感病毒的禽类。目前，大部分为散发病例，有数起家庭聚集性发病，尚无持续人际间传播的证据，应警惕医院感染的发生。

（二）传播途径

呼吸道传播或密切接触感染禽类的分泌物或排泄物而获得感染；或通过接触病毒污染的环境感染。

（三）高危人群

在发病前10天内接触过禽类或者到过活禽市场者，特别是中老年人。

三、发病机制和病理

人类上呼吸道组织和气管主要分布有唾液酸α-2，6型受体（人流感病毒受体）；人类肺组织分布有唾液酸α-2,3型受体（禽流感病毒受体）和唾液酸α-2，6型受体。H7N9禽流感病毒可以同时结合唾液酸α-2，3型受体和唾液酸α-2，6型受体，但H7血凝素与唾液酸α-2，3型受体亲合力更高，较季节性流感病毒更容易感染人的下呼吸道上皮细胞，病毒可持续复制，重症病例病毒核酸阳性可持续3周以上。

H7N9禽流感病毒感染人体后，可以诱发细胞因子风暴，如干扰素诱导蛋白10（IP-10）、单核细胞趋化蛋白-1、白细胞介素6和8（IL-6，IL-8）等，导致全身炎症反应，可出现ARDS、休克及MODS。病理检查显示肺急性渗出性炎症改变，肺出血、弥漫性肺泡损伤和透明膜形成等。

四、临床表现

潜伏期多为7天以内，也可长达10天。

（一）症状、体征

肺炎为主要临床表现，患者常出现发热、咳嗽、咳痰，可伴有头痛、肌肉酸痛、腹泻或呕吐等症状。重症患者病情发展迅速，多在发病3~7天出现重症肺炎，体温大多持续在39℃以上，出现呼吸困难，可伴有咯血痰。常快速进展为ARDS、脓毒性休克和MODS。

少数患者可为轻症，仅表现为发热伴上呼吸道感染症状。

（二）实验室检查

1.血常规

早期白细胞总数一般不高或降低。重症患者淋巴细胞、血小板减少。

2.血生化检查

多有C反应蛋白、乳酸脱氢酶、肌酸激酶、天门冬氨酸氨基转移酶、丙氨酸氨基转移酶升高，肌红蛋白可升高。

3.病原学及相关检测

采集呼吸道标本（如鼻咽分泌物、痰、气道吸出物、支气管肺泡灌洗液）送检，下呼吸道标本检测阳性率高于上呼吸道标本。标本留取后应及时送检。

（1）核酸检测：对可疑人感染H7N9禽流感病例宜首选核酸检测。对重症病例应定期检测呼吸道分泌物核酸，直至阴转。

（2）甲型流感病毒通用型抗原检测：呼吸道标本甲型流感病

毒通用型抗原快速检测H7N9禽流感病毒阳性率低。对高度怀疑人感染H7N9禽流感病例，应尽快送检呼吸道标本检测核酸。

（3）病毒分离：从患者呼吸道标本中分离H7N9禽流感病毒。

（4）血清学检测：动态检测急性期和恢复期双份血清H7N9禽流感病毒特异性抗体水平呈4倍或以上升高。

（三）胸部影像学检查

发生肺炎的患者肺内出现片状阴影。重症患者病变进展迅速，常呈双肺多发磨玻璃影及肺实变影像，可合并少量胸腔积液。发生ARDS时，病变分布广泛。

（四）预后

人感染H7N9禽流感重症患者预后差。影响预后的因素可能包括患者年龄、基础疾病、并发症等。

五、诊断与鉴别诊断

（一）诊断

1.流行病学史

发病前10天内，有接触禽类及其分泌物、排泄物，或者到过活禽市场，或者与人感染H7N9禽流感病例有密切接触史。

2.诊断标准

（1）疑似病例：符合上述流行病学史和临床表现，尚无病原学检测结果。

（2）确诊病例：有上述临床表现和病原学检测阳性。

（3）重症病例：符合下列1项主要标准或≥3项次要标准者可诊断为重症病例。

主要标准：①需要气管插管行机械通气治疗；②脓毒性休克经积极液体复苏后仍需要血管活性药物治疗。

次要标准：①呼吸频率≥30次/分；②氧合指数≤250mmHg（1mmHg=0.133kPa）；③多肺叶浸润；④意识障碍和（或）定向障碍；⑤血尿素氮≥7.14mmol/L；⑥收缩压＜90mmHg需要积极的液体复苏。

3.易发展为重症的危险因素。

（1）年龄≥65岁。

（2）合并严重基础病或特殊临床情况，如心脏或肺部基础疾病、高血压、糖尿病、肥胖、肿瘤、免疫抑制状态、孕产妇等。

（3）发病后持续高热（T≥39℃）。

（4）淋巴细胞计数持续降低。

（5）CRP、LDH及CK持续增高。

（6）胸部影像学提示肺炎快速进展。

（二）鉴别诊断

主要依靠病原学鉴别诊断。

六、治疗

（一）隔离治疗

对疑似病例和确诊病例应尽早隔离治疗。

（二）对症治疗

根据患者缺氧程度可采用鼻导管、经鼻高流量氧疗、开放面罩及储氧面罩进行氧疗。高热者可进行物理降温，或应用解热药物。咳嗽咳痰严重者可给予止咳祛痰药物。

（三）抗病毒治疗

对怀疑人感染H7N9禽流感的患者应尽早应用抗流感病毒药物。

1.抗病毒药物使用原则

（1）在使用抗病毒药物之前宜留取呼吸道标本。

（2）抗病毒药物应尽早使用，无需等待病原学检测结果。

2.抗病毒药物

（1）神经氨酸酶抑制剂：

①奥司他韦（Oseltamivir）：成人剂量每次75mg，每日2次，疗程5~7天，重症病例剂量可加倍，疗程可适当延长。1岁及以上年龄的儿童患者应根据体重给药（宜选择儿童剂型）。

②帕拉米韦（Peramivir）：重症病例或无法口服者可用帕拉米韦氯化钠注射液，成人用量为300~600mg，静脉滴注，每日1次，常规疗程5~7天，可根据临床需要调整。

③扎那米韦（Zanamivir）：适用于7岁以上人群。每日2次，间隔12小时；每次10mg（分两次吸入）。不建议用于重症或有并发症的患者。

（2）离子通道M_2阻滞剂：目前监测资料显示所有H7N9禽流感病毒对金刚烷胺（Amantadine）和金刚乙胺（Rimantadine）耐药，不建议使用。

（四）中医药辨证论治

1.热毒犯肺，肺失宣降证（疑似病例或确诊病例病情轻者）

症状：发热，咳嗽，甚者喘促，少痰，或头痛，或肌肉关节疼痛。舌红苔薄，脉数滑。

治法：清热解毒，宣肺止咳。

参考处方和剂量：银翘散、白虎汤、宣白承气汤。金银花30g、连翘15g、炒杏仁15g、生石膏30g、知母10g、桑白皮15g、全瓜蒌30g、青蒿15g、黄芩15g、麻黄6g、生甘草6g。水煎服，每日1~2剂，每4~6小时口服一次。

加减：咳嗽甚者加枇杷叶、浙贝母。

中成药：可选择疏风解毒胶囊、连花清瘟胶囊、金莲清热泡腾片等具有清热解毒，宣肺止咳功效的药物。

中药注射液：痰热清注射液、喜炎平注射液、热毒宁注射液、血必净注射液、参麦注射液。

2.热毒壅肺，内闭外脱证（临床表现高热、ARDS、脓毒性休克等患者）

症状：高热，咳嗽，痰少难咯，憋气，喘促，咯血，或见痰中带血，伴四末不温，四肢厥逆，躁扰不安，甚则神昏谵语。舌暗红，脉沉细数或脉微欲绝。

治法：解毒泻肺，益气固脱。

参考处方和剂量：宣白承气汤、参萸汤、参附汤。生大黄10g、全瓜蒌30g、炒葶苈子30g、人参15g、生石膏30g、栀子10g、虎杖15g、制附子10g、山萸肉15g。水煎服，每日1~2剂，每4~6小时口服或鼻饲一次。

加减：高热、神志恍惚、甚至神昏谵语者，上方送服安宫牛黄丸；肢冷、汗出淋漓者加煅龙骨、煅牡蛎。

中成药：可选择参麦注射液、参附注射液、痰热清注射液、血必静注射液、喜炎平注射液、热毒宁注射液。

3.以上中药汤剂、中成药和中药注射液不作为预防使用，宜尽早中医治疗。

（五）加强支持治疗，维持内环境稳定，防治继发感染

一旦出现继发感染征象或存在感染的高危因素，应合理选择抗菌药物治疗。

（六）重症病例的治疗

采取抗病毒、抗休克、纠正低氧血症、防治MODS和继发感染、维持水电解质平衡等综合措施。对出现呼吸功能障碍者给予吸氧及其他相应呼吸支持，发生其他并发症的患者应积极采取相应治疗。

1. 氧疗

患者病情出现下列情况之一，应进行氧疗：

①吸空气时$SpO_2<92\%$。

②呼吸频率增快（呼吸频率>24bpm），呼吸困难或窘迫。

2. 呼吸功能支持

机械通气：患者经氧疗2小时，SpO_2仍$<92\%$，或呼吸困难、呼吸窘迫改善不明显时，宜进行机械通气治疗。可参照ARDS机械通气的原则进行治疗。ARDS治疗中可发生纵隔气肿、呼吸机相关肺炎等并发症，应当引起注意。

无创正压通气：出现呼吸窘迫和（或）低氧血症、氧疗效果不佳的患者，可早期尝试使用无创通气，推荐使用口鼻面罩。无创通气治疗1~2小时无改善，需及早考虑实施有创通气。

有创正压通气：运用ARDS保护性通气策略，采用小潮气量，合适的PEEP，积极的肺复张，严重时采取俯卧位通气。有条件的可根据病情选择体外膜氧合（ECMO）。

七、医院感染预防与控制

根据呼吸道及密切接触传播途径采取预防和控制措施，加强个人防护。在疾病的不同阶段，针对不同的有创操作，采取相应措施，预防继发感染。具体措施参考国家卫生计生委制定的人感染H7N9禽流感医院感染预防与控制技术指南等相关技术方案执行。

八、解除隔离标准

人感染H7N9禽流感住院患者，间隔24小时病毒核酸检测2次阴性，解除隔离。

附件：人感染H7N9禽流感早检早治流程图

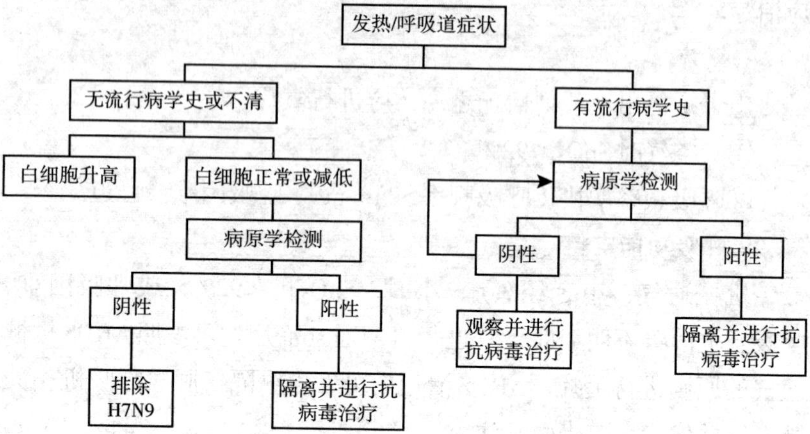

人感染H7N9禽流感早检早治流程图

来源：人感染H7N9禽流感诊疗方案（2017年第1版）[J]. 中国病毒杂志，2017，7（01）：1–4.

附录六　人感染H7N9禽流感诊疗方案（2014年版）

人感染H7N9禽流感是由H7N9禽流感病毒引起的急性呼吸道传染病，其中重症肺炎病例常可合并急性呼吸窘迫综合征、感染性休克，甚至多器官功能衰竭。早发现、早报告、早诊断、早治疗，加强重症病例救治，注意中西医并重，是有效防控、提高治愈率、降低病死率的关键。

一、病原学

禽流感病毒属正黏病毒科甲型流感病毒属。甲型流感病毒颗粒呈多形性，其中球形直径80~120nm，有囊膜。基因组为分节段单股负链RNA。依据其外膜血凝素（H）和神经氨酸酶（N）蛋白抗原性不同，目前可分为16个H亚型（H1~H16）和9个N亚型（N1~N9）。禽甲型流感病毒除感染禽外，还可感染人、猪、马、水貂和海洋哺乳动物。可感染人的禽流感病毒亚型为H5N1、H9N2、H7N7、H7N2、H7N3等，此次为H7N9禽流感病毒。该病毒为新型重配病毒，编码HA的基因来源于H7N3，编码NA的基因来源于H7N9，其6个内部基因来自于H9N2禽流感病毒。

禽流感病毒普遍对热敏感，对低温抵抗力较强，65℃加热30分钟或煮沸（100℃）2分钟以上可灭活。病毒在较低温下可存活1周，在4℃水中或有甘油存在的情况下可保持活力1年以上。

二、流行病学

（一）传染源

目前已经在禽类及其分泌物或排泄物以及活禽市场环境标本

中检测和分离到H7N9禽流感病毒，与人感染H7N9禽流感病毒高度同源。传染源可能为携带H7N9禽流感病毒的禽类。目前，大部分为散发病例，有个别家庭聚集发病现象，但尚无持续人际间传播的证据。

（二）传播途径

具体途径可经呼吸道传播或密切接触感染禽类的分泌物或排泄物而获得感染；或通过接触病毒污染的环境传播至人；不排除有限的非持续的人传人。

（三）高危人群

在发病前1周内接触过禽类或者到过活禽市场者，特别是老年人。

三、发病机制和病理

H7N9禽流感病毒可以同时结合唾液酸α-2，3型受体（禽流感病毒受体）和唾液酸α-2，6型受体（人流感病毒受体），较H5N1禽流感病毒更易与人上呼吸道上皮细胞（唾液酸α-2，6型受体为主）结合，相对于季节性流感病毒更容易感染人的下呼吸道上皮细胞（唾液酸α-2，3型受体为主）。H7N9禽流感病毒感染人体后，可以诱发细胞因子风暴，导致全身炎症反应，可出现ARDS、休克及多脏器功能衰竭。个别重症病例下呼吸道病毒可持续阳性至病程的3周以上。

四、临床表现

根据流感的潜伏期及现有人感染H7N9禽流感病例的调查结果，潜伏期一般为7天以内。

（一）症状、体征和临床特点

患者一般表现为流感样症状，如发热、咳嗽、少痰，可伴有头痛、肌肉酸痛、腹泻等全身症状。重症患者病情发展迅速，多在发病3~7天出现重症肺炎，体温大多持续在39℃以上，出现呼吸困难，可伴有咯血痰。常快速进展为急性呼吸窘迫综合征、脓毒症、感染性休克，甚至多器官功能障碍，部分患者可出现胸腔积液等表现。

（二）实验室检查

1.血常规

白细胞总数一般不高或降低。重症患者多有白细胞总数及淋巴细胞减少，可有血小板降低。

2.血生化检查

多有肌酸激酶、乳酸脱氢酶、天门冬氨酸氨基转移酶、丙氨酸氨基转移酶升高，C反应蛋白升高，肌红蛋白可升高。

3.病原学及相关检测

抗病毒治疗之前必须采集呼吸道标本送检（如鼻咽分泌物、口腔含漱液、呼吸道分泌物、气管吸出物），气管深部咳痰或气管吸出物检测阳性率高于上呼吸道标本。有病原学检测条件的医疗机构应尽快检测，无病原学检测条件的医疗机构应留取标本尽快送指定机构检测。

（1）核酸检测。对可疑患者呼吸道标本采用real-timePCR（或普通RT-PCR）检测H7N9禽流感病毒核酸，在人感染H7N9禽流感病毒病例早期识别中宜首选核酸检测。对重症病例应定期行呼吸道分泌物核酸检测，直至阴转。有人工气道者优先采集气道内吸取物（ETA）。

（2）甲型流感病毒抗原检测。呼吸道标本甲型流感病毒抗原快速检测阳性。仅适用于没有核酸检测条件的医疗机构作为初筛实验。

（3）病毒分离。从患者呼吸道标本中分离H7N9禽流感病毒。

（4）动态检测急性期和恢复期双份血清H7N9禽流感病毒特异

性抗体水平呈4倍或以上升高。

（三）胸部影像学检查

发生肺炎的患者肺内出现片状阴影。重症患者病变进展迅速，常呈双肺多发磨玻璃影及肺实变影像，可合并少量胸腔积液。发生ARDS时，病变分布广泛。

（四）预后

人感染H7N9禽流感重症患者预后差。影响预后的因素可能包括患者年龄、基础疾病、并发症等。

五、诊断与鉴别诊断

（一）诊断

根据流行病学接触史、临床表现及实验室检查结果，可作出人感染H7N9禽流感的诊断。在流行病学史不详的情况下，根据临床表现、辅助检查和实验室检测结果，特别是从患者呼吸道分泌物标本中分离出H7N9禽流感病毒，或H7N9禽流感病毒核酸检测阳性，或动态检测双份血清H7N9禽流感病毒特异性抗体水平呈4倍或以上升高，可作出人感染H7N9禽流感的诊断。

1.流行病学史

发病前1周内接触禽类及其分泌物、排泄物或者到过活禽市场，或者与人感染H7N9禽流感病例有流行病学联系。

2.诊断标准

（1）疑似病例：符合上述临床表现，甲型流感病毒抗原阳性，或有流行病学史。

（2）确诊病例：符合上述临床表现，或有流行病学接触史，并且呼吸道分泌物标本中分离出H7N9禽流感病毒或H7N9禽流感病毒核酸检测阳性或动态检测双份血清H7N9禽流感病毒特异性抗体水平呈4倍或以上升高。

（3）重症病例：

符合下列任一条标准，即诊断为重症病例：

1.X线胸片显示为多叶病变或48小时内病灶进展>50%；

2.呼吸困难，呼吸频率>24次/分；

3.严重低氧血症，吸氧流量在3~5升/分条件下，患者$SpO_2 \leq 92\%$；

4.出现休克、ARDS或MODS（多器官功能障碍综合征）。

易发展为重症的危险因素包括：

1.年龄>60岁；

2.合并严重基础病或特殊临床情况，如心脏或肺部基础疾病、高血压、糖尿病、肥胖、肿瘤，免疫抑制状态、孕妇等；

3.发病后持续高热（T>39℃）3天及3天以上；

4.淋巴细胞计数持续降低；

5.CRP、LDH及CK持续增高；

6.胸部影像学提示肺炎。

出现以上任一条情况的患者，可能进展为重症病例或出现死亡，应当高度重视。

（二）鉴别诊断

应注意与人感染高致病性H5N1禽流感等其他禽流感、季节性流感（含甲型H1N1流感）、细菌性肺炎、传染性非典型肺炎（SARS）、中东呼吸综合征（MERS）、腺病毒肺炎、衣原体肺炎、支原体肺炎等疾病进行鉴别诊断。鉴别诊断主要依靠病原学检查。

六、治疗

（一）隔离治疗

对疑似病例和确诊病例应尽早隔离治疗。

（二）对症治疗

可吸氧，根据缺氧程度可采用鼻导管、开放面罩及储氧面罩进行氧疗。高热者可进行物理降温，或应用解热药物。咳嗽咳痰严重者可给予复方甘草片、盐酸氨溴索、乙酰半胱氨酸、可待因等止咳祛痰药物。

（三）抗病毒治疗

应尽早应用抗流感病毒药物。

1.抗病毒药物使用原则

（1）在使用抗病毒药物之前应留取呼吸道标本。

（2）抗病毒药物应尽量在发病48小时内使用。

重点在以下人群中使用：①人感染H7N9禽流感病例；②甲型流感病毒抗原快速检测阳性的流感样病例；③甲型流感病毒抗原快速检测阴性或无条件检测的流感样病例，具有下列情形者，亦应使用抗病毒药物：A.与疑似或确诊病例有密切接触史者（包括医护人员）出现流感样症状；B.聚集性流感样病例；C.1周内接触过禽类的流感样病例；D.有慢性心肺疾病、高龄、妊娠等情况的流感样病例；E.病情快速进展及临床上认为需要使用抗病毒药物的流感样病例；F.其他不明原因肺炎病例。

（3）对于临床认为需要使用抗病毒药物的病例，即使发病超过48小时也应使用。

2.神经氨酸酶抑制剂

（1）奥司他韦（Oseltamivir）：成人剂量75mg每日2次，疗程5~7天，重症病例剂量可加倍，疗程可延长一倍以上。1岁及以上年龄的儿童患者应根据体重给药：体重不足15Kg者，予30mg每日2次；体重15~23Kg者，予45mg每日2次；体重23~40Kg者，予60mg每日2次；体重大于40Kg者，予75mg每日2次。对于吞咽胶囊有困难的儿童，可选用奥司他韦混悬液。

（2）帕拉米韦（Peramivir）：重症病例或无法口服者可用帕拉米韦氯化钠注射液，成人用量为300~600mg，静脉滴注，每日1次，1~5天，重症病例疗程可适当延长。目前临床应用数据有限，应严密观察不良反应。

（3）扎那米韦（Zanamivir）：成人及7岁以上青少年用法：每日2次，间隔12小时；每次10mg（分两次吸入）。

3.离子通道M_2阻滞剂

目前监测资料显示所有H7N9禽流感病毒对金刚烷胺（Amantadine）和金刚乙胺（Rimantadine）耐药，不建议使用。

（四）中医药辨证论治

1.疫毒犯肺，肺失宣降证（疑似病例或确诊病例病情轻者）。

症状：发热，咳嗽，少痰，头痛，肌肉关节疼痛。舌红苔薄，脉数滑。

治法：清热解毒，宣肺止咳。

参考处方和剂量：银翘散合白虎汤。金银花30g，连翘15g，炒杏仁15g，生石膏30g，知母10g，桑叶15g，芦根30g，青蒿15g，黄芩15g，生甘草6g，水煎服，每日1~2剂，每4~6小时口服一次。

加减：咳嗽甚者加枇杷叶、浙贝母。

中成药：可选择疏风解毒胶囊、连花清瘟胶囊、金莲清热泡腾片等具有清热解毒，宣肺止咳功效的药物。

中药注射液：痰热清注射液、喜炎平注射液、热毒宁注射液、血必净注射液、参麦注射液。

2.疫毒壅肺，内闭外脱证（临床表现高热、急性呼吸窘迫综合征、感染性休克等患者）。

症状：高热，咳嗽，痰少难咯，憋气，喘促，咯血，或见咯吐粉红色泡沫样痰，伴四末不温，四肢厥逆，躁扰不安，甚则神昏谵语。舌暗红，脉沉细数或脉微欲绝。

治法：解毒泻肺，益气固脱。

参考处方和剂量：宣白承气汤合参萸汤。生大黄10g，全瓜蒌30g，炒杏仁10g，炒葶苈子30g，生石膏30g，生栀子10g，虎杖15g，莱菔子15g，山萸肉15g，西洋参15g，水煎服，每日1~2剂，每4~6小时口服或鼻饲一次。

加减：高热、神志恍惚、甚至神昏谵语者，上方送服安宫牛黄丸；肢冷、汗出淋漓者加炮附子、煅龙骨、煅牡蛎。

中成药：可选择参麦注射液、参附注射液、痰热清注射液、血必静注射液、喜炎平注射液、热毒宁注射液。

3. 以上中药汤剂、中成药和中药注射液不作为预防使用，应早期使用中西医结合治疗。

（五）加强支持治疗和预防并发症

注意休息、多饮水、增加营养，给予易消化的饮食，维持水电解质平衡。如出现明显低钠血症，应积极补充氯化钠。对于低钾血症，应给予氯化钾、门冬氨酸钾等补钾治疗。须密切观察病情，监测并预防并发症。抗菌药物应在明确继发细菌感染时或有充分证据提示继发细菌感染时使用。

（六）重症病例的治疗

具体参照《人感染H7N9禽流感医疗救治专家共识》重症病例的治疗部分。

七、医院感染防控

严格规范收治人感染H7N9禽流感患者医疗机构的医院感染防控措施。遵照标准预防的原则，根据疾病传播途径采取防控措施。

具体措施依据《人感染 H7N9 禽流感医院感染预防与控制技术指南（2013 年版）》的相关规定。

八、转科或出院标准

1. 因基础疾病或合并症较重，需较长时间住院治疗的患者，待人感染 H7N9 禽流感病毒核酸检测连续 2 次阴性后，可转出隔离病房进一步治疗。

2. 体温正常，临床症状基本消失，呼吸道标本人感染 H7N9 禽流感病毒核酸检测连续 2 次阴性，可以出院。

附件：有疫情地区人感染 H7N9 禽流感早检早治流程图

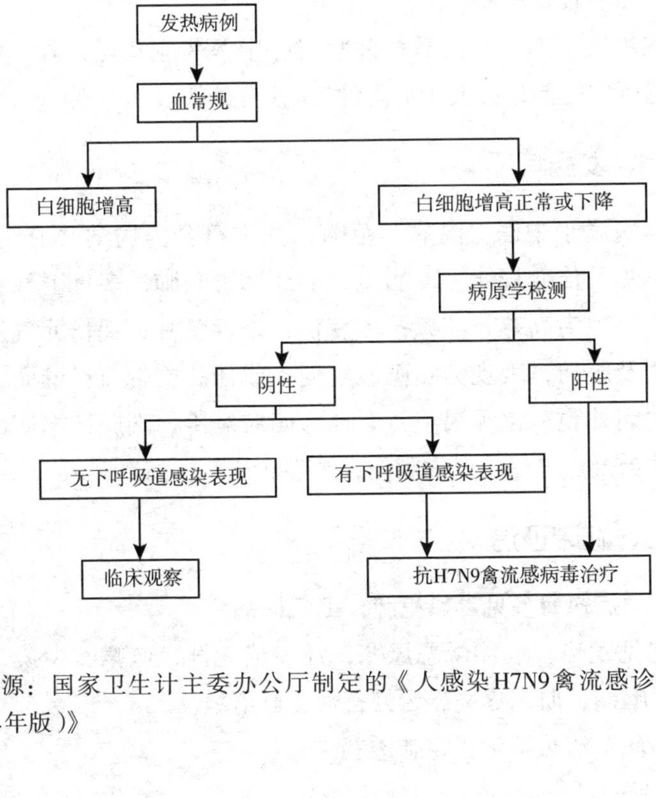

来源：国家卫生计主委办公厅制定的《人感染H7N9禽流感诊疗方案（2014年版）》

附录七　人感染H7N9禽流感中医医疗救治专家共识（2014年版）

去冬今春以来，人感染H7N9禽流感病例明显增加，国家中医药管理局人感染H7N9禽流感疫情防控工作专家组在总结9省市中医医疗救治经验基础上，形成以下共识：

中医药的救治实践证明，中医药早期、全程参与本病治疗，可显著改善症状，对阻断病程发展、减少重症病例发生率和降低患者病死率具有积极作用。

在患者早期出现流感样症状时，中医药应及时介入，可参照时行感冒中医治疗方案（见附件2）辨证施治。

一、发病特征

本病属于中医“温病”范畴，基本符合温病学“卫气营血”及“三焦”传变规律。发病急，初期邪毒犯肺，多见卫气或卫营同病，表现为高热、咳嗽；传变快，疫毒壅肺，耗伤元气，湿浊痰瘀损及脏腑，表现为喘憋、气促，或伴痰中带血；继而毒热内陷、内闭外脱、化源竭绝，表现为四肢厥冷、喘脱；本病恢复期多表现为余热未尽，气虚阴伤；重症病死率较高。

二、临床证治

1.发病初期多见毒热犯肺，卫气同病

症见发热，或伴微恶风寒，汗少或无汗，咳嗽，少痰，或伴咽干、咽痛，肌肉疼痛，舌红苔薄，脉滑数。

治法：清热解毒，宣肺透邪。

参考方剂：银翘散、升降散、麻杏石甘汤等。

参考药物及剂量：金银花30g，连翘15g，荆芥10g，蝉蜕10g，炙麻黄5g，杏仁15g，生石膏30g（先煎），芦根30g，桔梗6g，大黄6g，薄荷6g（后下），生甘草5g。

煎服法：水煎服，日1剂，必要时一日可用2剂，每4~6小时口服1次。

加减：舌苔厚腻者，加苍术、藿香；乏力、气促者，加用人参。

中成药：可选择疏风解毒胶囊、连花清瘟胶囊、清肺消炎丸等，儿童可选用金莲清热泡腾片、小儿豉翘颗粒等。

中药注射液：热毒宁注射液、痰热清注射液、喜炎平注射液、清开灵注射液等。

2.病情加重，多出现毒热壅肺，损及肺络

症见持续发热，或壮热不退，咳嗽，乏力，喘憋气促，或伴痰中带血，舌质红或暗红，苔黄或腻，脉数。

治法：泻肺通腑，益气解毒。

参考方剂：宣白承气汤、葶苈大枣泻肺汤、生脉散等。

参考药物与剂量：全瓜蒌30g，大黄10g，银花30g，葶苈子30g，炙麻黄6g，生石膏30g（先煎），赤芍20g，人参10g，麦冬15g，生甘草5g。

煎服法：水煎服，日1剂，必要时2剂，每4~6小时口服或鼻饲一次。

加减：烦躁、神昏者，上方送服安宫牛黄丸；痰中带血重者加仙鹤草、三七粉。

中成药：可选择疏风解毒胶囊、连花清瘟胶囊、清肺消炎丸等，儿童可选用金莲清热泡腾片、小儿豉翘颗粒等。

中药注射剂：血必净注射液、热毒宁注射液、痰热清注射液、喜炎平注射液、清开灵注射液、参麦注射液、生脉注射液等。

3. 发病极期，多见毒热内陷，内闭外脱

症见高热难退，烦躁不宁，神识昏蒙，唇甲青紫，呼吸浅促，痰少色黄，胸腹灼热，四末不温或厥逆，腹胀尿少，舌淡暗，苔白腻，脉微欲绝。

治法：回阳固脱，解毒开窍。

参考方剂：参附汤、茯苓四逆汤、参萸汤等加用安宫牛黄丸。

参考药物及剂量：人参20g，炮附子10g，山萸肉30g，炙甘草15g，干姜10g，茯苓20g。

煎服法：水煎，加用安宫牛黄丸后，每次鼻饲30~50ml，每2~3小时1次，或每小时30ml胃肠泵入、结肠滴注。

中药注射剂：参附注射液、生脉注射液、参麦注射液、血必净注射液、痰热清注射液等。

4. 恢复期多见余热未尽，气虚阴伤

症见神倦乏力，气短，咳嗽迁延，干咳或痰少，食欲不振，舌暗红，苔薄白或黄，脉细。

治法：清解余热，益气养阴。

参考方剂：沙参麦门冬汤、生脉散、六君子汤等。

参考药物与剂量：太子参20g，麦冬15g，北沙参15g，茯苓15g，炒杏仁10g，生麦芽15g，芦根20g，炒白术15g，生甘草5g。

煎服方法：水煎服，日1剂。

附录八　人感染H7N9禽流感诊疗方案（2013年第1版）

人感染H7N9禽流感是由H7N9亚型禽流感病毒引起的急性呼吸道传染病。自2013年2月以来，上海市、安徽省、江苏省先后发生不明原因重症肺炎病例，其中确诊人感染H7N9禽流感3例，2例死亡。3例均为散发病例，目前尚未发现3例病例间有流行病学关联。

1.病原学

禽流感病毒属正粘病毒科甲型流感病毒属。禽甲型流感病毒颗粒呈多形性，其中球形直径80~120nm，有囊膜。基因组为分节段单股负链RNA。依据其外膜血凝素（H）和神经氨酸酶（N）蛋白抗原性不同，目前可分为16个H亚型（H1~H16）和9个N亚型（N1~N9）。禽甲型流感病毒除感染禽外，还可感染人、猪、马、水貂和海洋哺乳动物。可感染人的禽流感病毒亚型为H5N1、H9N2、H7N7、H7N2、H7N3，此次报道的为人感染H7N9禽流感病毒。该病毒为新型重配病毒，其内部基因来自于H9N2禽流感病毒。

禽流感病毒普遍对热敏感，对低温抵抗力较强，65℃加热30min或煮沸（100℃）2min以上可灭活。病毒在较低温度粪便中可存活1周，在4℃水中可存活1个月，对酸性环境有一定抵抗力，在pH4.0的条件下也具有一定的存活能力。在有甘油存在的情况下可保持活力1年以上。

2.流行病学

2.1 传染源

目前尚不明确，根据以往经验及本次病例流行病学调查，推测可能为携带H7N9禽流感病毒的禽类及其分泌物或排泄物。

2.2 传播途径

经呼吸道传播，也可通过密切接触感染的禽类分泌物或排泄物等被感染，直接接触病毒也可被感染。现尚无人与人之间传播的确切证据。

2.3 易感人群

目前尚无确切证据显示人类对 H7N9禽流感病毒易感。现有确诊病例均为成人。

2.4 高危人群

现阶段主要是从事禽类养殖、销售、宰杀、加工业者，以及在发病前1周内接触过禽类者。

3. 临床表现

根据流感的潜伏期及现有H7N9禽流感病毒感染病例的调查结果，潜伏期一般为7d以内。

3.1 一般表现

患者一般表现为流感样症状，如发热，咳嗽，少痰，可伴有头痛、肌肉酸痛和全身不适。重症患者病情发展迅速，表现为重症肺炎，体温大多持续在39℃以上，出现呼吸困难，可伴有咯血痰；可快速进展出现急性呼吸窘迫综合征、纵隔气肿、脓毒症、休克、意识障碍及急性肾损伤等。

3.2 实验室检查

3.2.1 血常规

白细胞总数一般不高或降低。重症患者多有白细胞总数及淋巴细胞减少，并有血小板降低。

3.2.2 血生化检查

多有肌酸激酶、乳酸脱氢酶、天门冬氨酸氨基转移酶、丙氨酸氨基转移酶升高，C反应蛋白升高，肌红蛋白可升高。

3.2.3 病原学检测

①核酸检测。对患者呼吸道标本（如鼻咽分泌物、口腔含漱液、气管吸出物或呼吸道上皮细胞）采用real time PCR（或RT-PCR）检测到H7N9禽流感病毒核酸。

②病毒分离。从患者呼吸道标本中分离H7N9禽流感病毒。

3.2 胸部影像学检查

发生肺炎的患者肺内出现片状影像。重症患者病变进展迅速，呈双肺多发磨玻璃影及肺实变影像，可合并少量胸腔积液。发生ARDS时，病变分布广泛。

3.3 预后

人感染H7N9禽流感重症患者预后差。影响预后的因素可能包括患者年龄、基础疾病、合并症等。

4. 诊断与鉴别诊断

4.1 诊断

根据流行病学接触史、临床表现及实验室检查结果，可作出人感染H7N9禽流感的诊断。在流行病学史不详的情况下，根据临床表现、辅助检查和实验室检测结果，特别是从患者呼吸道分泌物标本中分离出H7N9禽流感病毒，或H7N9禽流感病毒核酸检测阳性，可以诊断。

4.1.1 流行病学史

发病前1周内与禽类及其分泌物、排泄物等有接触史。

4.1.2 诊断标准

①疑似病例：符合上述临床症状及血常规、生化及胸部影像

学特征，甲型流感病毒通用引物阳性并排除了季节性流感，可以有流行病学接触史。

②确诊病例：符合疑似病例诊断标准，并且呼吸道分泌物标本中分离出H7N9禽流感病毒或H7N9禽流感病毒核酸检测阳性。

重症病例：肺炎合并呼吸功能衰竭或其他器官功能衰竭者为重症病例。

4.2 鉴别诊断

应注意与人感染高致病性H5N1禽流感、季节性流感（含甲型H1N1流感）、细菌性肺炎、传染性非典型肺炎（SARS）、新型冠状病毒肺炎、腺病毒肺炎、衣原体肺炎、支原体肺炎等疾病进行鉴别诊断。鉴别诊断主要依靠病原学检查。

5. 治疗

5.1 对临床诊断和确诊患者应进行隔离治疗。

5.2 对症治疗

可吸氧、应用解热药、止咳祛痰药等。

5.3 抗病毒治疗

应尽早应用抗流感病毒药物。

5.3.1 神经氨酸酶抑制剂

可选用奥司他韦（Oseltamivir）或扎那米韦（Zanamivir），临床应用表明对禽流感病毒H5N1和H1N1感染等有效，推测对人感染H7N9禽流感病毒应有效。奥司他韦成人剂量75mg每日2次，重症者剂量可加倍，疗程5~7d。扎那米韦成人剂量10mg，每日2次吸入。

5.3.2 离子通道M_2受体阻滞剂

目前实验室资料提示金刚烷胺（Amantadine）和金刚乙胺

（Rimantadine）耐药，不建议单独使用。

5.4 中医药治疗

5.4.1 疫毒犯肺，肺失宣降

症状：发热，咳嗽，少痰，头痛，肌肉关节疼痛。

治法：清热宣肺。

参考处方：桑叶、金银花、连翘、炒杏仁、生石膏、知母、芦根、青蒿、黄芩、生甘草。

水煎服，每日1~2剂，每4~6小时口服一次。

加减：咳嗽甚者加枇杷叶、浙贝母。

中成药：可选择疏风解毒胶囊、连花清瘟胶囊、清开灵注射液

5.4.2 疫毒壅肺，内闭外脱

症状：高热，咳嗽，痰少难咯，憋气，喘促，咯血，四末不温，冷汗淋漓，躁扰不安，甚则神昏谵语。

治法：清肺解毒，扶正固脱。

参考处方：炙麻黄、炒杏仁、生石膏、知母、鱼腥草、黄芩、炒栀子、虎杖、山萸肉、太子参。水煎服，每日1~2剂，每4~6小时口服或鼻饲一次。

加减：高热、神志恍惚、甚至神昏谵语者，上方送服安宫牛黄丸；肢冷、汗出淋漓者加人参、炮附子、煅龙骨、煅牡蛎；咯血者加赤芍、仙鹤草、侧柏叶；口唇紫绀者加三七、益母草、黄芪、当归尾。

中成药：可选择参麦注射液、生脉注射液。

5.5 加强支持治疗和预防并发症

注意休息、多饮水、增加营养，给于易消化的饮食。密切观察，监测并预防并发症。抗菌药物应在明确继发细菌感染时或有充分证据提示继发细菌感染时使用。

5.6 重症患者的治疗

重症患者应入院治疗，对出现呼吸功能障碍者给予吸氧及其他相应呼吸支持，发生其他并发症的患者应积极采取相应治疗。

5.6.1 呼吸功能支持

①机械通气：重症患者病情进展迅速，可较快发展为急性呼吸窘迫综合征（ARDS）。在需要机械通气的重症病例，可参照ARDS 机械通气的原则进行。无创正压通气：出现呼吸窘迫和（或）低氧血症患者，早期可尝试使用无创通气。但重症病例无创通气疗效欠佳，需及早考虑实施有创通气。有创正压通气：鉴于部分患者较易发生气压伤，应当采用ARDS保护性通气策略。

②体外膜氧合（ECMO）：传统机械通气无法维持满意氧合和（或）通气时，有条件时，推荐使用ECMO。

③其他：传统机械通气无法维持满意氧合时，可以考虑俯卧位通气或高频振荡通气（HFOV）。

5.6.2 其他治疗

在呼吸功能支持治疗的同时，应当重视其他器官功能状态的监测及治疗；预防并及时治疗各种并发症尤其是医院获得性感染。

6. 其他

严格规范收治人感染H7N9禽流感患者医疗机构的医院感染控制措施。遵照标准预防的原则，根据疾病传播途径采取防控措施。具体措施依据《人感染H7N9禽流感医院感染预防与控制技术指南（2013年版）》的相关规定。

来源：人感染H7N9禽流感中医医疗救治专家共识（2014）[J]. 中医药管理杂志，2014，22（02）：318.

附录九　人感染H7N9禽流感诊疗方案（2013年第2版）

人感染H7N9禽流感是由H7N9亚型禽流感病毒引起的急性呼吸道传染病。自2013年2月以来，上海市、安徽省、江苏省、浙江省先后发生不明原因重症肺炎病例，其中确诊人感染H7N9禽流感33例，9例死亡。均为散发病例。

早发现、早报告、早诊断、早治疗，加强重症病例救治，注意中西医并重，是有效防控、提高治愈率、降低病死率的关键。

一、病原学

禽流感病毒属正黏病毒科甲型流感病毒属。禽甲型流感病毒颗粒呈多形性，其中球形直径80~120nm，有囊膜。基因组为分节段单股负链RNA。依据其外膜血凝素（H）和神经氨酸酶（N）蛋白抗原性不同，目前可分为16个H亚型（H1~H16）和9个N亚型（N1~N9）。禽甲型流感病毒除感染禽外，还可感染人、猪、马、水貂和海洋哺乳动物。可感染人的禽流感病毒亚型为H5N1、H9N2、H7N7、H7N2、H7N3，此次报道的为H7N9禽流感病毒。该病毒为新型重配病毒，其内部基因来自于H9N2禽流感病毒。

禽流感病毒普遍对热敏感，对低温抵抗力较强，65℃加热30分钟或煮沸（100℃）2分钟以上可灭活。病毒在较低温度粪便中可存活1周，在4℃水中可存活1个月，对酸性环境有一定抵抗力，在pH4.0的条件下也具有一定的存活能力。在有甘油存在的情况下可保持活力1年以上。

二、流行病学

（一）传染源

目前已经在禽类及其分泌物或排泄物分离出H7N9禽流感病毒，与人感染H7N9禽流感病毒高度同源。传染源可能为携带H7N9禽流感病毒的禽类。现尚无人际传播的确切证据。

（二）传播途径

经呼吸道传播，也可通过密切接触感染的禽类分泌物或排泄物，或直接接触病毒感染。

（三）高危人群

在发病前1周内接触过禽类者，例如从事禽类养殖、贩运、销售、宰杀、加工业等人员。

三、临床表现

根据流感的潜伏期及现有H7N9禽流感病毒感染病例的调查结果，潜伏期一般为7天以内。

（一）症状、体征和临床特点

患者一般表现为流感样症状，如发热、咳嗽、少痰，可伴有头痛、肌肉酸痛和全身不适。重症患者病情发展迅速，多在5~7天出现重症肺炎，体温大多持续在39℃以上，呼吸困难，可伴有咯血痰；可快速进展为急性呼吸窘迫综合征、脓毒症、感染性休克，甚至多器官功能障碍，部分患者可出现纵隔气肿、胸腔积液等。

（二）实验室检查

1.血常规

白细胞总数一般不高或降低。重症患者多有白细胞总数及淋巴细胞减少，可有血小板降低。

2. 血生化检查

多有肌酸激酶、乳酸脱氢酶、天门冬氨酸氨基转移酶、丙氨酸氨基转移酶升高，C反应蛋白升高，肌红蛋白可升高。

3. 病原学及相关检测

抗病毒治疗之前必须采集呼吸道标本送检（如鼻咽分泌物、口腔含漱液、气管吸出物或呼吸道上皮细胞）。有病原学检测条件的医疗机构应尽快检测，无病原学检测条件的医疗机构应留取标本送指定机构检测。

（1）甲型流感病毒抗原筛查。呼吸道标本甲型流感病毒抗原快速检测阳性。但仅可作为初筛试验。

（2）核酸检测。对患者呼吸道标本采用real time PCR（或RT-PCR）检测H7N9禽流感病毒核酸。

（3）病毒分离。从患者呼吸道标本中分离H7N9禽流感病毒。

（4）动态检测双份血清H7N9禽流感病毒特异性抗体水平呈4倍或以上升高。

（三）胸部影像学检查

发生肺炎的患者肺内出现片状影像。重症患者病变进展迅速，呈双肺多发磨玻璃影及肺实变影像，可合并少量胸腔积液。发生急性呼吸窘迫综合征（ARDS）时，病变分布广泛。

（四）预后

人感染H7N9禽流感重症患者预后差。影响预后的因素可能包括患者年龄、基础疾病、合并症等。

四、诊断与鉴别诊断

（一）诊断

根据流行病学接触史、临床表现及实验室检查结果，可作出人感染H7N9禽流感的诊断。在流行病学史不详的情况下，根据临床表现、辅助检查和实验室检测结果，特别是从患者呼吸道分泌物标本中分离出H7N9禽流感病毒，或H7N9禽流感病毒核酸检测阳性，或动态检测双份血清H7N9禽流感病毒特异性抗体水平呈4倍或以上升高，可作出人感染H7N9禽流感的诊断。

1.流行病学史

发病前1周内与禽类及其分泌物、排泄物等有接触史。

2.诊断标准

（1）疑似病例：符合上述临床表现，甲型流感病毒抗原阳性，或有流行病学接触史。

（2）确诊病例：符合上述临床表现，或有流行病学接触史，并且呼吸道分泌物标本中分离出H7N9禽流感病毒或H7N9禽流感病毒核酸检测阳性或动态检测双份血清H7N9禽流感病毒特异性抗体水平呈4倍或以上升高。

重症病例：肺炎合并呼吸功能衰竭或其他器官功能衰竭者为重症病例。

（二）鉴别诊断

应注意与人感染高致病性H5N1禽流感、季节性流感（含甲型H1N1流感）、细菌性肺炎、传染性非典型肺炎（SARS）、新型冠状病毒肺炎、腺病毒肺炎、衣原体肺炎、支原体肺炎等疾病进行鉴别诊断。鉴别诊断主要依靠病原学检查。

五、治疗

（一）隔离治疗

对临床诊断和确诊患者应进行隔离治疗。

（二）对症治疗

可吸氧、应用解热药、止咳祛痰药等。

（三）抗病毒治疗

应尽早应用抗流感病毒药物（见附件）。

1.抗病毒药物使用原则

（1）在使用抗病毒药物之前应留取呼吸道标本。

（2）抗病毒药物应尽量在发病48小时内使用。重点在以下人群中使用：

①人感染H7N9禽流感病例；

②甲型流感病毒抗原快速检测阳性的流感样病例；

③甲型流感病毒抗原快速检测阴性或无条件检测的流感样病例，具有下列情形者，亦应使用抗病毒药物：A.有密切接触者（包括医护人员）出现流感样症状者；发生聚集性流感样病例及在1周内接触过禽类的流感样病例；B.有基础疾病如慢性心肺疾病，高龄，孕妇等流感样病例；C.病情快速进展及临床上认为需要使用抗病毒药物的流感样病例；D.其他不明原因肺炎病例。

（3）对于临床认为需要使用抗病毒药物的病例，发病超过48小时亦可使用。

2.神经氨酸酶抑制剂

（1）奥司他韦（Oseltamivir）：成人剂量75mg每日2次，重症者剂量可加倍，疗程5~7天。1岁及以上年龄的儿童患者应根据体重给药：体重不足15kg者，予30mg每日2次；体重15~23kg者，予45mg每日2次；体重不足23~40kg者，予60mg每日2次；体重大于40kg者，予75mg每日2次。对于吞咽胶囊有困难的儿童，可选用奥司他韦混悬液。

（2）扎那米韦（Zanamivir）：成人及7岁以上青少年用法：每

日2次，间隔12小时；每次10mg（分两次吸入）。

（3）帕拉米韦（Peramivir）：重症病例或无法口服者可用帕拉米韦氯化钠注射液，成人用量为300~600mg，静脉滴注，每日1次，疗程1~5天。目前临床应用数据有限，应严密观察不良反应。

轻症病例应首选奥司他韦或扎那米韦。应根据病毒核酸检测阳性情况，决定是否延长疗程。

3.M_2离子通道阻滞剂

目前实验室资料提示金刚烷胺（Amantadine）和金刚乙胺（Rimantadine）耐药，不建议单独使用。

（四）中医药治疗

1.发热、高热、咳嗽、痰少、喘闷、白细胞减少或疑似、确诊等患者：疫毒犯肺，肺失宣降证。

症状：发热，咳嗽，少痰，头痛，肌肉关节疼痛。舌红苔薄，脉数滑。

治法：清热解毒，宣肺止咳。

参考处方和剂量：银翘散合白虎汤。金银花30g，连翘15g，炒杏仁15g，生石膏30g，知母10g，桑叶15g，芦根30g，青蒿15g，黄芩15g，生甘草6g。水煎服，每日1~2剂，每4~6小时口服一次。

加减：咳嗽甚者加枇杷叶、浙贝母。

中成药：可选择疏风解毒胶囊、连花清瘟胶囊、金莲清热泡腾片等具有清热解毒，宣肺止咳功效的药物。

中药注射液：喜炎平注射液、热毒宁注射液、参麦注射液。

2.高热、急性呼吸窘迫综合征、感染性休克等患者：疫毒壅肺，内闭外脱证。

症状：高热，咳嗽，痰少难咯，憋气，喘促，咯血，或见咯吐粉红色泡沫样痰，伴四末不温，四肢厥逆，躁扰不安，甚则神昏谵语。舌暗红，脉沉细数或脉微欲绝。

治法：解毒泻肺，益气固脱。

参考处方和剂量：宣白承气汤合参萸汤。生大黄10g，全瓜蒌30g，炒杏仁10g，炒葶苈子30g，生石膏30g，生栀子10g，虎杖15g，莱菔子15g，山萸肉15g，西洋参15g。水煎服，每日1~2剂，每4~6小时口服或鼻饲1次。

加减：高热、神志恍惚、甚至神昏谵语者，上方送服安宫牛黄丸；肢冷、汗出淋漓者加炮附子、煅龙骨、煅牡蛎；咯血者加赤芍、仙鹤草、功劳叶；口唇紫绀者加益母草、黄芪、当归。

中成药：可选择参麦注射液、参附注射液、喜炎平注射液、热毒宁注射液。

3.以上中药汤剂、中成药和中药注射液不作为预防使用。

（五）加强支持治疗和预防并发症

注意休息、多饮水、增加营养，给予易消化的饮食。密切观察，监测并预防并发症。抗菌药物应在明确继发细菌感染时或有充分证据提示继发细菌感染时使用。

（六）重症病例的治疗

对出现呼吸功能障碍者给予吸氧及其他相应呼吸支持，发生其他并发症的患者应积极采取相应治疗。

1.呼吸功能支持

（1）机械通气：重症患者病情进展迅速，可较快发展为ARDS。在需要机械通气的重症病例，可参照ARDS机械通气的原则进行。

①无创正压通气：出现呼吸窘迫和（或）低氧血症患者，早期可尝试使用无创通气。但重症病例无创通气疗效欠佳，需及早考虑实施有创通气。②有创正压通气：鉴于部分患者较易发生气

压伤，应当采用ARDS保护性通气策略。

（2）体外膜肺氧合（ECMO）：传统机械通气无法维持满意氧合和（或）通气时，有条件时，推荐使用ECMO。

（3）其他：传统机械通气无法维持满意氧合时，可以考虑俯卧位通气或高频振荡通气（HFOV）。

2.循环支持

加强循环评估，及时发现休克患者。早期容量复苏，及时合理使用血管活性药物。有条件进行血流动力学监测并指导治疗。

3.其他治疗

在呼吸功能和循环支持治疗的同时，应当重视其他器官功能状态的监测及治疗；预防并及时治疗各种并发症尤其是医院获得性感染。

六、其他

严格规范收治人感染H7N9禽流感患者医疗机构的医院感染防控措施。遵照标准预防的原则，根据疾病传播途径采取防控措施。具体措施依据《人感染H7N9禽流感医院感染预防与控制技术指南（2013年版）》的相关规定。

七、转科或出院标准

1.因基础疾病或合并症较重，需较长时间住院治疗的患者，待人感染H7N9禽流感病毒核酸检测连续2次阴性后，可转出隔离病房至相应病房或科室进一步治疗。

2.体温正常，临床症状基本消失，呼吸道标本人感染H7N9禽流感病毒核酸检测连续2次阴性，可以出院。

附件：有疫情地区人感染H7N9禽流感早检早治流程图

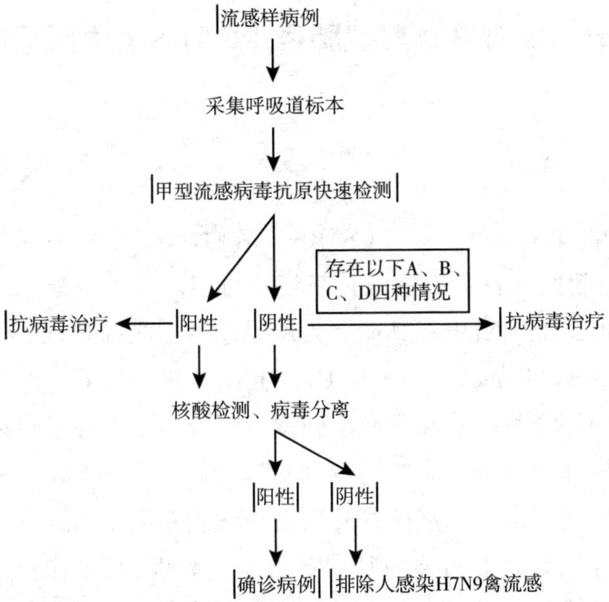

A.有密切接触者（包括医护人员）出现流感样症状者；发生聚集性流感样病例及在1周内接触过禽类的流感样病例；B.有基础疾病如慢性心肺疾病，高龄，孕妇等流感样病例；C.病情快速进展及临床上认为需要使用抗病毒药物的流感样病例；D.其他不明原因肺炎病例。

来源：人感染H7N9禽流感诊疗方案（2013年第2版）[J]. 中华危重医学杂志（电子版）. 2013，6（03）：166-169.

附录十　传染性非典型肺炎（SARS）中医诊疗指南

一、概述

传染性非典型肺炎（SARS）是由SARS冠状病毒（SARS-CoV）引起的一种具有明显传染性、可累及多个脏器系统的特殊肺炎，世界卫生组织将其命名为严重急性呼吸综合征（severacute respiratory syndrome，SARS）。临床上以发热、乏力、头痛、肌肉关节酸痛等全身症状和干咳、胸闷、呼吸困难等呼吸道症状为主要表现，部分病例可有腹泻等消化道症状，胸部X线检查可见肺部炎性浸润影，实验室检查外周血白细胞总数不高或降低、抗菌药物治疗无效是其重要特征。重症病例表现为明显的呼吸困难，并可迅速发展成为急性呼吸窘迫综合征（acute respiratory dlstress Syndrome，ARDS）。

近距离呼吸道飞沫是传播的主要方式。气溶胶传播是经空气传播的另一种方式。通过手接触传播是另一种重要的传播途径；SARS的潜伏期通常限于2周之内，一般约2~10天。

SARS符合《素问·刺法论》"五疫之至，皆相染易，无问大小，病状相似"的论述。属于中医学瘟疫、热病的范畴。其病因属疫毒之邪，由口鼻而入，以发热为首发症状。伴极度乏力、干咳、呼吸困难。起病急，病情重，传变快，主要病位在肺，亦可累及其他脏腑。其基本病机为邪毒壅肺，湿痰瘀阻，肺气郁闭，气阴亏虚。积极应用中医药早预防、早治疗、重祛邪、早扶正、防传变，可以取得良好的防治效果。

二、诊断与鉴别诊断

（一）诊断

从流行病学史、临床症状和体征、一般实验室检查、胸部X线影像学变化，配合SARS-CoV PCR检测阳性，并排除其他表现类似的疾病来做出SARS的诊断。

1.流行病史

（1）现有资料表明，SARS患者是最主要传染源，极少数患者在刚出现症状时即具有传染性。

（2）患者在近2周内有与SARS患者接触，尤其是密切接触（指与SARS患者共同生活，照顾SARS患者，或曾经接触SARS患者的排泌物，特别是气道分泌物）的历史；或患者为与某SARS患者接触后的群体发病者之一；或患者有明确的传染他人，尤其是与其接触后多人患有SARS的证据，可以认为该患者具有SARS的流行病学依据。

（3）患者就诊时已有的流行病学证据为前向性的流行病学依据，若就诊以后进一步出现的为后向性的流行病学依据。当患者就诊时尚无流行病学依据或依据不充分时，必须动态追踪后向性的流行病学依据。

2.症状与体征

（1）症状

起病急，自发病之日起，2~3周内病情都可处于进展期。主要有以下3类症状：

①发热、乏力、头身痛等症状

常以发热为首发和主要症状，体温一般高于38℃，常呈持续性高热，可伴有畏寒、肌肉酸痛、关节酸痛、头痛、胸背疼痛、乏力。在早期，使用退热药可退热；在进展期后，重症者通常难以用退热药控制高热，使用糖皮质激素可对热型造成干扰，多数患者呈双峰热，使用激素退热后热退，但在疾病的进展期（10~14天）时再有发热。

②呼吸系统症状

少有上呼吸道卡他症状，部分患者发热3~6天后出现咳嗽，多为干咳，少痰，少部分患者出现咽痛。可有胸闷，喘憋，严重者渐出现气促，甚至呼吸窘迫。呼吸困难和低氧血症多见于发病6~12天以后。

③其他症状

部分患者出现腹泻、恶心、呕吐等消化道症状。

（2）体征

SARS患者的肺部体征常不明显。部分患者可闻及少许湿啰音，或有肺实变体征。偶有局部叩浊、呼吸音减低等少量胸腔积液的体征。

3.一般实验室检查

（1）外周血象

在病程2~7天时白细胞计数一般不升高。部分患者可降低；常有淋巴细胞计数减少［若$<0.9\times10^9/L$，对诊断的提示意义较大；若介于（0.9~1.2）$\times10^9/L$，对诊断的提示仅为可疑］；部分患者血小板减少。

（2）T淋巴细胞计数

常于发病早期即见CD4+细胞、CD8+细胞计数降低，二者比值基本正常或降低。

4.胸部影像学检查

病变初期肺部出现不同程度的片状，斑片状磨玻璃影，少数为肺实变影。阴影常为多发或/和双侧改变，并于发病中呈进展趋势。部分患者进展迅速，短期内融合成大片状阴影。当肺部病变处于早期阶段，磨玻璃影淡薄或其位置与心影和/或大血管影重合时，X线胸片可能难以发现。故如果早期X线胸片阴性，尚需每1~2天动态复查。若有条件，可安排胸部CT检查，有助于发现早期轻微病变或与心影和/或大血管影重合的病变。必须定期进行胸部X线影像学复查。以观察肺部病变的动态变化情况。

5.特异性病原学检测

（1）SARS-CoV血清特异性抗体检测

发病10天后（免疫荧光试验，若采用酶联免疫吸附试验，则在发病21天后），患者血清内可以明确检测到SARS-CoV的特异性IgG抗体。绝大多数在28天内IgG抗体阳转，或抗体滴度从进展期至恢复期升高4倍以上，具有病原学诊断意义。IgM抗体通常在发病第7天开始可以在血清中检测出，14天左右达高峰，以后渐下降。由于特异性不强，仅有参考的诊断价值。

（2）SARS-CoV核酸（RNA）检测

准确的SARS-CoV的RNA检测具有早期诊断意义。采用荧光定量RT-PCR方法在排除污染及技术问题的情况下，从呼吸道分泌物或粪便等人体标本中检出SARS-CoV的RNA，尤其是多次、多种标本和多种检测试剂盒的SARS-CoV RNA阳性，对病原学诊断有重要支持意义。但其特异性和敏感性尚有待进一步论证。

（3）其他的早期诊断方法：免疫荧光抗体检测鼻咽或气道脱落细胞，基因芯片等检测方法，尚有待进一步研究。

（二）重症SARS诊断

1.呼吸困难，成人休息状态下RR≥30次/分且伴有下列情况之一：

（1）胸片显示多叶病变或病灶总面积在正位胸片上占双肺总面积的1/3以上；

（2）病情进展，48小时内病灶面积增大超过50%且在正位胸片上占双肺总面积的1/4以上；

2.出现低氧血症，氧合指数低于300mmHg；

3.休克或出现多器官功能障碍综合征（MODS）。

（三）鉴别诊断

SARS的诊断目前主要为临床诊断，在相当程度上属于排除性诊断，在作出SARS诊断前需要排除能够引起类似临床表现的其他疾病。普通感冒、流行性感冒、一般细菌性肺炎、军团菌性肺炎、支原体肺炎、衣原体肺炎、真菌性肺炎，艾滋病和其他免疫抑制患者（器官移植术后等）合并肺部感染、一般病毒性肺炎，是需要与SARS进行鉴别的重点疾病。

其他需要鉴别的疾病还包括肺结核、流行性出血热、肺部肿瘤、非感染性间质性肺疾病、肺水肿、肺不张、肺栓塞、肺血管炎、肺嗜酸性粒细胞浸润症等。

对于有SARS类似临床症候群的病例，若规范地进行抗菌治疗后无明显效果，有助于排除细菌或支原体、衣原体性肺部感染。

本病应与中医学中的感冒、时行感冒、风温肺热病、麻疹等相鉴别。

1.感冒（普通感冒）

初起以卫表及鼻咽症状为主，鼻塞、流涕、喷嚏、咳嗽、头痛、恶寒、发热、全身不适、脉浮；肺部X线检查一般无炎性改变；实验室检查：中性粒细胞减少或正常，淋巴细胞增多或正常，痰培养一般正常，病原学检查可有相应发现。

2.时行感冒（流行性感冒）

多呈流行性，在同一时期发患者数剧增，且病症相似，多突然起病，恶寒、发热、头痛、周身酸痛、疲乏无力，病情一般较感冒为重。一般不会出现气急、呼吸困难等表现；肺部X线检查一般无炎性改变；实验室检查中性粒细胞减少或正常，淋巴细胞增多或正常，病原学检查可有相应发现。

3. 风温肺热病

发热、恶寒、身痛、胸痛、咳嗽、咳痰、色黄或痰中带血，传染性小；肺部X线检查淡片状或大片状阴影，胸片进展比较慢；实验室检查白细胞计数可升高，中性粒细胞升高，病原学检查可有相应发现。

4. 成人麻疹

高热，咳嗽，羞明流泪，发热第2、3天左右出现口腔黏膜斑，发热第3、4天之后出现皮疹，为孤立的红色斑丘疹，初发于耳后、发际、颊部等处，蔓延于全身；肺部X线检查一般无炎症改变；实验室检查：血白细胞计数正常或降低。

此外在有发热、咳嗽、咳痰的情况下，要与麻疹、肺痨、肺痈、喘证、哮病、肺癌、肺胀、悬饮等呼吸系统疾病相鉴别。

三、分期

（一）早期

本期一般为病初的1~7天。起病急，以发热为首发症状，体温一般>38℃，半数以上患者伴有头痛、关节肌肉酸痛、乏力等症状，部分患者可有干咳、胸痛、腹泻等症状；但少有上呼吸道卡他症状，肺部体征多不明显，部分患者可闻及少许湿啰音。胸片肺部阴影早在发病第2天即可出现，平均在4天时出现，95%以上的患者在病程7天内出现阳性改变。

本期以发热、乏力、干咳为主要临床表现。疫毒之邪外受，正邪交争，实多而虚少。邪盛表现为发热、恶寒、头身疼痛；疫邪犯肺而干咳；气阴两虚表现为乏力、气短，口渴。

（二）进展期

多发生在病程的8~14天，个别患者可更长。在此期，发热及感染中毒症状持续存在，肺部病变进行性加重，表现为胸闷气促、呼吸困难，尤其在活动后明显。胸片检查肺部阴影发展迅速，且常为多叶病变。少数患者（10%~15%）出现急性呼吸窘迫综合征而危及生命。

本期以呼吸困难、高热为特征。疫毒之邪郁闭肺气，正邪交争，虚实夹杂，痰湿瘀阻肺络，肺失宣降，表现为呼吸困难，气促胸闷，憋气喘息，肺气受损可累及心气、肾气。及时治疗，邪祛正复则可进入恢复阶段；邪盛正虚或失治误治则可出现邪入心包、内闭外脱。

（三）恢复期

进展期过后，体温逐渐下降，临床症状缓解，肺部病变开始吸收，多数患者经2周左右的恢复，可达到出院标准，肺部阴影的吸收则需要较长的时间。本期多见气短、乏力、咳嗽、胸闷、动则尤甚，或见心悸；胁痛、骨痛、腰膝酸软、肢体沉重等。以邪退正虚、络脉瘀阻为基本病机。主要表现在心肺气虚、肝肾阴虚、瘀毒伤骨、肝郁气滞4个方面。

1.肺功能损伤

初步的随诊结果表明，相当数量的SARS患者在出院后仍遗留肺功能损伤，X线胸片和高分辨CT可发现不同程度的肺纤维化样改变和肺容积缩小，肺功能检查显示限制性通气功能障碍和弥散功能减退。可见胸闷、气短、活动后呼吸困难，或见心悸等，其主要病机是由于疫毒之邪损伤气阴、肺络瘀阻。

2.肝肾功能损伤

部分SARS患者在出院后遗留有肝肾功能损害，尤以肝功能异常较为常见，主要为谷丙转氨酶（GPT）和谷草转氨酶（GOT）的异常。可见胁痛、纳差、乏力、咳嗽等，其主要病机是疫毒之邪，耗伤肝肾，络脉瘀阻。

3.骨质损伤

部分SARS患者在出院后遗留有骨质损害。可见骨痛、腰膝酸软、肢体沉重等。其主要病机为疫毒之邪损伤肝肾，瘀毒伤骨。

4.心理障碍

部分SARS患者在恢复期和出院后仍然存在着心理障碍，在行为、情绪、认知等方面存在着心理异常，以及抑郁症、强迫症、焦虑症、恐怖症和创伤后应激障碍（PTSD）等心理疾病。这些问题会对患者的生活质量造成不利影响。在疾病的过程中，患者由于疾病痛苦的折磨，对本病强烈传染性的恐惧，对自身健康的敏感等，可出现焦虑、失眠、心慌、忧郁、悲伤、甚者悲观厌世等。其主要病机为气阴亏虚，肝气郁结，心神失养。

四、病因病机

疫毒之邪自口鼻而入，首先犯肺，可累及心、肾、胃、肠等脏腑。肺主表，受邪而寒热身痛，肺主气、司呼吸，故疫毒之邪郁闭肺气而致干咳、呼吸困难、气促胸闷、喘息憋气。邪之所凑其气必虚，气阴受损而致极度乏力。在病变过程中，虚实变化尤为迅速与突出。本病的基本病因病机可概括为以下4个方面：

（一）疫毒壅肺

疫毒自口鼻而入，首先犯肺，肺主表、肺主气，正邪交争于肺表，故寒热身痛；疫毒壅肺，肺失宣降，故高热汗出不解、干咳、喘憋。正邪交争，疫毒之邪深入，可见气营同病，部分患者可见邪入心包，出现烦躁、神昏、谵语。疫毒壅肺，高热持续不退，则病情严重，易发变证。

（二）肺气郁闭

本病疫毒之邪蕴结于肺，肺失宣降、肺气郁闭的病机在本病病程中有重要意义，故气促胸闷，喘息憋气。肺胃相关，气机失降，则出现脘腹胀满、纳差、恶心、呕吐。肺与大肠相表里，肺肠同病，可见便秘或泄泻。肺主气朝百脉，心肺同居上焦，肺气郁闭，百脉失调，可见喘憋紫绀。

（三）湿痰瘀阻

疫毒之邪犯肺，肺气郁闭，气不流津，则津变为湿，湿蕴为痰；气为血帅，气不行则血不行，血不行则为瘀。故形成湿痰瘀阻于肺的状态，湿痰瘀既是病理产物也是致病因素。肺气郁闭，气不流津，痰瘀闭肺，损伤肺络，故表现为干咳、痰难咳出或痰中有血丝等。

（四）气阴亏虚

疫毒之邪耗气伤阴，肺之气阴亏虚在感邪后发病初期就可出现。发病早期即可见乏力、倦怠、懒言、口干、自汗等症，而且气阴损伤越早出现，病情越重。随病程进展，肺之气阴进一步损伤，则肺病及心、气病及血、肺病及肾、肾不纳气，可见不同程度心悸心慌、喘憋欲脱，严重者心阳暴脱，可见心率猝然缓慢，体温、血压下降，四肢发冷，冷汗淋漓等。后期所见口干口渴、五心烦热、动则汗出气喘等更为气阴亏虚的表现。

五、辨证论治

（一）辨证要点

病程、热势，呼吸困难程度、胸片变化、气阴损伤情况等为辨证要点。

（二）治疗原则

1.早治疗：早诊断尽早使用中医药。

2.重祛邪：该病为疫毒之邪感之，明代吴义可强调“逐邪为第一要义”，故清热解毒、透邪化浊要贯穿治疗始终。

3.早扶正：由于气阴亏虚病机始终存在，故在患病早期若有虚象出现时，应及时扶正。

4.防传变：病机初见端倪即可采取措施，用药先于病机病势，以阻止传变，防范其他脏器的损伤。

（三）分证论治

1.疫毒犯肺证

多见于早期。

症状：初起发热，或有恶寒，头痛，身痛，肢困，干咳，少痰；或有咽痛，乏力，气短，口干。舌苔白或黄或腻，脉滑数。

病机：本证疫毒之邪初袭肺表，正邪交争于肺表故寒热头身疼痛，肺气失宣故干咳、少痰，疫毒夹湿而肢困苔腻，疫毒之邪伤及气阴，故乏力口干。本证实多虚少。

治法：清肺解毒，化湿透邪。

基本方及参考剂量：银花15g，连翘15g，黄芩10g，柴胡10g，青蒿15g，白蔻6g（打），杏仁9g（炒），生苡仁15g，沙参15g，芦根15g。

加减；无汗加薄荷；热甚加生石膏、知母；苔腻甚者加藿香、佩兰；腹泻者加黄连、炮姜；恶心呕吐者加制半夏、竹茹。

2.疫毒壅肺证

多见于早期、进展期。

症状：高热汗出热不解；咳嗽，少痰，胸闷，气促；腹泻，恶心呕吐，或脘腹胀满，或便秘，或便溏不爽；口干不欲饮，气短，乏力；甚则烦躁不安，舌红或绛，苔黄腻，脉滑数。

病机：本证疫毒之邪壅肺，热毒壅盛，故高热，汗出热不解；热毒壅于经络，故身痛；热入心营则烦躁，舌绛，肺气失宣故干咳、少痰、胸闷、气促。疫毒之邪耗伤气阴，故有乏力、口干。热毒兼湿，湿热阻滞气机，升降失常，则出现脘腹胀满，不欲饮，舌红苔黄腻，脉滑数。

治法：清热解毒，宣肺化湿。

基本方及参考剂量：生石膏45g（先煎），知母10g，炙麻黄6g，银花20g，炒杏仁10g，生苡仁15g，浙贝母10g。太子参10g，生甘草10g。

加减：烦躁、舌绛口干有热入心营之势者，加生地、赤芍、丹皮；气短、乏力，口干重者去太子参，加西洋参；恶心呕吐者加制半夏；便秘者加全瓜蒌、生大黄；脘腹胀满，便溏不爽者加焦槟榔、木香。

3.肺闭喘憋证

多见于进展期及重症SARS。

症状：高热不退或开始减退，呼吸困难、憋气胸闷，喘息气促，或有干咳、少痰、痰带血；气短，疲乏无力；口唇紫暗，舌红或暗红，苔黄腻，脉滑。

病机：本证疫毒之邪闭阻肺气，热渐退而湿痰瘀阻肺络，肺失宣降、气病及血，故呼吸困难、喘息憋气、胸痛气促，干咳、少痰、痰中带血，口唇紫暗，舌红或暗红，苔黄，脉滑；疫毒耗伤气阴加重则极度气短、疲乏无力。

治法：清热泻肺，祛瘀化浊，佐以扶正。

基本方及参考剂量：葶苈子15g，桑白皮15g，黄芩10g，郁金10g，全瓜蒌30g，蚕砂10g（包），萆薢12g，丹参15g，败酱草30g，西洋参15g。

加减：气短疲乏喘重者加山萸肉；脘腹胀满、纳差加厚朴、麦芽；口唇紫绀加三七、益母草。

4.内闭外脱证

见于重症SARS。

症状：呼吸窘迫、憋气喘促、呼多吸少，语声低微，躁扰不安，甚则神昏，汗出肢冷，口唇紫暗，舌暗红，苔黄腻，脉沉细欲绝。

病机：本证湿痰瘀闭肺，肺气欲绝，故呼吸极度困难，喘息气促，肺病及心，气病及血。气损及阳，阳气亡脱于外，见心悸心慌，严重者心阳暴脱，可见心率猝然缓慢，体温、血压下降，四末发冷，冷汗淋漓，脉象沉细欲绝。本证虚实并见，病情危重。

治法：益气敛阴，回阳固脱，化浊开闭。

基本方及参考剂量：红参10~30g（另煎兑服），炮附子10g，山萸肉30g，麦冬15g，郁金10g，三七6g。

加减：神昏者上方送服安宫牛黄丸；冷汗淋漓加煅龙骨、牡蛎，肢冷者加桂枝、干姜；喉间痰鸣者加用猴枣散。

5.气阴亏虚、痰瘀阻络证多见于恢复期

症状：胸闷，气短，神疲乏力，动则气喘；或见咳嗽；自觉发热或低热，自汗，焦虑不安，失眠、纳呆，口干咽燥。舌红少津，舌苔黄或腻，脉象多见沉细无力。

治法：益气养阴，化痰通络。

基本方及参考剂量：党参15g，沙参15g，麦冬15g。生地15g，赤芍12g，紫菀15g，浙贝10g，麦芽15g。

加减：气短气喘较重、舌暗者加三七、五味子、山萸肉；自觉发热或心中烦热、舌暗者加青蒿、山栀、丹皮；大便偏溏者加茯苓、白术；焦虑不安者加醋柴胡、香附；失眠者加炒枣仁、远志；肝功能损伤、转氨酶升高者加茵陈、五味子；骨质损伤者加龟板、鳖甲。

（四）中成药应用

应当辨证使用中成药，可与中药汤剂配合应用。

1.退热类

适用于早期、进展期发热，可选用瓜霜退热灵胶囊、紫雪、新雪颗粒、小柴胡片（或颗粒）、柴银口服液等。

2.清热解毒类

适用于早期、进展期的疫毒犯肺证、疫毒壅肺证、肺闭喘憋证。注射剂可选用清开灵注射液、鱼腥草注射液、双黄连粉针剂、复方苦参注射液等。口服剂可选用清开灵口服液（或胶囊）、清热解毒口服液（或颗粒）、双黄连口服液、金莲清热颗粒、苦甘颗粒、葛根芩连微丸、梅花点舌丹、紫金锭等。

3.活血化瘀、祛湿化痰类

适用于进展期和重症SARS的肺闭喘憋证。注射剂可选用丹参注射液、香丹注射液、川芎嗪注射液、灯盏细辛注射液等，口服剂可选用血府逐瘀口服液（或颗粒），复方丹参滴丸、藿香正气口服液（或胶囊）、猴枣散等。

4.扶正类

适用于各期有正气亏虚者。注射剂可选用生脉注射液、参麦注射液、参附注射液、黄芪注射液等。口服剂可选用生脉饮、百令胶囊、金水宝胶囊、宁心宝胶囊、诺迪康胶囊、六味地黄丸、补中益气丸等。

六、疑似SARS的处理

根据SARS的诊断标准，经综合判断与SARS有较多吻合处，但尚不能作出临床诊断者，可作为疑似病例处理：

1.隔离留观，严密观察病情变化。

2.给予对症处理，卧床休息，必要时给吸氧、补液等治疗。

3.动态观察胸片或胸部CT检查，应首选每天查胸片一次。若胸片出现片状、斑片状浸润性阴影或呈网状改变时，或原有小片肺部炎症迅速扩大者，当警惕SARS。若患者的临床症状、体征非常符合SARS的特征，应考虑尽早作胸部CT检查，CT可以较早地发现X线胸片难以发现的病变。

4.动态观察血常规，每天查血常规一次。若血白细胞不升高或进行性下降，淋巴细胞计数下降，CD4+、CD8+细胞计数降低，当警惕SARS的可能。

5.可以使用抗菌药治疗，若抗菌药治疗有效者，可以考虑除外SARS。

6.尽早使用中药辨证治疗。在发病之初，以发热为主，恶寒，头痛，身痛，肢困；干咳，少痰，咽痛；气短，乏力，口干。舌苔白或黄，脉滑数。可拟法清肺解毒，化湿透邪，参考以下处方及加减法：银花15g，连翘15g，大青叶15g，生石膏30g，知母10g，柴胡10g，黄芩10g，杏仁9g（炒），芦根15g，生甘草9g。

加减：无汗者加薄荷；苔腻、腹泻者去生石膏、知母，加藿香、佩兰、黄连；恶心、呕吐者加制半夏、竹茹；咳嗽甚者加前胡、炙枇杷叶；喘憋甚者加葶苈子、炙麻黄。

七、转归预后

本病一般经过早期、进展期，进入恢复期，以疫毒犯肺、疫毒壅肺、肺闭喘憋、气阴损伤、痰瘀阻络证为多见，其中进展期以及肺闭喘憋证是本病的转折关键，内闭外脱属于危证。大部分患者经过积极治疗，进入恢复期，可出现正气损伤，余邪未尽、痰瘀阻络等局面。进展期肺闭喘憋证病情进展、治疗无效，可以迅速演变为内闭外脱，救治困难，应及时回阳开闭，部分患者终因肺之化源衰绝，出现多脏腑功能衰竭而亡。此外，据研究，SARS致死的高危因素为：年龄超过50岁；存在心脏、肾脏、肝脏和呼吸系统的严重基础疾病，或患有恶性肿瘤、糖尿病、严重营养不良，脑血管疾病等其他严重疾病；外科大手术后；外周血淋巴细胞总数进行性下降；积极治疗，血糖持续居高不下。

八、调护

（一）饮食调理

1.早期

患者连续高热，体力消耗较大，应加强营养，提高抗病能力。根据中医辨证施膳的理论，宜给予清热生津、调理脾胃之品，给患者补充含丰富蛋白质的食物如牛奶、豆浆、鸡蛋等，富含维生素、纤维素的食物如新鲜的蔬菜、水果、谷类食品。同时注意补钙，可适当饮用骨头汤，或配合服用钙剂和鱼肝油。

2.进展期

患者呼吸困难，乏力，喘憋气促。宜给予清肺化痰、益气健脾之品。以营养丰富、易于消化、清淡不易生痰的食物为主，忌食辛辣刺激、油腻生痰之品。可注意食用新鲜水果蔬菜，如梨、橘子、枇杷等，多饮水，或用鲜芦根、梨、贝母等煎水饮用。

3.恢复期

此期患者正气大伤，或有余邪未尽，痰瘀阻络，饮食宜给予益气养阴，醒脾开胃之品。慎用温补之品，以防敛邪碍胃，山药薏米粥（山药、薏米、莲肉、大枣各少量，粳米100g）、枸杞百合粥（枸杞、百合、山药、大枣等各少量，粳米100g）等可经常食用，可收益气养阴、调补脾胃之效。

（二）调摄精神

SARS是一种突发的烈性传染病，患者及群众对此都非常恐惧。SARS患者患病后长期处于一种隔离封闭状态，缺乏与外界沟通，产生的强烈的孤独感、恐惧感，多种因素可能产生的精神焦虑急躁、自卑自闭心理等等副作用，均是SARS患者常见的情志不调的情况。“思则气结，恐则气下，惊则气乱”，情志不调可以导致人体的脏腑功能失调，气机逆乱，机体免疫功能紊乱，抵抗力低下，不利于患者的治疗与康复。对此，应针对患者的异常心理变化，应加强与患者的交流、沟通，帮助患者正确认识病情，了解SARS的发生发展规律，对患者讲解健康教育知识和心理指导，帮助患者消除孤独、恐惧的不良心理因素，树立战胜疾病的信心，使患者保持心态平和，情绪稳定，气机调畅，使患者积极配合治疗，以利于早日康复。对于病愈后仍有心理障碍的患者。当给予适当的心理治疗，配合中药治疗以达到调畅气机、疏肝养阴的目的。

（三）起居调理

SARS患者在患病期间应注意卧床休息，病房内要保持空气流通，定期消毒。患者在发热期高热汗出。适时增减衣服，防止汗出当风，避免复感外邪。患者患病后为减少传染性，要注意戴口罩，勤洗手。消毒液漱口，鼻腔内滴药等。患者在喘憋期要注意减步活动，多卧床休息。患者后期体温正常符合出院标准，出院居家观察2周，尽可能保持居室环境相对独立。注意室内通风、空气消毒。

（四）康复锻炼

SARS患者消耗较大，当注意休息，减少活动。在后期可以适当活动，但此时患者的活动量宜小不宜大，可以采取床边活动。

活动时间宜短不宜长，动作宜慢不宜快。应循序渐进，量力而行。

（五）追踪检查

恢复期的患者监测肺功能、肝肾功能和骨质损伤的改变。SARS患者在出院后应予复诊，观察胸闷气短、呼吸困难、骨病、下肢乏力、行走困难等症状的变化，定期复查X线胸片、肺功能、血氧饱和度、肝肾功能、骨密度、髋关节X线片、股骨头MRI等项检查项目，以观察肺功能、肝肾功能、骨质损伤。

九、预防

（一）基本原则

1.根据中医防治疾病的理论和经验，实施预防，注意养生保健，合理饮食，劳逸适度，增强体质。在SARS流行地区，对接触或可疑接触SARS患者的人，可在医师的指导下合理应用中医药预防方法和措施。

2.应用中药预防时，应由执业医师开具处方，在医师的指导下合理使用预防中药；慢性疾病患者及妇女经期、产后慎用，孕妇禁用。中药预防处方不宜长期服用，一般服用3~5天。服用中药预防处方后感觉不适者，应立即停止服药，并及时咨询医师；对中药预防处方中的药物有过敏史者禁用；过敏体质者慎用。

（二）生活、行为预防

1.在SARS流行期间或有SARS病例发生的区域，要避免过多外出，避免去公共场所，如商场、医院等人群密度较大、通风不良的场所，在乘坐电梯或公交车等变通工具时要戴口罩。

2.家庭居室注意开窗通风，保持清洁，定期消毒。

3.在家庭或医院有已知SARS病例发生后，与SARS患者接触的人员要进行隔离观察，不能进入公共场所。

（三）心理预防

1.正确认识SARS的流行性、危害性，防止不必要的紧张，客观分析疫情，学习、了解预防疾病的方法。经常与亲人、朋友交流信息，沟通感情，保持良好的心态。

2.得知自己的亲人或朋友患病后，应该正确对待，面对现实，不要惊慌失措，切实做好自己生活环境的消毒防护。若与患者有过密切接触，应该按照卫生防疫部门的要求进行隔离观察。若自己有身体不适等情况，当及时就诊，不要心存侥幸或回避诊疗。避免过度紧张，保持乐观的心态。

（四）药物预防

在心理、行为、生活预防的同时，也可以配合药物预防，积极服用中药有较好的预防作用。此外，积极治疗慢性呼吸道及其他原有疾病，有助于提高对本病的抵抗力。

基本方及参考剂量：

处方一

太子参15g，败酱草15g，生苡仁15g，桔梗6g。功能：益气化湿，清热解毒。适用于素体气虚、兼有湿热者。

处方二

鱼腥草15g，野菊花6g，金莲花12g，茵陈15g，草果3g。功能：清热解毒，利湿化浊。适用于素体内热偏盛或水湿内盛者。

处方三

生黄芪10g，北沙参10g，银花10g，连翘10g，白术6g，防风6g，藿香10g，苏叶6g。功能：健脾养阴，化湿解毒。适用于气阴两虚、素体有湿易于感冒者。［中国医药学报，2003（10）:579–586.］

参考文献

［1］中西医结合治疗医务人员SARS14例 临床观察［J］. 肖和印，周绍忠，赵吉平，等. 中国中西医结合杂志. 2003（08）

［2］65例非典型肺炎中医证候及病因病机探讨［J］. 张晓梅，张允岭，杨祖福，等. 北京中医药大学学报（中医临床版）. 2003（02）

［3］中西医结合治疗严重急性呼吸综合征（SARS）临床疗效观察［J］. 李秀惠，张可，胡建华，等. 中国医药学报. 2003（06）

［4］中西医结合治疗传染性非典型肺炎（SARS）45例临床分析［J］. 朱敏，叶志中，林新峰，等. 中国医药学报. 2003（06）

［5］非典1、2、3号系列方药治疗SARS的临床疗效观察［J］. 张晓梅，张允岭，杨祖福，等. 中国医药学报. 2003（06）

［6］中西医结合治疗SARS［A］. 王宝恩，张淑文，任爱民. 中医药防治SARS学术交流专辑［C］. 2003

［7］40例SARS症状观察与病机探讨［A］. 贾彦焘，王耀光，张军平，等. 中医药防治SARS学术交流专辑［C］. 2003

［8］中医温病学的历史成就与非典型肺炎［A］. 晁恩祥. 中医药防治SARS学术交流专辑［C］. 2003

［9］中西医结合预防治疗SARS临床观察和体会［A］. 康静，陈恒雯，刘仲云. 中医药防治SARS学术交流专辑［C］. 2003

［10］中西医结合治疗SARS疗效分析［A］. 王融冰，刘军民，吴云忠，等. 中医药防治SARS学术交流专辑［C］. 2003

［11］SARS患者舌象观察与分析［A］. 贾立群，郝迎旭，崔慧娟，等. 中医药防治SARS学术交流专辑［C］. 2003

［12］中医药治疗SRAS临床体会及经验［A］. 郭纪生，李淑琴，戴剑华，等. 中医药防治SARS学术交流专辑［C］. 2003

［13］103例SARS住院患者中医证候规律探讨［A］. 林琳，唐光华，欧爱华，等. 中医药防治SARS学术交流专辑［C］. 2003

［14］42例SARS患者临床特征与中西医结合治疗［A］. 邹金盘，花宝金，汪卫东，等. 中医药防治SARS学术交流专辑［C］. 2003

［15］对SARS的中医认识和中西医结合治疗的优势［A］. 胡荫奇，张瑞麟，张宁，等. 中医药防治SARS学术交流专辑［C］. 2003

［16］急诊61例传染性非典型肺炎患者初诊临床特点分析［A］. 罗翌，李际强，唐雪春，等. 中医药防治SARS学术交流专辑［C］. 2003

［17］非典的中医命名、病机及治疗［A］. 张伯礼，王晓晖. 中医药防治SARS学术交流专辑［C］. 2003

［18］193例SARS患者舌象分析［A］. 刘保延，翁维良，李鲲，等. 中医药防治SARS学术交流专辑［C］. 2003

［19］严重急性呼吸综合征41例临床特征与中西医结合治疗［A］. 梁树人，朱理珉，曹武奎，等. 中医药防治SARS学术交流专辑［C］. 2003

［20］中西医结合治疗SARS 237例疗效分析［A］. 仝小林，陈晓光，赵东，等. 中医药防治SARS学术交流专辑［C］. 2003

［21］SARS中医药介入71例临床研究［A］. 潘俊辉，杨辉，喻清和，等. 华北五省市区及广东省中西医结合防治SARS学术会议论文集［C］. 2003

［22］防治SARS中药筛选研究［A］. 王智民，朱晓新，崔晓兰，等. 中医药防治SARS学术交流专辑［C］. 2003

［23］严重急性呼吸综合征证治浅析［A］. 王永炎. 中医药防治SARS学术交流专辑［C］. 2003

［24］中西医结合治疗医务人员SARS 14例临床观察［J］. 肖和印，周绍忠，赵吉平，等. 中国中西医结合杂志. 2003（08）

［23］65例非典型肺炎中医证候及病因病机探讨［J］. 张晓梅，张允岭，杨祖福，等. 北京中医药大学学报（中医临床版）. 2003（02）

［24］中西医结合治疗严重急性呼吸综合征（SARS）临床疗效观察［J］. 李秀惠，张可，胡建华，等. 中国医药学报. 2003（06）

［25］中西医结合治疗传染性非典型肺炎（SARS）45例临床分析［J］. 朱敏，叶志中，林新峰，等. 中国医药学报. 2003（06）

［26］非典1、2、3号系列方药治疗SARS的临床疗效观察［J］. 张晓梅，张允岭，杨祖福，等. 中国医药学报. 2003（06）

来源：传染性非典型肺炎（SARS）中医诊疗指南［J］. 中医药临床杂志. 2004（01）：96–100.

知识产权学术演化研究

——基于信息可视化技术的视角

冉从敬 著

科学出版社
北 京

内容简介

本书利用信息可视化工具，将知识产权的研究文献按照知识产权总论、著作权、专利权和商标权进行了科学计量和可视化研究。具体探讨了知识产权的学术源流，透析了知识产权的学术集群，解读了知识产权的学术渗透，凸显了知识产权的学术热点。最后，本书在纵观全书的基础上，推演和预测了知识产权各领域的十大研究趋势。

本书可供知识产权和图书情报研究的高校教师、研究生及从事知识产权法律研究和实践的学者学习与参考。

图书在版编目(CIP)数据

知识产权学术演化研究：基于信息可视化技术的视角 / 冉从敬著. —北京：科学出版社，2015

ISBN 978-7-03-046475-0

Ⅰ. ①知… Ⅱ. ①冉… Ⅲ. ①知识产权–研究–中国 Ⅳ. ①D923.404

中国版本图书馆 CIP 数据核字（2015）第 282658 号

责任编辑：徐　倩/责任校对：马显杰

责任印制：霍　兵/封面设计：无极书装

科学出版社出版

北京东黄城根北街 16 号

邮政编码：100717

http://www.sciencep.com

文林印务有限公司　印刷

科学出版社发行　各地新华书店经销

*

2015 年 11 月第　一　版　开本：720 × 1000 1/16

2015 年 11 月第一次印刷　印张：17 1/2

字数：352 000

定价：98.00 元

（如有印装质量问题，我社负责调换）

作 者 简 介

冉从敬，中国政法大学知识产权法学专业博士后，武汉大学图书馆学系副主任，武汉大学信息资源管理专业博士，美国伊利诺伊大学香槟分校访问学者，武汉大学珞珈青年学者，武汉市黄鹤英才，中国国家专利信息师资人才，美国信息科学与技术协会（Association for Information Science and Technology，ASIS&T）会员。主持国家自然科学基金、国家社会科学基金、教育部人文社会科学规划项目、博士后科学基金特别资助、博士后科学基金一等资助、湖北省科技支撑计划软课题等重要项目 10 余项；参与国家科技支撑项目、国家社会科学基金重大项目、中国南方电网有限责任公司委托项目、百度公司委托项目等重要项目 30 余项；发表论文 70 余篇，出版专著 4 部，出版合著 1 部，参编著作 8 部。其主要研究方向为知识产权、信息咨询、专利分析。

前　言

保护知识产权，保护人类的智力成果，已经成为当代世界关注的热点。在知识经济条件下，知识发挥着重要的作用，而真正起主导作用的却是知识产权。近年来，我国对知识产权的重视程度明显提升。2008 年 6 月 5 日，国务院颁布了《国家知识产权战略纲要》，并将知识产权工作上升到国家战略层面进行统筹部署和整体推进，为知识产权事业发展指出了明确方向。2014 年基本实现了《国家知识产权战略纲要》确定的第一阶段五年目标，对促进经济社会发展发挥了重要的支撑作用。为了进一步推进《国家知识产权战略纲要》的实施，2014 年，由国家知识产权局等部门联合制订了《深入实施国家知识产权战略行动计划（2014—2020 年）》。根据该计划到 2020 年，国家知识产权法治环境将更加完善，创造、运用、保护和管理知识产权的能力将显著增强，知识产权意识深入人心，知识产权制度对经济发展、文化繁荣和社会建设的促进作用将会充分显现。按照《深入实施国家知识产权战略行动计划（2014—2020 年）》的部署，国家知识产权局制订了《2015 年国家知识产权战略实施推进计划》，该推进计划共确定了 5 方面的重点工作、80 项的具体措施。据了解，2015 年国家知识产权战略实施的重点工作包括强化知识产权保护，鼓励创新创造；促进知识产权创造运用，支撑产业转型升级；加强知识产权管理和服务，促进创新成果转移转化；拓展知识产权交流合作，推动国际竞争力提升；加大支持力度，提高知识产权战略实施保障水平等。

信息网络技术的不断发展，数字图书馆、网络经济等新的技术形态和经济形态对知识产权制度也提出了新的挑战。在近 20 年来，知识产权学术研究成了图书情报、企业管理、技术创新、法律实践等多个学科领域共同关注的焦点。目前国内在知识产权学术方面的研究已经有了很多的成果，著作权、专利权和商标权等各个知识产权研究的子领域都涌现出了大量的优秀文献，为我国知识产权的立法和实施提供了大量的指导性意见。目前我国已有一批学者利用计量学的方法和信息可视化技术，对知识产权领域的文献进行了分析，进而梳理出知识产权领域在某一时间段内的发展现状。

本书旨在全面的对知识产权学术研究进行归纳分析，在反映出知识产权这一交叉领域的研究全貌的同时，总结出知识产权在学术演化中存在的规律，运用更多元化的分析模式及可视化技术将知识产权学术研究成果、演化过程及规律更直观地展现出来。作为一种重要的法权和无形资产，知识产权作为无形资产在经济生活中具有可观的经济价值，作为一种法定的智力成果具有巨大的商业竞争价值，其不仅是一种重要的竞争资源，也是企业参与竞争求得生存与发展的基础。

对其学术的演化规律结合信息可视化技术进行研究能够厘清知识产权学术的演化过程，为之后的科学研究提供参考，也为我国企业的知识产权战略决策提供理论支持。

知识产权领域虽然和其他人文社会科学领域有很大差别，但也有很多共性，信息可视化技术在知识产权领域的应用为在其他学科中的应用提供了很好的参考和借鉴作用。本书通过对高质量的知识产权学术研究论文的量化分析，对知识产权学术史的研究、学术前沿的把握和学术生态圈的良性发展有着重要的作用，将区别于传统的定性研究方式。本书通过深入知识产权的实体内容之中，为知识产权制度的完善、知识产权战略的制定提供重要的参考依据。引导学者们在了解知识产权学科演进规律的基础上更高效、有针对性地进行下一步研究，推进知识产权体系的建设，促进知识产权价值的实现，推动企业创新和知识产权的资产化、资本化、产业化，激励高校和科研单位知识产权的创造。

本书在传统研究方法的基础上，注重采取定性分析与定量分析相结合的研究方式，尤其侧重与知识图谱相结合的定量分析，运用独特视角考察知识产权学术产生、发展的整个演化过程。主要运用引文分析法、共被引分析法、词频分析法、共词分析法和社会网络分析法等研究方法，对知识产权学术研究过程进行宏观分析，对具体的研究热点、学术团体、研究趋势等方面做微观细致的解读。本书利用信息可视化技术分析知识产权领域的学术演进历程，通过绘制知识产权领域的权威作者共被引图谱、经典文献共被引图谱、学术机构及作者集群图谱、术语突增图谱和术语时区图谱等知识图谱，清晰并形象地梳理和展现了知识产权领域的学术源流及发展进程。对近年来知识产权的研究重点和研究现状进行了总结归纳，并预测了未来知识产权研究的发展趋势。

在内容上，本书聚焦于如下方面：知识产权学术源流的可视化研究、知识产权学术集群的可视化研究、知识产权学科渗透的可视化研究、知识产权学术热点的可视化研究和知识产权学术趋势研究。在本书的撰写过程中，研究生和知识产权管理实务人上参与了研究和写作。各章的撰写人为第 1 章： 陈一、殷娜、冉从敬；第 2 章：冉从敬、陈一梅；第 3 章：冉从敬、涂文艳；第 4 章：冉从敬、李天才；第 5 章：冉从敬、肖兰；第 6 章：冉从敬、郭晓婉、赵洋和李新来。

本书受博士后科学基金项目“基于信息可视化技术的知识产权学术演化规律研究”、国家社会科学基金重大项目“国家知识产权文献及信息资料库建设研究”、国家自然科学基金面上项目“基于专利计量的专利战略构建模型研究：以云计算产业为实证对象”的资助。科学出版社的责任编辑徐倩同志为本书的出版付出了辛勤的劳动，在此一并感谢！利用信息可视化技术来研究知识产权是一个新的尝试，书中的疏漏之处在所难免，敬请专家学者们批评指正！

冉从敬

目　录

第 1 章　学术演化探测：原理、工具与方法

自人类出现伊始，人们就开始有意识地对知识进行不断的归纳、总结。近年来，由于电子存储技术、数据传输、信息检索和各种可视化技术的发展，使人们获取海量信息和处理海量信息的能力大大加强。知识图谱（mapping knowledge domains）的理论和实践也得到了空前的发展。多领域的专家学者利用这种直观、形象的研究方法梳理学术观点，探测学术走向。

1.1　原理

进行知识产权学术演化探测必须尊重一定的具有普遍意义的基本规律，这些规律是在大量观察、实践的基础上，经过归纳、概括而得出的。本书基于信息可视化技术的视角，具体以知识图谱的表现形式展开研究，而厘清知识产权学术化探测的原理，是开展研究的基础工作。

1.1.1　知识图谱的发展

知识图谱是显示科学知识的发展进程与结构关系的一种图形，用信息可视化技术描述人类随时间拥有的知识资源及其载体，绘制、挖掘、分析和显示科学技术知识及它们之间的相互联系，在组织内创造知识共享的环境以促进科学技术研究的合作和深入。由于知识图谱是以科学知识为计量的研究对象，因此，其属于科学计量学（scientometrics）的范畴。

知识图谱同绘图学和地图学也有一定关系，但知识图谱的概念与知识地图的概念并不完全相同。"地图"是一个以二维或三维空间的形式显示地形和人类活动及相关特征的地理学概念，知识地图最初是表现科学技术活动与知识的地理分布状况的地图；而"图谱"则是一个图像以一定空间形式在一定时间范围中展现变化的系统概念，虽然可以把知识地图作为知识图谱的一种形式，但知识图谱比知识地图更能揭示知识之间的联系及知识的进化规律（陈悦和刘则渊，2005）。

知识图谱的理论与方法近年来成为科学计量学研究的最前沿，科学计量学学家们将应用数学、图形学、信息可视化技术及计算机科学等学科的理论与方法和

传统的科学计量学引文分析方法结合起来，用信息可视化的知识图谱形象地展示科学学科的结构与发展。绘制知识图谱的目的是应用图示的方法解释潜在的学科结构。

从 20 世纪 50 年代开始，科学引文索引（Science Citation Index，SCI）开始了大规模的商业性应用。加菲尔德（E.Garfield）1955 年发表于 *Science* 杂志的关于引文索引的文献奠定了引文分析的基础。作为美国科学情报研究所（Institute for Scientific Information，ISI）的创始人，加菲尔德推动了代表学术共同体的多学科数据库——科学引文索引数据库的发展。不仅如此，加菲尔德还为研究科学的动态发展状况设计了一系列成熟的概念性工具。引文分析的概念已经成为当今科学计量学、文献计量学、信息计量学、网络计量学的基础。

加菲尔德的发明极大地改变了科学计量学家们研究科学共同体的方式，20 世纪 60 年代早期，加菲尔德等开始了基于引文数据的先锋性研究——在《应用引文数据撰写科学历史》（*The Use of Citation Data in Writing the History of Science*）中绘制了脱氧核糖核酸（deoxyribonucleic acid，DNA）研究领域的历史发展图谱，不久之后，普赖斯用相同的数据在他一系列经典著作，如《巴比伦以来的科学》、《小科学，大科学》和《科学文献的网络》中进行了知识图谱绘制的开创性工作，尽管当时并没有使用知识图谱这一概念，但是实际上以引文分析为基础的知识图谱理论与方法已经应运而生了。

在知识图谱中，学科前沿之间的交互关系是以空间的形式展现出来的。研究发现，科学引文与被引文之间往往存在着学科内容上的联系。通过引文聚类分析，特别是通过引文间的网状关系研究，能够探明有关学科之间的亲缘关系和结构，划定某学科的作者集群，分析推测学科间的交叉、渗透和衍生趋势，还能对某一学科的产生背景、发展概貌、突破性成就、相互渗透和今后的发展方向进行分析，从而揭示科学的动态结构和某些发展规律（邱均平，2001）。

1.1.2 信息可视化与知识图谱

1987 年美国国家科学基金会举办的可视化会议，首次正式提出了可视化（visualization）这一术语。可视化最开始应用在科学计算中，把科学数据以直观的图形、图像显示出来，使随时间和空间变化的物理现象或物理量呈现在研究者面前。具体来说，可视化是指在人通过视觉观察并在头脑中形成客观事物的影像的过程，这是一个心智处理过程。可视化提高了人们对事物的观察能力及整体概念的形成等；可视化结果便于人的记忆和理解，同时其对于信息的处理和表达方式具有使用其他方法无法取代的优势。信息可视化技术以人们惯于接受图形、图像并辅之以信息处理技术，将被感知、被认知、被想象、被推理、被综合及被抽象了的对象属性及其变化发展的形式和过程，通过形象化、模拟化、仿真化、现实化的技术手段表现出来。可视化不仅是客观现实的形象再现，也是客观规律、知识和信息的有机融合。可视化技术不仅可以用来表现静态的知识，同时也可用于动态地描述和表达客观对象的发展演化规律及进行动态知识的获取。简言之，信息可视化就是用图形正确的表现复杂的信息和逻辑之间的关系。

1989年，斯图尔特·卡德（Stuart K.Card）、约克·麦金利（Jock D.Mackinlay）首次提出了“信息可视化”这个概念（Robertson et al.，1989）。信息可视化的主要对象是非空间、非数值和高维的大数据集，其主要作用是对这些数据集进行交互式视觉表现，其目的是发现这些海量信息之间的相互关系，进而推理出其发展趋势。艾普勒（Eppler）和布卡（Burkhard）于2004年提出知识可视化（Eppler and Burkhard，2004）。知识可视化运用视觉表征手段，促进群体知识的传播和创新。知识可视化的目标在于传播见解、经验、态度、价值观、期望和预测等，并以这种方式帮助他人正确的重构、记忆并应用这些知识（周宁等，2007）。信息可视化是利用计算机支撑的、交互的、对抽象数据的可视表示。知识可视化是将数据挖掘和知识发现等方法所获得的知识与规律，尤其是知识的构成和知识之间的逻辑关系，以及具有复杂结构的知识，利用可视化的方法表现出来，使知识便于理解。知识图谱就是利用信息可视化技术，根据共被引分析、共现分析等理论基础，构建的一种知识之间的关系的网络图，常见的网络有时序网络、共引网络、共词网络、耦合网络、合作网络等。知识图谱包含了以文献等信息为节点、以它们之间关系为边的链型、树型、网型等结构图形。这些关系聚类图的可视化包括作者、文章、期刊、关键词、学科等类型，节点分别是作者、文章或期刊等。知识图谱和信息检索过程可视化、信息检索结果可视化一样都属于信息可视化的一个重要分支（秦长江和侯汉清，2009）。

1.1.3　学科知识图谱

在现实中，知识图谱不仅可以应用在描述学科发展及动态状况，明确主要研究领域之间的内部联系、追踪学术前沿等方面，而且还可以应用在各个研究领域之间的合作网络、知识输入与知识输出的相互关系，识别“无形学院”等方面。其中，学科知识图谱是知识图谱的一种具体运用方式，即通过对某学科在特定时间段内发表的学术论文或者专著的作者、题名、关键词、作者机构等信息进行可视化分析，从而得出该学科在特定时期内形成的以作者、文献、期刊、机构等为节点的知识图谱，具有相似特征的节点在图谱中聚成一类，并对这些聚成一类的图谱进行学科解读，从直观上展现学科的整体情况。正如爱因斯坦所指出的那样：“科学必须创造自己的语言和自己的概念，供他自己使用。科学的概念最初是日常生活中所使用的普通概念，但它经过发展就完全不同。它们已经变换过了，失去了普通语言所带有的含糊性质，从而获得了精确的定义，这样它们就能使用于科学的思维”（爱因斯坦和英费尔德，1962）。

学科知识图谱所描绘的对象主要包括从事科学技术活动和作为知识载体的主体，包括科学家、技术专家、项目组、实践团体或某一学科领域；显性或编码化的知识，如论文、专利、所学课程、数据库或类似的应用等；过程或方法，包括研究问题和解决问题的过程与方法、组织的业务流程，以及相关的知识投入等（杨虹，2008）。由于学科知识图谱具有相对成熟的理论基础，分析指标众多，可以快速处理大量学术文献，并且具有清晰直观等优点。本书就借此对知识产权整个学科发展状况和发展轨迹进行整体分析。学科知识图谱具有以下主要特征。

1. 可视化方法

学科知识图谱是对基于学科的知识结构进行可视化，它通过对学科中各个不同知识单元间关系的展示，揭示某一学科的知识发展规律。一些针对结构的可视化是从几何结构角度进行的，如针对超链接结构的可视化，但是从认知角度进行的可视化更加重要，它往往可以通过分析文献内容来进行。在知识经济的背景下如何实现对知识的获取、组织、检索及服务是非常迫切和必要的研究课题。学科知识图谱在计算机技术的支持下，对大量信息及信息间的关系进行抽象后，借助一定的图形化方式加以表现，揭示出隐藏在其中的模式和规律，以便更加有效、直观地与信息进行交互。“可视化的方法不仅在揭示学科信息资源的广度与深度上有很大的优势，而且能够将隐藏在信息资源内部的、复杂的、抽象的语义，以直观的图形方式呈现出来，为研究者直观地过滤、理解和方便获取大规模数据和信息提供了有效途径，从而发现信息之间的关系特征和规律”（张钢和倪旭东，2005）。

2. 静态的形式显示动态的过程

学科知识图谱的可视化是一个动态的过程，它通过学科各知识节点之间的关系，各知识节点的位置是由几何方法聚类而成，将隐藏在大量数据背后的学科发展信息转化成见解、经验、态度、价值观、期望和预测等，并以“一图胜千言”的表达方式帮助人们重构、记忆并应用这些知识，以静态的图谱表现隐藏在基础知识中的动态信息（赵国庆等，2005）。

3. 知识依赖性

学科知识图谱的表现形式可以是线性二维图形，也可以是立体三维图形，两者都是通过图示的展示方法揭示知识的空间结构。因此，学科知识图谱有别于一般的地图或图像，它是对知识产品的二次以上的加工，它的绘制需要建立在知识基础之上，但该基础必须是一次加工后的学科发展的客观精确的统计数据或文本知识信息，不能是一般的数据或者人为编制的虚拟知识基础。

4. 空间关联性

学科知识图谱能反映学科体系内存在的“科学共同体”的结构与发展，而且知识单元之间的交互关系都能以空间的形式展现出来，这样就能够探明有关学科之间的亲缘关系和结构，划定学科的学者集群及“无形学院”，分析推测学科间的交叉、渗透和衍生趋势，对学科的发展历史、突破性成就、发展趋势进行分析，从而揭示出学科的动态结构。因此，二维或三维的学科知识图谱，都揭示了图谱中点与点的相互关联性，点与点的距离可以表示关系的亲疏，线条粗细与点之间的强度的大小，图谱的局部与整体之间的关系则可呈现出知识单元发展、变化的过程。

1.2　工具

工具是学术演化探测的基础，不同的数据库为学术研究提供了充实的数据支撑，各类可视化分析软件也具有不同的分析侧重点，为学术信息的挖掘提供工具支持。

1.2.1　数据库

1. 科学引文索引数据库

美国科学引文索引于 1957 年由美国科学情报研究所在美国费城创办。科学引文索引、工程索引（The Engineering Index，EI）、科技会议录索引（Index to Scientific&Technical Proceedings，ISTP）是世界著名三大科技文献检索系统，是国际公认的进行科学统计与科学评价的主要检索工具。

科学引文索引已经成为当今世界最为重要的大型数据库，被列在国际六大著名检索系统之首。它不仅是一部重要的检索工具书，而且也是科学研究成果评价的一项重要依据。它已成为目前国际上最具权威性的，用于基础研究和应用基础研究成果的重要评价体系。它是评价一个国家、一个科学研究机构、一所高等学校、一本期刊，乃至一个研究人员学术水平的重要指标之一。

科学引文索引以布拉德福（S. C. Bradford）文献离散律理论、加菲尔德引文分析理论为主要基础，通过论文的被引用频次等的统计，对学术期刊和科研成果进行多方位的评价研究，从而评判一个国家或地区、科研单位、个人的科研产出绩效，来反映其在国际上的学术水平。

科学引文索引以其独特的引证途径和综合全面的科学数据，通过统计大量的引文得出某期刊、某论文在某学科内的影响因子、被引频次、即时指数等量化指标来对期刊、论文等进行排行。被引频次高，说明该论文的学术水平很高，在它所研究的领域里产生了巨大的影响，被国际同行重视。由于科学引文索引收录的论文主要是自然科学的基础研究领域，所以科学引文索引指标主要适用于评价基础研究的成果，而基础研究成果的主要表现形式是学术论文。所以，如何评价基础研究成果也就常常简化为如何评价论文所承载的内容对科学知识进展的影响。

2. 中国知网数据库

中国知网，即中国国家知识基础设施（China National Knowledge Infrastructure，CNKI），由世界银行于1998年提出。CNKI工程是以实现全社会知识资源传播共享与增值利用为目标的信息化建设项目，由清华大学、清华同方发起，始建于1999年6月。CNKI工程的具体目标：一是大规模集成整合知识信息资源，提高资源的综合性和增值利用价值；二是建设知识资源互联网传播扩散与增值服务平台，为全社会提供资源共享、数字化学习、知识创新信息化条件；三是建设知识资源的深度开发利用平台，为社会各方面提供知识管理与知识服务的信息化手段；四是为知识资源生产出版部门创造互联网出版发行的市场环境与商业机制，大力促进文化出版事业、产业的现代化建设与跨越式发展。

CNKI是全球信息量最大、最具价值的中文网站。据统计，CNKI网站的内容数量大于目前全世界所有中文网页内容的数量总和，可谓世界第一中文网。CNKI的信息内容是经过深度加工、编辑、整合、以数据库形式进行有序管理的，内容有明确的来源、出处，内容可信可靠，如期刊、报纸、博士学位论文及硕士学位论文、会议论文、图书和专利等。因此，CNKI的内容有极高的文献收藏价值和使用价值，可以作为学术研究、科学决策的依据。基于对文献内容的详细标引，CNKI文献搜索提供了对标题、作者、关键词、摘要、全文等数据项的搜索功能，保证了文献的检全率和检准率。

3. 中文社会科学引文索引数据库

中文社会科学引文索引（Chinese Social Sciences Citation Index，CSSCI），是由南京大学中国社会科学研究评价中心开发研制而成。CSSCI遵循文献计量学规律，采取定量与定性评价相结合的方法从全国2 700余种中国人文社会科学学术性期刊中精选出学术性强、编辑规范的期刊作为来源期刊。目前收录包括法学、管理学、经济学、历史学、政治学等在内的25大类的500多种学术期刊。

1.2.2　软件

1. Bibexcel

Bibexcel 是由瑞典科学家佩尔松（Persson）开发的文献计量学研究软件，它帮助用户分析文献数据或者是文本类型格式的数据，实现引文分析。Bibexcel 处理的数据来自集成的 ISI Web of Knowledge 平台上的数据库，包括 Web of Knowledge 数据库、Deiwent Innovation Index 数据库和 Medline 数据库等。Bibexcel 除了可以对数据的相关知识单元（作者、关键词、参考文献等）做频次分析和排序外，还能实现知识单元的共现关系矩阵。

2. SPSS

SPSS（statistical product and service solutions，统计产品与服务解决方案）软件。最初软件的全称为"社会科学统计软件包"（solutions statistical package for the social sciences），但是随着 SPSS 产品服务领域的扩大和服务深度的增加，SPSS 公司已于 2000 年正式将英文全称更改为"统计产品与服务解决方案"。它是世界上最早的统计分析软件，由美国斯坦福大学三位研究生 Nie、Hull 和 Bent 于 1968 年研究开发成功。

SPSS 是世界上最早采用图形菜单驱动界面的统计软件，它最突出的特点就是操作界面极为友好，输出结果美观漂亮，几乎所有的功能都以统一、规范的界面展现出来，使用 Windows 的窗口方式展示各种管理和分析数据的功能，对话框展示各种功能的选择项。SPSS 的基本功能包括数据管理、统计分析、图标分析、输出管理等。SPSS 统计分析过程包括描述性统计、均值比较、一般线性模型、相关分析、回归分析、对数线性模型、聚类分析、数据简化、生存分析、时间序列分析、多重相应等几大类，每类中又分多个统计过程，如回归分析中又分线性回归分析、曲线估计、Logistic 回归、Probit 回归、加权估计、两阶段最小二乘法、非线性回归等多个统计过程，而且每个过程中又允许用户选择不同的方法及参数。SPSS 也有专门的绘图系统，可以根据数据绘制各种图形。

3. Pajek

Pajek（斯洛文尼亚语中意为蜘蛛）软件，是一款基于 Windows 的大型网络分析和可视化软件，由 Mravar 和 Batagelj 于 1996 年开发。不同于一般的网络分析软件，Pajek 软件可以处理拥有多达几百万节点的大型网络，突破了很多网络分析软件只能处理较小规模数据的瓶颈。它可以从大规模网络中提取出若干小网络，以便于使用经典算法实现更加细致的研究，并通过强大的可视化功能将网络及分析结果展示出来。Pajek 软件具有灵活的输入方式，可以直接定义一个小网络，也可以从外面导入数据生成网络，除了本身的数据格式之外，它还支持很多其他软件数据格式的导入。软件结构是建立在网络、分类、向量、排序、群和层级六种数据结构之上的（王柏等，2007）。

4. Hist Cite

Hist Cite = history of cite，意味着引文的历史，或者被称为引文图谱分析软件。该软件是由加菲尔德倡导开发。设计 Hist Cite 的初衷是展示引用关系是如何随着时间而延续的。通过从 Web of Science 数据库得到的数据，生成一系列表或图。在 Hist Cite 中，整个 Web of Science 数据库中被引用的次数被称为全域被引次数（global citation score，GCS），而在所下载的数据中的被引频次称为局域被引次数（local citation score，LCS）。

在引文历史图中，文章按照其发表年份进行排列。发表最早的文章放在图的最上方，发表越晚的文章位置越靠下。如果文章 A 引用了文章 B，那么这种联系就用一条从 A 到 B 的连线表示。一篇文章的被引次数，对应于其节点的大小。

1.3 方法

在具体的学术探测中，为了实现不同的研究目标，我们尝试利用不同的分析方法。各种分析方法各有侧重，不同分析方法相互独立又互相补充，共同构成了整体的知识产权学术探测研究方法体系。

1.3.1 引文分析理论与方法

所谓引文分析（citation analysis），就是利用各种数学及统计学的方法和比较、归纳、抽象、概括等逻辑方法，对科学期刊、论文、著者等各种分析对象的引用现象进行分析，以便揭示其数量特征和内在规律的一种文献计量分析方法（邱均平，2001）。随着分析对象的不同，引文计量（citaion measure）指标也有所不同。例如，对科学期刊进行分析常用的计量指标主要有五种，即引文率、影响因子、自引证率、自被引率和当年指标；在对专业或学科结构进行研究时，除用引文率外，还可用引文耦合和共被引等测度指标进行分析。引文率是由计量指标来衡量的，我们可以根据不同的需要规定出可从不同角度进行引文测度的各种指标。但这些指标都是由一篇篇科学论文之间的引用关系建立起来的，或者说是由引文率演变而来的。因此，引文率是各种引用分析中最基本的测度。引文分析主要有三个主要领域：①对科学家、出版物和科学机构进行定性和定量评估；②模拟科学技术的历史发展；③信息搜索与检索（Zunde，1971）。

Weinstock（1971）指出，文献被引用有以下 15 种动机：①对开拓者表示尊重；②对有关著作给予荣誉；③核对其所用的方法及仪器；④提供背景阅读材料；⑤对自己的著作予以更正；⑥对别人的著作予以更正；⑦评价以前的著作；⑧为自己的主张寻求充分的论证；⑨提供研究者现有的著作；⑩对未被传播、很少被引或未被引证的文献提供向导；⑪鉴定数据及物理常数等；⑫ 核对原始资料中某个观点或概念是否被讨论过；⑬核对原始资料或其他著作中的起因人物的某个概念或名词；⑭承认他人的著作或概念；⑮对他人的优先权要求提出争议。

通过文献引用频率的分析研究可以测定某一学科的影响和某一国家某些学科的重要性，科学引文与被引文之间往往有着学科内容上的联系。通过引文聚类分析，特别是通过引文间的网状关系研究，能够探明有关学科之间的亲缘关系和结构，划定某学科的作者集群，分析推测学科间的交叉、渗透和衍生趋势，还能对某一学科的产生背景、发展概貌、突破性成就、相互渗透和今后的发展方向进行分析，从而揭示科学的动态结构和某些发展规律。

从根本上说，文献的相互引用是由科学本身的发展规律和研究活动规律所决定的。科学学的研究反复表明，科学知识具有明显的累积性、继承性；任何新的学科或新的技术，都是在原有学科或技术的基础上分化、衍生出来的，都是对原有学科或技术的发展；也就是说，科学技术的发展是连续的。同时，由于科学的统一性原则，现有的各个学科之间都是彼此联系、相互交叉、相互渗透的。因此，任何一项科学研究都必须在前人研究成果的基础上，吸取他人的经验来进行，因此，作为科学知识记录和科研成果反映的科学文献也必须是相互联系的。在创作科学论文时作者不可避免地要引用其他有关的文献，为论证自己的观点寻找依据，查考资料，在发表科学论著时，作者列出其所引用过的参考文献一方面是为了说明引用资料的出处以强调其可靠性，同时也便于读者查考、核对或在此基础上进行更深入的研究；另一方面也说明作者讲究科学道德、尊重他人劳动，这都是科学活动中必须遵循的行为准则。尊重科学文献的相互引用是科学发展规律的表现，也是科学活动中普遍存在的一种必然现象。

1.3.2　共被引分析理论与方法

用被共引分析（co-citation analysis）研究科学演进及变化的理论开始于 20 世纪 70 年代，由斯莫（Small）和格里菲斯（Griffith）及伊琳娜·玛莎科娃（Irina Marshakova）分别提出（Small and Griffith，1974）。当两篇文献共同出现在第三篇文献的参考文献目录中时，这两篇文献就成为被共引的关系。共引频率定义为这两篇文献一起被引用的频率。经常一起被引用的文献（作者），则表示它们在研究的主题、理论或方法上是相关的。为此，共被引分析认为文献（作者）共被引的次数越多，它们之间的关系就越密切，“距离”也就越近。利用现代的多元统计技术，如因子分析、聚类分析和多维尺度分析等，可以按照这种“距离”将一个学科内的重要文献（作者）加以分类，从而鉴别学科内的科学共同体或“无形学院”。强共被引文献之间主题相似，或某些概念、思想同时出现。因此，共被引也可用于某一特定专业建立聚类文件和核心文献。共被引分析同传统的学者个人归纳、访谈调查等主观分类方法相比，共被引分析最大的优势是它的客观性、分类原则的科学性和数据的有效性（刘林青，2005）。

在共被引图谱中，点表示文献，当相关文献对应的共引强度等于或大于某一阈值时，两点就被连接起来了。在许多情况下，用共被引阈值可以得到不连通图，文献被分布在不同的子网络中，斯莫和格里菲斯在 1974 年所完成的一项研究中，把这些子网络解释为科学专业或分支专业。

共被引分析主要可分为文献共被引分析、期刊共被引分析、作者共被引分析和学科共被引分析四大类。

（1）文献共被引分析。文献共被引是一种最基本的共被引关系。它主要体现了共被引的参考文献之间的结构关系，从而反映学科之间的某些联系。例如，从分析共被引文献的类型、语种等入手，可以研究科学文献体系的特征机构及分布、利用等方面的规律。通过文献共被引集群网络及其变化，可进行科学学方面的研究。例如，研究学科之间的相互关系、联系特征和发展变化状况及趋势等。

（2）期刊共被引分析。其是指以期刊为基本单元而建立的共被引关系，具体地说，就是 n 种（$n\geqslant 2$）学术期刊的论文被其他期刊同时引用时，称这 n 种期刊具有“共被引”关系。其共被引程度以引用它们的期刊种数（或次数）多少来衡量，这个测度称为期刊共被引强度或频率。期刊共被引分析把数量众多的期刊按被引证关系联系起来，从利用的角度揭示各学科期刊之间的相互关系和结构特征。根据期刊的共被引关系及其强度，可以判断某些期刊的学科或专业性质。期刊共被引关系反映了它们之间的某种学科或专业上的联系，如果共被引频率较高，则说明这种专业关系比较密切，进而为确定学科的核心期刊提供依据。

（3）作者共被引分析。其是指 n（$n\geqslant 2$）个作者发表的文献同时被其他的文献作者所引用，则称这 n 个作者具有共被引关系。其共被引强度可由引用文献的作者数量来衡量，这种测度称为作者共被引强度或频率。作者的数量和结构变化，在一定程度上反映了学科的兴衰起伏、分化渗透等趋势。在共被引关系网络中，作者数量和结构方式的变化可作为判断学科变化动态的一个依据。若定期分析这些方面的变化，就可以跟踪和推测学科或专业的发展趋势和方向。

（4）学科共被引分析。其是指以学科为基本单元建立的共被引关系。如果属于 n（$n\geqslant 2$）个学科的文献被别的学科文献同时引用，就称这 n 个学科具有共被引关系。共被引程度以引用它们的学科数量的多少来衡量，称为学科共被引强度或频率。学科共被引频率越高，说明这些学科之间的关系越密切，从而揭示了各学科之间或一个学科的各分支之间的结构关系和联系程度。通过共被引关系，众多学科或专业聚集成一个个学科群体，形成学科群体网络，在微观角度能够揭示某些学科间的相互交叉和依赖关系，从宏观角度可以在一定程度上反映科学体系的学科构成和结构特征。具有共被引关系的学科群体在数量、结构方式等方面的变化，在某种程度上反映了学科的分化、渗透和综合趋势，继而追踪学科发展的过程及趋势。

1.3.3　多元统计分析方法

多元统计分析是指对若干（可能）相关的随机变量观测值的分析，继而在多个研究对象和多个数值指标互相关联的情况下分析这些随机变量的统计规律。多元统计分析方法的理论体系规模十分庞大，其中主要涉及相关分析（correlation analysis）、因子分析（factor analysis）、多维尺度分析（multi dimensional scaling，MDS）和聚类分析（cluster analysis）等。

（1）相关分析是研究现象之间是否存在某种依存关系，并对具体有依存关系的现状讨论其相关方向及相关程度，是研究随机变量之间密切程度的一种统计方法（李志辉，2005）。该方法包括双变量相关分析、偏相关分析、距离相关分析。

（2）因子分析的基本目的是用少数几个因子来描述许多指标或因素之间的联系，即将比较密切的几个变量归在同一类中，每一类变量就成为一个因子，以较少的几个因子来反映原资料的大部分信息。其中的主成分分析法把给定的一组变量通过先行变换，转换为一组不相关的变量，在变换的过程中保持变量的总方差不变，同时使第一主成分具有最大方差，以此类推（苏木亚和郭崇慧，2011）。埃格赫认为，将主成分分析与科学计量学分析相结合，就可以确定研究人员群体（无形学院）或是一个国家内不同学科领域的分布状况。

（3）多维尺度分析通过低维空间展示作者（文献）之间的联系，并利用平面距离来反映作者（文献）之间的相似程度。在知识图谱中作者（文献）的位置显示了它们之间的相似性，有高度相似性的作者（文献）聚集在一起，形成科学共同体（学科前沿），并且处于中间位置的作者（文献）与其他作者的联系越多，在学科里的位置就越核心，反之则越孤独，越处于外围。因此通过多维尺度分析，某研究领域、思想流派或其他学术共同体在学科里的位置就很容易判断。同因子分析相比，多维尺度分析的图形显示结果更加直观和形象，但在确定各个学术群体的边界和数目时，多维尺度分析则无法与因子分析抗衡，因此通常需要同时借助因子分析结果，进行共被引知识图谱的绘制（刘林青，2005）。

（4）聚类分析是最常用的多元统计分析方法之一，它的研究起点也是原始数据的矩阵，目标同样是获得点的二维图。因此，聚类分析属于降低维数技术的范畴。不过，聚类分析主要与自然群（聚合）的识别有关。聚类分析主要是与相关分析、多维尺度分析或因子分析等结合使用的。

1.3.4 词频分析方法

词频分析方法是文献计量学的传统分析方法之一，其所依据的基本理论为齐普夫定律。在文献中，不同词汇的使用和出现频率是有一定规律的。为了发现和揭示这种规律，许多学者都进行过探索。这些有关词频分布规律的研究和成果为齐普夫定律的形成奠定了必要的基础。1935 年，齐普夫以大量统计数据对词频分布规律进行了系统研究，齐普夫在其以前研究的基础上，又收集了大量统计材料，进行了系统的分析，发现在任何一篇文章中，词的出现频率都服从如下规律：如果把一篇较长文章（约 5 000 个词）中每个词出现的频次统计起来，按照高频词在前、低频词在后的递减顺序排列，并用自然数给这些词编上等级序号，即频次最高的词等级为 1，频次次之的词等级为 2……频次最小的词的等级为 D（或 L）。若用 f 表示频次，γ 表示等级序号，则有

$$f \times \gamma = C$$

式中，C 为常数。

但这里的常数并不是绝对的不变的恒量，而是围绕一个中心数值上下波动。上式与齐普夫以前验证过的定量形式是一致的，故称为齐普夫定律（邱均平，2000）。

1.3.5 社会网络分析方法

社会网络分析（social network analysis），有时候也被称为“结构分析”，其并不是一个正式的理论，而是一个广义的研究社会结构的战略。社会网络分析是一个受到多学科影响的交叉科学技术，其主要思想来源于数学和计算机技术。在社会学中，社会网络分析则起源于社会计量学（sociometrics）。传统的个人社会理论和数据分析仅仅研究个体行动者本身，而不考虑其他人的行为。这种个体的方法忽视了行动者的社会背景。在社会网络分析中，行动者之间的关系成为研究的第一要素，个体的属性仅仅是第二位的。然而应该指出，这两个方面对透彻地理解社会现象都很重要。广义上说，社会网络分析将社会结构界定为一个网络，这个网络由成员之间的联系进行连接。社会网络分析更多地聚焦于成员之间的联系而非个体的特征，并把共同体视为“个人的共同体”，就是视为人们在日常生活中所建立、维护并应用的个人关系的网络（Otte and Rousseau，2002）。

社会网络分析的另一个重要的研究方向是对网络结构如何影响行动者行为的研究。很显然，社会网络研究的方法可以为许多学科增添附加价值，社会网络分析可以分为自我网络分析（ego network analysis）和全球网络分析（global network analysis）。在自我网络分析中研究单个的人，而全球网络分析试图发现整个网络中全体参与者的关系。

一个社会网络（social network）是一个人群的集合，其中的每一个人都与其中某个子群体的人相互熟悉。这样一个网络可以用点（或矢量）的集合来代表人，用线的连接来表示相识，在理论上，可以为一个公司、一个学校、一个大学或者任何共同体构建一个社会网络，甚至可以包含整个世界。

社会网络分析在社会科学领域中既是经验性研究的对象，同时也是理论性研究的对象。米尔格兰姆（Milgram）从事的一个著名的社会网络的早期经验性研究中，让被测试者从内布拉斯加州（Nebraska）的电话簿中任意选择一个波士顿的人，给米尔格兰姆的一个股票经纪人传递一封信，最好的策略就是从他们认为在某种意义上来说不论是社会关系或者地理位置都与股票经纪人比较接近的人来传递他们的信件，或者是他们认识的金融界的人，或者是他们在马萨诸塞州的朋友。相当数量的米尔格兰姆的信最终都到达了目的地，米尔格兰姆发现到达目标人物所需要的平均传递人数仅仅为 6 人，这一结论后来被广为流传，尽管在米尔格兰姆的实验中会有某种偏见，如那些经过较长路径传递的信件有可能被丢失或者被遗忘，但他的实验结论确实是“小世界假设”（small-world hypothesis）的证据，那就是大部分人相互之间可以通过很少的中间环节（熟人）而相互连接，即使是在人口基数非常大的情况下也是如此（Newman，2000）。

1.3.6　本书的数据来源及类型

本书选用 CNKI 数据库与 CSSCI 数据库来进行研究。本书对知识产权学术研究进行系统分析，在数据检索时首先要对数据库进行限定，选择期刊、国内会议、特色期刊、国际会议、博士学位论文、硕士学位论文、学术辑刊 7 个数据库进行跨库检索，检索分类号为 D923.4（知识产权，包括下位类 D923.41 著作权法、D923.42 专利法、D923.43 商标法和 D923.49 其他）的全部文献，记录数为 39 929 条，以 2015 年 4 月 22 日检索到的结果为准；按分类号 D923.41 著作权法，进行跨库检索下载结果为 12 466 条；按分类号 D923.42 专利法和 D923.43 商标法，分别进行跨库检索，下载结果分别为 6 634 条和 8 058 条。CNKI 中下载的数据包含题名、作者、关键词、摘要、期刊，但并不包含引文。引文是科学对话的一种方式，是分析学术源流走向，判定学术关联的重要依据。而引文的缺失会给分析带来不少难度。因此，本书同时选择 CNKI 数据库与 CSSCI 数据库进行辅助分析。

CSSCI 数据库自身并没有给每篇文章设置分类号，所以如果用分类号检索会缺失很大一部分文献。为了尽可能保证数据的准确和全面，首先在 CNKI 数据库中以“CLC=D923.4”为检索式，检索所有年份知识产权的相关文献，依据作者发表文献量和被引频次排名，筛选出前 150 位重要研究学者；其次在 CSSCI 数据库中分别检索这 150 位重要研究学者在知识产权领域内的来源文献，依据检索结果所示文献量和被引频次排名，将排名前 100 位的学者作为权威学者（有些作者或作者的某些文章在 CSSCI 数据库中并不能被检索，则依次递补），导出这 100 位权威学者的数据，共 1 393 条。

第 2 章 知识产权学术源流的可视化研究

考究学术源流，即“辨章学术，考镜源流”，本是目录学的思想精粹和指导原则，由我国清代著名的史学家、文学家、思想家和杰出的目录学家章学诚在其所著《校雠通义 · 自序》中提出，即梳理各种学术派别和流派的作品，分门别类地理清其发展脉络，为做学问的人指明读书和查找资料的方向。将这一思想应用于知识产权学科领域的分析，梳理知识产权领域学术传承和文化授受源流，有利于我们从历史的、发展的角度更好地理解当前环境下知识产权学术研究的现状和发展情况，并对未来的研究发展趋势做出预测。

本章数据来源与第 1 章所述一致，这里不再赘述。通过对知识产权学术研究文献的分析，探究其学术起源，通过绘制权威作者文献共被引图谱，理清知识产权学术研究的发展脉络、学术演变趋势，发现在学术演化中起关键性作用的经典文献，并深入探究经典文献的研究内容和对知识产权学术研究的重要影响，从而形成对知识产权学术源流的系统认识。

2.1 知识产权文献共被引分析

科学知识具有积累性、连续性和传承性，学术研究本非无源之水无本之木，需要在前人研究成果的基础上不断深化、创新，或破或立，推动学术研究向不同分支领域分化、衍生、继承发展。文献间的引证关系体现了学科研究内容上的联系及学术研究领域传承发展的关系。通过文献间的相互引证，发现科学知识在不同时间段的动态演变趋势，探究学术源流。

利用 CiteSpace①从共被引和聚类两个角度对 1998~2014 年的知识产权文献进行分析。以 1 年为一个时间片段，以共被引文献（cited reference）为节点，选取每年被引频次最高的前 30 篇文献，从引文的标题、文摘、系索引词中抽取名词短

① CiteSpace 通过对整体文章进行自动抽取产生聚类标识。陈超美认为，CiteSpace 的聚类虽然能比较全面地反映某领域的研究热点，具有一定的客观性，但是 CiteSpace 侧重于选择具体化、具有实义的名词短语，过于具体化，聚类标识不能很好地描述其代表的研究热点。

语，来作为共被引聚类的标识，绘制知识网络图谱，采用寻径网络（pathfinder network）[①]算法对整个网络进行修剪，通过模块性 Q 值（modularity）（模块性 Q 值用来测量网络中模块或聚类的强度。Q 值介于[-1，1]，Q 值越高，模块/聚类内各节点之间的关联越紧密，而不同模块/聚类内各节点之间的关联越松散，聚类效果越好；反之，则聚类效果越差）和平均轮廓值（mean silhouette）（平均轮廓值结合内聚度和分离度验证聚类中主体的一致性，平均轮廓值介于[-1，1]，越趋近于 1，代表内聚度和分离度都相对较优）两个指标对运行结果进行评估，以选取最适合的结果。分别生成知识产权文献共被引时区视图（timezone view）、聚类图（cluster view）和时区线图（timeline view），从不同角度对知识产权文献进行分析。

知识产权系列图谱的模块性 Q 值为 0.873 6，大于 0.7，说明网络具有很好的模块性，聚类内的联系紧密，而聚类间的联系松散；平均轮廓值为 0.590 8，大于 0.5，说明这个聚类的主题较明确，聚类内文章内容更相近，符合图谱生成的基本要求。

由于 CSSCI 数据库中部分引文文献发表时间缺失，CiteSpace 程序运行时，自动将时间缺失的文献默认为 2020 年，影响了图谱的可视化效果，因此在制图时隐去时间缺失文献。由于所用分析数据对同一著作不同部分的引用并没有进行合并，而是分散成不同的节点，因此，会出现同一著作有多个节点的情况。

2.1.1 知识产权研究概况

我国关于知识产权最早的研究可以追溯到 20 世纪 70 年代末 80 年代初，我国学者开始关注国外知识产权研究动态和政策制度的发展，并大量翻译国外知识产权相关政策法规、研究文献，将知识产权这一概念引入我国。1979 年，郑成思翻译《各国商标法摘要》，把知识产权制度首次引入我国，随后他在 1984 年出版了国内第一部知识产权专著《知识产权的若干问题》，可谓我国知识产权学科领域的奠基佳作。其《版权法》和《知识产权论》等多次出版，堪称我国知识产权研究的著作经典。

随着国外知识产权政策法规的引入，以及 1980 年我国加入世界知识产权组织，唤醒了国人对知识产权的关注和重视，法学、经济学、管理学等领域的学者纷纷投入知识产权领域的研究中，推动了知识产权学术研究的发展，知识产权学术研究呈现跨学科的研究趋势。

通过 CNKI 文献数据，获得图 2-1 我国知识产权学术关注度演变趋势图。由

① 寻径网络依据不同实体或概念之间的接近性生成，接近性可以根据相似性、相关性、距离、关系概率或实体间的其他值进行测量。寻径网络算法可以简化网络并突出网络重要的结构特征，其优点是网络具有完备性。

图 2-1 可知，我国在 1979 年就已有相关论文发表，姚壮翻译原载于英国《世界贸易法》的《世界知识产权组织——专利合作条约》，对专利合作条约的基本信息做了简要介绍，是当时我国众多翻译国外知识产权文献的作品之一。1980 年上海社会科学院法学研究所的张汇文和卢莹辉在《知识产权的法律意义与国际保护》一文中结合世界各国知识产权实践经验和保护制度，论述了我国开展知识产权保护的重要意义，他们认为“建立知识产权的法律保护是我国实现‘四化’的当务之急”，首次提出将知识产权保护纳入国家战略发展规划中。

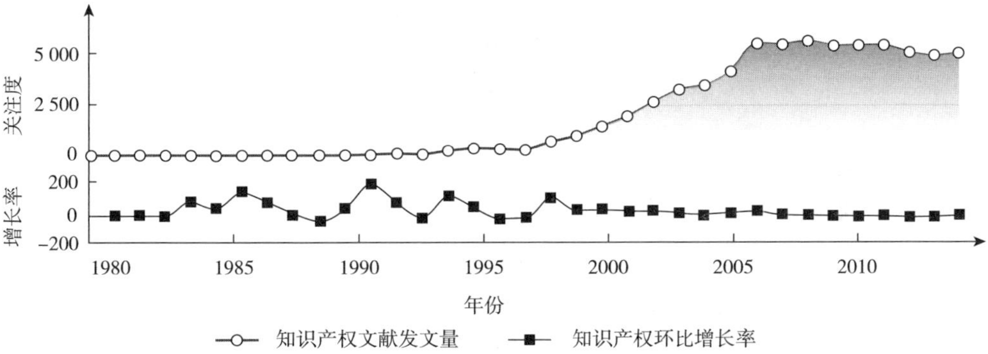

图 2–1　我国知识产权学术关注度演变趋势图

1980~1994 年，我国知识产权领域的研究始终处于萌芽阶段，年发文量呈水平直线状走势，基本上没有较大的波动幅度。1994 年关税及贸易总协定缔约方签订《与贸易有关的知识产权协定》，这一国际公约的实施推动了我国知识产权学术研究的发展，1995~2006 年，知识产权领域研究文献呈逐年增长的态势，达到了我国知识产权研究的繁荣发展时期。2006 年国务院发布《保护知识产权行动纲要（2006—2007 年）》，该纲要对于提升公众知识产权保护意识，完善我国知识产权保护体制机制有着重要意义。2006 年之后年知识产权文献发表量稳定在高产的状态，我国知识产权研究进入成熟发展时期。2007 年，党的十七大报告中明确提出“实施知识产权战略”，知识产权事业的发展上升到国家战略的高度。

2.1.2　知识产权学术演化分析

如图 2-2 所示，CiteSpace 时区视图从时间维度上清晰地展示出了文献的更新和相互影响，以横轴为时间轴，从左至右，自下而上展示知识演进。每个节点代表一篇被引文献，文献被引频次越高，节点越大。文献间的引证关系通过节点和节点间的连线直观显示出来。节点和连线颜色的不同深浅，代表着引用关系发生的不同时间，某个颜色的年轮越厚，表示在与该颜色对应的年份该文章被引用的频次越高。某一时区中的节点越多，说明这一时间段中发表的成果越多，处于繁荣时期；反之，则处于低谷时期。

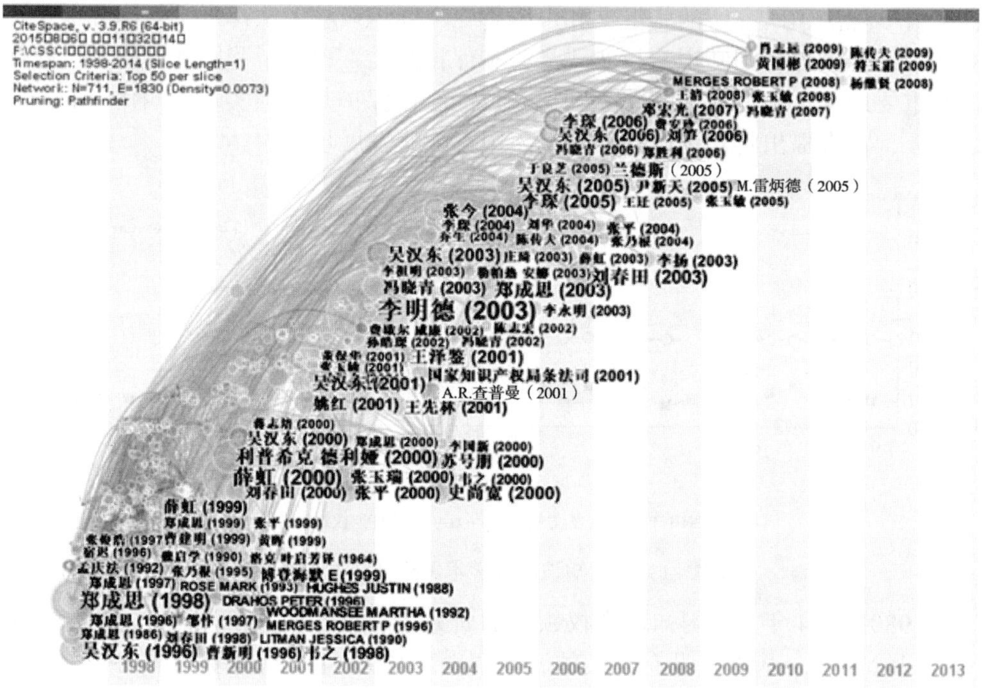

图 2-2　知识产权文献共被引时区视图

图 2-2 中最大的节点是李明德发表于 2003 年的《美国知识产权法》，该书在 CSSCI 中共被引 172 次。美国知识产权法是李明德的主要研究方向，《美国知识产权法》是其在该领域研究的结晶，该书较为全面地介绍了美国知识产权的法律，内容涉及专利法、商业秘密法、版权法、商标法等，讨论了美国知识产权保护中联邦法与州法的关系及这种关系对知识产权保护的影响。郑成思将此书评价为“读懂了美国判例而写就的一本美国知识产权法教科书”。此外，较大的节点还有薛虹在 2000 年出版的《网络时代的知识产权法》、郑成思在 1998 年出版的《知识产权论》、吴汉东在 1996 年出版的《著作权合理使用制度研究》、刘春田于 2003 年发表的《知识财产权解析》、郑成思在 2003 年出版的《知识产权法》等。

2000 年薛虹在《网络时代的知识产权法》一书中紧密结合网络技术对新时代下的知识产权法进行了分析，不仅收集了大量的国内外法律、法规、案例、学说理论作为分析研究的基础，还对我国知识产权界一直存在争议的问题进行了总结，提出了自己的观点。该书的内容包括网络时代的版权法、商标法和反不正当竞争法及电子商务的知识产权法律环境等。

吴汉东和郑成思在我国知识产权界素有“南吴北郑”之称。吴汉东是我国知识产权学术界首位对合理使用制度进行专题性研究的学者，在《著作权合理使用制度研究》（吴汉东，1996）中他以民法学理论为基础，综合运用法历史学、法哲学、法经济学、比较法学、宪法学等研究方法，对合理使用制度进行多维度的分析和研究，并且兼顾了实践性的应对策略探索，该书是一部融合了理论研究和实践应用知识的专题性著作。郑成思被誉为“中国知识产权第一人”，《知识产权论》（法律出版社，1998）、《知识产权法》（法律出版社，2003）、《版权法》（中国人民大学出版社，2009）是我国最早系统论述知识产权知识的专著，填补了我国知识产权基础知识的空白，可谓我国知识产权研究的开山之作，奠定了我国知识产权研究的理论基础。

刘春田，当代知识产权界权威学者的代表之一。《知识财产权解析》（中国社会科学，2003）分析了作为权利对象的知识，以及与知识相关的构思与表现、知识与载体、信息与知识等概念，提出知识是“人类对认识的描述”，是人造的形式，作为知识产权对象的知识只是其中的一部分。他认为知识产权不是无形财产权，而是基于特定的知识而产生的权利。最后，简要分析了知识产权的私权性质及其特点。

从知识产权研究的时区演进趋势来看，图 2-2 中左下角区域所显示的是我国知识产权研究较早的被引文献，依据被引频次，早期的经典著作主要有郑成思在 1998 年出版的《知识产权法通论》、吴汉东在 1996 年出版的《著作权合理使用制度研究》、曹新明在 1996 年出版的《试论“均衡原理”对著作权法律制度的作用》、韦之在 1998 年发表的《著作权法原理》、刘春田在 1998 年出版的《商标与商标权辨析》、郑成思在 1996 年发表的《世界贸易组织与贸易有关的知识产权》、邹忭在 1997 年发表的《论数据库的保护》和郑成思在 1998 年出版的《知识产权论》。早期的经典著作呈现以下特征：以知识产权基础理论研究为主，为后人在该领域的深入拓展奠定了理论基础；除了综合论述知识产权的著作之外，也包括专论知识产权中著作权、商标权的文献；此外，发表时间早，普遍被引频次高。

图 2-2 中 1998~2005 年是节点最为密集的时间，说明这一时期我国知识产权领域的研究备受关注，高被引文献丰富，是知识产权研究的繁荣时段。这一时期互联网、计算机通信技术的发展，使知识产权在信息化时代面临新的挑战。我国加入世界贸易组织（World Trade Organization，WTO），如何完善我国现存知识产权制度以更好地适应全球化的发展环境，迎接全球化所带来的知识产权挑战，成为知识产权界亟待解决的课题。而 2010~2015 年共被引连线和节点较少，主要是由于这一时间段的文献发表时间较晚，还没有形成较广泛的影响力，与其他文献之间的共被引关系较弱。

2000~2005 年繁荣期的高被引著作如表 2-1 所示，其中被引频次为 CSSCI 数据所示文献在 1998~2015 年的被引频次。这一时期的高被引著作开始由对知识产权基础理论知识的宏观论述深入到对具体知识产权问题的研究，以及对知识产权制度在司法实践中遇到的问题的系统研究。这一时期，一系列经典的知识产权教材相继出版，为我国知识产权教学研究提供了丰富的文献资料，我国知识产权理论体系逐步完善。高被引文献中有多部专论著作权的文献，说明相比于其他知识产权类型，著作权在我国知识产权研究领域更受关注。

表 2-1　2000~2005 年知识产权高被引著作列表

被引频次	书名	作者	出版年
28	美国知识产权法	李明德	2003
26	著作权法	李明德	2003
22	著作权与邻接权	利普希克・德利娅	2000
18	知识产权基本问题研究	吴汉东	2005
17	著作权法	M.雷炳德	2005
16	网络时代的知识产权法	薛虹	2000
12	无形财产权制度研究	吴汉东	2001
12	知识财产权解析	刘春田	2003
11	知识产权法教程	王迁	2009
10	知识产权法利益平衡理论	冯晓青	2006
10	知识产权法学	吴汉东	2000
10	知识产权法	郑成思	2003
10	WTO 知识产权协定及其国内适用	孔祥俊	2002

各时间段之间的连线关系，显示不同时间段之间的学术传承关系。节点间连线越多，表示传承关系越强；反之，则越弱。由图 2-2 中的连线可知，1998~2000 年的文献虽然发表时间早，但是其研究成果历久弥新，在后来的 10 年间都广被引用，旧文献和新文献之间表现出了较强的传承关系，知识产权领域的研究连续性较强。

CiteSpace 通过突变监测（burst detection）发现在短期内有很大变化的变量，度量更深层的变化。图 2-2 中显示为深灰色的节点为突现引文（citation burst），突现引文，即被引频次出现突然上升或突现下降的文献，这类文献通常代表某一研究的转变（陈悦等，2014），突现引文的突增值越高，代表文献被引频次在短期内变化越大。突增值前 10 位的文献如表 2-2 所示，突增年，即文献被引频次出现突变的时间。

表 2-2　知识产权突增文献列表

突增值	突增引文	作者	突增年
9.40	著作权法	李明德	2003
8.19	美国知识产权法	李明德	2003
6.34	著作权法	M.雷炳德	2005
5.97	知识产权论	郑成思	1998
5.37	无形财产权制度研究	吴汉东	2001
4.66	著作权合理使用制度研究	吴汉东	1996
4.64	知识产权法	郑成思	1997
4.30	知识产权法	郑成思	2003
4.11	关于《中华人民共和国著作权法》（修改草案）的简要说明	国家版权局	2012
3.92	知识产权法教程	王迁	2009

2000~2006 年集中出现了一批突增文献，说明这一时期是我国知识产权研究的关键转折点，由图 2-1 我国知识产权学术关注度演变趋势图可知，这一时期我国知识产权研究由发展期向成熟期过渡，年发表文献量逐年上升。从研究内容来看，这一时期知识产权研究开始出现较为明显的学科分支，由传统的民法学领域向以图书情报学为代表的管理学领域和经济学领域发展渗透。图书馆发展所面临的知识产权问题、知识作为一种无形财产在市场经济中开展知识产权保护时所面临的利益平衡问题等研究主题成为关注焦点。

从 CNKI 的引文数据来看，早期的期刊论文中，被引频次较高的经典文献主要有《侵害知识产权的无过错责任》（郑成思，1998），被引 190 次；《试论与知识产权有关的反竞争行为及其法律控制》（王源扩，1996），被引 190 次；《论知识产权冲突协调原则》（曹新明，1999），被引 166 次。相比专著，论文的研究主题更加具体，更有针对性，也更接近最新的学术动态。郑成思在《侵害知识产权的无过错责任》一文中针对当时我国知识产权司法实践中对于侵害知识产权，尚未采用国际通用的“无过错责任”与“过错责任”两种归责原则，为我国知识产权保护制度的完善提供了参考，同时也是知识产权侵权归责研究的重要文献。王源扩在《试论与知识产权有关的反竞争行为及其法律控制》一文中在我国建立社会主义市场经济体制，着手制定《反垄断法》的背景下，探讨了如何确认和控制与知识产权有关的反竞争行为这一问题，并提出了具体的完善现行法制的相关意见，为我国知识产权滥用、反垄断规制的研究提供了权威的理论依据。曹新明在《论知识产权冲突协调原则》一文中针对我国有关机构在处理知识产权冲突时，存在“以偏概全，就事论事，缺乏效率”的弊病，从权利网络结构分析入手，透视知识产权冲突之内核，以节约救济成本，提高权利效率，兼顾法律公平为指针，提出了协调权利冲突的四点原则。“完善的法律体系判断标准在于是否能够提供调节权利冲突的制度，并通过正当程序来化解权利所表彰的利益冲突，最大限度地实现权利在法上的质的规定”，曹新明的这一研究对我国知识产权法律体系的完善提供了参考。在他之后，中国政法大学的博士谭华霖（2007）对“知识产权权利冲突”这一问题做了系统论述，发展了其观点。

1998~2005年知识产权高被引论文如表2-3所示，表中所示被引频次为CNKI统计数据。这一时期的高被引论文中，除了对知识产权基本法理的研究之外，对“网络虚拟财产”“平行进口与知识产权保护”“知识产权滥用”“间接侵权”“数字环境下的知识产权”的研究体现出时代特色。随着知识产权本身蕴藏的巨大经济价值在市场经济的发展中越来越清晰地展现在社会公众面前，知识产权侵权行为开始愈演愈烈（蔡伟等，2013）出现了对知识产权侵权研究的高潮。

表2-3 1998~2005年知识产权高被引论文列表

序号	题名	作者	发表年	文献来源	被引频次
1	试论知识产权的私权属性及其公权化趋向	冯晓青、刘淑华	2004	中国法学	345
2	论网络虚拟财产的法律属性	陈旭琴、戈壁泉	2004	浙江学刊	258
3	知识产权的概念和法律特征	张玉敏	2001	现代法学	221
4	平行进口与知识产权保护之冲突及其法律调控	孙颖	1999	政法论坛	190
5	WTO与知识产权法研究	郑成思	2000	中国法学	178
6	商品化权论	刘春霖	1999	西北大学学报（哲学社会科学版）	173
7	论知识产权冲突协调原则	曹新明	1999	法学研究	166
8	论版权法中的间接责任	王迁	2005	科技与法律	156
9	知识产权与竞争法	缪剑文、刘遷	1999	法学	154
10	论版权“间接侵权”及其规则的法定化	王迁	2005	法学	150
11	试论知识产权的“物上请求权”与侵权赔偿请求权——兼论《知识产权协议》第45条规定之实质精神	吴汉东	2001	法商研究（中南政法学院学报）	146
12	我国地理标志法律保护的制度选择	张玉敏	2005	知识产权	128
13	论知识产权的若干限制	冯晓青	2004	中国人民大学学报	118
14	中国限制外国企业对知识产权滥用的立法思考	乔生	2004	法律科学（西北政法学院学报）	117
15	我国限制知识产权滥用的法律思考	乔生、陶绪翔	2005	现代法学	116

2.1.3 知识产权文献聚类分析

聚类视图侧重于体现聚类之间的结构特征，突出关键节点及重要连接，通过文献间的互引证体现科学研究的继承发展脉络。CiteSpace 依据标引词对知识产权文献进行聚类分析①，共形成 72 个聚类。如图 2-3 所示，每个色块代表一个聚类，色块所覆盖的节点是属于同一聚类的被引文献节点，不同节点之间的连线代表着文献之间的共被引关系。

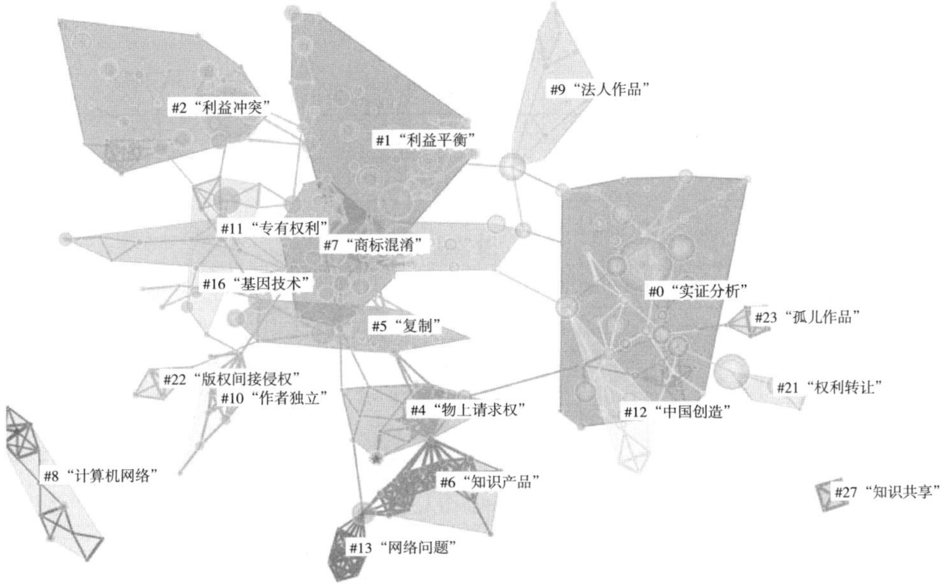

图 2-3　知识产权文献关键词聚类图谱

知识产权领域研究文献间的引证关系虽然较为复杂，但是仍表现出了较为清晰的发展脉络。图谱左侧的引证关系网络形成时间较早，“利益冲突”、“利益平衡”、“商标混淆”、“版权间接侵权”和“复制”等关键词都属于知识产权法学领域的概念，代表了法学领域的知识产权研究主流；图谱右侧的网络形成时间较晚，研究内容较新，“实证分析”这一聚类研究多以实证分析方法对我国不同领域知识产权保护和发展现状及知识产权研究情况进行研究。“孤儿作品”是指享有著作权，但其权利人无法被找到的作品。“权利转让”即知识产权转让，是指知识产权出让主体与知识产权受让主体，根据与知识产权转让有关的法律法规和双方签订的转让合同，将知识产权由出让方转移给受让方的法律行为。“中国创造”主要针对我国在由“中国制造”向“中国创造”转变，实现创新推动发展的过程中所面临的知识产权问题展开。

① 文献聚类分析是聚类分析技术在引文分析中的具体应用。处理方法是将文献通过分词、去停词等方法转化为词向量，并将每个词条赋予不同的权重，这样一篇文献就可以由词条权重值组成的特征向量来表示，所有文献将组成的特征向量空间模型，在该模型中使用聚类分析技术进行引文分析。

中心性（centrality ）和规模（size）（规模即聚类中所含文献数）较大的聚类如表 2-4 所示。据统计，最大的聚类为 0，即“实证分析”，这一聚类的代表文献为“著作人格权制度的合理性质疑”，张今（2011）运用逻辑、价值和实证的多重分析方法与比较法，分析著作权法作者人格利益保护的真实内涵，对著作人格权制度的合理性提出质疑，并反思现行著作权法律制度，提出有利于该项制度的科学构建。

表 2-4 知识产权文献聚类表

聚类 ID	聚类规模	平均年	聚类名称	代表文献
0	47	2007	实证分析	著作人格权制度的合理性质疑
1	33	2000	利益平衡	关于知识产权私权属性的再认识——兼评“知识产权公权化”理论
2	32	2000	利益冲突	论利益平衡原理及其在知识产权法中的适用
3	25	1999	司法共识	WTO 知识产权协议侵权归责原则
4	21	1998	物上请求权	试论知识产权的“物上请求权”与侵权赔偿请求权——兼论《知识产权协议》第 45 条规定之实质精神
5	20	1996	复制	网上信息获取的知识产权管理方案
6	18	1993	知识产品	关于知识产权本体、主体与客体的重新认识——以财产所有权为比较研究对象
7	17	2008	商标混淆	论商标侵权的判断标准——兼论《中华人民共和国商标法》第 52 条的修改
8	14	1997	计算机网络	电脑信息网络知识产权保护研究
9	12	2011	法人作品	图书馆工作中职务作品和法人作品的法律适用界定——兼评崔世勋诉辽宁省图书馆等案
10	11	1998	作者独立	表达自由与合理使用制度
11	10	2004	专有权利	我国著作权法中修改权的重构
12	10	2020	中国创造	设计未来
13	10	2002	网络问题	应有超前意识——21 世纪中国知识产权研究展望
21	5	2020	权利转让	《视听表演北京条约》争议问题及对我国国际义务的影响
22	5	2000	版权间接侵权	论版权“间接侵权”及其规则的法定化
23	5	2013	孤儿作品	我国图书馆“孤儿作品”利用中的版权问题分析

图谱所示文献引证关系的起点位于最下方，深灰色连线所形成的文献网络，早期文献集中于聚类 13“网络问题”、聚类 8“计算机网络”和聚类 6“知识产品”，这三个聚类的平均年分别为 2002 年、1997 年和 1993 年。

聚类 13“网络问题”的代表性文献为“应有超前意识——21 世纪中国知识产权研究展望”（郑成思，1999）。文章从我国知识产权发展水平滞后的实际出发，结合国际发展现状与趋势，展望了中国知识产权的发展在 21 世纪即将面临的问题。郑成思认为，我国知识产权领域在 21 世纪至少面临三个难点，即网络特点与知识产权特点的冲突、电子商务中的知识产权保护、生物技术与知识产权保护。此外，郑成思认为中国若打算起草自己的“民法典”，就必须清楚知识产权与传统民事权利的异同，尤其是二者之“异”。进入 21 世纪，随着互联网的普及，电子商务的萌芽与兴起，新的知识产权问题不断涌现。2001 年 10 月，中国化工网成功打赢“中国入世跨国知识产权第一案”，捍卫了对全球化工顶级域名 chemnet.com 的所有权，成为我国互联网领域知识产权官司的标本，郑成思的预见性观点一一得到证实。

聚类 8“计算机网络”的代表性文献为《电脑信息网络知识产权保护研究》（郑友德，1999）、《电脑信息网络知识产权若干问题探析》（郑友德，1999）、《中国知识产权 20 年的启示》（刘春田，1999）和《试论数据库的合理使用》（秦珂，1999）。在互联网的发展使传统知识产权制度面临严峻挑战的背景下，第一篇文章探讨了所面临挑战的三种集中表现，即新型信息作品对“内容、形式”二元论版权保护准则的冲击、保护智力成果创作人利益与人力物力投入的投资者或竞争者利益之间如何平衡和网络域名管理规则如何解决种种纠纷。第二篇文章着重探讨了新环境下版权制度所面临的挑战，主要包括作品形式与内容难以界定，智力投入与人力物力投入的关系，网络域名潜伏危机。两篇文章的最后作者都提出，知识产权保护制度应采取“渐进”，而非“革命”的措施，作为制度创新回应技术革命的设计思路。就版权制度而言，只要根据数字化作品的特征厘清“合理使用”的界限，明确其权利归属，即可保持版权制度的良性发展势头，解决好数字化等新技术为版权保护带来的新问题。

聚类 6“知识产品”的代表文献是吴汉东发表于 2000 年的两篇文章，即《关于知识产权本体、主体与客体的重新认识——以财产所有权为比较研究对象》和《财产权客体制度论——以无形财产权客体为主要研究对象》。

21 世纪，知识产权研究的学科领域和主题内容有了新的进展，知识产权研究由法学向管理学领域和经济学领域交叉渗透，研究主题与时代趋势和环境紧密关联。21 世纪之初，互联网、数字图书馆、虚拟社群等新技术和新模式的出现对知识产权的保护提出了诸多全新挑战。互联网环境下的知识产权问题、数字图书馆发展所面临的知识产权问题等成为研究热点，同时关于知识产权理论体系在新环境下的发展也是重要的研究主题。目前热点研究主要有两个方向：一是研究知识产权的权利限制、知识产权保护与社会的公共利益的平衡及如何实现这种平衡；二是从不同层次对知识产权战略的研究（赵蓉英和刘红红，2012）。随着政府信息公开制度体系的建立，公共部门信息再利用中的知识产权问题也受到了关注。

时间线视图侧重于勾画聚类之间的关系和某个聚类中文献的历史跨度。图 2-4 中，纵轴为节点所属聚类，横轴为文献发表时间。同一聚类的节点按照时间顺序被排布在同一水平线上，所以，每个聚类中的文献就像串在一条时间线上，展示出该聚类的历史成果。

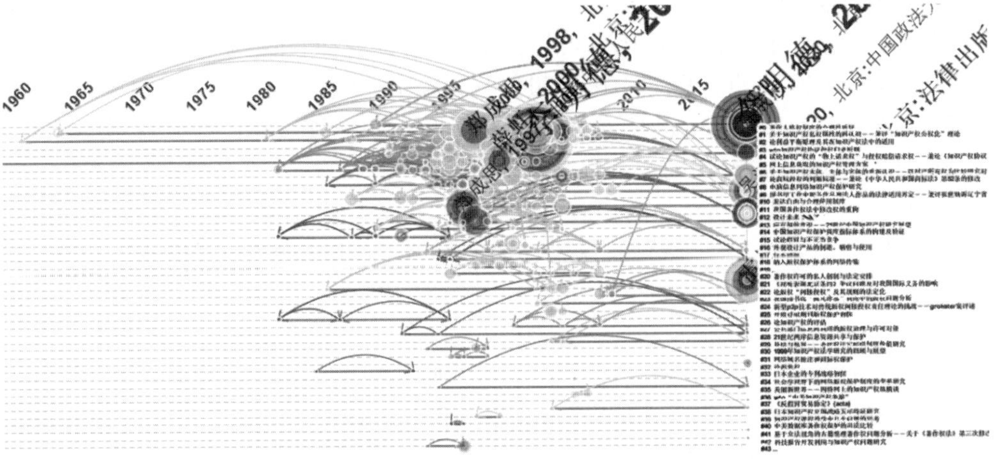

图 2-4 知识产权共被引文献时间线视图

图 2-4 中聚类 1“利益平衡”、聚类 2“利益冲突”的时间跨度最大，聚类萌芽时间也最早。说明在较长时间中，知识产权保护中的利益平衡问题一直是重要的研究课题。不同聚类之间独立性较强，并没有表现出较强的关联性。不同聚类的发展兴衰交替，以聚类 15“反不正当竞争法”、聚类 26“无形资产”、聚类 31“域名抢注”为代表的聚类研究主题具有很强的时代特征，形成时间相对较早，同时聚类存续时间也较短。在 1990~2000 年，连线和节点密集，多个聚类繁荣发展，呈现出学术繁荣的景象。图 2-4 所示，早期的引文关系中包括郑成思的《知识产权论》、李明德的《美国知识产权法》和薛虹的《网络时代的知识产权法》等经典文献。图中浅色的连线代表了近年来的研究动态，主要包括聚类 0“实证分析”、聚类 17“低碳政策”、聚类 23“孤儿作品”和聚类 27“知识共享”等，其中聚类 0、聚类 23 和聚类 27 属于以图书情报学为代表的管理学领域知识产权研究主题，说明民法学与管理学结合的知识产权研究是未来重要的发展趋势。聚类 17“低碳政策”主要涉及当前低碳技术创新中涉及的专利问题，与环保节能的时代发展趋势相一致。

2.2　著作权文献共被引分析

广义的知识产权包括著作权、邻接权、商标权、商号权、商业秘密、产地标记权、专利权、集成电路布图设计权等权利；狭义的知识产权，即传统意义上的知识产权，包括著作权（包括邻接权）、专利权和商标权。本节从狭义的知识产权出发，分别对著作权、专利权和商标权文献进行分析，深入探究其学术发展源流，以更好地理解知识产权研究学术的演进脉络（吴汉东，2012）。

著作权（copyright），也称“版权”，最初是为阻止他人未经许可复制作品，损害作者利益而设立的法律权利，是保护智力成果、鼓励创作作品的公共政策的产物。我国法律将著作权解释为民事主体依法对作品及相关客体所享有的专有权利。“民事主体”主要是指文学、艺术和科学作品的创作者；“相关客体”是指广义上的著作权所包括的邻接权，是作品传播者在传播作品的过程中，就自己的智力活动成果所享有的权利。著作权主要包括人身权利（又称精神权利）和财产权利（又称经济权利）。人身权利具体包括发表权、署名权、修改权、保护作品完整权；财产权利包括复制权、发行权、出租权、展览权、表演权、放映权、广播权、信息网络传播权、摄制权、改编权、翻译权、汇编权、追续权及应当由著作权人所享有的其他权利。

我国最早出现著作权的概念是在清末时期，由日本引进。1910 年清政府颁布了我国历史上第一部著作权法——《大清著作权律》，但这一部法律并未真正付诸实践。新中国成立之后，直到 1979 年，我国才开始正式起草著作权法，1990 年《中华人民共和国著作权法》（以下简称《著作权法》）通过，标志着我国著作权制度的初步建立。此后，随着我国市场经济的发展，加入 WTO 等国内外环境的变化，我国著作权法也在不断的修订，以更好地适应社会发展的需要，相关研究文献也呈逐年递增的趋势。

2.2.1　著作权研究概况

如图 2-5 所示，CNKI 收录的文献中关于著作权的文献最早出现于 1957 年，是《电影世界》摘译自苏联《电影艺术》杂志 1956 年第 11 期的一篇文章，作者奥尔洛夫（1957）结合实际工作，针对苏联 1928 年颁布的“著作权条例”中与电影著作权归属有关的规定进行了分析，其认为“电影编剧和导演不是影片仅有的作者”，影片的著作权应该是制作影片的电影生产企业，即电影制片厂所有。这与当代英国、美国、法国、日本及中国将电影著作权赋予制片人的基本原则是高度一致的，具有很高的预见性。

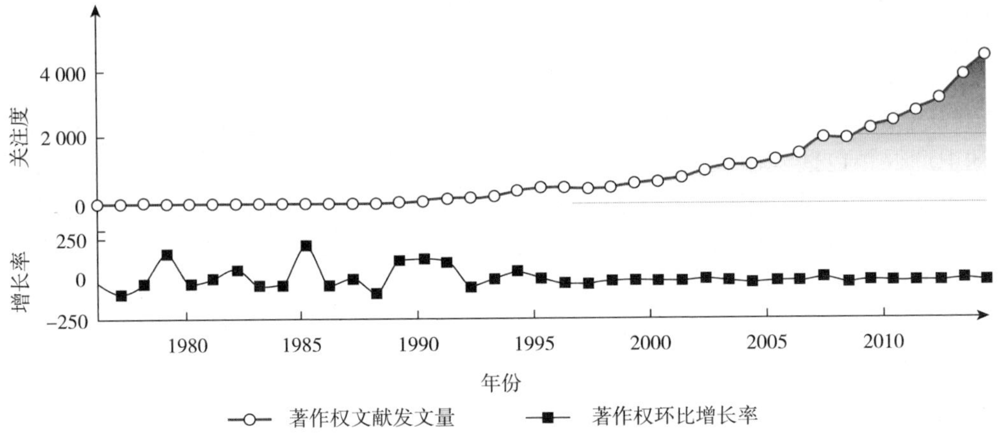

图 2-5　著作权学术关注度演变趋势图

梅纳德（Menard）研究表明，一门学科的文献增长随时间而变化，一般可以分为三个阶段：诞生时期，文献呈直线形增长；发展时期，文献以较快的指数型速率增长；成熟时期，稳定和增长交替发生。1957 年我国电影界就已经开始关注影视作品著作权的归属问题，并引入国外先进的理念和研究成果（邱均平，2007）。但总体而言，我国著作权领域的研究直到 1989 年始终处于萌芽阶段，这一时期，相关研究文献数量少，基本成直线形增长，文献内容更多的是对著作权基本理论的介绍，对基本概念的辨析，对国外著作权理论、制度和案例的介绍等基础性的认知。

萌芽时期（1989 年以前）代表性的文献主要有《著作权法的若干理论问题》《中国古代版权史考略》、《中国近代版权的演变时期》、《略论版权观念在中国的形成》和《新技术革命与著作权法》。刘波林和刘春田（1987）在《著作权法的若干理论问题》一文中深入分析了版权和著作权概念的由来和发展、著作权的内容和性质、著作权的转让和授予三大问题。文中的一些理论观点历久弥新，至今仍广被引用，其中“作品不是任意的一种商品，而是一个人即作者的延伸，作品是人格的反映”这一观点，吴汉东在论述知识产权的无形性时也有参考。袁逸（1985a，1985b）的《中国古代版权史考略》和《中国近代版权的演变时期》及朱明远（1986）的《略论版权观念在中国的形成》都从历史学的角度对我国不同时期版权的发展进行了阐述。李贵方（1985）的《新技术革命与著作权法》探讨了信息技术革命推动知识密集型社会发展这一新形势下，传统著作权所面临的挑战及各国所做出的响应策略。这一研究极具前瞻性，进入 21 世纪，随着互联网的普及，著作权所面临的挑战凸显，关于新形势下的著作权问题成为研究热点，这一文献被广泛引用。

在 20 世纪 80 年代，我国著名法学家、新中国版权理论的重要开拓者及改革开放后中国版权制度建设的主要奠基人郑成思发表了《谈谈英国版权法》和《第一部跨国版权法》等文章，都是国人学习版权制度的启蒙之作。他翻译引入的许多知识产权领域称谓和概念，一直沿用至今。他撰写并多次再版的《版权法》和《知识产权论》等著作，至今仍是我国著作权工作者必备的专业经典。

1990 年我国第一部《著作权法》正式通过实施，我国著作权制度初步建立，引发了新一轮的关注热潮，著作权文献发文量迅速增长，1990 年、1991 年环比增长率［发文量环比增长率=（当年发文量–去年发文量）/去年发文量 × 100%］分别为 129%、184%。1990~2007 年，著作权文献增长曲线呈指数形增长，处于著作权研究的发展时期。这一时期出现了大量优秀的经典文献，积累了丰富的著作权研究成果。这一时期文献集中探讨网络环境下著作权所面临的问题和挑战，以及数字图书馆发展所面临的著作权问题。

2008~2015 年，每年都有大量以著作权为主题的研究文献发表，总的发文量高于萌芽时期和发展时期发文量的总和，并且发文量呈现出稳定增长的态势，著作权研究逐渐进入成熟时期。这一时期科学技术的发展使传统著作权面临多方面的挑战，一方面产生了一些新的受保护客体；另一方面产生了一些新的作品利用方式。相关研究文献也开始就著作权的具体客体、主体对象进行反思性的研究，探讨新形势下如何更科学合理地界定著作权保护的客体，将新的受保护客体、新的作品利用方式纳入著作权法保护范围内。

2.2.2　著作权学术演化分析

在 CiteSpace 中以 1 年为一个时间切片，选取每年前 40 篇高被引文献，共 447 篇文献，绘制文献共被引图谱。聚类图谱由 575 个节点、1 398 条共现连线组成；模块性 Q 值为 0.810 1，大于 0.5；平均轮廓值为 0.714 8，大于 0.5，符合图谱生成的基本要求。

图 2-6 为 1998~2015 年我国著作权文献共被引时区演进图。图中左下角区域所显示的是我国知识产权研究较早的被引文献，2000 年之前，被引频次较高的经典文献主要有刘茂林于 1996 年出版的《知识产权法的经济分析》、许超发表于 1996 年的《面对数字技术挑战的中国著作权法》、郑成思于 1997 年出版的《版权法》等。

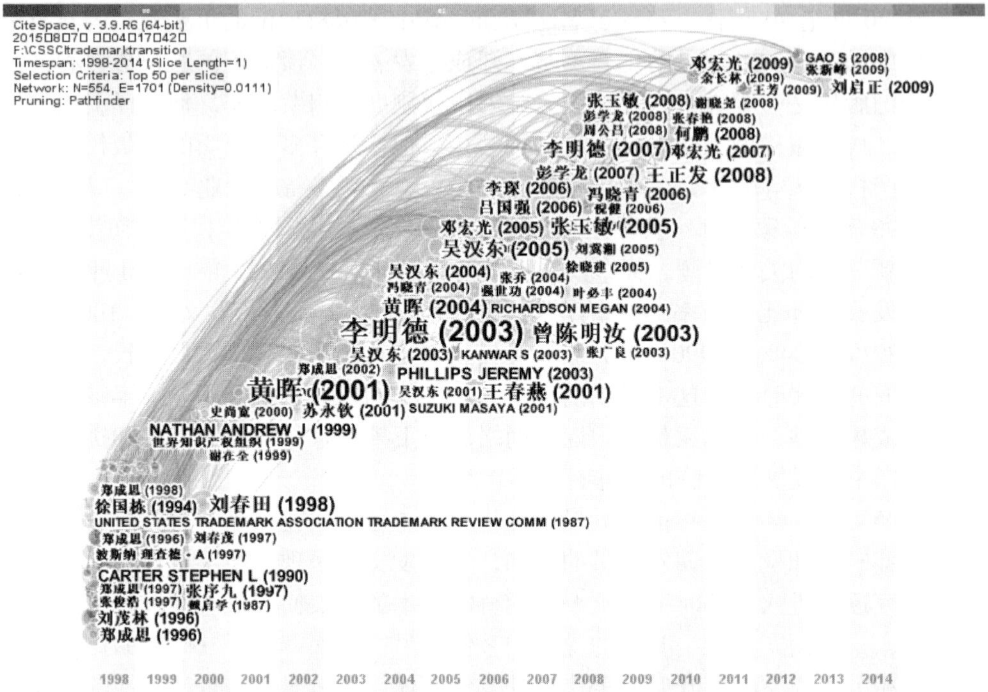

图 2-6　著作权文献共被引时区演进图

《知识产权法的经济分析》（刘茂林，1996）主要揭示经济增长和知识产权法之间的关系，知识产权法律制度的历史变迁及其现实要求，解释中国知识产权法的合理性与不足之处。在《面对数字技术挑战的中国著作权法》（许超，1996）一文中，许超深入分析了数字技术发展给传统著作权带来的挑战，并探讨了当时理论界存在的多种分歧，如将作品数字化是“复制”还是“演绎”，是否有必要为多媒体单独规定一类作品，如何界定“数据在网络上的传输”这一行为，合理使用的界定等。这些问题都是应对数字环境下我国传统著作权制度所面临挑战的关键所在，文中提出的分歧在很长时间内一直是学术界热议的话题。

郑成思是新中国版权理论的重要开拓者及改革开放后中国版权制度建设的主要奠基人之一，早在 20 世纪 80 年代初就已发表《谈谈英国版权法》和《第一部跨国版权法》等文章，都是国人学习版权制度的启蒙之作。1992 年郑成思出版了《版权公约、版权保护与版权贸易》，系统地论述了版权国际公约、版权公约与我国著作权法、涉外版权贸易三大内容，是国内第一部有关 WTO 中著作权问题的著作；1997 年出版的《版权法》奠定了其新中国版权理论的重要开拓者的地位。郑成思（1990）的《著名版权案例评析》对外国版权判例进行介绍和评析，以生动的形式普及版权知识，对于我国版权司法、版权立法、版权法学的研究方面都有着重要的参考意义。此外，吴汉东（1996a）的《著作权合理使用制度研究》也是著作权的经典文献，该书很好地融合了理论研究和实践应用知识。

从 CNKI 的数据来看，2000 年以前著作权研究被引频次较高的经典论文有刘春霖（1999）的《商品化权论》，被引 173 次；袁泳（1999）的《论版权法、技术保护措施和替代的可能性》，被引 58 次；冯晓青和冯晔（1999）的《试论著作权法中作品独创性的界定》，被引 56 次；吴汉东（1996b）的《现代传播技术中的合理使用制度》，被引 25 次。刘春霖（1999）针对当时商标权、广告使用权与版权、姓名肖像权因权力交叉而引发众多纠纷这一问题，在《商品化权论》一文中引入“商品化权”概念，重点探讨商品化权的定义、性质、内涵及与著作权、姓名肖像权的区别，以寻求商品化权的法律保护依据。该文成为后来“商品化权”、“人格权”和“肖像权”领域研究的重要参考文献。袁泳（1999）研究《论版权法、技术保护措施和替代的可能性》时，版权人的技术保护措施在当时国际上刚进入立法视野不久，相关技术也仍处于理论构想阶段，这一课题极具前瞻性。文章从版权人的自我技术保护、技术保护措施的版权条款及其评述两方面进行了论述，是我国数字技术版权保护研究的重要文献之一。作品独创性是作品取得著作权的重要条件，冯晓青和冯晔（1999）通过考察世界两大著作权保护体系对作品独创性界定的特点，提出了我国著作权理论界对作品独创性应采取的态度，并着重论述了科学地界定独创性的方法，探讨了作品独创性的具体构成要件，并对独创性在著作权实践中的评判进行了研究。该研究在一定程度上树立了判定作品独创性的标准，后人在研究微博的版权、试卷的著作权、药品说明书的著作权、临摹的著作权、3D 打印作品的著作权等问题时都借鉴了这一理论成果。吴汉东（1996b）针对“新传播技术的出现创造了新的作品形式，提供了新的作品使用手段，并引发诸多新的问题”这一现状，提出“对新的著作权作品适用合理使用之限制，将一定范围的合理使用转化为许可使用，划清合理使用与侵权使用的界限，促使合理使用判断规则由传统走向现代化，以改造和更新合理使用制度，是当代著作权立法的重要使命”。为我国著作权合理使用制度的研究提出了建设性的意见，奠定了良好的理论基础。

从图 2-6 节点和连线的分布来看，1998~2007 年是我国著作权研究的繁荣时期。著作权制度是科学技术的产物，这一时期受数字技术发展的影响，我国传统著作权制度面临新的挑战，即产生了一些新的受保护客体和新的作品利用方式，著作权体系中的邻接权制度产生并发展。1998~2007 年的高被引著作如表 2-5 所示。

表 2-5 1998~2007 年著作权高被引著作

被引频次	书名	作者	出版年	出版社
22	著作权合理使用制度研究	吴汉东	2005	中国政法大学出版社
20	著作权与邻接权	利普希克 · 德利娅	2000	中国对外翻译出版公司
19	美国知识产权法	李明德	2003	法律出版社
19	著作权法	M.雷炳德	2005	法律出版社
9	中华人民共和国著作权法释解	姚红	2001	群众出版社
9	知识产权法	吴汉东	2007	北京大学出版社
8	数字环境下恢复著作权利益平衡的基本思路	张今	2004	科技与法律
7	网络时代的知识产权法	薛虹	2000	法律出版社
7	无形财产权制度研究	吴汉东	2001	法律出版社

从不同时间段之间的连线关系来看，1998~2001 年、2004~2006 年的文献与其他时间段的文献之间都存在较密集的共被引连线，一方面由于文献发表时间较早，文献被引频次累计时间更长；另一方面主要归因于这两个时间段中出现了一些学术价值较高的高被引文献和突增文献。如图 2-6 所示，这两个时间段聚集了一些较大的节点和突增节点，突增文献通常代表某一研究的转变，说明这一时期是我国著作权研究的重要转折点。将突增文献按突增时间顺序排列如表 2-6 所示。

表 2-6 著作权突增文献列表

突增值	年份	标题	作者	来源
6.21	1990	著名版权案例评析	郑成思	中国人民大学出版社
4.50	1996	面对数字技术挑战的中国著作权法	许超	中国专利与商标
4.27	1997	版权法	郑成思	中国人民大学出版社
4.06	2000	著作权与邻接权	利普希克 · 德利娅	中国对外翻译出版公司
3.59	2001	中华人民共和国著作权法释解	姚红	群众出版社
6.29	2003	美国知识产权法	李明德	法律出版社
7.22	2005	著作权合理使用制度研究	吴汉东	中国政法大学出版社
6.21	2005	著作权法	M.雷炳德	法律出版社
3.59	2007	知识产权法	吴汉东	北京大学出版社
6.21	2009	著作权法	李明德	法律出版社
3.24	2003	著作权合理使用制度研究	吴汉东	中国人民大学出版社

郑成思对国外著名版权案例的介绍和评析是我国著作权司法实践、学术研究和案例教学重要的参考资料，且发表时间较早，具有开山之作的意义，不仅在当

时，对后世的研究也影响深远。许超是较早针对数字环境的发展给我国传统著作权法带来挑战做出深刻论证的学者，他对新环境下传统著作权法中的理论所面临的分歧和冲突进行了鞭辟入里的分析，引人深思。紧随其后，陆续出现了一批以“数字环境下著作权发展所面临的问题和挑战”和“网络侵权”为主题的研究文献问世。《著作权与邻接权》在《读秀》中总被引 319 次，是西班牙著作权和邻接权方面杰出的女专家利普希克·德利娅教授在联合国教育、科学及文化组织倡议下编著的专业教材。该书采取课本的结构形式，利用世界上不同的法律、有关的国际公约和在国际上正在进行的工作，并考虑到精神作品的创作、生产和社会传播方式的技术进步情况，严谨明确地介绍了著作权和邻接权法律学科的各个方面，为著作权和邻接权大学教育的有效开展做出了卓越的贡献。《中华人民共和国著作权法释解》由全国人大常委会法制工作委员会民法室的同志编著，对著作权法逐条做了解释，为社会各界人士了解我国著作权法提供了权威的参考（姚红，2001）。李明德的《美国知识产权法》和《著作权法》、吴汉东的《著作权合理使用制度研究》和《知识产权法》不仅是我国著作权领域的经典著作，也是我国知识产权领域的经典文献，对于我国著作权法的制定具有很高的参考价值和借鉴意义。

2.2.3 著作权文献聚类分析

著作权文献关键词聚类图共 76 个聚类，其中离散聚类和小规模聚类较多。图 2-7 为我国著作权文献的关键词聚类图谱，图中的文献共被引网络形成了明显的两个各自独立的子网络。左上角的网络形成时间较早，聚类更多，简称为“网络 1”，该网络中的聚类主要有“作品完整权”、“版权政策”、“版权问题”、“保护体系”、“特许权”、“作者独立”、“发行权”、“技术保护措施”、“网络链接”和“信息网络传播权保护条例”。右下角的子网络形成时间相对较晚，聚类较少，简称为“网络 2”，网络 2 中包含的聚类主要有“wap 搜索”、“法人作品”、“合法性”、“图书馆联盟”、“复制权例外”、“制度功能”和“古籍整理”。由聚类来看，网络 1 中文献的研究主题更侧重于著作权保护和网络环境下的著作权问题研究，而网络 2 中的文献聚焦于图书馆等机构发展所面临的著作权问题的研究。体现出我国著作权的研究方向以图书情报学为代表的管理学领域交叉渗透，跨领域发展的趋势。

表 2-7 列出了规模和中心性较高的 10 个聚类及其代表文献。其中规模最大的聚类 0，即“wap 搜索”形成时间最晚，这一聚类中的文献主要研究“wap 搜索”及相关服务的著作权侵权问题。“wap 搜索”是一种面向手机用户的新型搜索服务，相比传统搜索服务存在更为复杂的著作权侵权隐患，是近几年备受争议的话题。

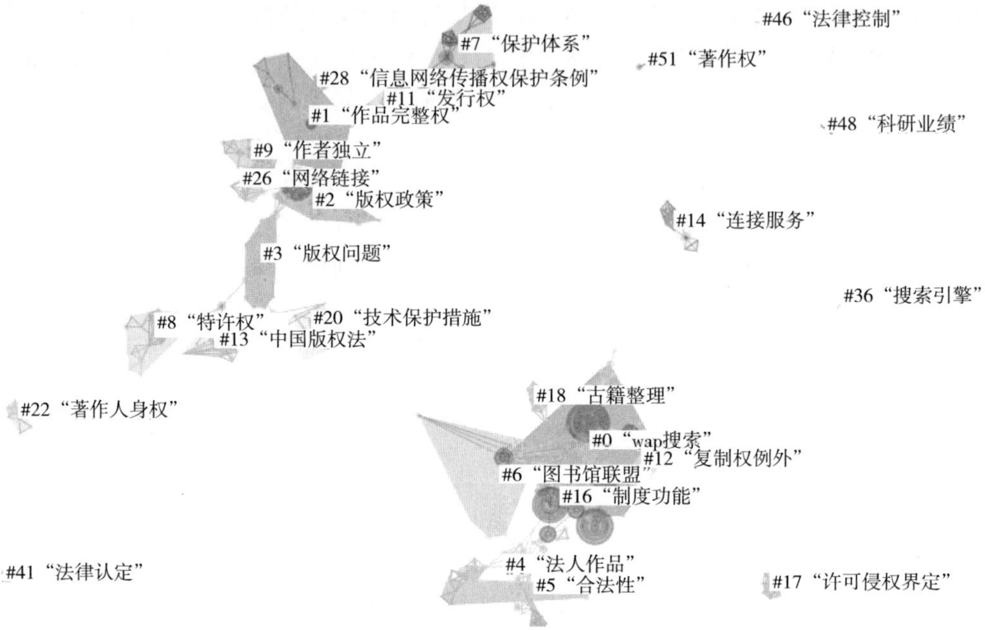

图 2-7 著作权文献关键词聚类图谱

表 2-7 著作权文献聚类表

聚类 ID	聚类规模	平均年	聚类名	代表文献
0	47	2014	wap 搜索	“WAP 搜索”及相关服务著作权侵权问题研究
1	33	2000	作品完整权	精神权利研究——以署名权和保护作品完整权为主轴
2	29	2003	版权政策	开放存取背景下国际期刊版权政策的调整
3	29	2000	版权问题	数字图书馆运作中侵犯版权的客观因素分析
4	28	2006	法人作品	图书馆工作中职务作品和法人作品的法律适用界定——兼评崔世勋诉辽宁省图书馆等案
5	27	2003	合法性	一种合法性的反思
6	27	2011	图书馆联盟	图书馆联盟著作权侵权风险分析与控制
7	24	1996	保护体系	计算机网络上数字传输的版权问题研究
8	22	1999	特许权	近代版权制度的产生
9	21	1997	作者独立	表达自由与合理使用制度

如图 2-8 所示，著作权文献不同聚类之间相对独立，基本没有出现交叉、跨聚类的文献关联关系，著作权各研究主题聚类之间的独立性较强。

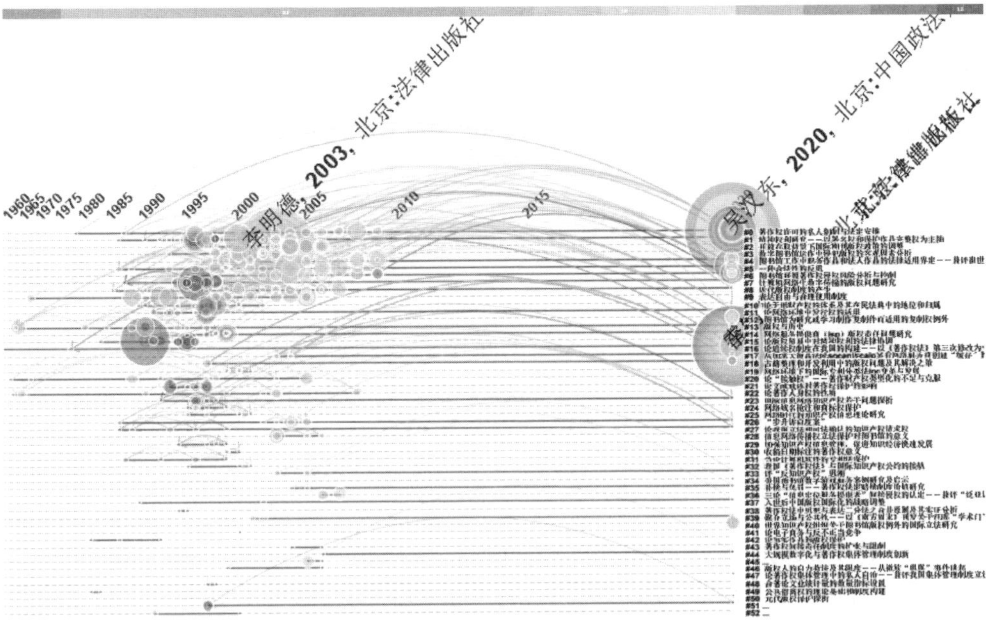

图 2-8　著作权共被引文献时间线视图

图 2-8 所示聚类中，开始时间最早的聚类是 13“版权与历史”，最早的文献出现在 1965 年，文献分布平均年为 1994 年，该聚类的时间跨度也较长，与 2015 年的文献仍存在共被引关系，说明版权历史是著作权领域经久不衰的研究课题。部分聚类存续时间短，聚类经历了短暂的诞生、发展和衰亡的生命周期，如聚类 10“英美法系”、聚类 15“版权贸易”、聚类 21“作品载体”、聚类 24“域名抢注”、聚类 25“版权信息”、聚类 29“权利管理信息”、聚类 30“收稿日期”、聚类 31“计算机软件”和聚类 32“立法完善”。这些聚类通常是由某一社会热点引发的研究主题，随着热点的淡化，研究主题也逐渐淡出人们的视野；或者是由于研究主题在比较短的时间内形成了权威的研究成果、解决方案，研究告一段落。

其中连线最为密集，时间跨度较长的聚类属于研究意义大、生命力较强的聚类，主要包括聚类 4“法人作品”、聚类 5“作品合法性”、聚类 6“图书馆联盟”、聚类 9“作者独立”、聚类 13“中国版权法”和聚类 20“技术措施保护”等，在不同历史环境下都具有重要的研究意义。

图 2-8 中浅灰色曲线代表近几年所产生的文献共被引关系，所属的文献聚类代表了最新的研究热点和研究趋势，这些连线分布的主要聚类为聚类 0“wap 搜索”、聚类 6“图书馆联盟”、聚类 16“制度功能”、聚类 17“许可侵权界定”、

聚类 26“网络链接”和聚类 28“信息网络传播权保护条例”。以信息网络环境下著作权法制建设所面临的问题及图书馆建设中的著作权问题为主要研究方向。

2.3 专利权文献共被引分析

专利权（patent right）是指专利权人依法对其发明创造在法定期间内享有的独占、专有权利。专利权的主体可以是公民，也可以是法人。专利权的客体是受专利法保护的发明创造，包括发明、实用新型和外观设计。

在我国，专利法概念和制度的发展是随着我国近现代化进程逐步发展的。鸦片战争后，西方的专利法概念随着国门的打开而被引入，第一部正式的《专利法》产生于 1944 年（杨利华和冯晓青，2014）。新中国的第一部专利法诞生于 1984 年，次年正式实施，此后，经历了三次修订。第一次修订是在 1992 年，迫于美国压力，通过修改专利法履行《中美政府关于保护知识产权的谅解备忘录》的承诺和义务；第二次是在 2000 年，出于申请入世的需要对专利法进行修订；第三次是在 2008 年，出于我国自身发展的需要，修订了专利法中不适应经济发展的内容。

2.3.1 专利权研究概况

如图 2-9 所示，我国专利研究分为起步、发展和成熟三个阶段。起步阶段，政府机构主导编撰了大量介绍国外专利工作和制度的著作，开拓了国内学者的研究视野，为我国专利的司法实践和学术研究提供了参考资料。例如，1941 年经济部工业专利办法筹议委员会译制的《美国专利法规》、《德国专利法规》和《苏联专利法规》等一系列外国专利法规；1973 年中国科技情报所专利馆出版各国专利分类简表系列图书；1978 年中国科学技术情报研究所专利馆编制《国外专利工作情况五年索引 1973—1977》；1979 年科学技术文献出版社出版《日本专利工作介绍》，不仅汇编了国家科学技术委员会考察日本专利工作的资料，还编译了国际专利组织相关材料；1984 年中国专利局文献服务中心编撰《国外专利文献丛书》；同年，最高人民法院经济审判庭编撰《日本专利商标判例选编》，为我国专利司法实践提供了参考。

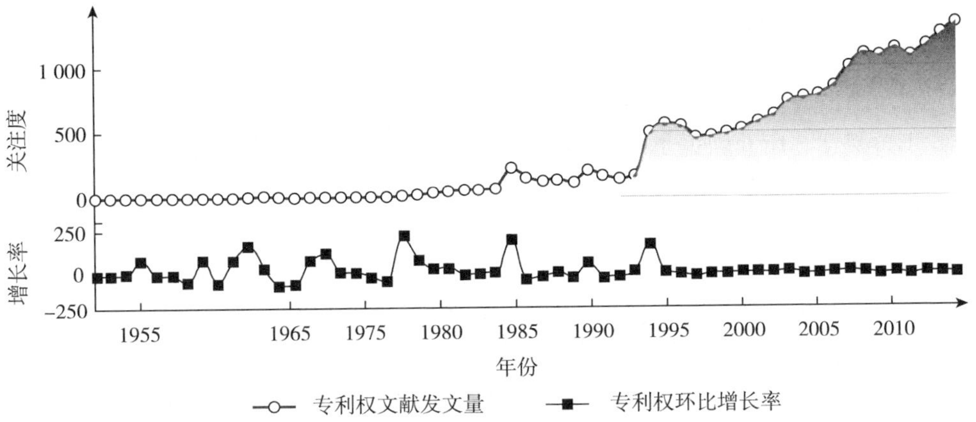

图 2-9　专利权学术关注度演变趋势图

除了政府机构，研究者个人相继编译或者编撰专利相关著作，为我国专利研究的萌芽奠定了良好的理论基础。1979 年孙崇善较早的翻译了苏联学者普拉霍夫（Б.Г.Прахов）和曾金（Н. М. Зенкин）的《发明、合理化与专利业务参考手册》，该书根据苏联现行法律及其实际运用，回答了关于发明、发现、合理化建议的作者的权利和义务方面所最常遇到的问题；说明了办理发明发现、商品外形设计等申请案的条件和程序；还介绍了对发明的采用及奖励等。1982 年郑成思翻译出版《专利法基础》，对我国专利法的制定产生了重要影响，书中所译定专利权术语，多为国家立法或学术著述使用。1984 年蔡茂略出版《专利基础知识》一书，该书以我国第一部专利法颁布为背景，根据我国专利法规定的条文和专利局对有关名词的解释，较系统地介绍了专利基础知识，同时介绍了较多实例，是研究者和普通读者更好地理解专利法的重要学习资料。

虽然在新中国第一部专利法颁布之前，学术界已经开始关注专利权的研究，相关研究文献相继问世，但在这一时期，受政治环境与经济环境等因素的影响，我国专利权领域的研究始终没有出现繁荣发展的景象。据 CNKI 统计数据表明，1984 年以前，专利权领域发文量保持在较低的水平，并且没有呈现出明显的增长趋势，属于我国专利权研究的萌芽时期。1985~2008 年，我国成功加入 WTO，专利法律法规也积极实现与国际的接轨，政策制度的完善，经济水平的提升，形成了良好的发展环境，专利权文献发文量呈指数增长，是我国专利权研究的繁荣发展时期。在这一时期，郑成思完成了他的第一部专著——《工业产权国际公约概论》（北京大学出版社，1985），《中国国际法年刊》认为，该书填补了我国知识产权国际保护研究领域的空白。2009~2015 年，我国专利法完成第三次修订，步入信息化时代，专利权文献年发文量保持在高产的状态，增长趋于稳定，我国专利权研究开始步入成熟时期。

2.3.2　专利权学术演化分析

本小节研究数据的采集和处理工作与著作权研究数据的采集与处理工作一致，在此不再赘述。所获数据集中共 284 条记录，选取每年前 40 篇高被引文献进行分析，共生成 599 个节点，1 560 条连线。图谱的模块性 Q 值为 0.949 5，平均轮廓值为 0.757。图谱中大量文献节点呈离散状态，并没有形成较完整的共被引网络体系，本小节只截取了其中成形的文献网络进行展示。专利权研究文献的离散分布，一方面是由于所分析的数据并不包括所有专利权相关文献，存在缺失；另一方面，这一现象在一定程度上说明我国专利权研究目前并没有形成较为系统的学术体系。

如图 2-10 所示，1998 年集中分布了较多的被引文献，而高被引文献集中分布的年份在 2001~2008 年，表 2-8 对 1998~2015 年被引频次较高的经典文献进行了罗列。从不同时区之间的连线来看，1998~2007 年文献存在密切的引证关系，学术研究具有很好的传承性，新文献在已有研究成果的基础上不断更新，推动专利权学术研究的发展演化。近几年的文献虽然发表时间较晚，但与往年的文献仍然保持了一定的引用关系。

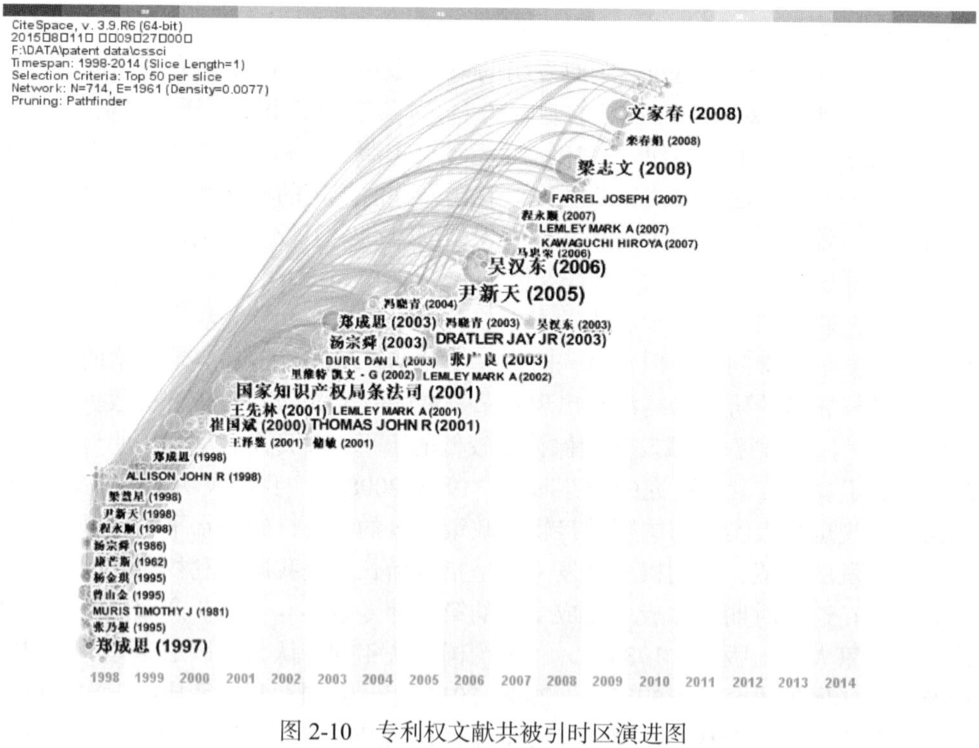

图 2-10　专利权文献共被引时区演进图

表 2-8　1998~2015 年专利权高被引文献列表

被引频次	标题	作者	发表年	文献来源
13	专利权的保护	尹新天	2005	知识产权出版社
9	《专利法实施细则》修改专题研究报告	国家知识产权局条法司	2008	知识产权出版社
7	知识产权法——新世纪初的若干研究重点	郑成思	2004	法律出版社
5	知识产权本质的多维解读	吴汉东	2006	中国法学
5	知识产权与反垄断法（修订版）	王先林	2008	法律出版社
4	新专利法详解	国家知识产权局条法司	2001	知识产权出版社
4	损害赔偿法原理	曾世雄	2001	中国政法大学出版社
4	创新及其不满：专利体系对创新与进步的危害及对策	杰夫・亚当	2007	中国人民大学出版社
4	反思知识产权请求权理论——知识产权要挟策略与知识产权请求权的限制	梁志文	2008	清华法学
4	政府资助专利费用对我国专利制度运行的效应分析与对策	文家春	2008	中国科技论坛
4	美国知识产权法	李明德	2003	法律出版社

表 2-8 中所示被引频次最高的文献为《专利权的保护》，该书初版在 1998 年，2005 年为再版。第二版结合专利制度在国内外的发展和人们认识的深化做出了补充与完善，是对《中华人民共和国专利法》（以下简称《专利法》）及《中华人民共和国专利法实施细则》（以下简称《专利法实施细则》）系统全面研究的成果，作者从全球化的角度对专利制度的有关经验和发展过程进行了深入研究（尹新天，2005）。杨志敏、张晓都、林文等在研究专利权时都有引用该书的观点。另一部被引频次较高的著作为《〈专利法实施细则〉修改专题研究报告》，其是在我国专利法修订工作的基础上，对专利法专题研究报告的汇编。

如表 2-8 所示，最早的高被引文献出现在 2001 年，即《新专利法详解》和《损害赔偿法原理》。《新专利法详解》以我国专利法第二次修订为背景，对二次修订后的专利法各章各条依次予以说明解析，详尽介绍了每一处修改的具体内容，并提供了往年专利及其实施细则的对照(尹新天和国家知识产权局条法司,2001)。为广大读者研究学习我国专利法，了解我国专利制度的完善与发展过程提供了方便。《损害赔偿法原理》（曾世雄，2001）的作者是来自中国台湾的资深法学教授曾世雄，他在书中阐释并探讨了损害赔偿的原理原则，书中内容多取材于国外理论与判决，但该书属于知识产权研究著作，并非专论专利权的著作。

美国专利和经济创新专家亚当・杰夫（Adam B．Jaffe）从经济学家的角度对专利制度提出了不一样的意见（杰夫和勒纳，2007）。其著作在分析了当前政策产生的经济激励之后，提出恢复专利系统的一个兼顾各方面的解决方案：创造激励措施以激励拥有有关专利新颖性的各方；提供多种层次的专利审查；用法官和特别官员代替陪审团来主持侵权案件的某些环节。

在专利法进行第三次修订的2008年分布有最多的高被引文献。除了《〈专利法实施细则〉修改专题研究报告》，还包括《知识产权与反垄断法（修订版）》、《反思知识产权请求理论》和《政府资助专利费用对我国专利制度运行的效应分析与对策》。王先林（2008）的《知识产权与反垄断法（修订版）》是我国知识产权法与反垄断法交叉领域的第一部专著。在对知识产权与反垄断法做出一般分析并对知识产权领域反垄断问题进行宏观考察和探讨之后，该书主要结合反垄断法实体制度的三大支柱——禁止滥用市场支配地位制度、禁止联合限制竞争制度和控制企业结合制度分别讨论了在知识产权行使、许可和取得过程中的知识产权滥用行为。知识产权请求权理论是我国知识产权体系化理论的重要组成部分，梁志文（2008）以知识产权要挟策略为中心，展现了现有知识产权请求权理论在利益平衡原则上所存在的缺失，指出我国知识产权法应建立合理的知识产权请求权制度。文家春和朱雪忠（2008）分析了政府资助专利费用对我国专利制度运行产生的补充激励和优化专利产出的积极效应，以及刺激专利产出的"泡沫"增长和扭曲专利功能的消极效应，并相应地提出了利用该政策的正效应和抑制该政策的负效应的对策。

2.3.3 专利权文献聚类分析

图2-11是在我国专利权研究文献共被引图谱基础上进行的聚类分析，形成的关键词聚类图，共108个聚类，大量聚类分布零散、规模较小。其中最大的网络中包括6个聚类，分别是聚类2"专利授权行为"、聚类6"现有技术抗辩"、聚类7"恶意诉讼"、聚类8"信息披露"、聚类10"商业方法可专利性"和聚类11"私权保护"。这一文献网络主要聚焦于对专利权具体制度的研究。聚类2"专利授权行为"，是指国家专利审查部门依有专利申请权的民事主体之请求，按专利法所规定的条件和程序，确认其发明创造是否具备可专利性的条件，依法做出决定并予以公开告示的行为。专利授权行为是专利制度改革和实践的重要内容之一（梁志文，2009）。聚类6"现有技术抗辩"制度在2008年首次被引入《专利法》，其含义是指专利侵权诉讼中的被告针对原告的专利侵权指控而采取的通过举证证明其实施的技术或者设计属于现有技术，以对抗原告的指控从而维护自己合法权益的措施。聚类7"恶意诉讼"制度，是专利法第三次修订过程中的争议焦点之一。专利恶意诉讼是指专利诉讼的当事人故意提起诉讼，没有合法的事实和合理的理由，该诉讼使对方当事人或者第三人的财产或者其他合法利益遭受损害，案件审结后该诉讼并未获得法院支持。聚类8"信息披露"制度，是为解决

由于专利审查人员信息不足导致大量低质量专利被授权，这一问题而设立的专利制度（李晓秋，2010）。但对于如何完善这一政策，更好地发挥其保证专利质量的作用，有待进一步的研究（袁晓东和刘珍兰，2011）。聚类 10“商业方法的可专利性”一直是个颇有争议的话题。2005 年，美国启动 50 年以来的“世纪专利法改革”，商业方法可专利性的争论变得更加激烈，而我国《专利法》目前没有针对商业方法的具体规定。李晓秋（2011）在《In re Bilski：商业方法专利的再生抑或死亡》一文中提出应当确立商业方法可专利主题地位。聚类 11“私权保护”，私权性是知识产权的本质属性，知识经济时代，知识产权呈现出公权化的趋向。冯晓青和刘淑华（2004）在反思知识产权权利属性的基础上，指出知识产权已经与传统民法存在很大的背离和叛逆，不宜纳入我国民法典草案中，应保持其相对独立性。

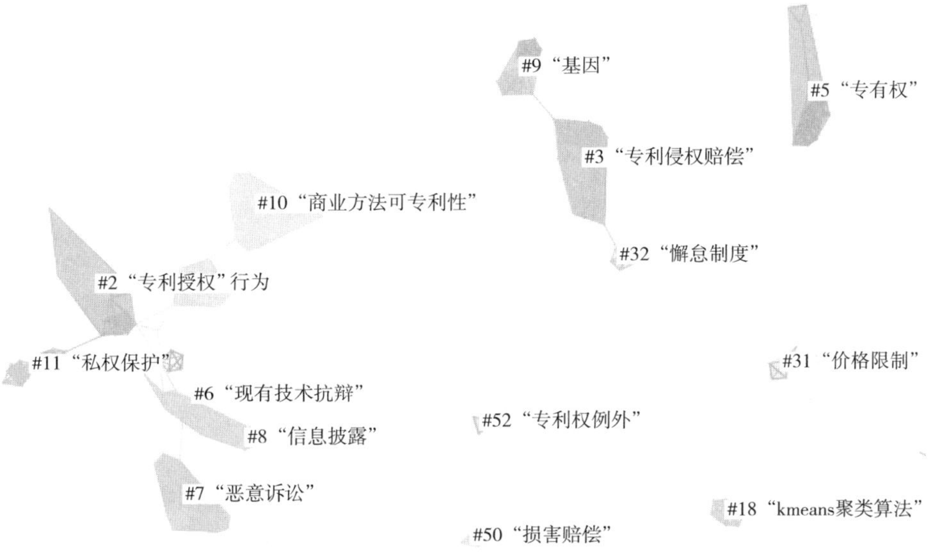

图 2-11　专利权文献关键词聚类图谱

聚类 3“专利侵权赔偿”、聚类 9“基因”和聚类 32“懈怠制度”则构成了第二个相对较大的共被引网络。专利侵权赔偿的重要议题之一是“停止侵权救济”，专利法上的停止侵权救济是针对被告未来可能发生的侵权行为的预防性救济。各国对专利诉讼上的停止侵权救济都施以较大限制，而我国法院把停止侵权救济当然化，违背了停止侵权救济的本质要求。和育东（2008）指出，应加大对停止侵权救济的限制，如规定把存在未来侵权可能性作为停止侵权救济的前提，并赋予法院适当的自由裁量权来拒绝停止侵权救济。聚类 9“基因”主要探讨的是生物技术领域的专利权保护问题。生物技术的专利保护涉及关系复杂的利益主体，如何平衡不同利益主体之间的利益关系是这一领域的关键课题。针对这一问题，张炳生提出“首先应确定适度与合理的保护范围，正确处理‘限制和反限制’的关系，并维持动态的利益平衡，在利益平衡原则指导下协调三对基本利益主体之间的利益关系。”聚类 32“懈怠制度”中，懈怠制度是相对于诉讼时效制度的一种约束专利权人权利的知识产权制度，体现出一种权力的制衡（张炳生和陈丹丹，2008）。构成懈怠一般均要求权利人在知道或者应当知道其权利被侵犯后不合理地迟延提起诉讼与该迟延给侵权人造成损害（张晓都，2003）。寇准（2007）在参照美国懈怠原则的基础上，论述了认定专利懈怠行为的两个构成要件，对我国现行法律制度中涉及专利懈怠行为的法律规定做了梳理，并提出了修改专利法，设立懈怠制度的具体意见。

图 2-12 为我国专利文献聚类的时间线图，不同聚类之间相对独立，基本没有出现交叉，跨聚类的文献关联关系，专利权各研究主题聚类之间的独立性较强。在 1985~2010 年文献节点和共被引连线高度密集，说明这一时期是我国专利权研究的繁荣时期，研究成果丰富，研究文献和已有文献之间也体现出了较强的传承关系。图中灰色连线代表着早期形成的引证关系，形成于聚类 0“版权保护范围”、聚类 1“巴黎公约”、聚类 19“专利权滥用”、聚类 20“经营战略”、聚类 21“r&d 支出”、聚类 24“职务作品”和聚类 34“专利制度”。其中形成时间最早的是聚类 0“版权保护范围”，在 1950 年之前就已经有文献发表。其次，聚类 1“巴黎公约”开始时间也较早。《保护工业产权巴黎公约》（以下简称《巴黎公约》）于 1883 年签订。《巴黎公约》的保护范围是工业产权，包括发明专利权、实用新型、工业品外观设计、商标权、服务标记、厂商名称、产地标记或原产地名称及制止不正当竞争等。《巴黎公约》的基本目的是保证成员的工业产权在所有其他成员都得到保护。1985 年 3 月 19 日中国成为该公约成员。CNKI 所录专利权研究文献中最早涉及巴黎公约的文献是《专利保护与发展中国家的技术引进》（哈尔斯坦等，1981），是罗典荣等翻译的西德学者的研究成果。文章论述了专利保护对第三世界技术发展的意义，以及如何就发展中国家的现存问题来重新确定专利保护的作用。

图 2-12 所示近几年形成的共被引关系所属的聚类包括：聚类 5“专有权”、聚类 6“现有技术抗辩”、聚类 7“恶意诉讼”、聚类 8“信息披露”、聚类 18“专利地图”和聚类 30“专利分析”。“专有权”是指专利权人依法对其发明创造享有专有权、独占权；“现有技术抗辩”、“恶意诉讼”和“信息披露”都是专利权制度的重要内容；“专利地图”是一种进行专利信息分析的可视化工具或方法。通过这些聚类可以预测在未来一定时间内，如何完善专利权相关制度，利用可视化方法开展专利信息分析，挖掘专利信息资源，是我国专利权领域的研究趋势。根据图 2-12 列出规模较大的前 10 个聚类，如表 2-9 所示。

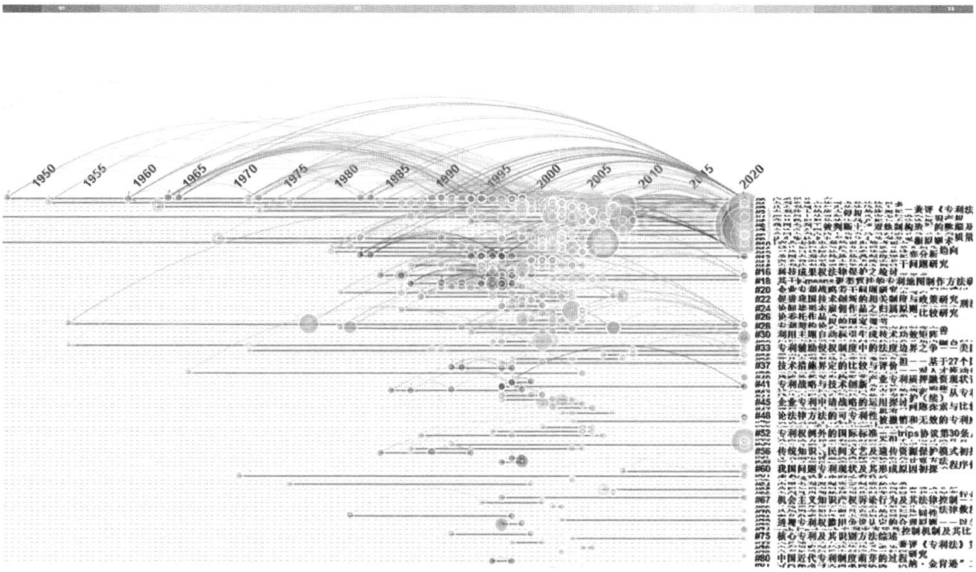

图 2-12　专利权文献关键词聚类时间线图谱

表 2-9　专利权文献聚类表

聚类 ID	聚类规模	平均年	聚类名	代表文献
0	40	1991	版权保护范围	版权侵权法律救济中版权保护范围悖论的解决
1	27	1996	巴黎公约	专利当地实施要求的法律思考
2	26	2004	专利授权行为	论专利授权行为的法律效力——兼评《专利法》改革中的制度选择
3	25	2006	专利侵权赔偿	专利法上的停止侵权救济探析
4	22	1999	信息披露义务	钢丝绳上的平衡——论事实标准和知识产权
5	19	2012	专有权	药品数据保护的比较分析与立法选择
6	19	2015	现有技术抗辩	我国专利无效判断上“双轨制构造”的弊端及其克服——以专利侵权诉讼中无效抗辩制度的继受为中心
7	17	2015	恶意诉讼	未决之命题：规制专利恶意诉讼的“路”与“困”——兼评新《专利法》第 23 条、第 62 条
8	15	2010	信息披露	美国专利申请人信息披露制度及其对专利质量的影响
9	15	1994	基因	论生物技术专利保护中的利益平衡原则术

2.4　商标权文献共被引分析

商标（trademark）是指商品生产经营者在其商品或者服务上使用的，由文字、图形、颜色、三维标志或其他组合构成的，具有显著特征、便于识别商品或服务来源的标记。工商业活动是商标产生的基础，保护商标的目的是保护经营成果和劳动回报。

1618 年之后，商标制度在英美国家作为不公平竞争法的一部分，从反假冒侵权基本规则发展起来，逐步形成了独立的商标法律制度。1857 年，第一部成文的商标法诞生于法国，此后，欧洲大陆的工业国家相继制定商标法。我国自清末开始商标立法，至 1930 年国民政府颁布第一部《商标法》。新中国第一部商标法诞生于 1982 年，这也是我国知识产权领域的第一部法律。此后，我国商标法经历了 1993 年、2001 年、2013 年三次修订。2014 年 5 月最新商标法开始实施。新的商标法更多的是保护商标权人的利益，体现了现代法治的理念。我国商标法的建立和完善离不开学术界的推动和支持，同时商标法规的建立和完善也带动了国内商标研究的热潮，学术界和司法界相辅相成，相互促进。

2.4.1　商标权研究概况

图 2-13 是以 CNKI 为数据源生成的商标文献年增长趋势图，反映了学术界对商标研究的热度变化趋势。图中商标研究的起始时间早于著作权和专利权。新中国成立之后，政府开始办理商标注册工作，并于 1950 年颁布《商标注册暂行条例》，此后，针对商标的研究文献陆续开始发表。CNKI 所录最早关于商标的文献发表于 1951 年，《绞蛇牌商标之释义》这篇刊载于《化学世界》的文章结合化学知识论述了“绞蛇牌商标”标识所代表的意义，较早地使用了商标这一概念。1958 年，中央工商行政管理局商标管理处的专业人士在《谈谈商标设计问题》一文中以通俗的语言解释了商标的含义，并重点介绍了如何设计出更美观大方、反映新中国蓬勃发展新气象的商标，富有时代气息，同时表明我国政府开始注重商标知识的普及（刘殿臣和李勃，1958）。

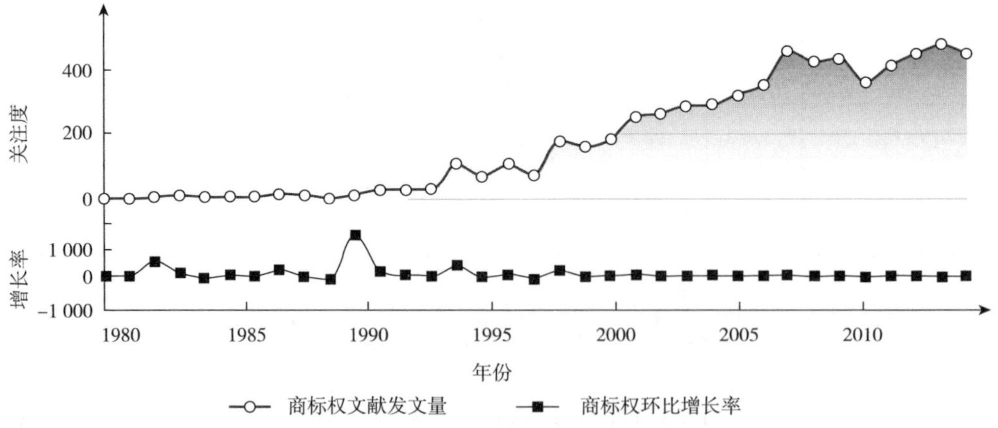

图 2-13　商标权学术关注度演变趋势图

从整体的文献增长趋势来看，从 1951 年至 1978 年漫长的 20 多年中，受社会主义改造、“文化大革命”等政治经济环境的影响，我国商标研究缺少良好的发展环境，始终处于萌芽阶段，没有出现持续增长的发展势头。自 1978 年改革开放以后，社会发展环境有了很大改观，经济水平也飞速提升，诞生于经济竞争中的商标也获得了良好的发展时机，相关研究文献开始呈现出稳步增长的态势。1993 年《中华人民共和国商标法》（以下简称《商标法》）第一次修订，引发了商标研究的热潮，次年商标领域的发文量增长了 202%，我国商标领域的研究开始步入稳定发展的阶段，年度发表文献量均在 1 000 篇以上。

从商标研究的学科分布来看，以商标为主题的研究文献集中分布在民商法和经济学领域，其中，在经济学中的分布又以宏观经济管理、贸易经济、工业经济和企业经济为主。

2.4.2　商标权学术演化分析

本小节研究数据来源及图谱绘制方法同著作权所述一致，数据集中共 233 篇来源文献。共现网络由 465 个节点、1 362 条引证连线组成，图谱的模块性 Q 值为 0.880 2，大于 0.5；平均轮廓值为 0.738 4，大于 0.5，符合图谱生成的基本要求。

如图 2-14 所示，2000 年以前的商标权高被引文献主要有 *The Historical Foundations of the Law Relating to Trade-Marks*（Schechter，1925）、《商标与商标权辨析》（刘春田，1998）、《商标法教程》（张序九，1997）。这一时期的高被引文献以理论研究著作为主，Schechter（1925）通过追溯中世纪至 21 世纪初的商标法律，来探讨商标权的本质，以及商标案不正当竞争解除（relief）的法理基础。“商标与商标权概念，是支撑整个商标法律理论之树的躯干”，刘春田（1998）对商标与商标权等基本概念进行了说明。《商标法教程》由张序九主编，法律出版社出版，是商标权教学研究领域的经典教材之一，已经更新至第 3 版。

从图谱中的节点和连线分布来看（图 2-14），1998~2015 年商标文献间的共被引关系高度集中在 1998~2010 年。2000~2002 年高被引文献相对较少，出现了两篇高被引文献，即《驰名商标和著名商标的法律保护—从识别到保障》（黄晖，2001）和《商标保护法律框架的比较研究》（王春燕，2001）。《驰名商标和著名商标的法律保护—从识别到保障》在 CSSCI 中被引 36 次，黄晖深入挖掘了现代商标功能演变的现象和原因，通过对欧洲的“声誉商标”理论、美国的商标淡化理论及国内外最新立法成果的分析和评价，从制止联想的角度为更合理地保护驰名和著名商标提供了全新的理论基础；并在驰名商标保护领域提出了一些可以继续争议下去的问题。《商标保护法律框架的比较研究》在 CSSCI 中被引 10 次，文章对比了不同国家的商标保护法，王春燕认为各国或地区在商标保护的基本框

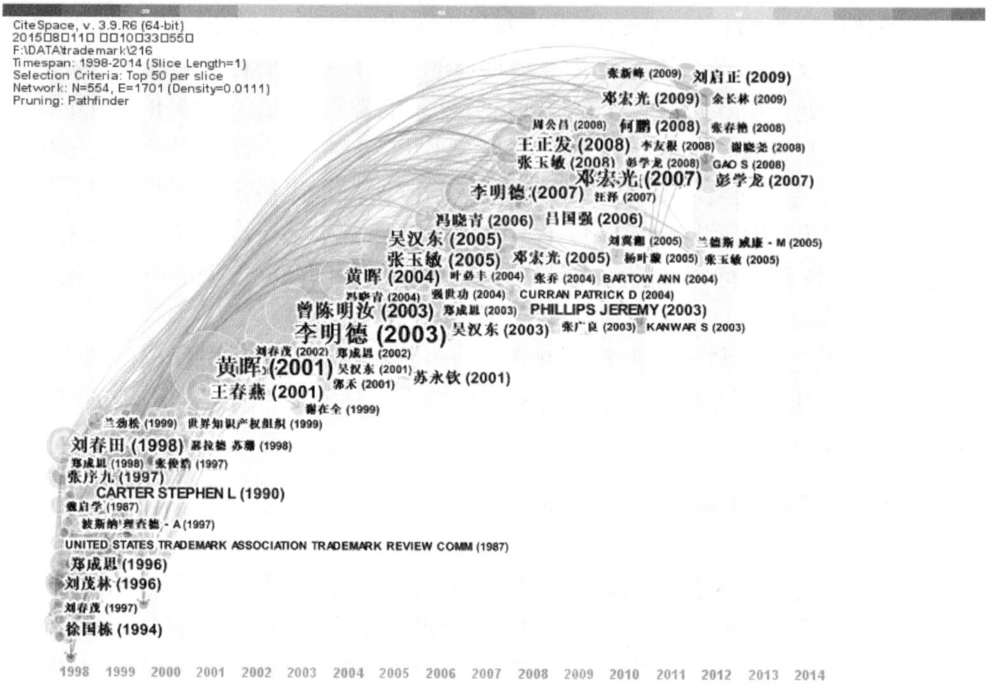

图 2-14 商标权文献共被引时区演进图

架上，除了维持植根于自身法律传统中的原有制度以外，也互相汲取其他制度中体现公平性或者符合经济贸易发展趋势的做法。

此外，2003~2010 年，高被引节点分布较为密集，不同年份之间连线交叉，文献之间呈现出较强的传承关系，文献质量稳定在较高的水平。这一时期的高被引文献如表 2-10 所示。

表 2-10 2003~2010 年商标高被引文献

被引频次	标题	作者	发表年	文献来源
15	商标法原理	曾陈明汝	2003	中国人民大学出版社
15	美国知识产权法	李明德	2003	法律出版社
12	商标诉讼法律手册	黄晖	2006	法律出版社
7	商标与不正当竞争法原理和判例	孔祥俊	2009	法律出版社
6	我国商标反淡化的现实与理想	邓宏光	2007	电子知识产权
5	知识产权法的经济结构	兰德斯	2005	北京大学出版社
5	论商标权的本质	郑其斌	2009	人民法院出版社

续表

被引频次	标题	作者	发表年	文献来源
4	知识产权基本问题研究	吴汉东	2005	中国人民大学出版社
4	知识产权法教程	王迁	2009	中国人民大学出版社
4	商标法的符号学分析	彭学龙	2007	法律出版社

在 2003~2010 年的高被引文献中，《美国知识产权法》（李明德，2003）、《知识产权法的经济结构》（兰德斯，2005）、《知识产权基本问题研究》（吴汉东，2005）和《知识产权法教程》（王迁，2009），都是系统论述包括商标在内的知识产权的著作。除此之外，这一时期的高被引著作以论述商标法基本理论为主，如中国台湾学者曾陈明汝（2003）在《商标法原理》一书中系统阐述了商标保护的理论基础，商标制度的基本理论等内容；孔祥俊（2009）在《商标与不正当竞争法原理和判例》中阐释了商标法与不正当竞争法的基本原理，并将原理与判例相印证，理论与实践相结合，法律、司法解释与司法政策相交融，兼具研究深度和实用性。《论商标权的本质》论述了商标权的主体、特征、内容等基本原理，并结合国外经典司法案例和疑难问题，全面分析了商标权的本质（郑其斌，2009）。《商标法的理论基础：以商标显著性为中心》是国内第一部专门研究商标显著性的专著，作者在欧盟和美国相关理论与实务的基础上，以商标显著性为基点，从商标显著性的一般原理、商标显著性与商标注册、商标显著性与商标保护三个方面分别进行论述。

不同于以上著作，《商标诉讼法律手册》主要收录法律、行政法规、司法解释和部门规章，以及其他较为重要的规范性文件（黄晖和黄义彪，2006）。邓宏光在我国商标法进行第三次修订的背景下，在《我国商标反淡化的现实与理想》一文中提出“商标淡化理论具有合理性，建议在合适的时机，借鉴美国和欧盟的立法经验，对反淡化做出专门规定”，并构想了具体的反淡化条款，对我国商标立法具有借鉴意义。《商标法的符号学分析》采用较为新颖的商标法的符号学分析方法全面分析了商标法的基本问题（彭学龙，2007），吴汉东认为，“站在符号学立场观察商标法问题，开拓了学术视野和研究领域，不仅让读者有别有洞天之感，而且从理论上提高了我国商标法学的理论水平”。

以 CNKI 为数据源，统计我国以商标为主题的研究文献中的高被引文献（表 2-11），通过对高被引文献的分析，发现该领域的高被引文献多从法理的角度对商标法律法规中的概念，在实际应用中面临的问题进行探讨，为商标的研究奠定了良好的理论基础。王春燕（2001）对各国商标法律保护框架的多样性进行了比较分析，商标保护的法律框架，即一个国家对商标保护目的、保护对象及商标权利取得方式的基本安排。彭学龙和邓宏光等针对“混淆可能性”这一商标法中的基本范畴的界定和分类做了系统的研究，对我国商标法立法和研究具有很高的参考价值。针对商标制度运行中面临的问题所做的首创性的研究文献，对后人的研究极具启发性，也是文献被引频次较高的原因之一。2007 年“大众搬场”诉“百度网络”商标侵权案发生之后，黄武双（2008）对“大众搬场诉百度”案一审判决对商标关键词侵权的定性及所隐含的售前混淆、搜索引擎网络服务提供商的注意义务、过错判断标准和连带责任的法律技术问题进行剖析。重点对“商家利用搜索引擎服务商提供的‘关键词’检索服务搭知名品牌便车的行为是属于商标侵权行为还是不正当竞争行为”这一问题进行了深入分析。

表 2-11 CNKI 商标权高被引文献列表

被引频次	标题	作者	文献来源	发表年
173	商标与商标权辨析	刘春田	知识产权	1998
113	商标保护法律框架的比较研究	王春燕	法商研究（中南政法学院学报）	2001
112	论“混淆可能性”——兼评《中华人民共和国商标法修改草稿》（征求意见稿）	彭学龙	法律科学（西北政法学院学报）	2008
105	商标混淆类型分析与我国商标侵权制度的完善	彭学龙	法学	2008
88	商标混淆理论的扩张	邓宏光	电子知识产权	2007
87	商标淡化理论及其应用	杜颖	法学研究	2007
86	我国商标权限制度的构建——兼谈《商标法》的第三次修订	王莲峰	法学	2006
85	对驰名商标特殊保护的若干思考	张今	政法论坛	2000
82	商标混淆理论之新发展：初始兴趣混淆	邓宏光	知识产权	2007
76	搜索引擎服务商商标侵权责任的法理基础——兼评“大众搬场”诉“百度网络”商标侵权案	黄武双	知识产权	2008

2.4.3 商标权文献聚类分析

依据关键词对商标被引文献进行聚类分析，共生成 65 个聚类。图 2-15 依据文献之间引证关系形成的子网络中包括一个较成形的网络和多个离散、不成形的子网络。最大的子网络汇集了商标领域相互关联的主要研究文献，所属聚类为聚类 1“信息经济学”、聚类 0“中日比较”、聚类 6“中华人民共和国商标法修改草稿”、聚类 9“售后混淆”、聚类 8“商标权客体”、聚类 3“营业”、聚类 2“在先使用”、聚类 11“商标的独立价值”、聚类 13“商业标识”、聚类 12“滑稽模仿”和聚类 10“知名商品的包装装潢”。这一网络中文献主要围绕现有商标法中存在的缺陷和不足，在深度调研国际上其他国家商标法现状的基础上，结合我国国情，对完善我国商标法提出的具体解决方案。

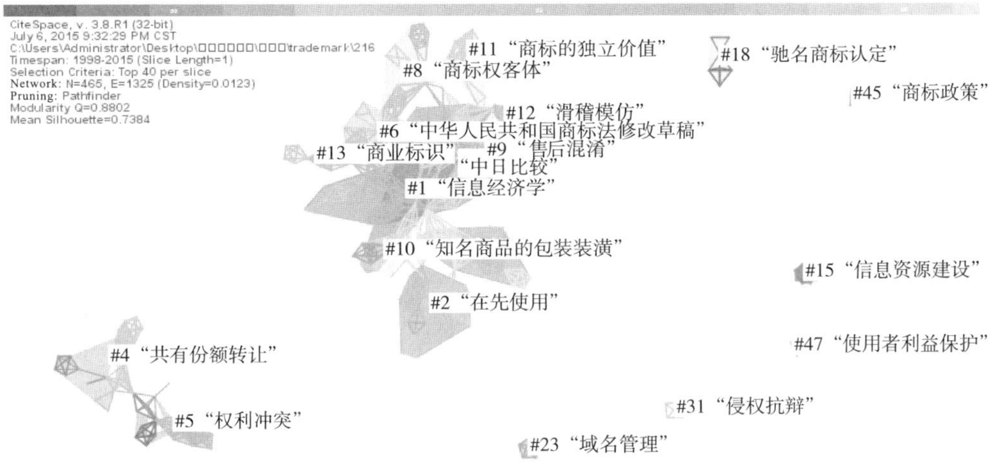

图 2-15　商标权文献共被引聚类图

在信息经济学语境下，商标的功能在于标示和区分商品的出处，在降低信息成本的同时，激励企业保证商品质量，但激励不等于义务，企业并不因为使用商标而承担额外的品质保证义务（彭学龙，2012）。彭学龙从信息经济学视角出发，在市场背景下分析商标的主要功能及其运行机理，进而研究商标法应然的制度设计，在此基础上厘清商标法与其他相关法律的调整对象和适用边界，为第三次商标法的修订提供参考。中国和日本两国虽然制度不一样，但是经历了相似的经济发展阶段，目前，日本已经进入较为完善的市场经济阶段，其商标法律制度经过几十年的演变，在立法技术上更完善，有诸多可借鉴之处。因此，借鉴日本商标法的主要内容，对比中日商标法规也是我国商标领域研究的主要内容之一。商标混淆的可能性是评判是否构成商标侵权的基本准则，商标混淆理论是商标法的基础理论之一，但是，我国《商标法》直到第二次修订都一直没有采纳商标混淆理论，因其存在理论缺陷。众多学者在研究借鉴国际上商标混淆理论司法实践的基础上，提出了在我国以商标混淆理论为基础，完善《商标法》和相关法律法规的意见。聚类 8“商标权客体”的代表文献是“论商标反向假冒的性质——兼谈商标的使用权”，反向假冒理论有两种表现形式：一是去掉他人商标，换上自己的商标将商品再行销售；二是去掉他人商标在无商标的情况下进行销售。虽然 2001 年修订的商标法已经将“商标反向假冒”问题规定在第五十二条中，但这一问题并没有得到根本的解决，对这一问题的学术讨论仍在继续（张玉敏和王法强，2004）。聚类 3“营业”主要研究商标转让制度与模式。商标转让包括连同转让与自由转让两种立法模式，连同转让即商标连同其“营业”或“商誉”一起转让，自由转让即商标单独转让。我国《商标法》对未注册商标的保护包括对未注册驰名商标的保护、在先使用具有一定影响的未注册商标的保护及普通未注册商标的保护（彭学龙，2011）。冯晓青和罗晓霞（2012）针对在先使用具有一定影响的未注册商标从保护机理，与其他未注册商标在法律适用上的区别、保护条件、保护内容等方面进行了研究。聚类11“商标的独立价值”是指商标可以独立于商誉而存在，具有其自身的独立价值。虽然在传统认识中，商标与商誉具有密切的联系，但商标法实践中出现的一些新现象，如反向假冒、反向混淆、商标淡化等行为及商标可以独立于商誉转让的现象给这种紧密联系理论带来了挑战。郑其斌（2009）在“论商标的独立价值”一文中论述了这一理论。商业标识制度是实施品牌战略的法律保障，商业标识制度可以规范品牌的创建、促进品牌价值的形成与提升并维护品牌的运作与市场价值的发挥。处理好商业标识与商标法之间的关系是我国进行商业标识统一立法亟须解决的问题之一。商标兼具财产属性和社会文化属性，这一特征决定了商标权与言论自由的内在冲突，言论自由成为商标权的限制因素，其中滑稽模仿和比较广告都是限制商标权的最典型情形（杨军，2008）。邓宏光（2006）提出“我国应建构商标权限制制度，并将言论自由作为商标权限制的最重要因素”。商品装帧设计具有功能性和实用性，除了予以著作权保护外，需要通过解构装帧设计的元素，提供商标法的保护，也可以利用反不正当竞争法进行保护。在我国司法实践中，对装帧设计的定性、保护等问题并没有形成一致意见，在认识和实践上均存在混乱。李士林（2015）从封面设计的概念、封面设计与版式设计的关系、封面设计的保护方式三方面展开论证，以期建立装帧设计的多维法律保护机制。

表2-12列出了规模和中心性较高的10个聚类及其代表文献。除聚类4“共有份额转让”、聚类5“权利冲突”之外，表2-12所示规模较大的聚类平均年均在2000年之后。聚类4“共有份额转让”、聚类5“权利冲突”和聚类7“技术创新”，虽然不处于最大的子文献网络之中，但是也形成了规模较大的聚类。“共有份额转让”是指商标权共有问题，商标权共有或共有商标权，是指两个或者两个以上的民事主体就同一商标共同享有注册商标专用权的制度。冯晓青和刘友华（2001）通过对“老干妈”一案的反思，指出我国商标注册与保护制度的缺陷导致先用权、专利权和商标权之间的权利冲突，并提出“实行外观设计版权保护制度、建立商标注册查询制度、确立严格的‘申请在先’原则、完善行政程序与司法程序的协调保护是解决制度缺陷的关键”。“技术创新”这一聚类主要探讨了知识产权保护能力与技术创新、创新氛围之间的关系。在商标权刑事保护问题上，我们既要充分肯定运用刑事手段打击假冒行为的正当性，又要清楚地意识到刑法不是遏制假冒行为的唯一途径，需要将其他法律制度与刑法结合起来综合使用，构建一个完整、严密、多层次的法律保护体系。刑罚、刑事保护是针对犯罪行为而言的，在商标案中也存在具有社会危害性的犯罪行为，如“假冒商标犯罪”，这一犯罪行为已成为全球滋长速度最快的经济犯罪行为之一。罗正红（2008）以假冒商标

犯罪为基点，对商标权刑事保护的正当性和合理限度进行了探讨。

表 2-12　商标文献聚类表

聚类 ID	聚类规模	平均年	聚类名	代表文献
1	18	2003	信息经济学	信息经济学视角下的商标制度
4	15	1994	共有份额转让	商标权共有若干问题研究
0	11	2011	中日比较	中日商标法主要内容之比较及其对中国修改商标法的启示
6	11	2002	中华人民共和国商标法修改草稿	论“混淆可能性”——兼评《中华人民共和国商标法修改草稿》（征求意见稿）
7	11	2006	技术创新	基于创新氛围视角探讨知识产权保护能力对重大科研项目技术创新的影响
9	11	2000	售后混淆	商标混淆理论的扩张
8	10	2000	商标权客体	论商标反向假冒的性质——兼谈商标的使用权
3	9	2011	营业	商标转让的理论建构与制度设计
5	9	1997	权利冲突	从“老干妈”一案反思我国商标注册与保护制度
2	8	2013	在先使用	在先使用有一定影响的未注册商标的保护研究

图 2-16 所示萌芽时间较早、时间跨度较大的聚类为聚类 29“竞价排名”和聚类 17“假冒行为”。聚类 29 萌芽于 1950 年之前，平均年为 1997 年，图中在 2005 年仍存在与 1950 年之前文献之间的共被引关系。这一聚类的主要关键词还包括“商标关键词搜索”和“ 混淆可能性”。代表文献为“商标关键词搜索服务竞价排名的侵权问题分析”，李士林（2014）提出，对于关键词搜索问题，应当结合关键词搜索的技术性、社会性和影响力综合剖析。作者认为，就商标关键词搜索排名行为而论，并不存在混淆消费者的可能性；同时，商标的商誉因搜索排名也没有发生贬损和弱化，并不存在淡化的可能。聚类 17 开始于 1955 年左右，平均年为 1998 年，图中在 2010 年左右仍存在与 1955 年左右的文献之间的共被引关系。这一聚类的主要关键词还有“形象权”、“模仿性表演”、“山寨明星”和“知识产权”。代表文献为“法律语境下的‘山寨明星’现象”。

在一定程度上代表最新研究趋势的浅灰色曲线分布的主要聚类包括聚类 47“使用者利益保护”、聚类 29“竞价排名”、聚类 2“在先使用”和聚类 10“知名商品的包装装潢”。商标使用者即商标使用许可中的被许可人，商标许可是商标权人使用的一种商标经营手段和营销策略，在商标许可关系中，商标使用者既需要承担一定的责任，也享有相应的权利，受法律保护。王莲峰（2013）从“王老吉与加多宝商标利益纷争”这一案例出发，对商标使用者的法律地位和权利义务、商标法意义上使用者的界定及其保护、许可合同期间商标使用者对商标增值部分的利益分配、许可合同期满商标使用者能否转移原商标的商誉等问题进行了

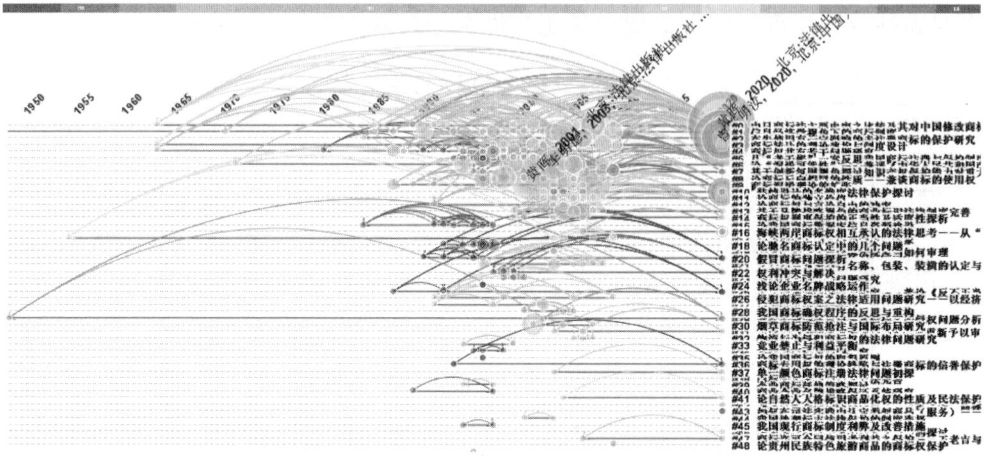

图 2-16 商标权共被引文献时间线视图

论述。“商标关键词搜索服务竞价排名的侵权问题分析”由于利用商标作为关键词能更好地宣传品牌，更容易让消费者锁定商家网站，向商家拍卖关键词搜索服务也成为网络服务商盈利的新模式。但这一模式受到了法律界人士的批评，认为存在侵犯商标权的行为。李士林（2014）认为，“对关键词搜索问题的讨论，不能泛泛地就现象简单地进行道德判断，也不能仅就商标侵权理论作分析，而应当结合关键词搜索的技术性、社会性和影响力综合剖析”。

第 3 章　知识产权学术集群的可视化研究

在现代科学研究工作中，科研合作越来越普遍，方式也日益多样化，学术研究呈现集群化趋势。在我国知识产权研究领域同样如此。通过对我国知识产权研究领域的机构集群、作者集群的可视化研究可以帮助我们更好地了解和掌握该领域的核心机构、重要作者及主要的机构合作团体、作者合作团体。核心研究团体是一个领域研究发展的主要推动力，合作团体之间的合作模式直接影响科研产出的效率。因此，通过可视化方法来分析了解我国目前知识产权领域学术团体的合作方式等可以提高合作效率，推动学术更快发展。

本章采用的工具有 CiteSpace、Bibexcel、Pajek 及 Ucinet 等多种文献分析与可视化软件，其中以 CiteSpace 为主，其他软件为辅，CiteSpace 这里就不再赘述。Bibexcel 是瑞典科学家佩尔松（Persson）开发的文献计量学研究软件，Bibexcel 是帮助用户分析文献数据或者是文本类型格式的数据，实现引文分析。Pajek 在斯洛文尼亚语是蜘蛛的意思，是一款大型复杂网络分析工具，主要用于研究目前所存在的各种复杂非线性网络。Ucinet 软件是由加州大学欧文（Irvine）分校的一群网络分析者编写，集成了 Pajek、Mage、NetDraw 等分析软件，具有很强的矩阵分析功能，如矩阵代数和多元统计分析。它是目前最流行的，也是最容易上手、最适合新手的社会网络分析软件。

3.1　研究背景及现状

进入 21 世纪以来，我国知识产权事业发展更为迅速，知识产权法体系也趋于日益完善。进一步推动知识产权事业的发展离不开学术研究，分析我国知识产权研究领域的科研合作问题，是学术研究中的重要工作。目前我国已有一批学者利用计量学的方法和可视化技术，对知识产权领域的文献进行分析，并取得了一些阶段性的成果。为进一步了解和分析目前我国知识产权研究领域的学术集群现象，本节利用多种可视化软件，从多个角度进行了分析。

3.1.1 科研合作的概念

科研合作是现代科学研究工作中产生科学知识的一种普遍方式，随着科学研究工作开展变得越来越普遍，其主要成果的表现形式为合著文献。科研合作的主要形式有科研工作者之间的合作、研究机构之间的合作及科研工作者与研究机构之间的合作，具体表现为以下六种合作方式：①师生合作，一般是指大学指导老师制订研究计划并指导学生完成研究工作，研究成果由师生共同享有，这种合作形式是最早、最传统的科研合作方式。②同行合作，是指同一学科同一方向的研究工作者就统一研究项目共同完成研究工作。③交叉学科合作，是指不同学科、不同专业的研究工作者为了完成某一共同研究项目而团结协作，共同完成研究任务。④专家和辅助人员合作，常见的是在实验室工作中需要大量的辅助人员帮助专家工作者完成实验项目。⑤机构合作，主要包括研究机构和企业之间的合作，也包括研究机构之间的合作，企业与企业之间的科研合作。⑥国家、地区之间的合作，在经济、科技全球化发展的今天，跨国、跨地区的科研合作得到快速发展，这种科研合作方式对促进全球的经济、政治、文化、科技的发展具有重要作用（刘雅洁，2008）。

按照合作的一般定义，科学合作就是科学工作者为了达到生产新的科学知识这一共同目的或实现各自的科学研究目标而进行的协同互助的科学活动。科学计量学家凯兹（J.Kats）和马丁（B.Martin）对科研合作的定义更为简单，他们认为科研合作就是研究者为生产新的科学知识这一共同目的而在一起工作。科研合作作为科研生产要素之间及各要素内部次要素之间的桥梁和纽带，贯穿于科研生产过程的始终，成为科研生产等要素的结合形式（谢彩霞和刘则渊，2006）。在当今科学研究环境下，科研合作已经屡见不鲜，对科研合作的研究工作已经成为科学计量学、社会网络分析的研究内容。

3.1.2 科研合作的发展概况

随着现代科学的发展，到 20 世纪，科学的众多门类相互交叉、渗透、综合，已经发展成为结构复杂的大科学系统。与此同时，研究项目也出现了一些新的特点，主要表现为研究目标宏大、科研规模广、投资强度大、多学科交叉、实验设备复杂昂贵等（谢彩霞，2006）。这种现代科学发展的复杂化使许多研究项目和课题都要求或依赖于各学科集体来完成，使越来越多的研究都需要通过科学家的合作才能更好地实现，由此科学合作成为科学研究的必要模式（张冬玲，2012）。在科学技术日新月异的当今时代，迅猛发展的科学技术使科研工作者之间的合作变得更加紧密，使科学活动日益呈现社会化、国际化的发展趋势，并且促进国际双边和多边科学技术合作日益发展（刘则渊，2003）。

科学计量学之父普赖斯（D.Price）和麦当斯（A.Meadows）、朱克曼（H.Zuckerman）、格兰采尔（W.Glanzel）和克罗文（H.Czerwon）等学者的研究成果表明，从 20 世纪初到 90 年代，在世界物理学、化学、化学物理、生物学、遗传学和生物化学等学科的重要期刊中，合作论文以高于 25%的速度增长，合作论文的比率从 20 世纪初的不到 20%，上升到 60 年代的 60%以上，进入 90 年代后，随机抽取 SCI 发表的论文中 90%以上均系合作研究完成（张冬玲，2012）。

国内学者侯钰和胡小元（1997）以美国国家科学院汇刊（Proceedings of The National Academy of Sciences of The United States America）1994 年第 91 卷为统计样本，有 2 479 篇论文，统计研究发现一位作者单独发表的论文仅有 70 篇，占统计论文总数的 2.9%，而合作研究发表的论文比例高达 97%以上。刘盛博等（2010）通过以中国 10 种科学技术管理刊物 13 年（1994~2006 年）所载 22 459 篇论文为样本，统计发现，合著率从 1994 年的 26.7%增加到 2006 的 72.5%。滕立和刘则渊（2010）以美国科学情报研究所的 SCI 数据库中所收录的两岸论文数据为基础，透过两岸合著论文的状况分析，两岸科学合著论文总量（含第三方）从 2000 年的 207 篇增加到 2009 年的 866 篇。谢彩霞（2006）以 SCI 作为数据检索源，检索时段为 1990~2004 年，研究纳米科技领域合作的总体状况，统计分析后发现在检索到的 12 094 篇纳米科技论文中，合著论文有 11 042 篇，合著论文占论文总数的 91.3%。

知识图谱在科学计量学的基础上发展而来，著名德国科学计量学家赫尔德若·克里奇默（Hildrun Kretschmer）关于科学合作的三维空间模型研究，大大地推动了知识图谱的发展（陈悦和刘则渊，2005）。这也是早期使用知识图谱来分析科学合作，研究科学合作过程中作者之间、作者与机构之间、机构与作者之间关系的实践。

随着各种可视化技术的不断发展与进步，应用知识图谱进行科学研究工作也日益普遍和广泛。利用知识图谱进行引文分析、作者分析、关键词分析及科学合作分析在各个专业领域都有涉及，如医疗、教育、法律、情报学等专业领域均有学者利用知识图谱对该专业领域的核心作者、热点演变、被引文献、机构合作等方面进行可视化分析。知识图谱的理论方法包括引文分析理论、社会网络分析方法等，应用社会网络分析的方法来进行科研协作网络的研究推动了科研合作的可视化分析。

3.1.3　我国知识产权领域科研合作研究现状

科研合作最显著的表现形式之一就是合著论文，因此研究论文的合著现象就成为研究科研合作行为的一个重要方面。随着全社会对知识产权的重视程度不断提升，学术领域对知识产权的研究力度也在不断加强，专利、商标、版权等各个知识产权研究的子领域都涌现出了大量优秀的文献，为我国知识产权的立法和实施提供了大量指导性意见。目前我国已有一批学者利用计量学的方法和可视化技术，对知识产权领域的文献进行分析，进而梳理知识产权领域在某一时间段内的发展现状。

周凤华和朱雪忠（2006）基于 CNKI 的数据利用计量学的方法对 2000~2004 年我国知识产权领域的研究进展进行了梳理。通过可视化研究分析可知，我国知识产权领域的重要研究机构主要分布在北京、湖北、上海、广东和湖南 5 个地区。赵蓉英和刘红红（2012）引入 CiteSpaceⅡ软件基于 CSSCI 的引文数据对 1998~2011 年知识产权领域的重要作者进行了可视化分析，梳理了国内知识产权的重要作者，出现了以郑成思、吴汉东、冯晓青为代表的一批核心作者。余少瑛（2012）以 CNKI 数字出版平台所收录的文献为依据，对我国图书馆知识产权研究的文献进行文献计量学统计，对研究作者及机构进行了可视化分析。2014 年孙宁和陈雅基于 CSSCI 数据库，以十几年来我国知识产权领域相关文献为研究对象，检索到的 3 789 篇 CSSCI 来源文献共有 3 751 位作者，其中发文一篇的作者有 3 327 人，占作者总人数的 88.79%，合著论文有 1 669 篇，占到了论文总数的 44.05%。其中个人发文量最多的是武汉大学信息管理学院的陈传夫，发文 31 篇；其次为中国政法大学民商经济法学院的冯晓青，发文 25 篇。郑成思、吴汉东和陈传夫三位无论是发文数量还是文章被引频次都居于前列。经过综合分析发现，我国知识产权领域存在作者集群现象，他们一部分是法学领域的学者，以郑成思、吴汉东、冯晓青为代表，是我国知识产权研究领域的主力军；另外一部分学者来自图书情报学领域，以陈传夫、马海群、秦柯为代表，随着近几年数字图书馆的发展，该领域学者对知识产权的研究日渐增多（孙宁和陈雅，2014）。

我国利用计量学方法和可视化技术对知识产权领域进行梳理的文献较多，但是运用其他手段对知识产权领域作者集群、机构集群等深入分析的文献较少，大部分仅从作者、机构、关键词等方面对数据进行统计并简单揭示，并未对统计信息进行深层次的剖析与揭示。对知识产权领域的文献信息进行深层次的分析解释，进而梳理出知识产权各子领域发展的潮流与历程，将是我们今后研究的重点。

3.2 知识产权领域合作网络分析

随着可视化技术的发展和应用，利用可视化技术对某一研究领域进行合作网络分析变得越来越普遍。可视化技术的发展建立在社会网络分析理论、引文分析理论等基础上。本节通过对我国整个知识产权研究领域的作者合作、机构合作进行可视化分析，进而得出该领域目前的主要学术团体及核心人物。

3.2.1　作者合作图谱分析

首先将在 CNKI 中检索到的知识产权相关文献的数据下载，其次导入可视化软件——CiteSpace 中进行格式转换，最后将转换后的数据重新导入进行可视化分析。要进行作者合作图谱分析，需要在 CiteSpace 操作界面中将时间区间设为 1991~2015 年，时间切片（years per slice）①为 2，Node Type 一栏设置为 Author，在筛选策略 Top N per slice 中选择每一时间段中出现频次最高的 50 个节点数据，在 Pruning 中选择 MST（minimum spanningtree，最小生成树算法）和简化最终合成的网络。点击左侧 GO 按键后进行数据处理。在出现的选择框中选择“Visualize”进行可视化，这样就得到一个包含 468 个节点、57 条连线的作者科研合作图谱（图 3-1）。

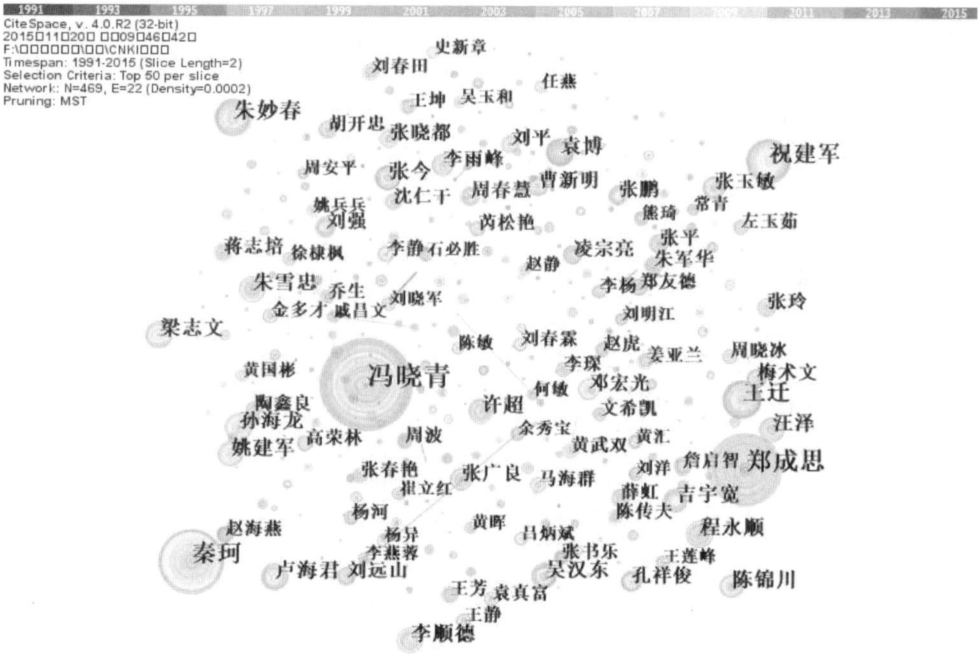

图 3-1　知识产权领域作者合作图谱

在 CiteSpace 进行可视化处理后得到的图谱中，一个圆圈代表一个节点，节点

① 时间切片是指通过自定义数字将整个时间段进行划分来处理并统计数据。

的大小与作者发文量成正比，节点颜色的变化代表时间的变化并且与界面上方的“彩条”显示年份对应。两个节点之间的连线表示作者之间存在科研合作关系，连线的粗细反映作者之间合作关系的强弱。从图 3-1 中可以看到，冯晓青、郑成思、秦珂三人所处的节点最大，由此可以初步推断出这三位学者为知识产权领域的高产作者，发文数量较多，研究成果丰硕。此外，从节点的颜色还可以反映出郑成思是我国较早开始知识产权研究的学者，冯晓青、秦珂等关于知识产权的研究时间相对晚一点，但是研究成果相当丰硕。

郑成思是我国著名法学教授，在我国知识产权事业发展过程中具有举足轻重的地位，是我国版权理论的重要开拓者及改革开放后版权制度建设的主要奠基人之一，被誉为“中国知识产权第一人”。冯晓青是中国政法大学教授，知识产权法研究所所长，中国政法大学无形资产管理研究中心主任。其从事知识产权法教学、研究及相关实务工作 20 余年。先后独立著述出版《著作权法通论》、《工业产权法通论》、《知识产权法学》、《知识产权诉讼研究》和《企业知识产权战略》等学术专著 13 部，主编近 30 部著作、教材，合著也达 10 余部，在核心专业刊物上公开发表知识产权研究论文达 100 余篇。

除了以图 3-1 中可视化的直观图谱显示节点信息以外，所有高产作者的完整数据包括频次、突增值、初现年、聚类号信息等都可以通过可视化界面中的“Export”下拉菜单中的“Network Summary Table”以网页或者表格的形式导出。

表 3-1 列出了知识产权领域排名前 10 位的多产作者。分别是冯晓青（131 次）、郑成思（104 次）、秦珂（93 次）、祝建军（63 次）、王迁（55 次）、朱妙春（51 次）、袁博（40 次）、孙海龙（39 次）、朱雪忠（38 次）和卢海君（38 次）。从初现年可以看出，冯晓青、郑成思、朱雪忠三位作者初现时间在 1994 年，说明关于知识产权的研究时间较早。其余七位作者的出现时间相对较晚，大部分都是在 2000 年之后。为进一步确定作者实际最早发表论文时间，分别以作者字段在 CNKI 中对冯晓青、郑成思、朱雪忠三位作者进行检索。结果发现冯晓青的关于知识产权的论文最早出现在 1993 年，共有两篇，题名为《试论著作权中的署名权》与《署名权雏论》。1994 年冯晓青和廖永安第一次合作发表了《合作作品法律认定新探》。同样，以郑成思为作者进行检索，发现其论文最早出现于 1980 年，共有两篇，分别为《试论我国建立专利制度的必要性》与《比较专利法——国际上的主要专利制度概述》。以朱雪忠为作者进行检索，发现其关于知识产权的文章出现于 1992 年，题名为《计算机软件不适合用版权法保护》。由此可以看出，由于检索方式的不同，所下载数据的完备性也有差异，因此，利用 CiteSpace 进行处理时其统计结果与实际情况不符。

表 3-1　知识产权领域作者频次表（前 10 位）

频次	作者	年份	聚类号
131	冯晓青	1994	1
104	郑成思	1994	299
93	秦珂	1998	286
63	祝建军	2007	10
55	王迁	2005	194
51	朱妙春	2005	327
40	袁博	2011	315
39	孙海龙	2007	31
38	朱雪忠	1994	0
38	卢海君	2007	143

此外，通过点击鼠标右键，可以查看每一位作者所在聚类的详细信息，包括聚类成员、每一位聚类成员的频次、初现年等。聚类的形成与作者之间的合作密切关联，一个聚类通常可以成为作者之间的一个合作团体。以作者冯晓青为例查看其所在聚类号 1 的信息可知，该聚类中主要有三位作者，分别是冯晓青、杨利华和冯晔。由此可知，聚类号 1 是一个由冯晓青、杨利华和冯晔三人组成的一个合作团体。杨利华是冯晓青的夫人，二人在学术上存在合作关系。从 CNKI 的检索数据发现冯晓青与杨利华共同合著的论文达 15 篇之多，其中最早关于知识产权的合著论文是 1997 年发表于律师世界期刊上名为“著作权民事诉讼若干问题研究”的文章。冯晔与冯晓青合著文章也有 7 篇，最早的是一篇名为《试论著作权法中作品独创性的界定》的文章，1999 年载于《华东政法学院学报》第 5 期，第 35~39 页。

其余作者所在聚类大部分都只有作者本身一人，说明该聚类中作者之间的合作关系较弱，主要以该作者为核心。例如，郑成思所在的 299 号聚类、秦珂所在的 286 号聚类、王迁所在的 194 号聚类、朱妙春所在的 327 号聚类、袁博所在的 315 号聚类、卢海君所在的 143 号聚类等。存在合作关系的聚类则有祝建军所在的 10 号聚类、孙海龙所在的 31 号聚类及朱雪忠所在的 0 号聚类。

由表 3-2 可知，我国知识产权领域排名前 10 位的高产作者之间没有任意两位作者的聚类号相一致，每一位作者单独的存在于不同的聚类中。由此说明，在我国知识产权领域核心作者之间的合作与交流现象较少，即使有个别合作团体，规模也相对较小。相对而言，作者朱雪忠所在的聚类规模较大，共包含五位知识产权领域的学者。

表 3-2 知识产权领域作者聚类表

频次	作者	年份	聚类号
131	冯晓青	1994	1
14	杨利华	2001	1
5	冯晔	1999	1
63	祝建军	2007	10
7	叶若思	2009	10
39	孙海龙	2007	31
36	姚建军	2007	31
38	朱雪忠	1994	0
18	戚昌文	1997	0
16	柳福东	1999	0
14	徐俊	1999	0
12	杨为国	2001	0

突增值表示某一节点处于研究的转折点，由表 3-3 可以看出郑成思的突增值达到 30.07，居于首位，其次是袁博（15.58）、祝建军（12.36）、秦珂（11.38）、杨河（10.80）、姚建军（9.73）、薛虹（9.35）、许超（8.93）、沈仁干（8.90）和姜亚兰（8.72）。

表 3-3 知识产权领域作者突增表（前 10 位）

突增值	作者	年份	聚类号
30.07	郑成思	1994	299
15.58	袁博	2011	315
12.36	祝建军	2007	10
11.38	秦珂	1998	286
10.80	杨河	2013	249
9.73	姚建军	2007	31
9.35	薛虹	1999	54
8.93	许超	1995	122
8.90	沈仁干	1994	421
8.72	姜亚兰	1997	17

由于节点之间的连线在图 3-1 中不太明显，为了进一步理清作者之间的合著关系，在 CiteSpace 中将作者合作图谱处理后的数据以 net 格式导出，利用 Ucinet 做进一步的可视化分析得到图 3-2 作者合作网络结构图。

在 Ucinet 中利用 Isolate 分析功能，将独立节点（没有合作关系的点）去除，以便更加简洁清晰地展示作者合作的网络结构。图 3-2 中点代表科学研究者，同

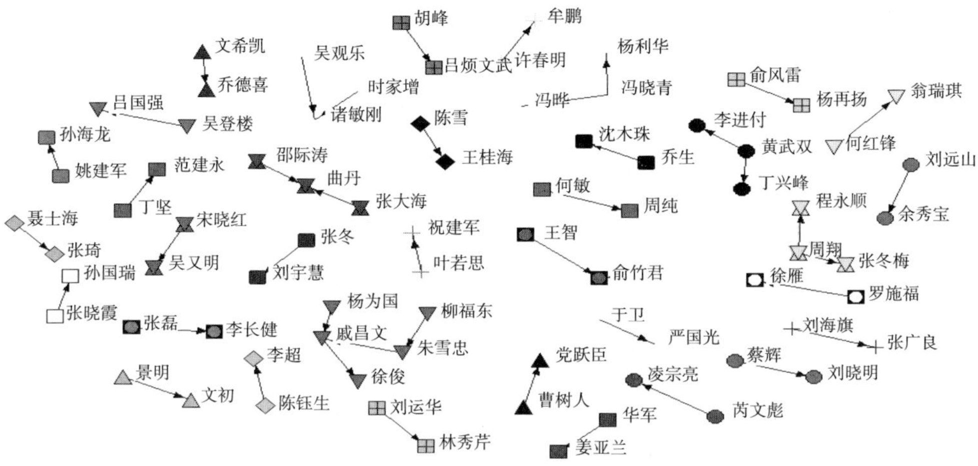

图 3-2　知识产权作者合作网络图谱

一种颜色的节点代表合作非常紧密的作者，他们可以称做一个社团。不同颜色的节点组成的集合代表不同的团体。图 3-2 中共有学术团体 35 个，主要的团体有戚昌文、朱雪忠、杨为国、徐俊、柳福东团体；冯晓青、杨利华、冯晔团体；曲丹、张大海、邵际涛团体；周翔、张冬梅、程永顺团体及李进付、黄武双、丁兴峰团体；等等。

3.2.2　机构合作图谱分析

同样，将从 CNKI 中下载的知识产权相关文献数据导入可视化软件 CiteSpace 中进行格式转换，再将转换后的数据重新导入进行可视化分析。要进行机构合作图谱分析，需要在 CiteSpace 操作界面中将时间区间设为 1991~2015 年，时间切片为 2，Node Type 一栏设置为 Institution，在筛选策略 Top N per slice 中选择每一时间段中出现频次最高的 50 个节点数据，在 Pruning 中选择最小生成树算法和简化最终合成的网络。点击左侧 GO 按键后进行数据处理。经过处理共得到 296 个节点，22 条连线。可视化图谱如图 3-3 所示。

从图 3-3 中可以看出节点较大的机构主要有华东政法大学、中国政法大学、西南政法大学、中国人民大学法学院等，说明这些机构是我国知识产权研究的主要力量。另外，从图中节点的年轮颜色的变化可知，中国政法大学、西南政法大学、中国人民大学法学院、中南财经政法大学等机构对知识产权的研究起步相对较早。图中深色节点表示突增值较大的机构，反映该机构在知识产权领域的研究实力得到提升，研究地位也相应有所改变。这些机构主要有华东政法大学、国家知识产权局专利局专利审查北京协作中心及中国政法大学民商经济法学院。

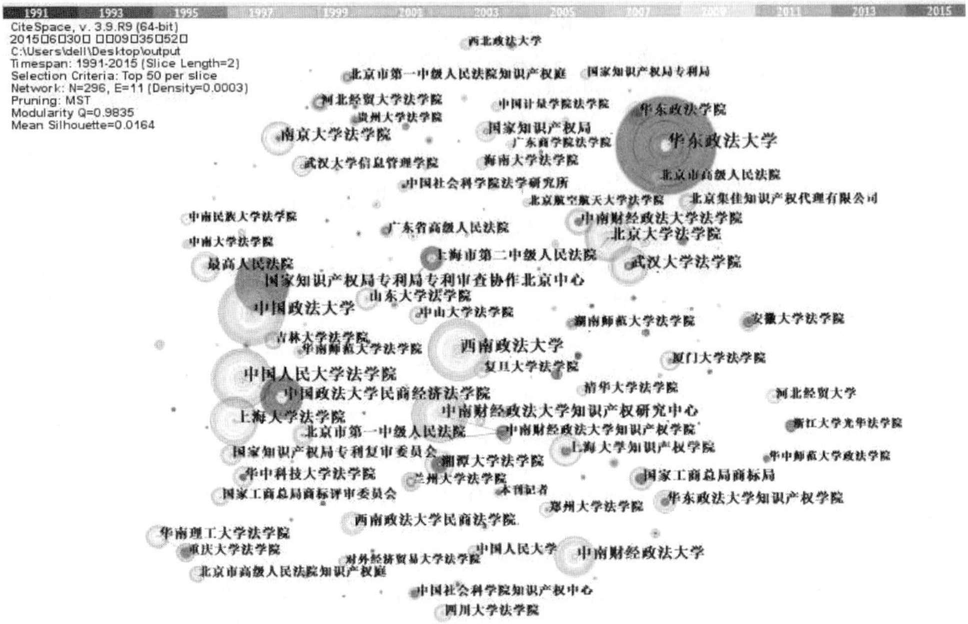

图 3-3　机构合作图谱

由表 3-4 可知，华东政法大学的频次达 357 次，居于首位，频次在 200 次以上的有中国政法大学、西南政法大学、中国人民大学法学院及中南财经政法大学知识产权研究中心。由此也可以推断出这 5 个研究机构是我国知识产权研究领域的重要机构和主要力量。

表 3-4　知识产权领域机构频次表（前 10 位）

排名	频次	机构	聚类号
1	357	华东政法大学	159
2	249	中国政法大学	255
3	230	西南政法大学	83
4	227	中国人民大学法学院	4
5	202	中南财经政法大学知识产权研究中心	1
6	197	国家知识产权局专利局专利审查协作北京中心	191
7	181	上海大学法学院	103
8	178	北京大学法学院	3
9	164	中国政法大学民商经济法学院	4
10	152	中南财经政法大学	69

华东政法大学于 2003 年 11 月成立知识产权学院、知识产权法研究中心。该学院师资力量雄厚，学院所有专业教师均具有博士学位，大部分教师具有海外留

学和访学背景。学院已经出版了《知识产权法》、《专利法》、《商标法》、《版权法》和《电子商务法》等“知识产权专业核心课程系列教材”，已经出版了学术专著和专业丛书 20 余部，在《中国法学》和《法学研究》等各种专业期刊上发表学术论文 300 余篇。

由表 3-5 可知，国家知识产权局专利局专利审查协作北京中心 2011 年的突增值达到 68.50，其次是华东政法学院 1994 年的突增值达到 36.02 及国家工商局商标局 1995 年的突增值达到 24.22。

表 3-5　知识产权领域机构突增表（前 10 位）

排名	突增值	机构	年份	聚类号
1	68.50	国家知识产权局专利局专利审查协作北京中心	2011	176
2	36.02	华东政法学院	1994	2
3	24.22	国家工商局商标局	1995	23
4	21.20	华东政法大学	2007	149
5	21.08	上海大学法学院	1994	101
6	17.52	中国政法大学民商经济法学院	2003	187
7	16.49	上海大学知识产权学院	2001	60
8	15.21	平原大学图书馆	1998	49
9	14.59	国家工商总局商标局	2001	216
10	13.12	中国社会科学院知识产权中心	1999	37

由于在 CiteSpace 中进行参数设置是我们选择的每一时间段内出现频次最多的前 50 个机构，并没有完整统计每一个机构的总的出现频次。因此，为了进一步展示各机构间的合作网络，首先我们利用文献分析软件 Bibexcel 对原始数据进行处理，其次将得到的出现频次在 100 次以上的机构数据以 NET 格式导入到 Ucinet 中，利用 Ucinet 集成可视化软件 NetDraw 进行可视化分析，得到机构合作网络结构图（图 3-4）。

在 Ucinet 中利用 Isolate 分析功能，将独立节点（没有合作关系的点）去除，再根据中介中心性（betweeness）测度指标显示得到机构间合作关系图。从图 3-4 中看到中心性较高的主要机构有中国人民大学法学院、中南财经政法大学知识产权研究中心、中南财经政法大学、北京大学法学院、中国政法大学民商经济法学院及西南政法大学民商法学院等。由此说明这些机构是我国知识产权领域的主要研究机构和重要研究力量，在机构合作中也发挥了重大的作用，是实现机构间合作交流的重要纽带和桥梁。

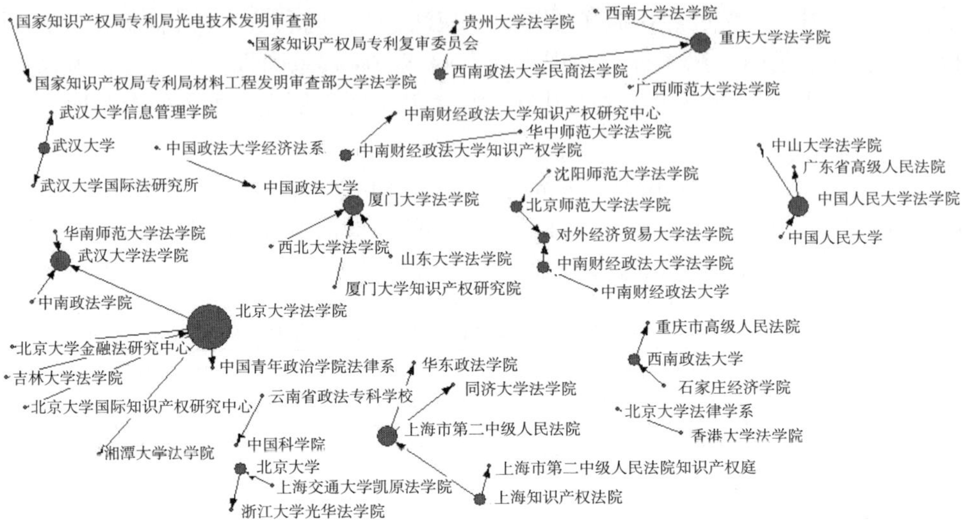

图 3-4 机构合作网络图谱

从图 3-4 中我们还可以看到机构间的合作在很大程度上受地域的影响，主要体现在统一地理区域的机构更容易发生合作关系。图中展现出知识产权机构合作较活跃的区域集中在北京、上海、武汉等地。

通过以上对我国知识产权领域重要作者、作者合作、主要研究机构及机构间的合作关系的可视化研究，让我们进一步了解了我国知识产权领域人才辈出，涌现出了一大批核心人物和重要研究机构。郑成思、吴汉东、李明德、冯晓青等对知识产权事业发展做出了突出贡献。华东政法大学、中国政法大学、中南财经政法大学及中国人民大学等成了我国知识产权研究的主要力量，推动了知识产权学术研究工作的开展。核心作者与主要研究机构是密不可分的，核心作者会提升机构的研究实力，同时机构的发展也为研究者提供了更好的研究平台，促进研究工作者取得更好、更加丰硕的研究成果。因此，研究工作者的成就与研究机构的实力是密切联系、相辅相成的。

3.3 知识产权分领域作者合作图谱分析

3.3.1 著作权领域作者合作图谱分析

首先将 CNKI 中以分类号 D923.41 检索著作权相关文献数据下载，其次导入 CiteSpace 中进行格式转换。在参数设置上将时间区间设为 1991~2015 年，时间切片为 2，Node Type 一栏设置为 Author，在筛选策略 Top N per slice 中选择每一时间段中出现频次最高的 50 个节点数据，在 Pruning 中选择最小生成树算法和简化最终合成的网络。点击左侧 GO 按键后进行数据处理。经过处理后得到包含 508 个节点，75 条连线的作者合作图谱（图 3-5）。

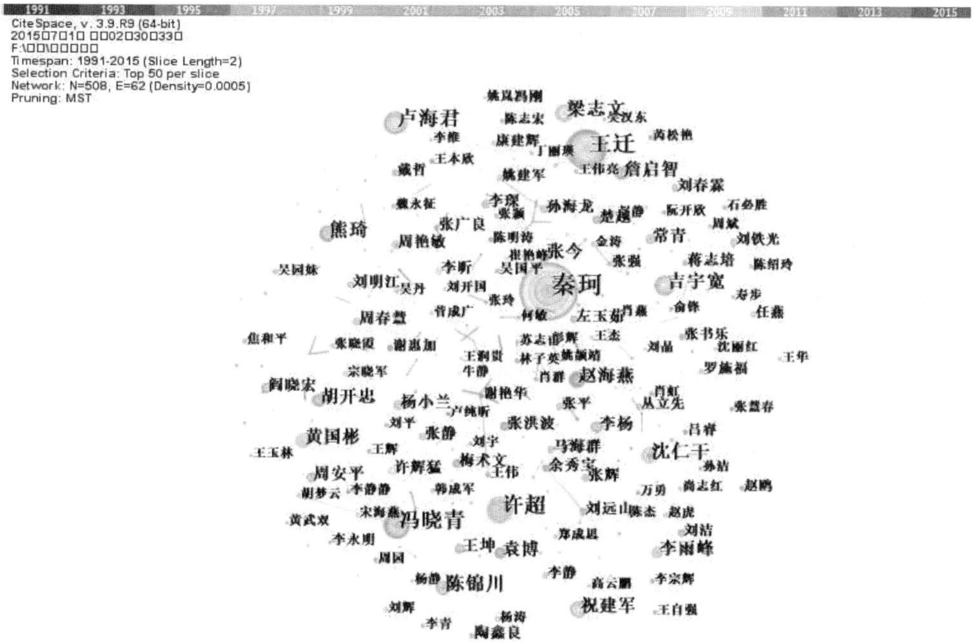

图 3-5 著作权领域作者合作图谱

从图 3-5 可知，秦珂、王迁、冯晓青、许超、卢海君、吉宇宽等所处节点较大，可以初步推断这些作者在著作权领域发文量较高，是著作权领域的高产作者，研究成果丰硕。此外，从作者所处节点年轮的颜色可知许超、沈仁干、秦珂、王迁等关于著作权的研究起步较早，赵海燕、袁博、祝建军、吉宇宽等关于著作权的研究时间较晚。通过 CiteSpace 的“Export”下拉菜单中的“Network Summary Table”可以将作者的完整数据输出，包括作者频次、突增值、初现年、聚类号等信息。

由表 3-6 可知，著作权领域作者出现频次最多的是秦珂，达到 68 次，其次是王迁和许超，出现频次也分别达到 45 次和 34 次。表中的年份为对应作者第一篇文献的出现年份。

表 3-6 著作权作者频次表（前 10 位）

频次	作者	年份	聚类号
68	秦珂	1994	312
45	王迁	2005	210
34	许超	1995	129
33	冯晓青	1995	14
27	卢海君	2007	151
25	吉宇宽	2009	405
21	梁志文	2005	172
21	沈仁干	1994	440
20	熊琦	2011	430
20	陈锦川	1995	441

利用 CiteSpace 的“Export”下拉菜单中的“Network”输出 Pajek 可处理的 net 格式的数据。再将数据导入 NetDraw 中进一步分析作者合作网络结构，以中介中心性为测度指标绘制出图 3-6。

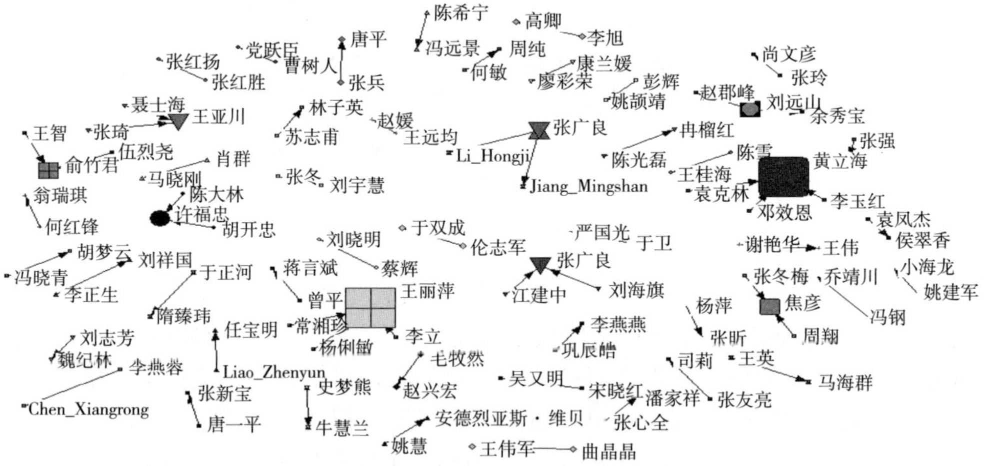

图 3-6 著作权作者中介中心性图谱

由图 3-6 可知，中介中心性较高的节点有王丽萍、黄立海、俞竹君、王亚仁、许福忠、张广良和焦彦等，说明这些作者与其他作者之间的合作较多，是其他作者之间建立合作关系的桥梁，在研究工作中具有信息中枢的作用。

以秦珂为例，点击右键“Citation History”查看其发表所有文章的时间分布及文章的详细信息，具体见图 3-7 和图 3-8。

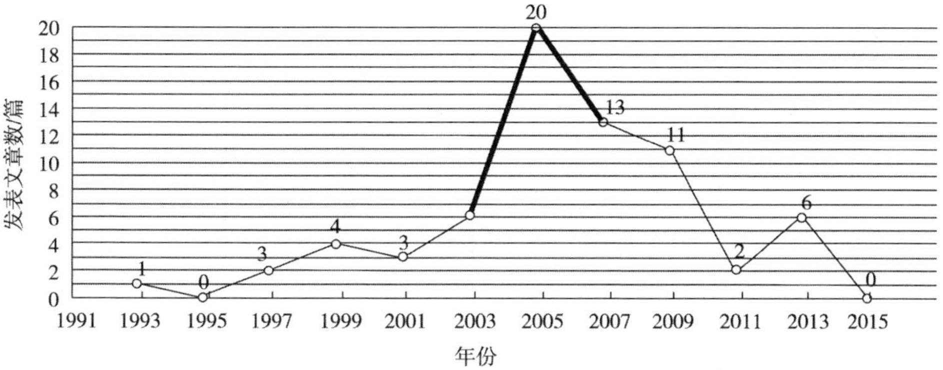

图 3-7　秦珂发表的所有文章的时间分布

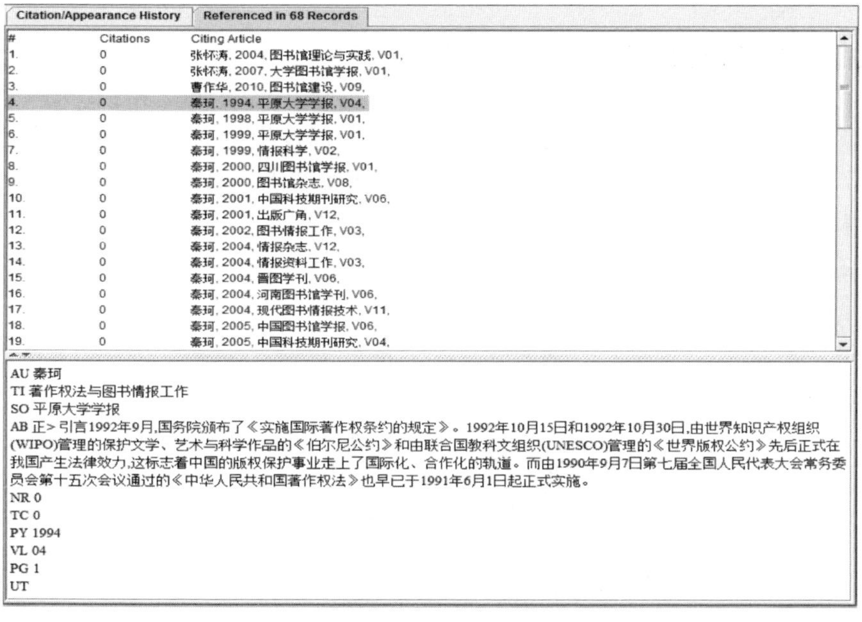
Citation/Appearance History
Referenced in 68 Records
Citations Citing Article
1. 0 张怀涛, 2004, 图书馆理论与实践, V01,
2. 0 张怀涛, 2007, 大学图书馆学报, V01,
3. 0 曹作华, 2010, 图书馆建设, V09,
4. 0 秦珂, 1994, 平原大学学报, V04,
5. 0 秦珂, 1998, 平原大学学报, V01,
6. 0 秦珂, 1999, 平原大学学报, V01,
7. 0 秦珂, 1999, 情报科学, V02,
8. 0 秦珂, 2000, 四川图书馆学报, V01,
9. 0 秦珂, 2000, 图书馆杂志, V08,
10. 0 秦珂, 2001, 中国科技期刊研究, V06,
11. 0 秦珂, 2001, 出版广角, V12,
12. 0 秦珂, 2002, 图书情报工作, V03,
13. 0 秦珂, 2004, 情报杂志, V12,
14. 0 秦珂, 2004, 情报资料工作, V03,
15. 0 秦珂, 2004, 晋图学刊, V06,
16. 0 秦珂, 2004, 河南图书馆学刊, V06,
17. 0 秦珂, 2004, 现代图书情报技术, V11,
18. 0 秦珂, 2005, 中国图书馆学报, V06,
19. 0 秦珂, 2005, 中国科技期刊研究, V04,
AU 秦珂
TI 著作权法与图书情报工作
SO 平原大学学报
AB 正> 引言1992年9月,国务院颁布了《实施国际著作权条约的规定》。1992年10月15日和1992年10月30日,由世界知识产权组织(WIPO)管理的保护文学、艺术与科学作品的《伯尔尼公约》和由联合国教科文组织(UNESCO)管理的《世界版权公约》先后正式在我国产生法律效力,这标志着中国的版权保护事业走上了国际化、合作化的轨道。而由1990年9月7日第七届全国人民代表大会常务委员会第十五次会议通过的《中华人民共和国著作权法》也早已于1991年6月1日起正式实施。
NR 0
TC 0
PY 1994
VL 04
PG 1
UT

图 3-8　文章详细信息

由图 3-7 和图 3-8 可知，秦珂的第一篇文章是发表于 1994 年的《著作权法与图书情报工作》，载于平原大学学报。此外，其文章发表时间集中在 2003~2005 年，在 2005 年发表的文章数量更是达到顶峰，有 20 篇之多，从 2005 年之后其文章数量开始呈下降趋势。

由表 3-7 可知，作者突增值最大的是秦珂，达到 10.61，其次是许超、沈仁干，突增值分别为 9.74 和 7.33。

表 3-7 著作权作者突增表（前 10 位）

突增值	作者	年份	聚类号
10.61	秦珂	1994	312
9.74	许超	1995	129
7.33	沈仁干	1994	440
6.46	黄国彬	2011	401
5.78	祝建军	2010	265
5.28	袁博	2011	340
5.13	李昕	2007	103
4.44	梁志文	2005	172
4.10	詹启智	2013	301
4.07	干迁	2005	210

3.3.2 商标权领域作者合作图谱分析

首先将 CNKI 中以分类号 D923.42 检索的商标权相关文献，将检索结果数据下载后导入 CiteSpace 中，经过处理后得到 484 个节点、41 条连线，具体作者合作图谱如图 3-9 所示。

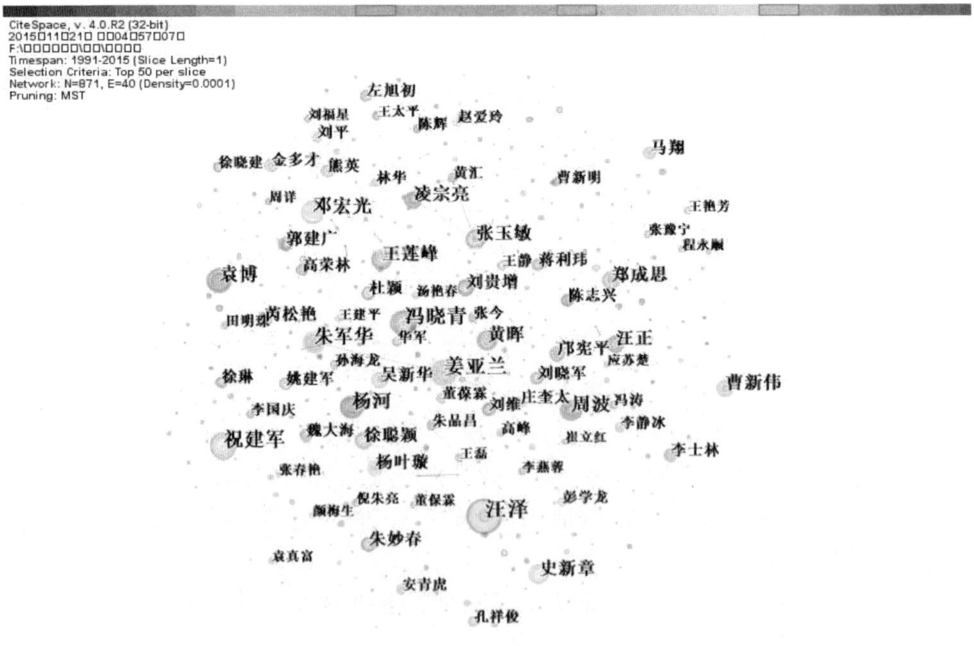

图 3-9 商标权作者合作图谱

由图 3-9 可知，汪泽、冯晓青、姜亚兰、祝建军、朱军华、袁博等所在节点较大，说明出现的频次较大，发表的文章数量也较多。此外，还可以看出汪泽、冯晓青、姜亚兰、朱军华从事商标权的研究时间较早，20 世纪 90 年代就开始发表文章了。而袁博、周波、杨河、凌宗亮等从事商标权的研究时间较晚，基本上都是从 2010 年左右开始突现。作者详细节点信息如表 3-8 所示。

表 3-8　商标权领域作者频次表（前 10 位）

频次	作者	年份	聚类号
30	汪泽	1999	236
22	冯晓青	1996	103
22	姜亚兰	1996	4
22	祝建军	2007	263
20	邓宏光	2007	185
20	朱军华	1997	212
20	袁博	2011	334
19	杨河	2013	268
18	周波	2011	201
17	黄晖	1999	33

从表 3-8 可知，商标权领域作者出现频次最多的是汪泽，频次达到 30 次，其次是冯晓青和姜亚兰，两者出现频次均为 22 次。汪泽的文章发表的时间分布和文章的具体信息如图 3-10 和图 3-11 所示。

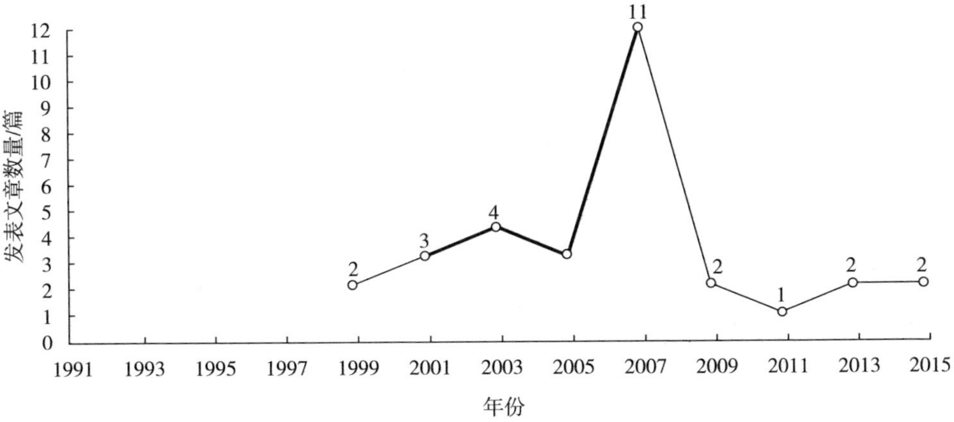

图 3-10　汪泽文章发表的时间分布

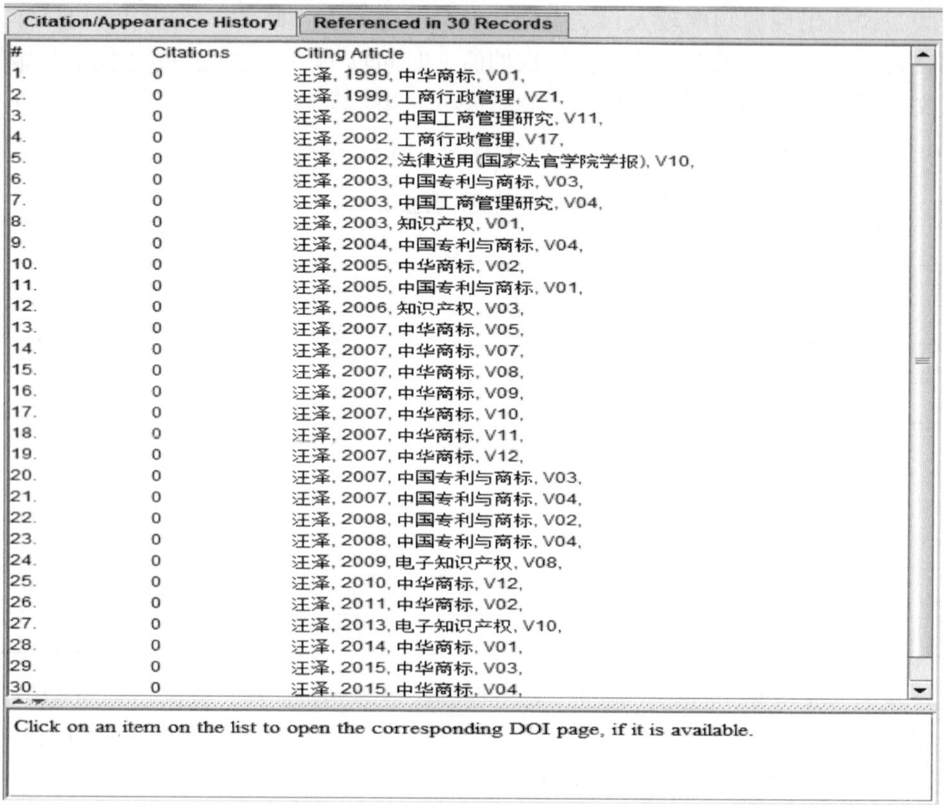

图 3-11 汪泽发表的文章具体信息

由图 3-10 和图 3-11 可知，汪泽第一篇关于商标权的文章出现于 1999 年，并于同年又发表了 1 篇相关文章，从 2001 年至 2007 年期间发表文章数量更是呈快速增长趋势，并于 2007 年达到 11 篇之多，但是从 2007 年之后发表文章数量呈下降趋势。

利用 NetDraw 对作者合作网络进行可视化分析，以便更加清晰地了解商标权领域作者之间的合作网络结构。将 CiteSpace 处理后的数据以 net 格式输出，导入 NetDraw 中经过度中心性分析处理后得到作者合作网络结构图（图 3-12）。

由图 3-12 可以看出，著作权领域的合作团体主要有 35 个。其中以凌宗亮、张玉敏所在团体为主，该团体的合作关系较为复杂。通过度中心性分析发现，凌宗亮、张玉敏、傅京燕、秦顺华、丁乐超 5 位作者的节点较大，说明其中心性较高，在整个合作网络中处于中心位置，合作关系较多且相对复杂。由表 3-9 可知排名前 10 位的突增值最高的作者有杨河、姜亚兰、袁博等。

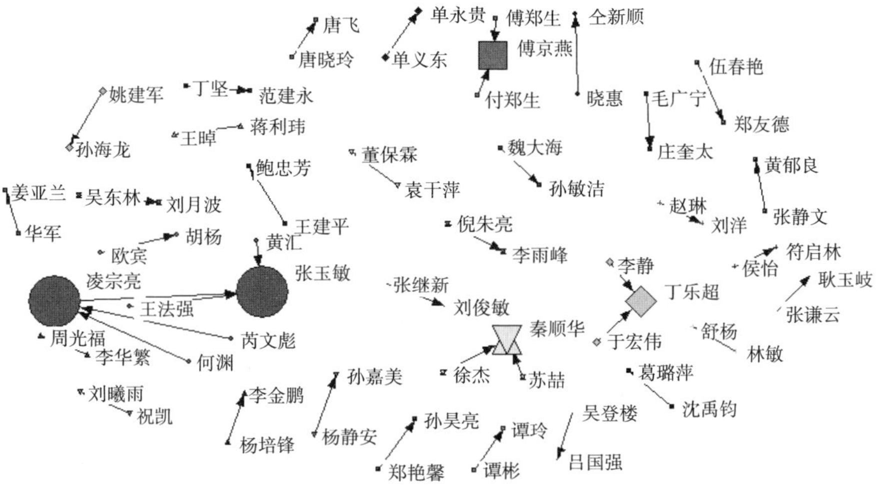

图 3-12　作者合作网络结构

表 3-9　商标权领域作者突增表（前 10 位）

突增值	作者	年份	聚类号
9.58	杨河	2013	268
8.90	姜亚兰	1996	4
7.85	袁博	2011	334
6.89	郑成思	1994	313
6.74	周波	2011	201
6.23	史新章	2009	434
6.12	祝建军	2007	263
5.94	邓宏光	2007	185
5.61	邝宪平	2011	366
5.38	曹新伟	1999	224

3.3.3　专利权领域作者合作图谱分析

将 CNKI 中以分类号 D923.43 检索到的专利权相关文献的检索结果数据下载后导入 CiteSpace 中，经过处理后得到 512 个节点、87 条连线，具体作者合作图谱如图 3-13 所示。

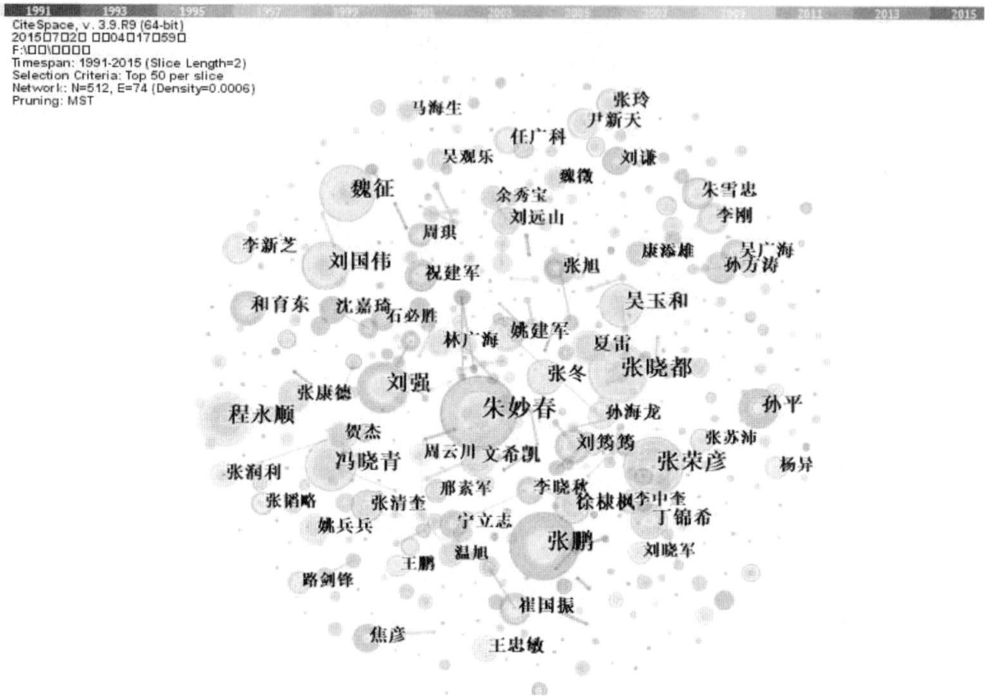

图 3-13 专利权作者合作网络

由图 3-13 我们可以看到，朱妙春、张鹏、张晓都、张荣彦等所在的节点较大，说明其出现频次较多，部分作者之间存在合作关系。此外，通过图 3-13 中节点可以看出张荣彦、张晓都、冯晓青等关于专利权的研究开始时间较早，而张鹏、丁锦希、孙平等对专利权的研究开始于 2010 年左右，时间相对较晚。作者节点详细信息见表 3-10 和表 3-11。

表 3-10 专利权领域作者频次表（前 10 位）

频次	突增值	作者	年份
19	—	朱妙春	2005
17	3.42	张鹏	2009
15	3.43	张晓都	2000
15	4.41	张荣彦	1994
14	3.71	魏征	2004
14	—	程永顺	1995
13	—	刘强	2007
13	—	冯晓青	1997
12	—	刘国伟	2002

表 3-11　专利权领域作者突增排名表（前 10 位）

突增值	频次	作者	年份
5.05	8	张康德	1998
4.67	9	夏雷	2006
4.41	15	张荣彦	1994
3.90	10	孙平	2010
3.87	7	王忠敏	2009
3.81	6	温旭	1996
3.74	9	张冬	2008
3.71	14	魏征	2004
3.62	7	贺杰	2003

以朱妙春为例，通过在 CiteSpace 中右键选择 Citation History 可以查看其文章发表的时间分布及具体信息。

由图 3-14 和图 3-15 可知，朱妙春关于专利权的文章最早发表于 2004 年的《中国发明与专利》的第四期，其发表文章数量在 2009~2011 年呈快速增长态势，2011 年之后发表数量开始减少。

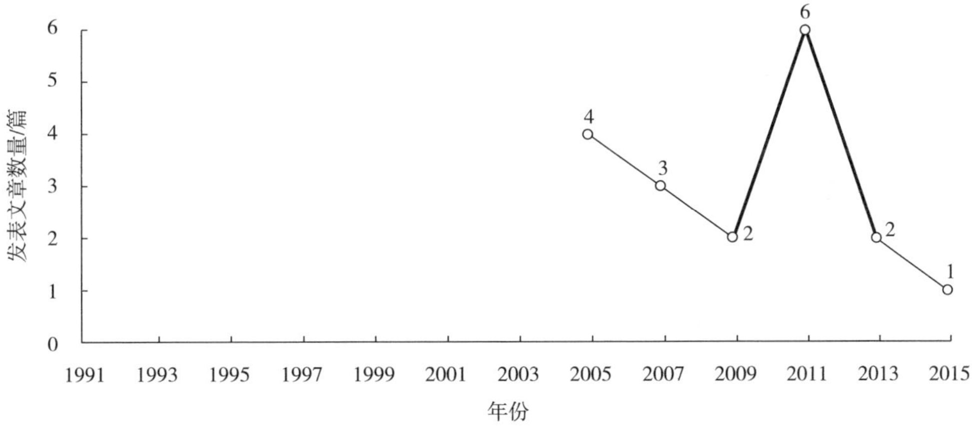

图 3-14　朱妙春关于专利权发表文章的时间分布

利用 NetDraw 对作者合作网络结构做进一步的分析，将独立点去除，通过中介中心性分析得到图 3-16。

从图 3-16 中可以看到，中介中心性较高的作者有方婷、刘昶、张巍、刘锋、毕飞、崔国振、李雅娟，并且他们在各自的团体中扮演着重要的角色，为其他作者之间建立合作关系提供参考。此外，他们所在的合作团体也是专利权研究领域的主要合作团体。

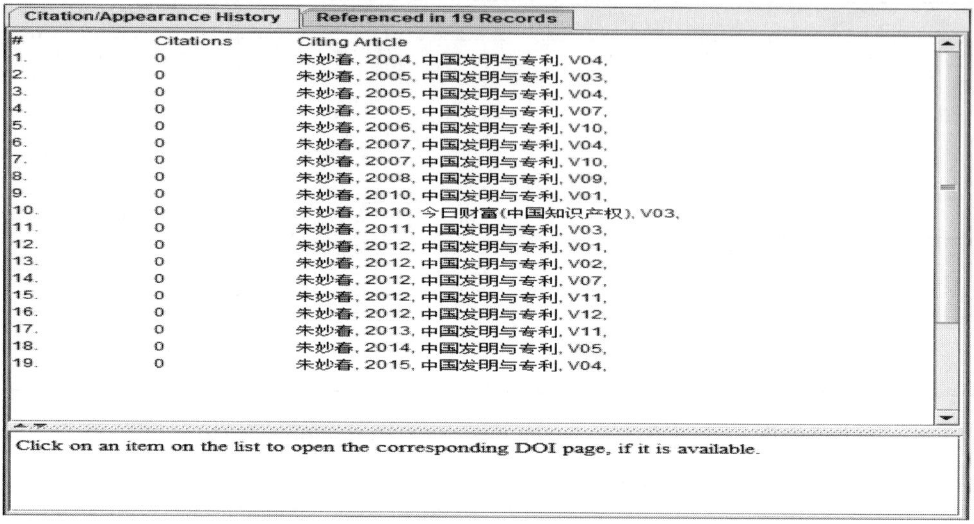

图 3-15 发表文章信息

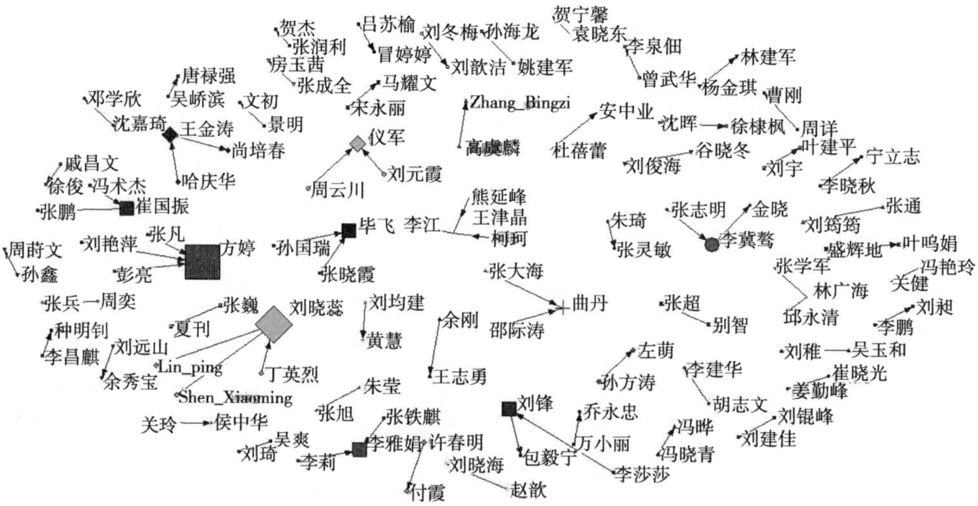

图 3-16 专利权领域作者合作网络结构

3.4　知识产权分领域机构合作图谱分析

3.4.1　著作权领域机构合作图谱分析

将 CNKI 中以分类号 D923.42 检索到的著作权相关文献的数据下载导入 CiteSpace 中进行机构合作网络分析，经过处理后得到一个包含 353 个节点、35 条连线的合作网络图谱。

如图 3-17 所示，左侧的信息框反映了 1991~2015 年我国知识产权领域机构及其发表论文数量。图谱中的节点与上方横条中的年份相对应，年轮的厚度反映出不同时间区域该机构的科研产出量。从表 3-12 中我们可知，其中出现频次排名前 10 位的机构分别为华东政法大学（144 次）、中国人民大学法学院（85 次）、中南财经政法大学知识产权研究中心（84 次）、中国政法大学（76 次）、中国政法大学民商经济法学院（75 次）、西南政法大学（74 次）、北京大学法学院（61 次）、中南财经政法大学（57 次）、武汉大学法学院（52 次）、武汉大学信息管理学院（46 次）。此外，所有机构的完整数据可以通过可视化界面上“Export”下拉菜单中的“Network Summary Table”以网页或者表格的形式导出。从表 3-13 中可以看到突增值排名前 10 位的机构。

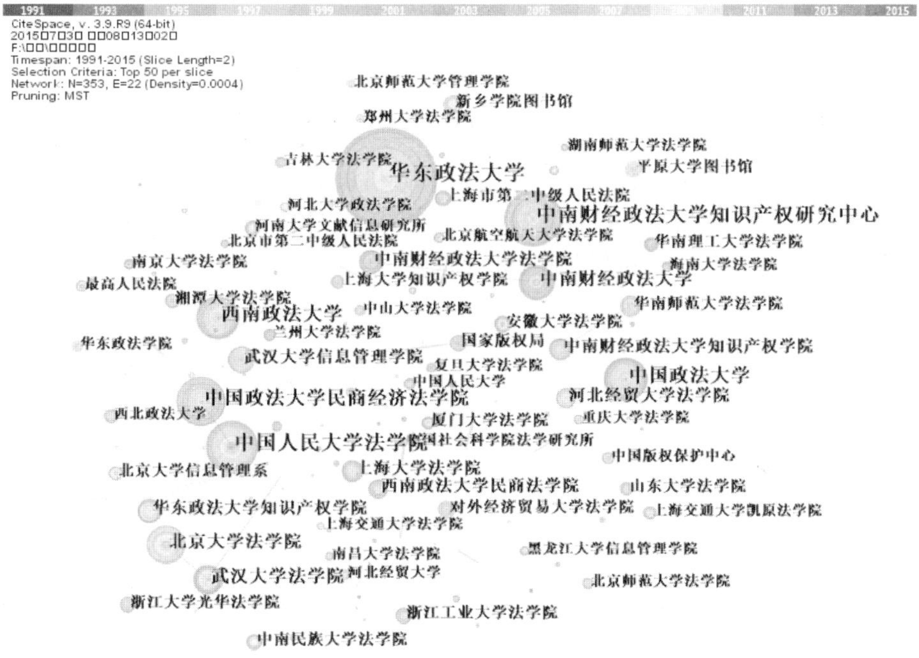

图 3-17　著作权领域机构合作图谱

表 3-12　著作权领域机构频次表（前 10 位）

频次	机构	年份
144	华东政法大学	2007
85	中国人民大学法学院	1994
84	中南财经政法大学知识产权研究中心	2005
76	中国政法大学	1995
75	中国政法大学民商经济法学院	2003
74	西南政法大学	1999
61	北京大学法学院	2000
57	中南财经政法大学	2001
52	武汉大学法学院	1999
46	武汉大学信息管理学院	2001

表 3-13　著作权领域机构突增排名表（前 10 位）

突增值	机构	年份
12.25	平原大学图书馆	1999
8.76	华东政法学院	1997
6.91	甘肃政法学院民商经济法学院	2013
6.83	武汉大学信息管理学院	2003
6.04	河北大学政法学院	2009
6.00	河北经贸大学法学院	2007
5.72	浙江工业大学法学院	2011
5.68	国家版权局	1994
5.59	福建师范大学社会历史学院	2007
5.32	华东政法大学	2007

此外，通过“Citation History”可以查看以机构为单位所发表的所有文章的时间分布及文章的具体信息。以华东政法大学为例，图 3-18 和图 3-19 是其发表的所有著作权相关文章的时间分布和具体信息。

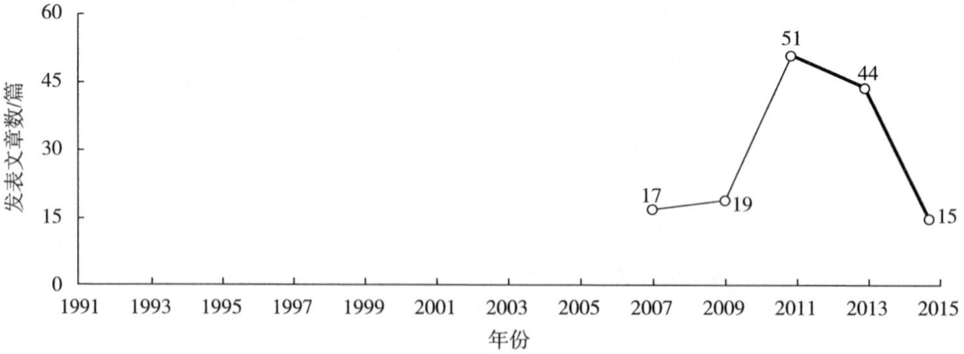

图 3-18　华东政法大学发表著作权相关文章时间分布

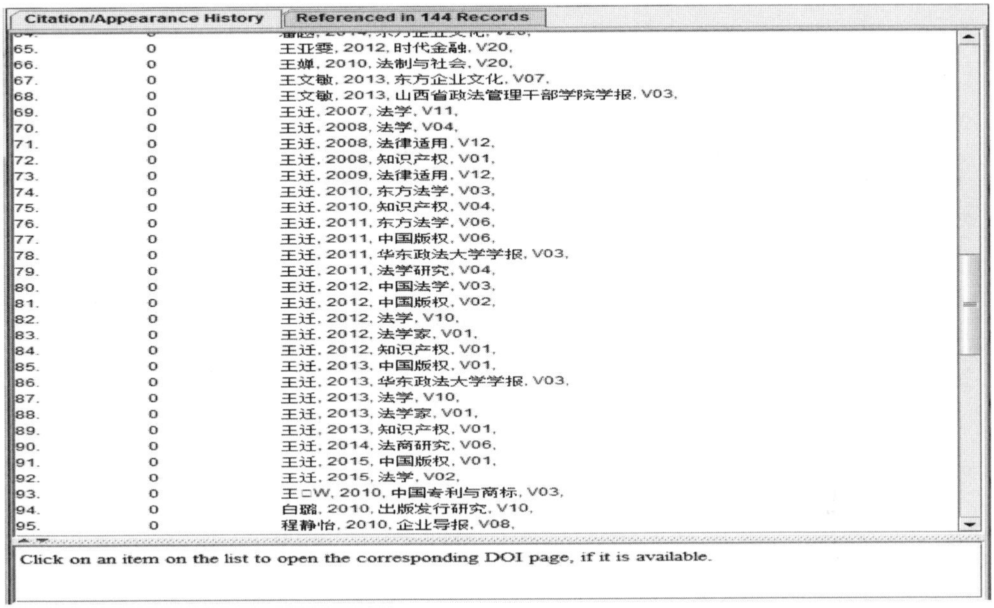

图 3-19　华东政法大学发表著作权文章具体信息

由图 3-18 可知，华东政法大学关于著作权的文章首次发表于 2007 年，2009~2011 年发表的文章数量迅速增长，并在 2011 年达到了 51 篇之多。此外，由图 3-19 可知在华东政法大学发表的所有文章中作者王迁发表的文章数量较多，且时间从 2007 年跨越到 2015 年，说明其对华东政法大学著作权的研究工作具有较大的贡献，是该机构的核心作者。

利用 Ucinet 对机构合作网络做进一步的可视化分析，利用 Isolate 去除孤立点，根据中介中心性测度指标显示得到如下合作图谱（图 3-20）。

由图 3-20 可以看出我国著作权领域存在若干机构合作团体，其中以中国人民大学法学院、中国政法大学民商经济法学院所在团体，武汉大学法学院、中国地质大学（武汉）、北京大学法学院团体，清华大学法学院、清华大学网络行为研究所、北京大学互联网法律中心团体为主。此外，还可以看出我国著作权领域存在跨区域、跨国合作，如武汉大学法学院与北京大学法学院之间的跨地域合作、南京大学中德法学研究所与哥廷根大学之间的跨国合作。由此说明，我国著作权领域的机构合作形式较多样化，但是仍然以同区域合作为主，需要进一步增强跨区域的机构合作。

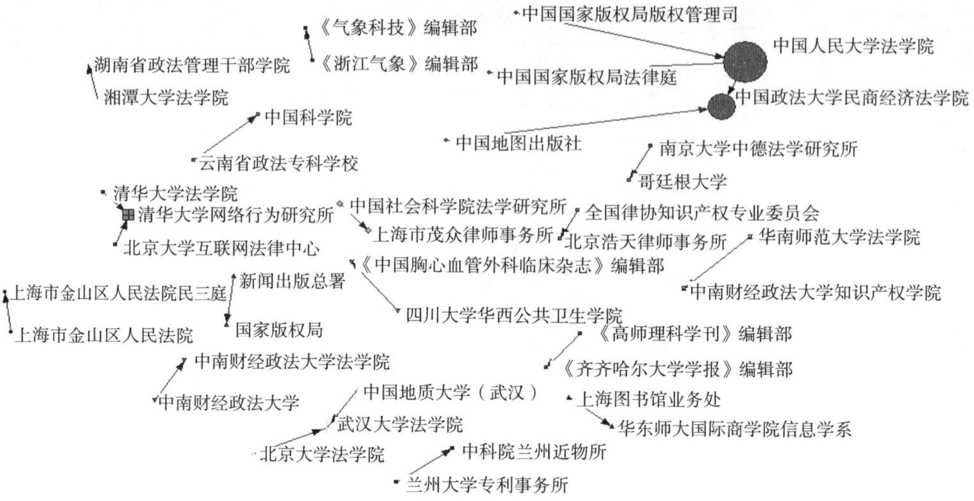

图 3-20　著作权领域机构合作网络结构图谱

3.4.2　商标权领域机构合作图谱分析

将 CNKI 中以分类号 D923.42（商标权）检索到的文献数据下载导入 CiteSpace 中进行可视化分析，在 Node Type 中设置为“Institution”，经过处理得到一个包含 354 个节点、29 条连线的机构合作图谱（图 3-21）。

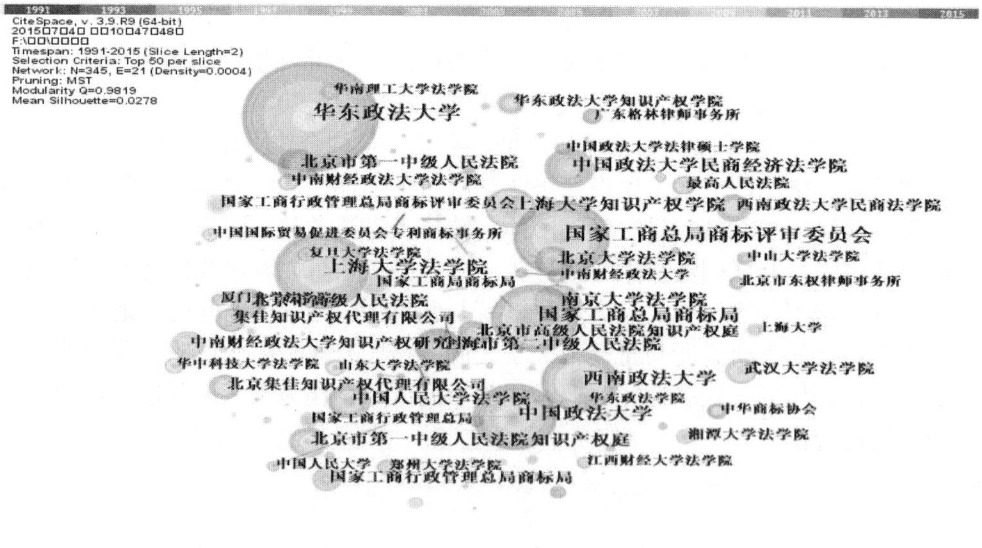

图 3-21　商标权领域机构合作图谱

由图 3-21 可知，华东政法大学、上海大学法学院、国家工商总局商标评审委员会、中国政法大学民商经济法学院、国家工商总局商标局、西南政法大学、中国政法大学等节点较大，说明这些机构的发文量较多，是我国商标权领域的主要研究力量。此外，根据节点的变化可知我国对商标权的研究起步时间较晚，在 2011 年左右研究成果比较丰硕，发表文章数量较多。通过“Export”将节点详细信息数据输出，从中可以查看机构出现频次、突增值和初现年等，具体信息见表 3-14 和表 3-15。

表 3-14　商标权领域机构频次表（前 10 位）

频次	机构	年份	聚类号
108	华东政法大学	2007	177
77	上海大学法学院	1994	107
75	国家工商总局商标评审委员会	2001	90
69	国家工商总局商标局	1995	261
67	中国政法大学	1998	2
62	西南政法大学	2000	85
42	上海大学知识产权学院	2000	57
40	南京大学法学院	1996	134
40	中国政法大学民商经济法学院	2007	220
39	上海市第二中级人民法院	2005	0

表 3-15　著作权领域机构突增表（前 10 位）

突增值	机构	年份	聚类号
13.04	国家工商局商标局	1995	21
11.51	华东政法大学	2007	177
10.25	中国政法大学民商经济法学院	2007	220
10.09	上海大学法学院	1994	107
9.89	国家工商总局商标局	1995	261
7.48	广东格林律师事务所	2013	67
7.44	国家工商行政管理总局商标局	2002	20
7.26	华东政法学院	2000	158
6.50	上海市第二中级人民法院	2005	0
5.82	国家工商行政管理总局商标评审委员会	2005	65

利用 NetDraw 对机构合作网络进行进一步分析得到著作权领域机构合作网络图谱（图 3-22）。

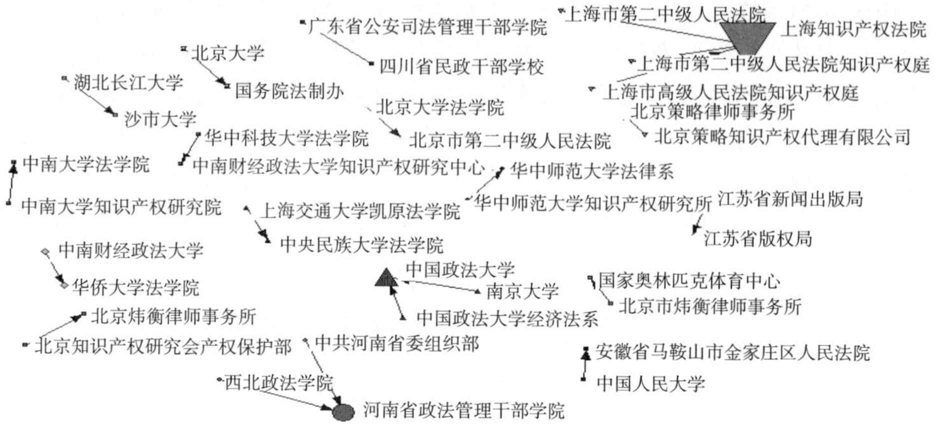

图 3-22 商标权领域机构合作中介中心性图谱

由图 3-22 可以看出，中介中心性较高的有上海知识产权法院、中国政法大学与河南省政法管理干部学院。主要合作团体有上海知识产权法院、上海市第二中级人民法院、上海市第二中级人民法院知识产权庭、上海市高级人民法院知识产权庭团体；中国政法大学、南京大学、中国政法大学经济法系团体；河南省政法管理干部学院、西北政法学院、中共河南省委组织部团体；等等。此外，该图中还反映出我国商标权领域机构合作机构比较多样化，但是学术类型机构合作较少，且局限于同一区域，法院类、政府类知识产权机构的联系比较紧密。为此，我国学术机构间的交流合作需要进一步加强和提升，共同推动我国商标权研究事业的发展。

3.4.3 专利权领域机构合作图谱分析

将 CNKI 中以分类号 D923.4（专利权）检索到的相关文献数据下载后导入 CiteSpace 中进行可视化分析，经过处理得到一个包含 393 个节点、34 条连线的机构合作图谱（图 3-23）。

由图 3-23 可知，国家知识产权局专利局专利审查协作北京中心、国家知识产权局专利复审委员会、国家知识产权局、华东政法大学等节点较大，是我国专利权领域的重要研究机构，发文量较多。从图谱中的节点可知我国关于专利权的研究起步较晚，发文量较多的时期出现在 2011 年之后。通过“Export”将节点数据信息输出可知机构出现频次、突增值、初现年等。

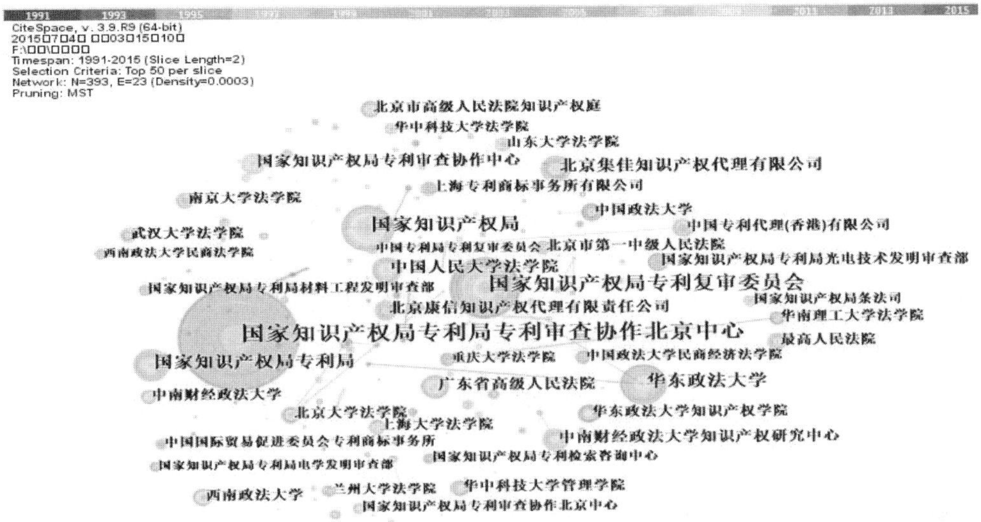

图 3-23　专利权领域机构合作图谱

由表 3-16 可知，国家知识产权局专利局专利审查协作北京中心的出现频次最多，达到 121 次，其次是国家知识产权局专利复审委员会（71 次）、国家知识产权局（53 次）、华东政法大学（46 次）、国家知识产权局专利局（37 次）、北京集佳知识产权代理有限公司（31 次）、中国人民大学法学院（30 次）、广东省高级人民法院（28 次）、中南财经政法大学知识产权研究中心（26 次）、国家知识产权局专利审查协作中心（25 次）。从排名前十位的机构中可以看出，关于专利权研究的高校研究机构只有华东政法大学、中国人民大学法学院、中南财经政法大学知识产权研究中心，其余都是非学术类研究机构。由此说明，我国高校关于专利权的研究有待进一步加强。

表 3-16　专利权领域机构频次表（前 10 位）

频次	机构	年份	聚类号
121	国家知识产权局专利局专利审查协作北京中心	2011	305
71	国家知识产权局专利复审委员会	2004	1
53	国家知识产权局	2000	5
46	华东政法大学	2007	1
37	国家知识产权局专利局	2005	74
31	北京集佳知识产权代理有限公司	2007	350
30	中国人民大学法学院	2005	76
28	广东省高级人民法院	2005	109
26	中南财经政法大学知识产权研究中心	2007	11
25	国家知识产权局专利审查协作中心	2006	62

由表 3-17 可知，我国专利权领域机构突增值最大的是国家知识产权局专利局专利审查协作北京中心，突增值达到 29.92。其次是国家知识产权局专利审查协作中心（7.38）、国家知识产权局（7.26）、北京康信知识产权代理有限责任公司（6.69）、中国专利局专利复审委员会（6.64）、中国专利代理（香港）有限公司（4.50）、广东省高级人民法院（4.42）、南京知识律师事务所（4.18）、河北工业大学（4.12）、中南财经政法大学知识产权研究中心（4.11）。由此也可以看出，在我国专利权研究领域各类专利中心、专利代理机构的作用日益凸显时，对我国专利事业的发展起到的作用也越来越大。

表 3-17 专利权领域机构突增表（前 10 位）

突增值	机构	年份	聚类号
29.92	国家知识产权局专利局专利审查协作北京中心	2011	305
7.38	国家知识产权局专利审查协作中心	2006	62
7.26	国家知识产权局	2000	5
6.69	北京康信知识产权代理有限责任公司	2011	15
6.64	中国专利局专利复审委员会	1994	8
4.50	中国专利代理（香港）有限公司	1996	8
4.42	广东省高级人民法院	2005	109
4.18	南京知识律师事务所	2007	140
4.12	河北工业大学	2003	266
4.11	中南财经政法大学知识产权研究中心	2007	12

通过点击鼠标右键，选择“Citation History”可以查看国家知识产权局专利局专利审查协作北京中心所发表文章的时间分布及文章具体的信息（图 3-24）。

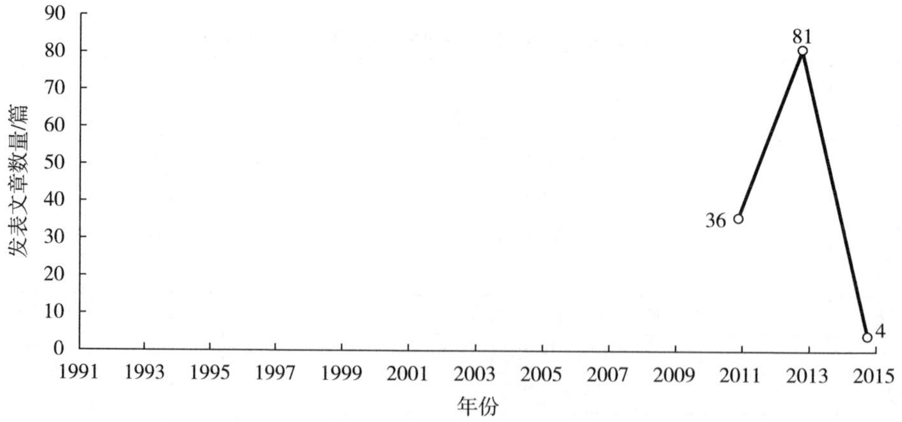

图 3-24 国家知识产权局专利局专利审查协作北京中心文章时间分布

从图 3-24 可以看出，国家知识产权局专利局专利审查协作北京中心从 2011 年开始发表相关文章，到 2013 年发表文章数量达到 81 篇。通过图 3-25 中的“Referenced in 121 Records”可以查看该机构所有文章的具体信息。

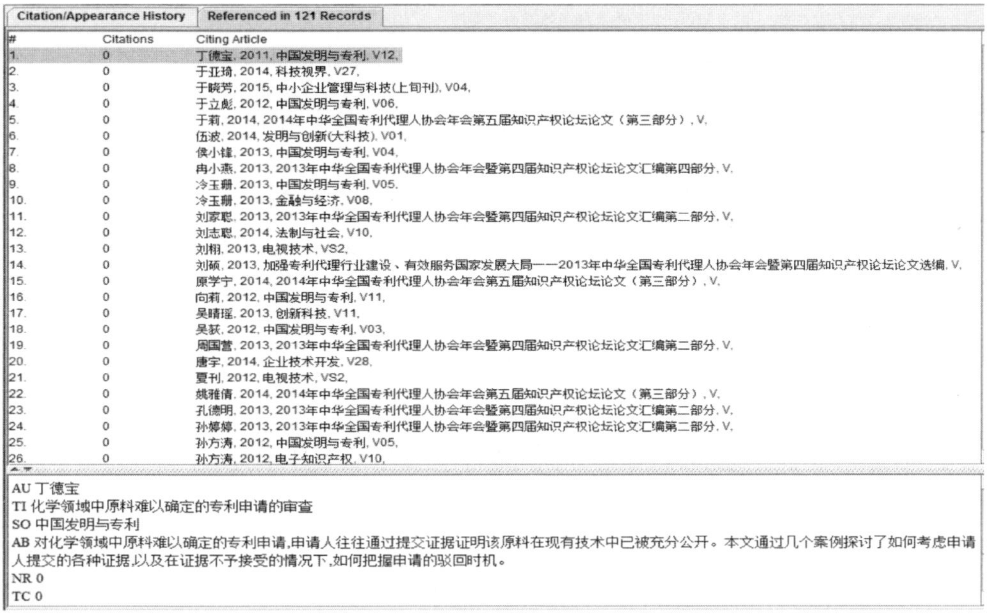

Citation/Appearance History | Referenced in 121 Records

#	Citations	Citing Article
1.	0	丁德宝, 2011, 中国发明与专利, V12,
2.	0	于亚琦, 2014, 科技视界, V27,
3.	0	于晓芳, 2015, 中小企业管理与科技(上旬刊), V04,
4.	0	于立彪, 2012, 中国发明与专利, V06,
5.	0	于莉, 2014, 2014年中华全国专利代理人协会年会第五届知识产权论坛论文（第三部分）, V,
6.	0	伍波, 2014, 发明与创新(大科技), V01,
7.	0	侯小锋, 2013, 中国发明与专利, V04,
8.	0	冉小燕, 2013, 2013年中华全国专利代理人协会年会暨第四届知识产权论坛论文汇编第四部分, V,
9.	0	冷玉珊, 2013, 中国发明与专利, V05,
10.	0	冷玉珊, 2013, 金融与经济, V08,
11.	0	刘家聪, 2013, 2013年中华全国专利代理人协会年会暨第四届知识产权论坛论文汇编第二部分, V,
12.	0	刘志聪, 2014, 法制与社会, V10,
13.	0	刘栩, 2013, 电视技术, VS2,
14.	0	刘硕, 2013, 加强专利代理行业建设、有效服务国家发展大局——2013年中华全国专利代理人协会年会暨第四届知识产权论坛论文选编, V,
15.	0	原学宁, 2014, 2014年中华全国专利代理人协会年会第五届知识产权论坛论文（第三部分）, V,
16.	0	向莉, 2012, 中国发明与专利, V11,
17.	0	吴晴瑶, 2013, 创新科技, V11,
18.	0	吴荻, 2012, 中国发明与专利, V03,
19.	0	周国营, 2013, 2013年中华全国专利代理人协会年会暨第四届知识产权论坛论文汇编第二部分, V,
20.	0	唐宇, 2014, 企业技术开发, V28,
21.	0	夏刊, 2012, 电视技术, VS2,
22.	0	姚雅倩, 2014, 2014年中华全国专利代理人协会年会第五届知识产权论坛论文（第三部分）, V,
23.	0	孔德明, 2013, 2013年中华全国专利代理人协会年会暨第四届知识产权论坛论文汇编第二部分, V,
24.	0	孙婷婷, 2013, 2013年中华全国专利代理人协会年会暨第四届知识产权论坛论文汇编第二部分, V,
25.	0	孙方涛, 2012, 中国发明与专利, V05,
26.	0	孙方涛, 2012, 电子知识产权, V10,

AU 丁德宝
TI 化学领域中原料难以确定的专利申请的审查
SO 中国发明与专利
AB 对化学领域中原料难以确定的专利申请,申请人往往通过提交证据证明该原料在现有技术中已被充分公开。本文通过几个案例探讨了如何考虑申请人提交的各种证据,以及在证据不予接受的情况下,如何把握申请的驳回时机。
NR 0
TC 0

图 3-25　国家知识产权局专利局专利审查协作北京中心文章的具体信息

利用 NetDraw 对机构之间的合作进行进一步分析，利用中介中心性测度指标显示得到我国专利领域机构合作的网络图谱。

由图 3-26 可知，中介中心性较高的节点主要有北京大学法学院、北京工商大学、华东政法大学、重庆大学法学院。主要合作团体有北京大学法学院、北京大学金融法研究中心、湘潭大学法学院团体；北京工商大学、中国人民大学、北京工商大学法学院团体；华东政法大学、中央民族大学法学院、国家知识产权局专利复审委员会团体；重庆大学法学院、华南理工大学法学院、重庆市第五中级人民法院团体。此外，图 3-26 还反映出我国专利权领域的专业机构之间的合作较多，但是高校学术类机构之间的合作较少，且主要体现在院系之间的合作。在跨机构、跨区域合作上有一定突破但是仍需加强。

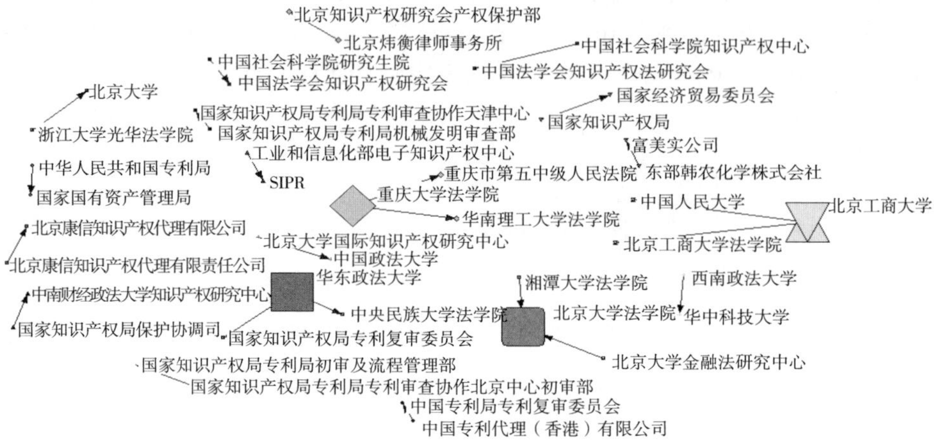

图 3-26　我国专利权领域机构合作中介中心性图谱

3.5　国内知识产权研究合作网络结构演变

本节主要对知识产权总体领域、著作权、商标权及专利权三个分领域的合作网络的演变进行可视化分析。将总体时间区域划分为三个时间段，分别是1991~2000 年、2001~2010 年和 2011~2015 年，通过绘制这三个时间段内的作者时区图谱、机构时区图谱及借助其他工具绘制的网络结构图，分析其发生变化的原因。

3.5.1　知识产权总领域合作网络的演变

1. 作者合作网络图谱的演变

在 CiteSpace 中，常见的可视化视图有时区图与时间线图，时区图侧重于从时间维度上来表示知识演进的视图，可以清晰地展示作者、机构、文献的更新和相互影响。某一时区的节点数量越多，说明这一时间段内的作者、机构、文献数量越多，处于该领域的繁荣时期；相反，节点数量越少，则说明该时间段内是该领域的研究初期或者低谷期。各点之间的连线关系表示各时间段内的传承关系，连线越多说明传承关系越强；反之，传承关系越弱。时间线图主要侧重于勾画聚类之间的关系和某个聚类中的时间跨度。通过这两种视图可以更加清晰明确地查看作者、机构之间的传承关系，有助于我们了解知识产权领域作者、机构的演变关系。

首先，在知识产权总领域，将时间划分为 1991~2000 年、2001~2010 年和2011~2015 年三个阶段。图 3-27 是 1991~2000 年作者时区图。

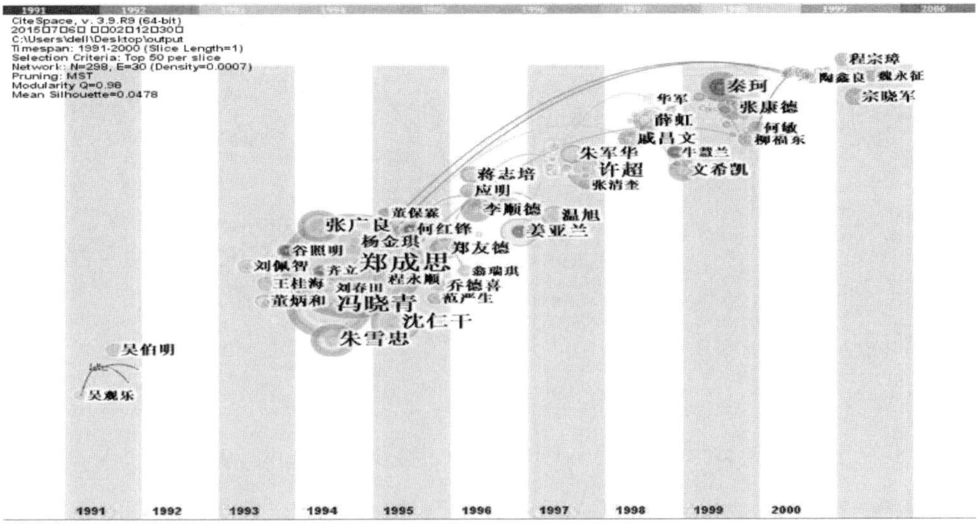

图 3-27　1991~2000 年知识产权总领域作者合作时区图

从图 3-27 中可以清晰地看出我国知识产权总领域作者合作的时区图，从图中可知，我国较早开始知识产权研究的人有吴伯明和吴观乐等，在 1991 年就已经发表过相关文章，可以将这个阶段设为我国开始知识产权研究的第一阶段，到了第二阶段，涌现出了郑成思、冯晓青、朱雪忠、沈仁干、郑友德、张广良、董炳和等一大批优秀的知识产权研究工作者，推动了我国知识产权研究进入新的阶段。在随后的几年时间里，一大批优秀的知识产权研究工作者，如姜亚兰、许超、戚昌文、秦珂、宗晓军等成为我国知识产权研究领域的新力量。但是，从图 3-27 中的连线来看，连线数量相对较少，作者之间的合作关系不是非常密切，传承关系也就相对较弱。

利用 NetDraw 对 1991~2000 年的作者合作网络做进一步的可视化分析，首先利用 Isolate 将独立点去除，其次根据度中心性测度指标显示，得到作者合作网络图谱，如图 3-28 所示。

从图 3-28 可知，1991~2000 年我国知识产权领域存在 24 个合作团体，其中以朱雪忠、戚昌文、柳福东、徐俊、田鹰团体；时家增、吴观乐、诸敏刚团体；俞竹君、王智、伍烈尧团体；何红锋、孙小红、翁瑞琪团体为主。

通过时区图可以更加清晰明了地展示 2001~2010 年作者随时间的变化而变化及作者之间的传承关系。具体如图 3-29 所示。

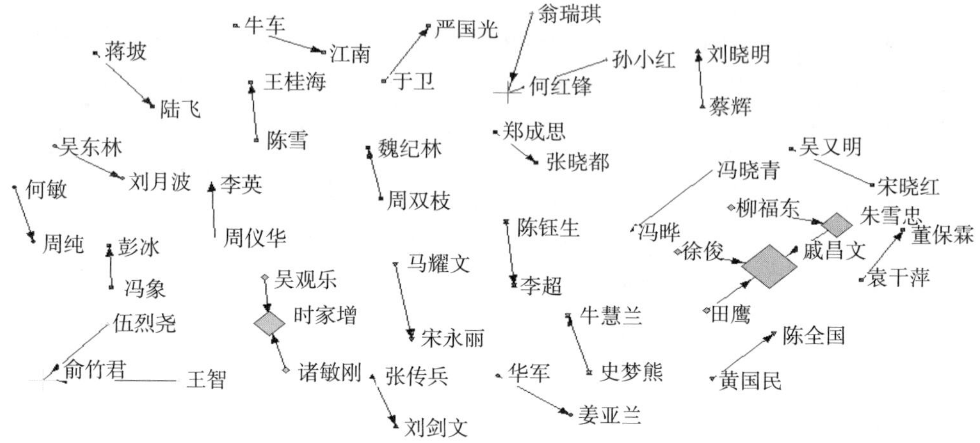

图 3-28 1991~2000 年知识产权总领域作者合作网络

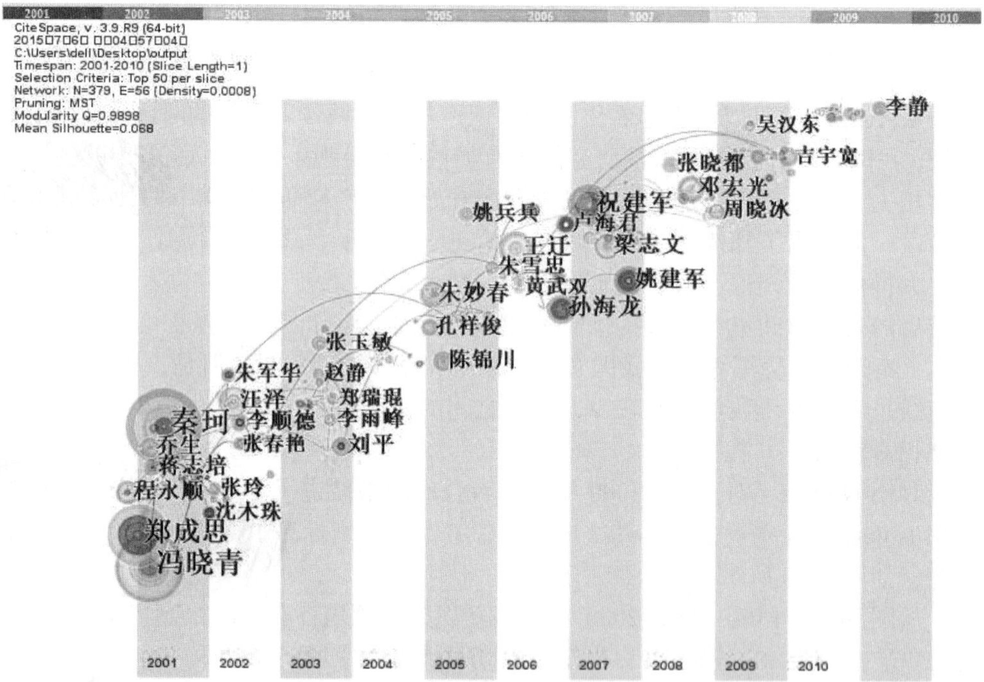

图 3-29 2001~2010 年知识产权总领域作者合作时区图

由图 3-29 可以看出在 2001~2010 年，我国知识产权领域作者从冯晓青、郑成思、秦珂等核心作者集中于 2001 年左右，随后便出现了一批新的知识产权研究人才，如汪泽、李顺德、刘平、朱妙春、王迁、朱雪忠、祝建军、邓宏光、吴汉东、吉宇宽、李静等。从中还可以看出，作者之间的联系比 1991~2000 年有所增加，说明作者之间的合作越来越紧密，传承关系越来越凸显。

利用 NetDraw 对 2001~2010 年作者合作关系做进一步分析，得到合作网络图谱，如图 3-30 所示。

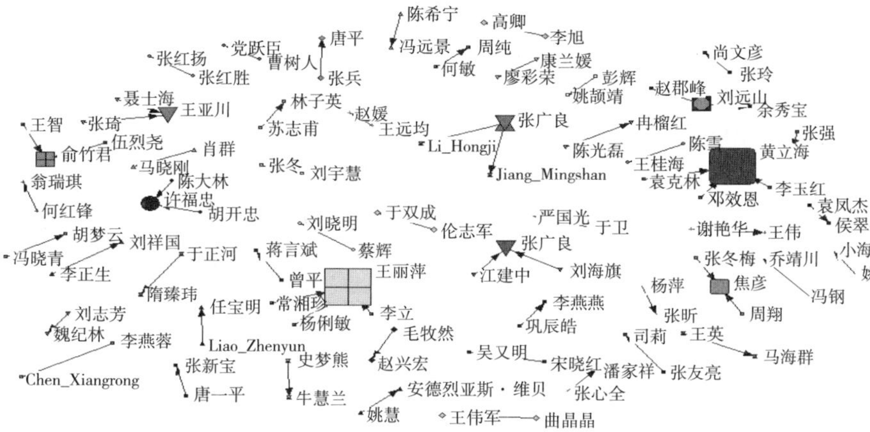

图 3-30　2001~2010 年知识产权总领域作者合作网络结构图

由图 3-30 可以看出，这一时期主要的合作团体以黄武双、焦彦、张广良等所在的团体为主，此外这一时期作者合作关系增多，形式多样化。

以时区图的方式展示 2011~2015 年作者演变图，如图 3-31 所示。

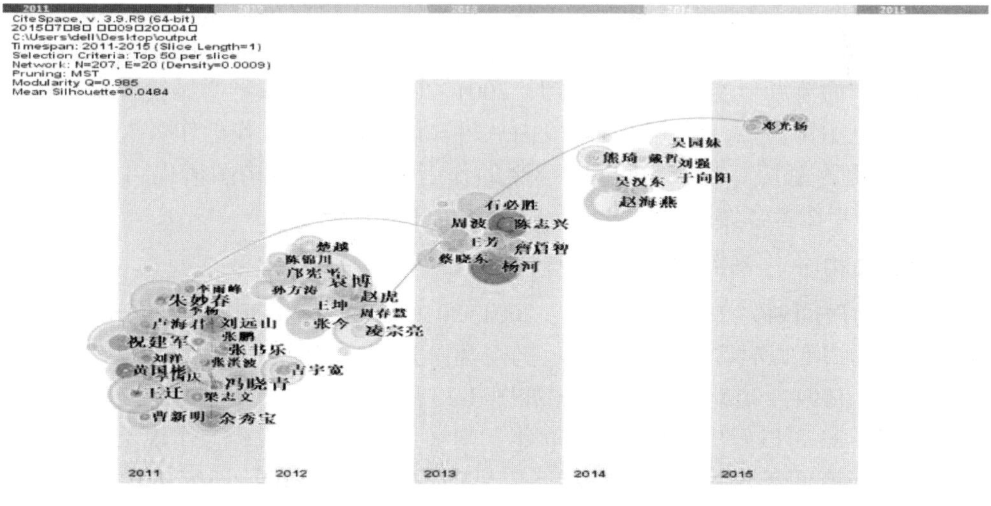

图 3-31　2011~2015 年知识产权总领域作者合作时区图

由图 3-31 可知，图谱中节点之间的连线较少，说明在 2011~2015 年我国知识产权领域作者之间的传承合作关系较弱。与 1991~2000 年、2001~2010 年两个时间段相比，作者数量、作者发文数量都有所变化。

利用 NetDraw 对 2011~2015 年作者合作网络结构做进一步分析，得到可视化图谱，如图 3-32 所示。

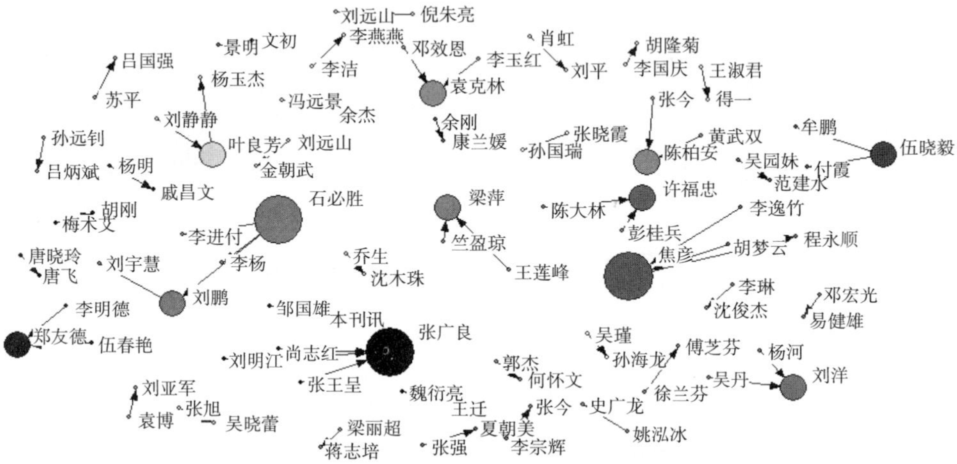

图 3-32　2011~2015 年知识产权总领域作者合作网络结构图

通过分别对三个时间段内作者发文数量、合作关系的研究可以看出每个阶段发文量最高的作者都不一样。此外，通过综合比较，三个阶段中作者发文总量最多的是中国政法大学的冯晓青教授，其发文量在每个阶段都排名第二。由此，也可以看出冯晓青在知识产权领域研究的连续性、研究成果的丰富性。由每个时间段的图谱中的节点与连线的数量可知，2001~2010 年节点数量明显较多，节点之间的连线也相对较多，说明这一阶段内从事知识产权研究工作的作者人数增多且合作关系更为密切。从 NetDraw 绘制的作者合作网络结构图谱也可以了解到 2001~2010 年作者合作团体较多，合作关系也相对复杂。

2. 机构合作网络图谱的演变

我们将时间划为 1991~2000 年、2001~2010 年和 2011~2015 年三个阶段，对机构合作的演变以时区图的方式展示机构合作关系的演变。

首先，1991~2000 年机构时区图如图 3-33 所示。

由图 3-33 可以看出，1991~2000 年我国知识产权领域机构合作现象非常少，节点之间只有两条较为明显的连线，随着时间的变化，主要研究机构也在发生变化。

利用 NetDraw 对 1991~2000 年机构合作网络做进一步分析，得到网络结构图，如图 3-34 所示。

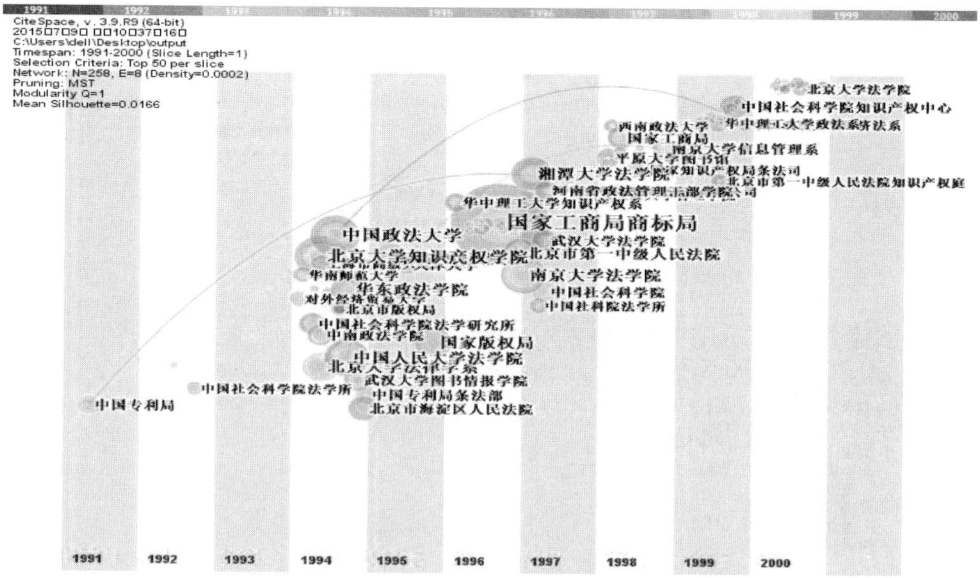

图 3-33　1991~2000 年知识产权总领域机构合作时区图

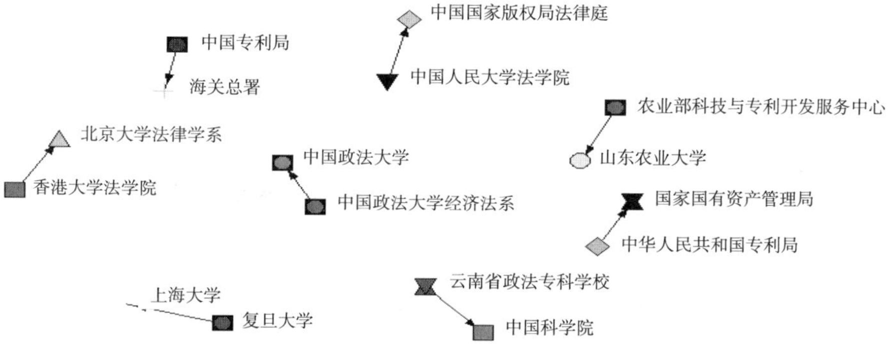

图 3-34　1991~2000 年知识产权总领域机构合作网络结构图

由图 3-34 可知，1991~2000 年我国知识产权领域机构合作关系较少，只有八个二元合作校团体，合作网络比较单一。

以时区图展示 2001~2010 年机构合作关系演变图谱如图 3-35 所示。

由图 3-35 可知，2001~2010 年我国知识产权领域机构合作关系仍然较少，但是涌现出了一些重要的学术研究机构。

利用 NetDraw 对 2001~2010 年机构合作网络做进一步分析，得到网络结构图，如图 3-36 所示。

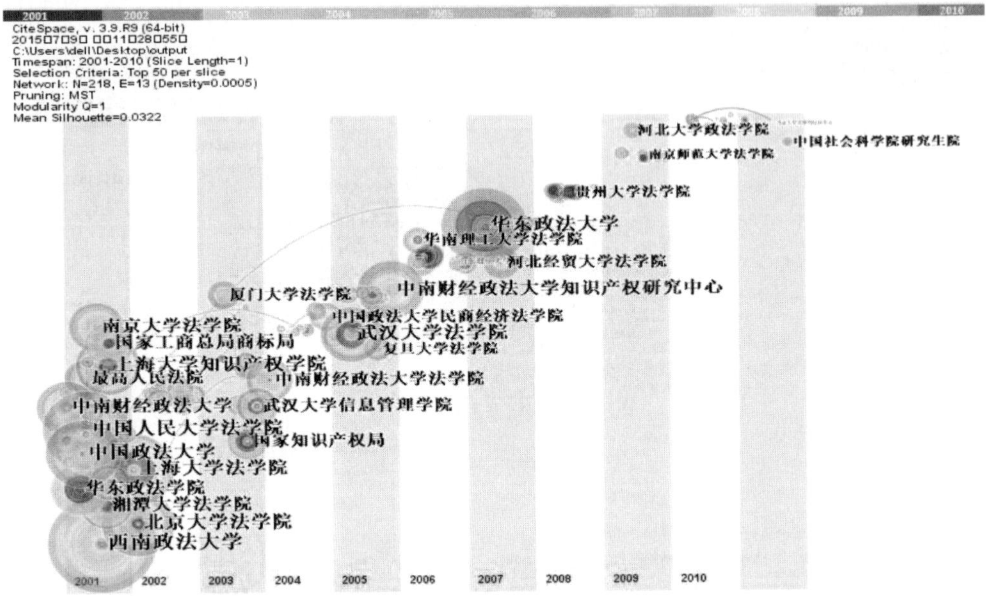

图 3-35 2001~2010 年知识产权总领域机构合作时区图

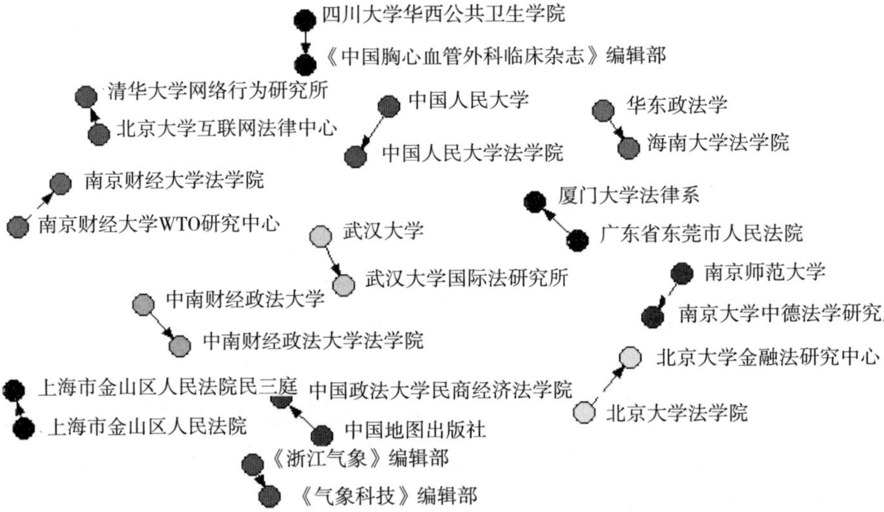

图 3-36 2001~2010 年知识产权总领域机构合作网络结构图

由图 3-36 可以看到，2001~2010 年我国知识产权领域的机构合作比 1991~2000 年有所增加，但是合作方式仍然比较单一。机构内的合作相对较多，跨机构、跨区域合作有待进一步加强。

利用时区图可以进一步对机构间的合作关系演变进行展示，具体见图 3-37。

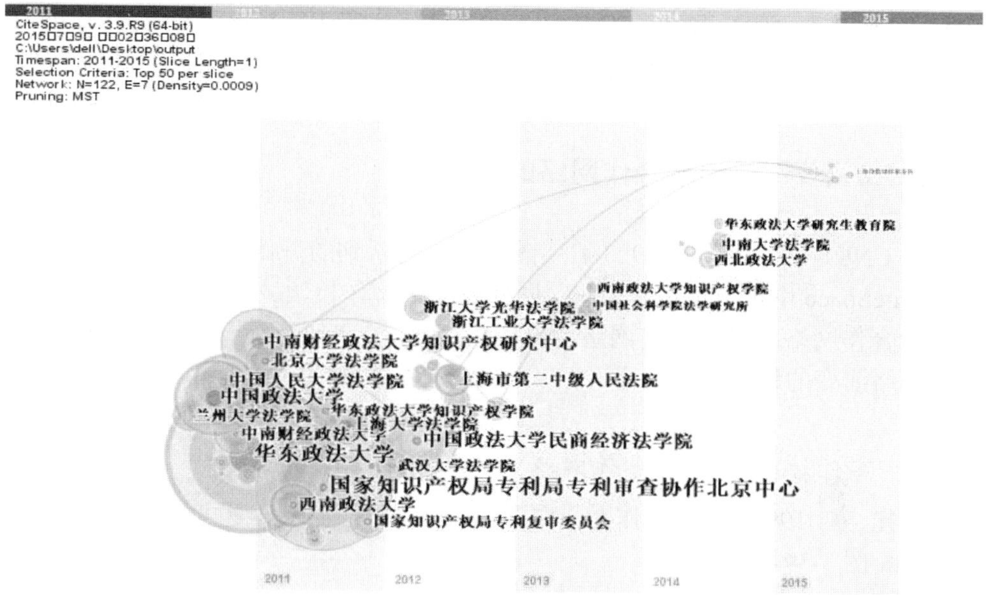

图 3-37　2011~2015 年知识产权领域机构合作时区图

由图 3-37 可以看出我国知识产权领域在 2011~2015 年机构之间的合作仍然较弱，与前面两个时间段内机构合作进行比较，2011~2015 年从机构数量、合作关系上看都相对较少，但是该阶段的时间跨度只有 5 年，与前面两个 10 年的时间跨度相比存在这些差异也是非常正常的。

利用 NetDraw 对 2011~2015 年机构合作关系进一步做可视化分析，得到结构图，见图 3-38。

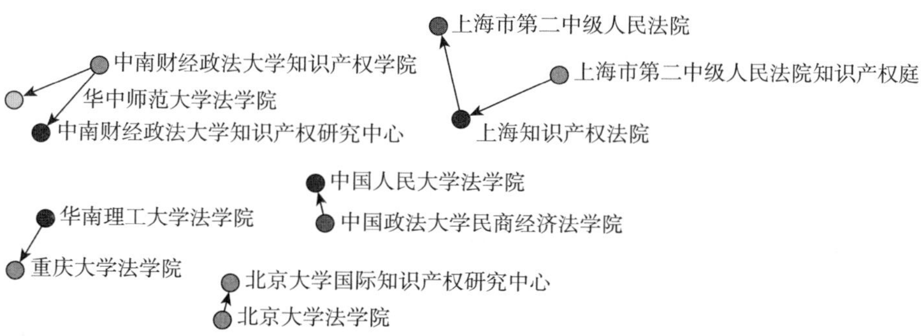

图 3-38　2011~2015 年知识产权领域机构合作网络结构图

由图 3-38 可以看出，2011~2015 年我国知识产权领域机构之间主要有五个合作团体。其中以中南财经政法大学知识产权学院和上海知识产权法院所在团体为主。

综合上各阶段机构合作网络结构的变化可知，我国知识产权研究领域在

1991~2000 年与 2001~2010 年机构数量相当，合作团体数量也相差不大。但是综合来看，2001~2010 年机构的总体发文量是最多的，说明该时期是我国知识产权研究最为繁荣的时期。

3.5.2　著作权领域合作网络的演变

将 CNKI 中以分类号 D923.41（著作权）检索到的著作权相关数据下载后，导入 CiteSpace 中进行可视化处理。同样要分析著作权领域合作网络的演变主要从作者合作网络、机构合作网络两方面进行研究。时间区域与知识产权总领域合作网络演变的划分一致，分为 1991~2000 年、2001~2010 年、2011~2015 年三个阶段。

1. 著作权领域作者合作网络演变

首先，对 1991~2000 年作者合作网络图谱进行绘制，经过可视化处理后得到时区图（图 3-39）。

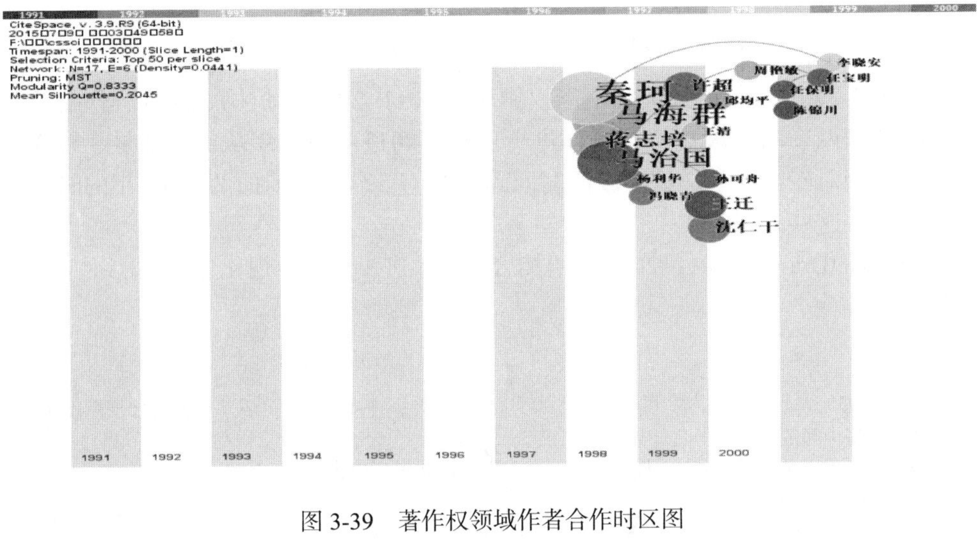

图 3-39　著作权领域作者合作时区图

由图 3-39 可以看出，1991~2000 年我国著作权研究领域作者集中出现在 1998 年左右，从作者之间的连线可以看出这一阶段作者之间的合作关系较少。

利用 NetDraw 对该时间段内作者合作网络做进一步分析，得到合作机构网络图谱，如图 3-40 所示。从该图谱中可以看出在 1991~2000 年主要有两个机构合作团体，分别是任宝明、马治国、孙可舟团体及秦珂、李晓安团体。

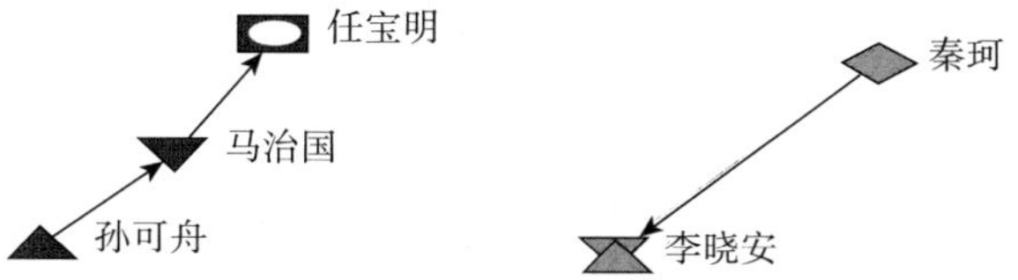

图 3-40　1991~2000 年著作权领域作者合作网络结构图谱

通过绘制时区图可以进一步查看作者合作关系的时间分布状况，2001~2010 年著作权领域作者合作时区图如图 3-41 所示。

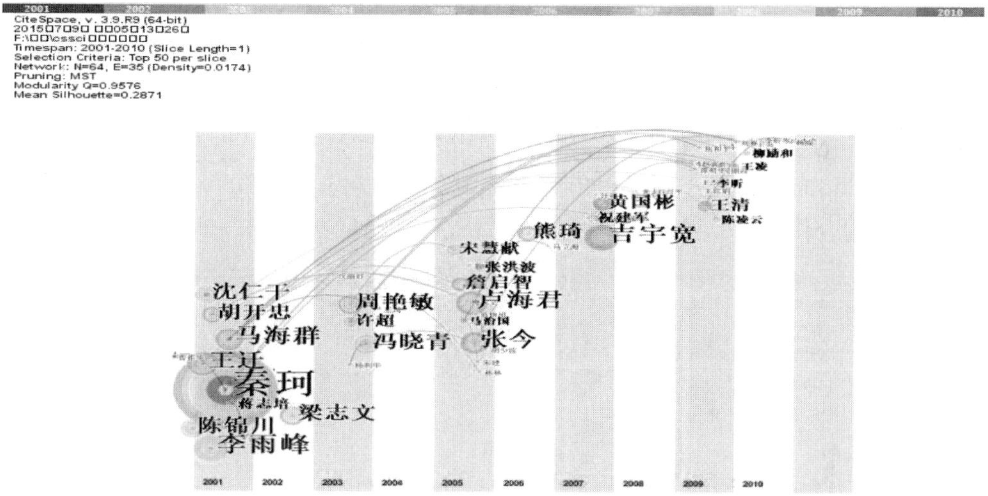

图 3-41　2001~2010 年著作权领域作者合作时区图

由图 3-41 可以看出作者之间的连线数量在 2001~2010 年较多，说明该阶段作者之间的合作关系及传承关系较强。通过 NetDraw 对作者合作网络结构做进一步的分析，绘制出结构图（图 3-42）。

由图 3-42 可知，2001~2010 年我国著作权研究领域作者之间存在一些合作团体，合作关系相对比较多元化和复杂化。其中主要的学术团体有：①马海群、王英所在团体；②秦珂、曹作华所在团体；③冯晓青、杨利华所在团体；④胡开忠、卢海君所在团体；⑤王迁、王丽娜所在团体；⑥王清、杨威所在团体。

2. 著作权领域机构合作网络演变

要对机构合作网络的演变进行可视化分析，首先在 CiteSpace 操作界面将“Node Type”设置为“Institution”，将时间区域分为 1991~2000 年、2001~2010 年、2011~2015 年三个时间段分别进行可视化分析展示。

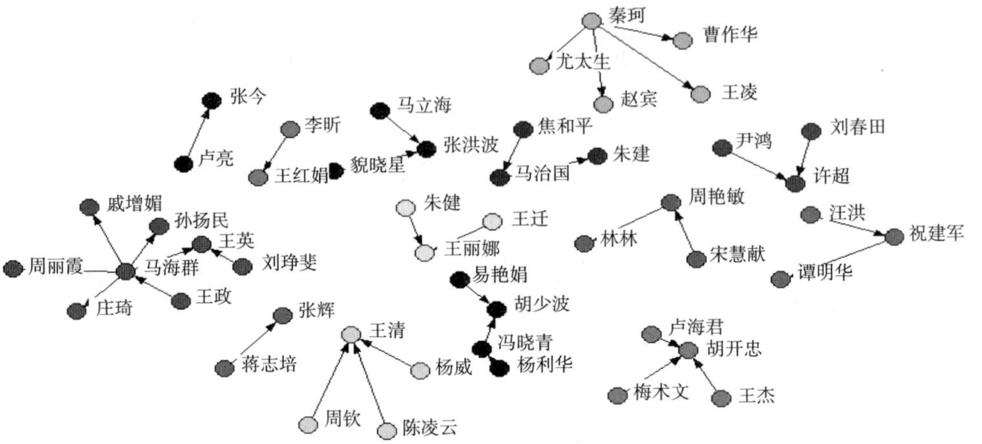

图 3-42　2001~2010 年著作权领域作者合作网络结构图

首先，将时间设为 1991~2000 年，经过处理，得到一个包含 13 个节点、5 条连线的机构合作图谱（图 3-43）。

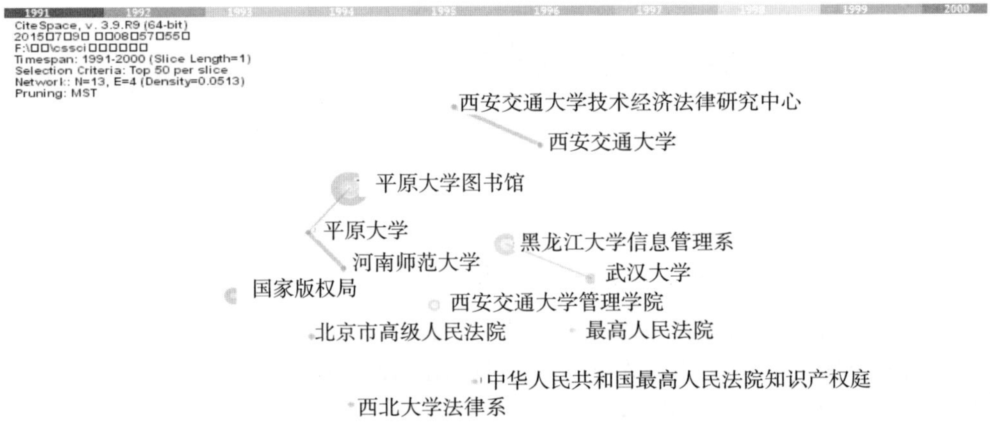

图 3-43　1991~2000 年著作权领域机构合作网络

由图 3-43 可知，我国著作权研究领域在 1991~2000 年共有 13 个机构，其中平原大学图书馆、黑龙江大学信息管理系所在节点较大，说明其发文量较多，是这一时期该领域的重要研究机构。从图 3-43 中的连线来看，在平原大学图书馆、平原大学、河南师范大学之间，黑龙江大学信息管理系、武汉大学之间及西安交通大学、西安交通大学技术经济法律研究中心之间存在合作关系。节点的详细数据信息具体见表 3-18。

表 3-18　1991~2000 年机构合作信息表

频次	机构	年份	聚类号
6	平原大学图书馆	1998	0
4	黑龙江大学信息管理系	1998	2
3	国家版权局	1999	5
2	武汉大学	1999	2
2	西安交通大学管理学院	1998	6
1	最高人民法院	1999	3
1	西北大学法律系	2000	4
1	河南师范大学	2000	0
1	西安交通大学	2000	1
1	西安交通大学技术经济法律研究中心	2000	1
1	中华人民共和国最高人民法院知识产权庭	2000	7
1	北京市高级人民法院	2000	8

由表 3-18 可知，在该阶段研究机构数量相对较少，发表文章总量也相对较少，第一次出现或者发表文章的时间最早是 1998 年，由此可见，我国关于著作权研究的起步相对较晚。

通过时区图可以更加清晰地了解机构之间合作关系的时间分布，以时区图显示 2001~2010 年机构合作时间分布，如图 3-44 所示。

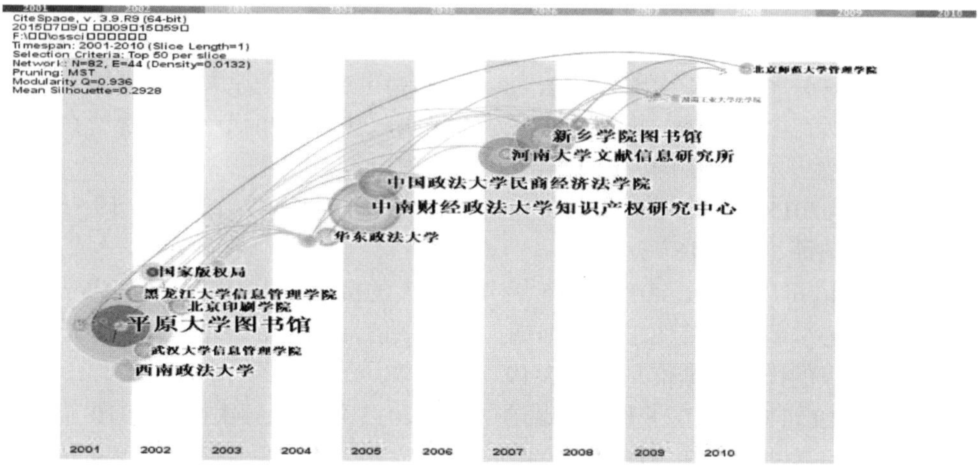

图 3-44　2001~2010 年机构时区图

由图 3-44 可知，在 2001~2004 年、2002~2007 年两个时间段内节点之间的连线较多，说明这两个时间段内机构之间的合作较多；相反，2008~2010 年连线数量较少，说明该期间机构之间的合作较少。

利用 NetDraw 对机构间的合作关系做进一步的可视化分析，得到以下合作网络结构图谱（图 3-45）。

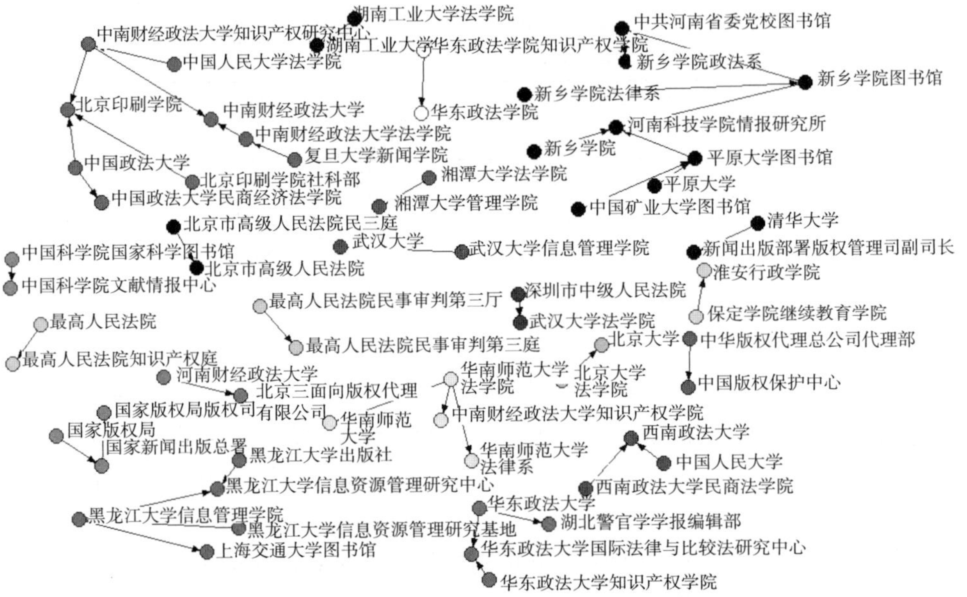

图 3-45 2001~2010 年机构合作网络结构图

从图 3-45 可以看出，在该阶段我国著作权领域机构之间的合作关系越来越多，其中以中国政法大学、中南财经政法大学所在合作团体；平原大学图书馆、新乡学院图书馆所在合作团体；华东政法大学、华东政法大学知识产权学院所在合作团体及西南政法大学、中国人民大学所在团体为主。

以 2011~2015 年为时间区域，经过处理得到一个包含 42 个节点、19 条连线的机构合作图谱（图 3-46）。

由图 3-46 可以看出，2011~2015 年节点较大的机构有中南财经政法大学知识产权研究中心、新乡学院图书馆、河南大学文献信息研究所、北京师范大学管理学院等。节点的详细数据信息见表 3-19。

由表 3-19 可知，我国著作权领域在 2011~2015 年出现频次排名前 10 位的机构有中南财经政法大学知识产权研究中心（18 次）、新乡学院图书馆（9 次）、河南大学文献信息研究所（9 次）、中国政法大学民商经济法学院（8 次）、北京师范大学管理学院（8 次）、南昌航空大学文法学院（5 次）、华东政法大学（5 次）、对外经济贸易大学法学院（5 次）、中国政法大学（4 次）、北京印刷学院（3 次）。

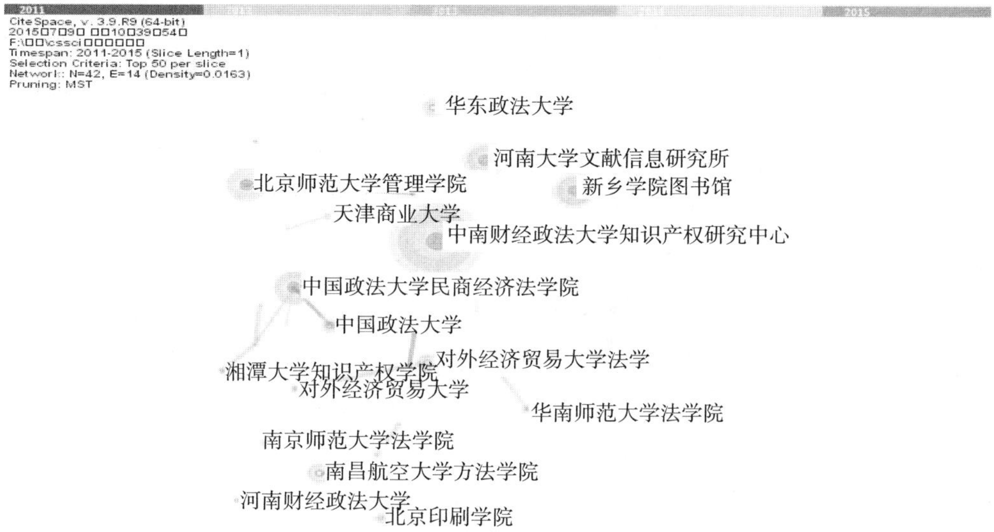

图 3-46　2011~2015 年机构合作图谱

表 3-19　2011~2015 年机构频次表（前 10 位）

频次	机构	年份	聚类号
18	中南财经政法大学知识产权研究中心	2011	9
9	新乡学院图书馆	2011	11
9	河南大学文献信息研究所	2011	16
8	中国政法大学民商经济法学院	2011	0
8	北京师范大学管理学院	2011	7
5	南昌航空大学文法学院	2011	17
5	华东政法大学	2011	19
5	对外经济贸易大学法学院	2011	6
4	中国政法大学	2011	0
3	北京印刷学院	2011	24

利用 NetDraw 对该阶段机构合作网络做进一步的可视化分析，得到合作网络结构图（图 3-47）。

由图 3-47 可知，在 2011~2015 年我国著作权领域存在若干机构合作团体，其中以中国政法大学、中国政法大学知识产权法研究所、中国政法大学民商经济法学院等所在团体为主。综合比较这三个阶段我国著作权领域机构合作网络的变化发现，在第一阶段（1991~2000 年）机构数量、机构合作关系都相对较少；到了第二阶段（2001~2010 年）我国著作权领域机构数量大幅增加、合作关系复杂多

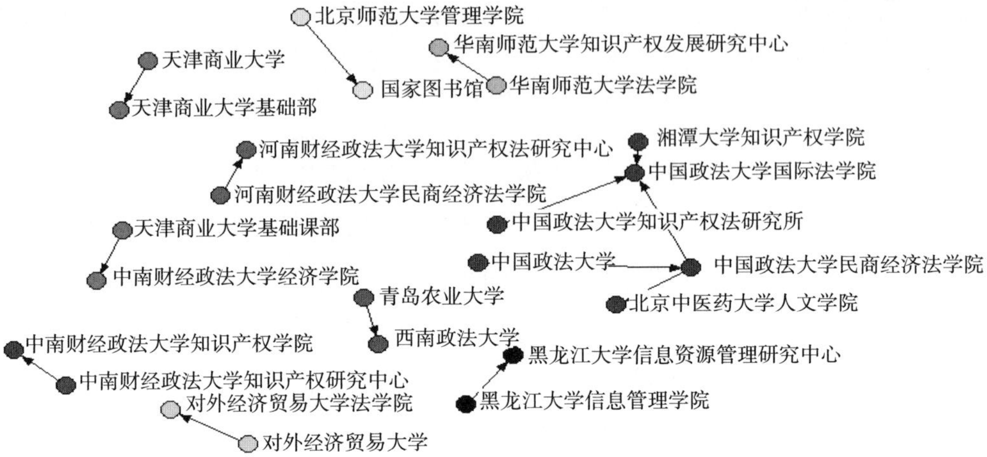

图 3-47　2011~2015 年机构合作网络结构图

样化；到了第三阶段（2011~2015 年），由于时间较短，机构数量相比第二阶段有所减少，合作关系比较简单化，但是仍然存在个别突出的合作团体。

3.5.3　商标权领域合作网络的演变

将 CNKI 中以分类号 D923.42（商标权）检索到的著作权相关数据下载后，导入 CiteSpace 中进行可视化处理。同样要分析商标权领域合作网络的演变主要从作者合作网络、机构合作网络两方面进行研究。时间区域与知识产权总领域合作网络演变的划分一致，分为 1991~2000 年、2001~2010 年、2011~2015 年三个阶段。

1. 商标权领域作者合作网络演变

以时区图展示作者之间合作关系的时间分布图，如图 3-48 所示。

由图 3-48 可以看到作者的时间分布及作者之间合作关系的时间分布，该阶段中作者之间连线较少，说明合作关系较弱。通过利用 NetDraw 对其合作网络进行进一步分析得到作者合作网络结构图，如图 3-49 所示。

由图 3-49 可以看到在 1991~2000 年我国商标权领域存在若干合作团体，其中以姜亚兰、殷小平、傅京燕等所在团体为主。

以时区图展示 2001~2010 年作者合作的时间分布图谱，见图 3-50。

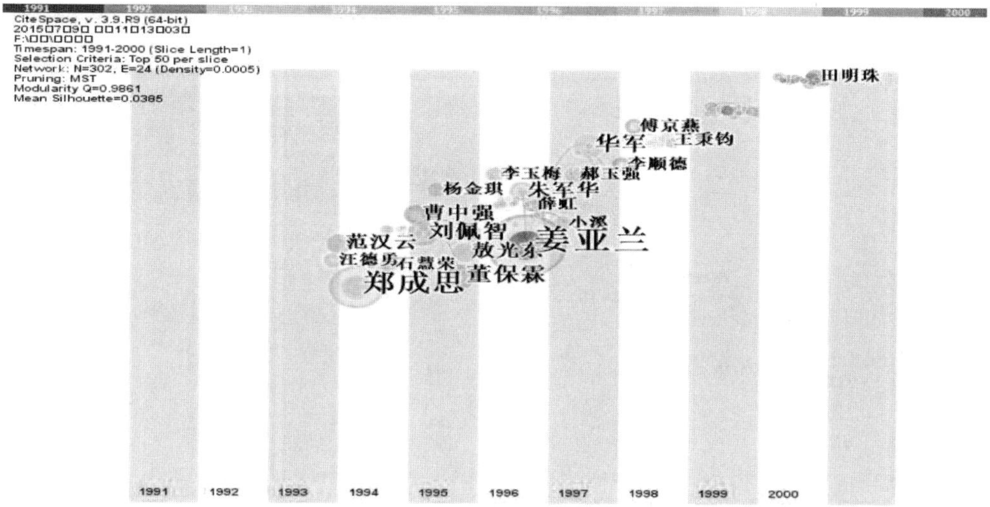

图 3-48　1991~2000 年商标权领域作者合作时区图

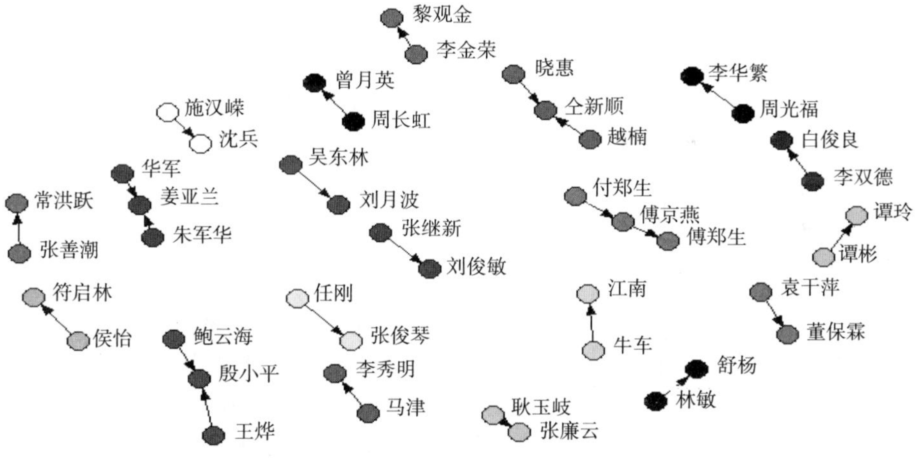

图 3-49　1991~2000 年商标权领域作者合作网络结构图

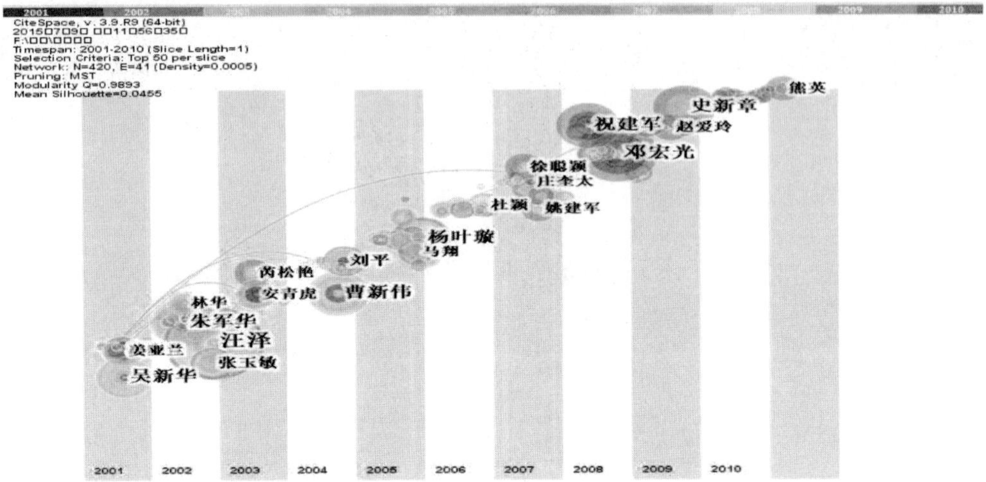

图 3-50　2001~2010 年商标权领域作者合作时区图

由图 3-50 可知，节点之间的连线较少，说明在 2001~2010 年我国商标权领域作者之间的合作关系较弱。通过 NetDraw 进一步展示分析得到合作网络结构图（图 3-51）。

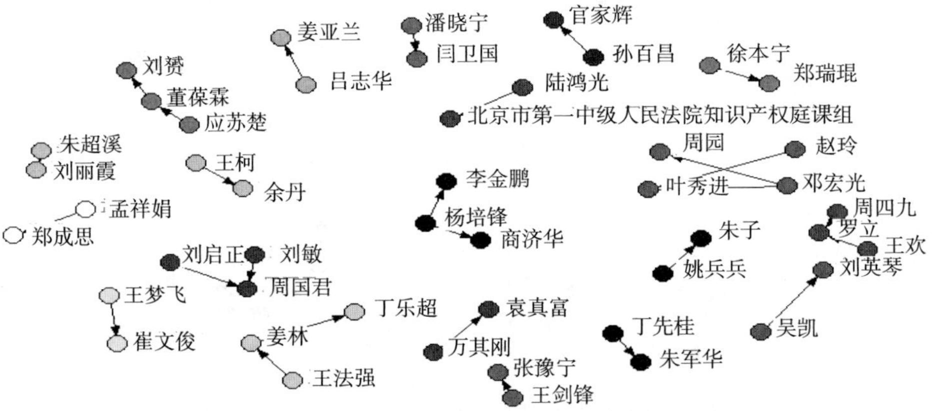

图 3-51　2001~2010 年商标权领域作者合作网络结构图

由图 3-51 可以看到在 2001~2010 年我国商标权领域存在一些合作团体，其中以邓宏光、罗立、杨培锋、周国君、姜林等所在团体为主。

将 2011~2015 年作者合作关系的时间分布以时区图的形式展示，得到可视化图谱，如图 3-52 所示。

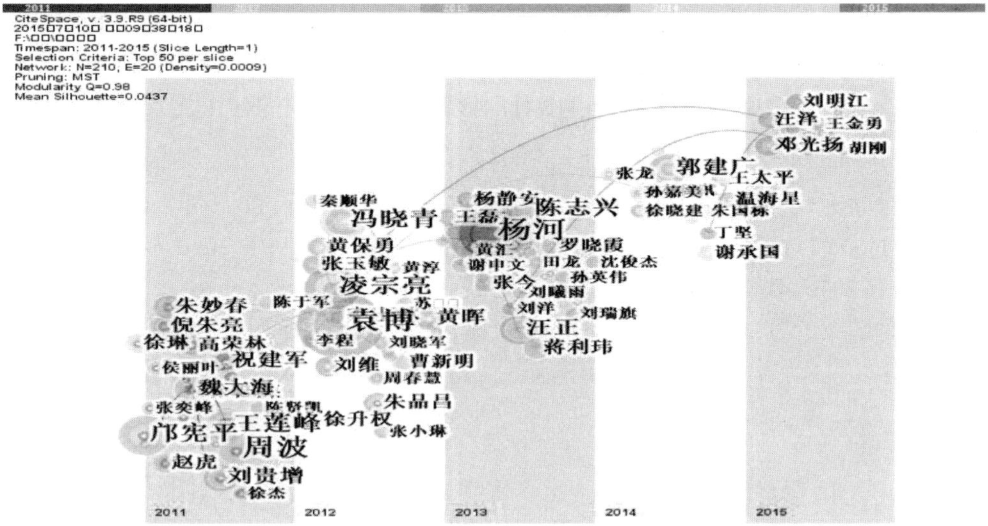

图 3-52　2011~2015 年商标权领域作者合作时区图

由图 3-52 可知，在 2011~2015 年我国商标权领域作者之间的连线较少，说明该阶段作者之间的合作关系较弱，经过综合比较发现这一时期主要存在三条比较明显的合作连线。利用 NetDraw 对该阶段作者合作网络结构图做进一步分析，得到图谱（图 3-53）。

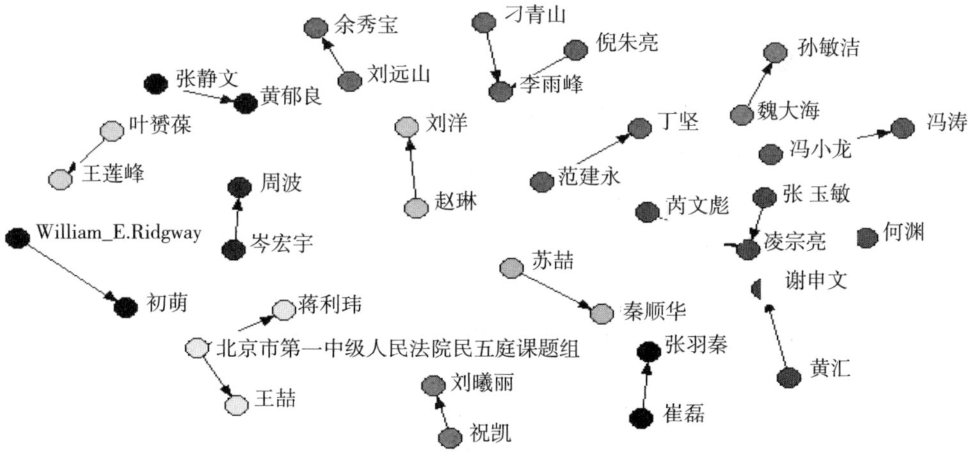

图 3-53　2011~2015 年商标权领域作者合作网络结构图

由图 3-53 可知，在 2011~2015 年我国商标权领域有 16 个合作小团体，但是合作方式单一，以二元合作关系为主，其中主要以凌宗亮、何渊、张玉敏、芮文彪所在团体为主。

综合以上 1991~2000 年、2001~2010 年、2011~2015 年三个时间段的作者合作网络的演变发现，在 1991~2000 年与 2001~2010 年节点数量较多，说明作者数量较多，从节点之间的连线数量可以看出该阶段作者之间的合作关系较强。

2. 商标权领域机构合作网络的演变

要对商标权领域机构合作网络的演变进行可视化分析，首先在 CiteSpace 操作界面将“Node Type”设置为“Institution”，将时间区域分为 1991~2000 年、2001~2010 年、2011~2015 年三个时间段分别进行可视化分析展示。

以时区图的方式展示 1991~2000 年机构的时间分布图（图 3-54）。

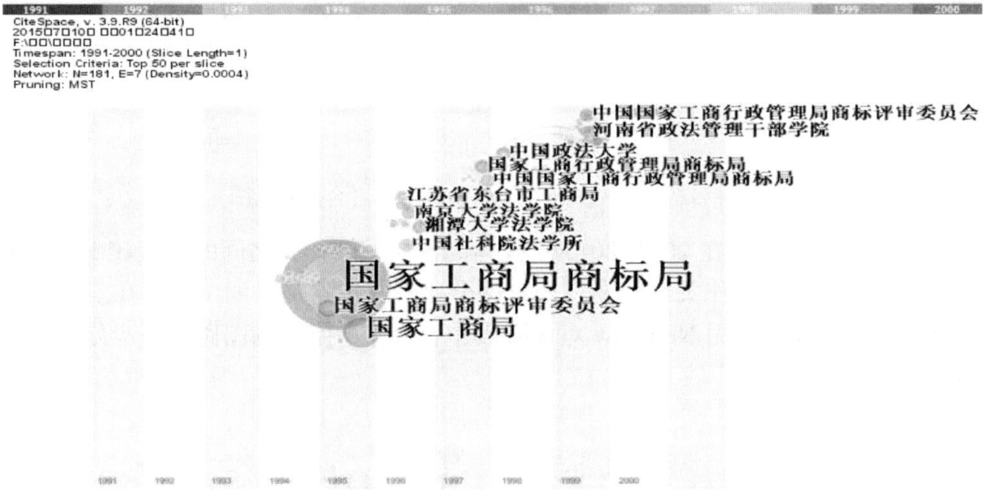

图 3-54　1991~2000 年商标权领域机构合作时区图

由图 3-54 可以看到国家工商局商标局、国家工商局商标评审委员会及国家工商局出现时间较早，其次是南京大学法学院、湘潭大学法学院、中国社科院法学所，再到后来的中国政法大学、国家工商行政管理局商标局、中国国家工商行政管理局商标局、河南省政法管理干部学院等。

利用 NetDraw 对 1991~2010 年的机构合作关系做进一步分析，得到合作网络结构图（图 3-55）。

由图 3-55 可知，在 1991~2010 年机构之间存在若干合作小团体，主要表现在同一机构内的不同部门之间与同一区域的机构之间的合作。

时区图可以更加清晰地展示机构的时间分布，以及每个时间段内机构之间的合作关系（图 3-56）。

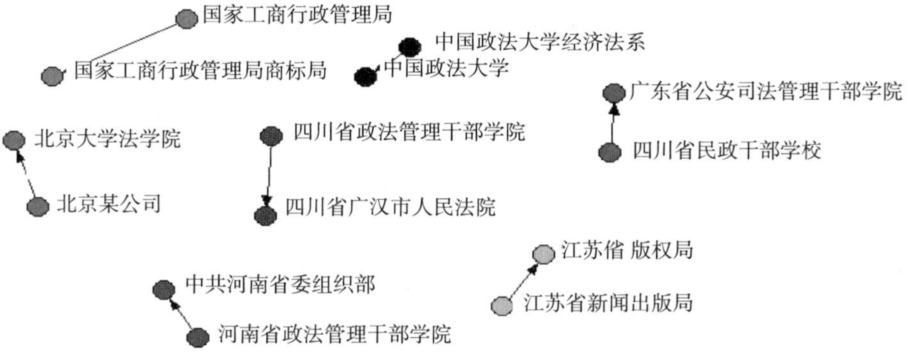

图 3-55　1991~2000 年商标权领域机构合作网络结构图

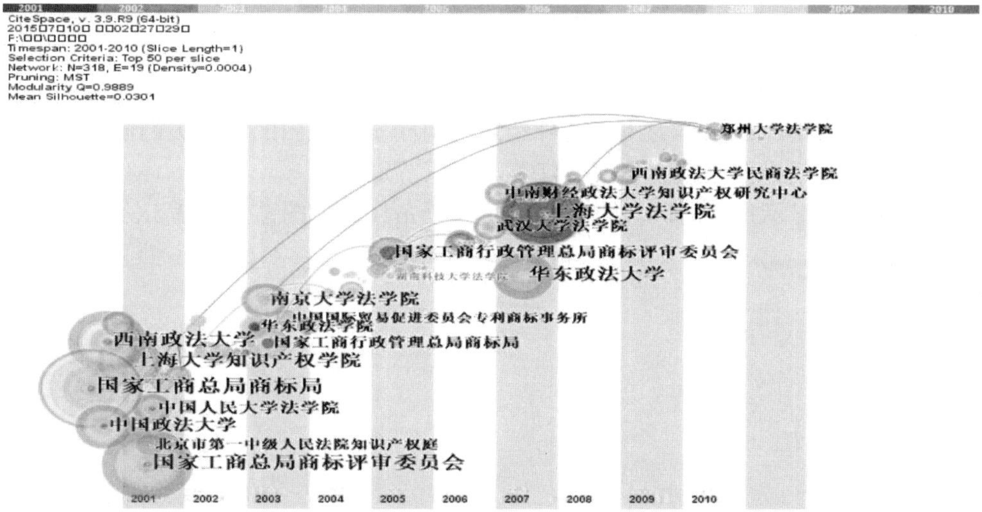

图 3-56　2001~2010 年商标权领域机构合作时区图

由图 3-56 可知，2001~2010 年机构随时间分布的不同有所区别。2001~2002 年主要机构有国家工商总局商标局、国家工商总局商标评审委员会、西南政法大学、上海大学知识产权学院、中国人民大学法学院、中国政法大学等机构；2003~2005 年主要机构有南京大学法学院、华东政法学院、国家工商行政管理总局商标局；2007~2009 年主要机构有上海大学法学院、华东政法大学、武汉大学法学院、中南财经政法大学知识产权研究中心等；2009~2010 年主要机构有郑州大学法学院等机构。

利用 NetDraw 对机构间的合作关系做进一步分析，得到网络结构图，如图 3-57 所示。

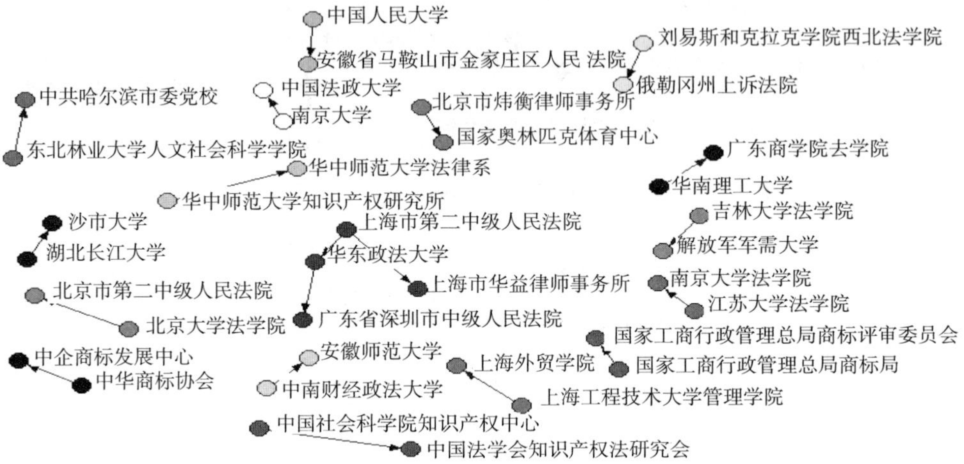

图 3-57　2001~2010 年商标权领域机构合作网络结构图

由图 3-57 可知，2001~2010 年我国商标权领域机构之间存在部分合作，主要以华东政法大学所在团体为主，此外还表现出同一区域内的机构更趋向于合作，主要机构大都集中在北京、上海、江苏、武汉等地。

以时区图显示这一时间段内机构的时间分布，得到图谱（图 3-58）。

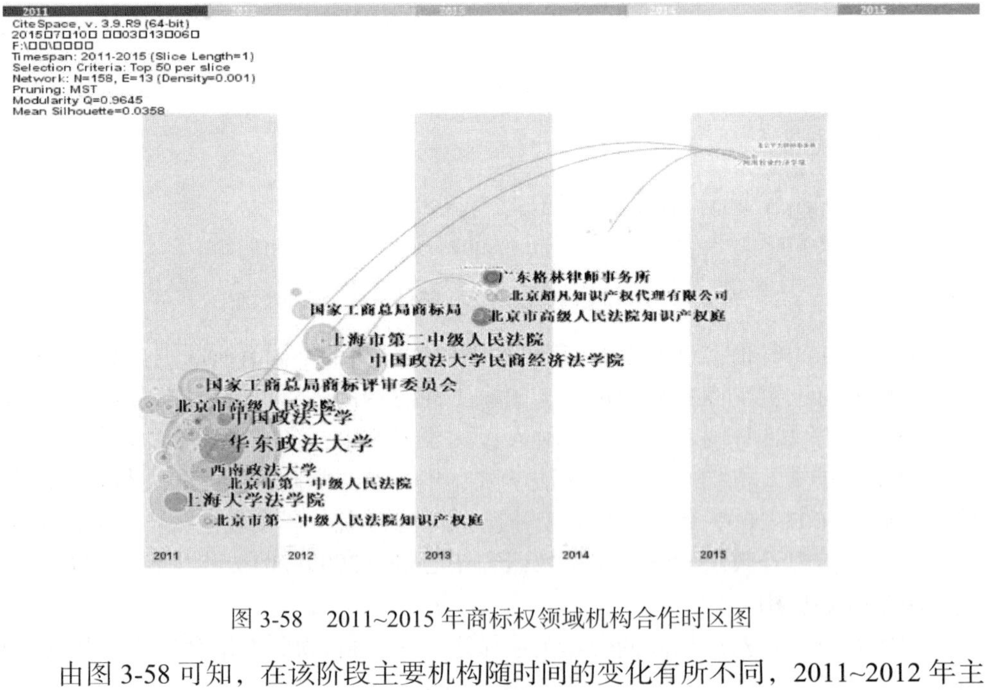

图 3-58　2011~2015 年商标权领域机构合作时区图

由图 3-58 可知，在该阶段主要机构随时间的变化有所不同，2011~2012 年主要机构有华东政法大学、中国政法大学、上海大学法学院、西南政法大学等；2012~2013 年主要机构有中国政法大学民商经济法学院、上海市第二中级人民法院等；2013~2015 年主要机构有北京超凡知识产权代理有限公司、广东格林律师事务所、北京市高级人民法院知识产权庭等。

以 NetDraw 对该阶段机构合作网络进行进一步分析，得到机构合作网络结构图（图 3-59）。

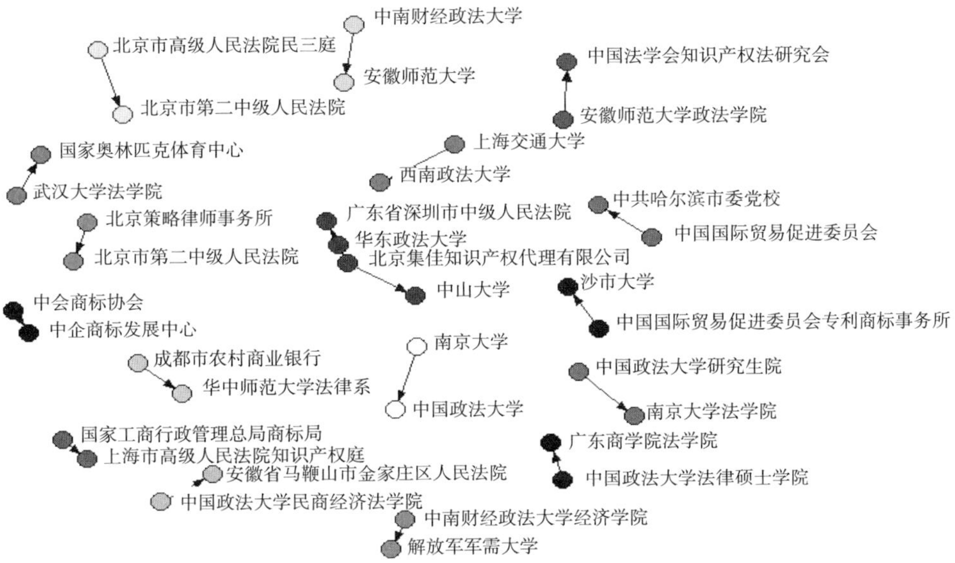

图 3-59　2011~2015 年商标权领域机构合作网络结构图

由图 3-59 可以看到，2011~2015 年我国商标权领域高校间的机构合作数量较多，且跨区域、跨机构之间的合作也在不断增加，说明我国商标权领域的机构合作关系越来越多样化、复杂化。

综合比较以上三个阶段的我国商标权领域机构合作网络结构图可以发现，1991~2000 年商标权研究初期的主要机构为国家工商行政管理总局商标局，随着商标事业的不断发展，高校类研究机构逐渐增多，且跨机构、跨区域的合作也越来越多，合作关系越来越强，合作的方式也越来越多样化。

3.5.4　专利权领域合作网络的演变

将 CNKI 中以分类号 D923.43（专利权）检索到的专利权相关数据下载后，导入 CiteSpace 中进行可视化处理。同样要分析专利权领域合作网络的演变主要从作者合作网络、机构合作网络两方面进行研究。时间区域与知识产权总领域合作网络演变的划分一致，分为 1991~2000 年、2001~2010 年、2011~2015 年三个阶段。

1. 专利权领域作者合作网络的演变

以时区图展示 1991~2000 年作者的时间分布，得到图谱（图 3-60）。

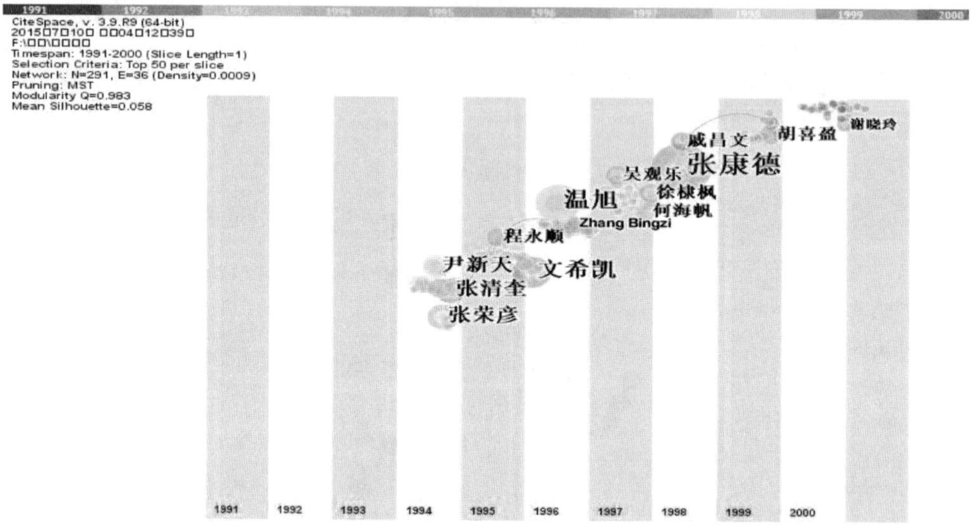

图 3-60　1991~2000 年专利权领域作者合作时区图

由图 3-60 可以看到 1991~2000 年专利权领域作者的时间分布及合作关系的时间区域；1994~1995 年主要作者有尹新天、张清奎、张荣彦等；1996~1997 年主要作者有程永顺、文希凯、温旭等；1998~1999 年主要作者有吴观乐、何海帆、张康德、戚昌文等；1999~2000 年主要作者有胡喜盈、谢晓玲等。

利用 NetDraw 对该阶段作者的合作关系做进一步分析，得到合作网络结构图，如图 3-61 所示。

由图 3-61 可以看到，在该阶段我国专利权领域作者之间的合作关系较多，其中以戚昌文、田鹰、徐俊所在团体；杨万春、张贵卿、王文田、邹双利等所在团体；李莉、关玲、侯中华所在团体；甘露、赵军、王瑛所在团体为主。

以时区图展示 2001~2010 年的作者时间分布及合作关系的时间区域，得到图谱（图 3-62）。

由图 3-62 可以看到，2001~2010 年作者的时间分布与合作者关系时间分布。2001~2002 年的主要作者有冯晓青、张荣彦、吴玉和、张玲等；2003~2004 年的主要作者有刘国伟、张晓都、程永顺等；2005~2007 年的主要作者有魏征、朱妙春、周云川、刘强、夏雷、姚兵兵等；2008~2010 年的主要作者有张冬、姚建军、孙海龙、张鹏、路剑锋、崔国振等。

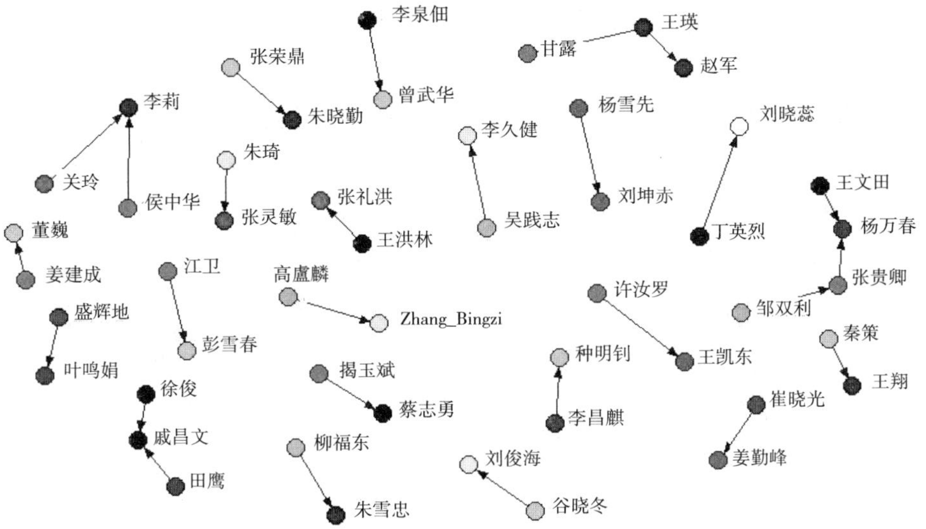

图 3-61　1991~2000 年专利权领域作者合作网络结构图

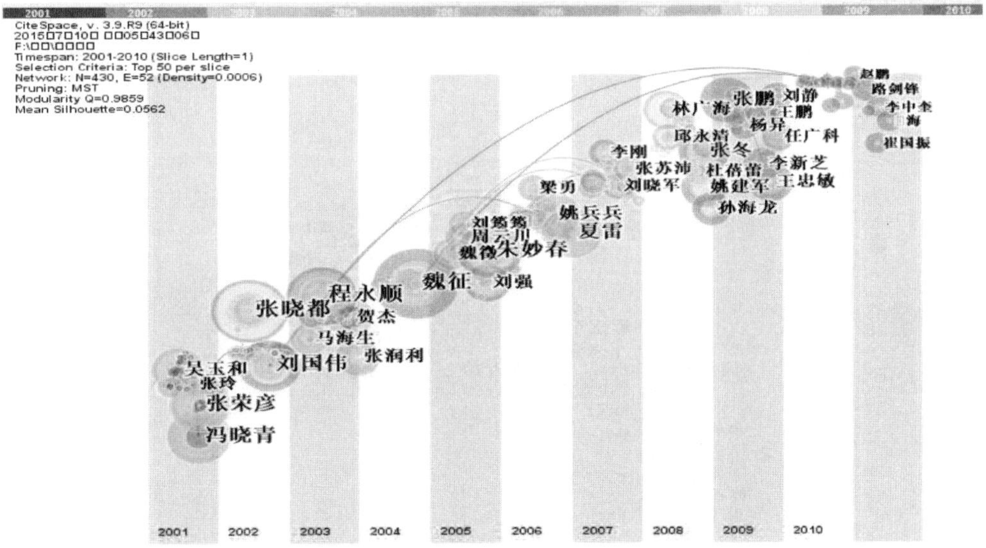

图 3-62　2001~2010 年专利权领域作者合作时区图

利用 NetDraw 对该阶段作者之间的合作关系做进一步分析，得到合作网络结构图，如图 3-63 所示。

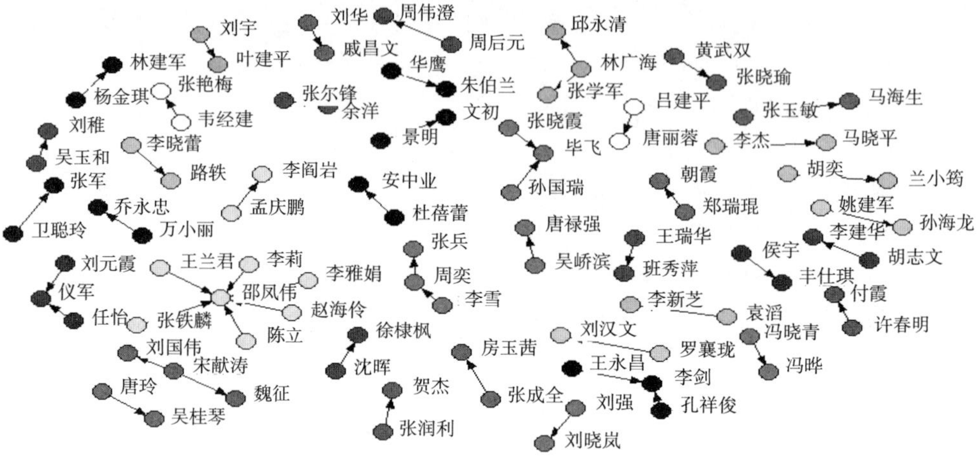

图 3-63　2001~2010 年专利权领域作者合作网络结构

从图 3-63 可以看出，2001~2010 年我国专利权领域作者之间的合作团体较多，其中以邵凤伟、赵海伶、陈立、李雅娟、李莉、王兰君、张铁麟所在团体为主。

以时区图展示 2011~2015 年的作者时间分布及合作关系的时间区域，得到图谱（图 3-64）。

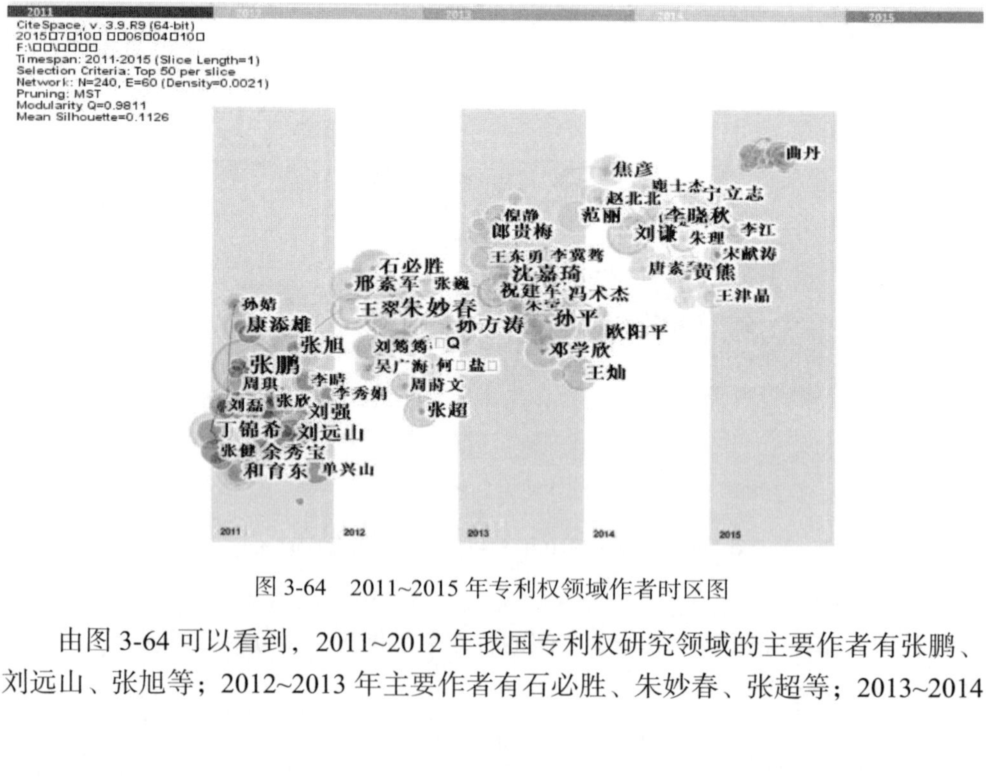

图 3-64　2011~2015 年专利权领域作者时区图

由图 3-64 可以看到，2011~2012 年我国专利权研究领域的主要作者有张鹏、刘远山、张旭等；2012~2013 年主要作者有石必胜、朱妙春、张超等；2013~2014

年主要作者有沈嘉琦、祝建军、孙平等；2014~2015 年主要作者有李晓秋、焦彦、刘谦、曲丹等。

利用 NetDraw 对 2011~2015 年的作者之间的合作网络做进一步分析，得到作者合作网络结构图，如图 3-65 所示。

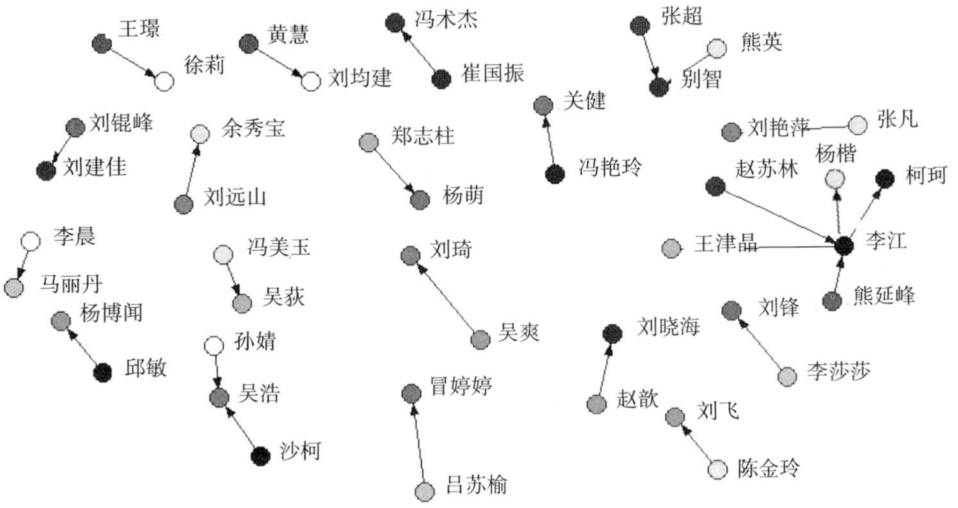

图 3-65　2011~2015 专利权领域作者合作网络结构图

由图 3-65 可以看到，2011~2015 年我国专利权领域作者之间的合作关系较多且合作方式多元化，其中以李江、吴浩、别智等所在团体为主。

综合比较以上三个阶段我国专利权研究领域作者合作网络图谱发现，1991~2000 年作者之间的合作相对较少；2001~2010 年、2011~2015 年作者合作关系较强，说明我国专利权领域作者之间的合作趋势在逐渐加强且合作关系呈现多元化。

2. 专利权领域机构合作网络的演变

要对专利权领域机构合作网络的演变进行可视化分析，首先在 CiteSpace 操作界面将“Node Type”设置为“Institution”，将时间区域分为 1991~2000 年、2001~2010 年、2011~2015 年三个时间段分别进行可视化分析展示。

以时区图展示 1991~2000 年的机构时间分布图（图 3-66）。

由图 3-66 可知，1991~2000 年我国专利权领域主要机构出现于 1994 年之后，节点最大的中国专利代理(香港)有限公司、南京大学法学院出现于 1996~1997 年。

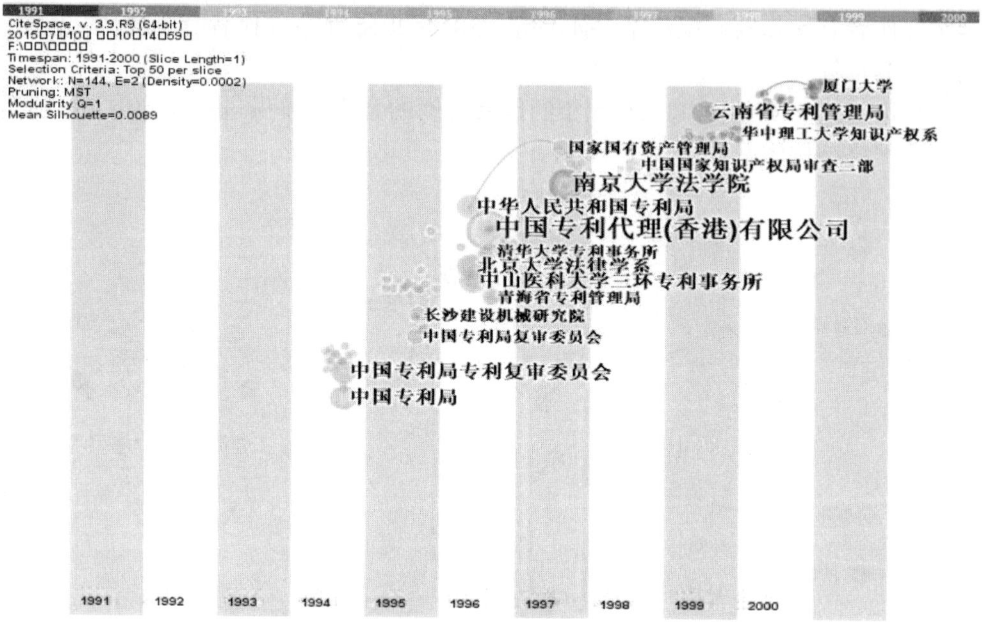

图 3-66　1991~2000 年专利权领域机构时间分布图

以时区图展示 2001~2010 年的机构时间分布图（图 3-67）。

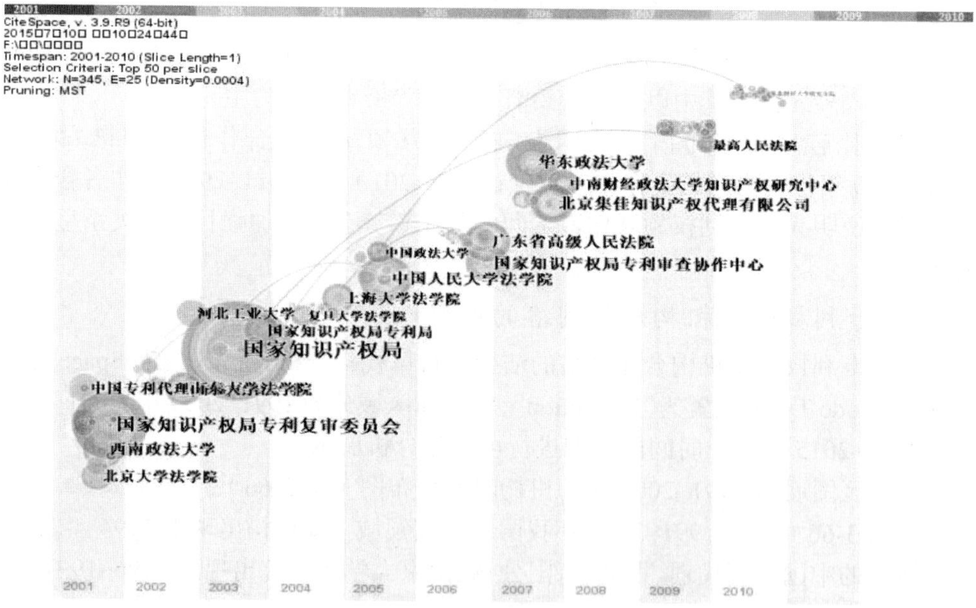

图 3-67　2001~2010 年专利权领域机构时区图

由图 3-67 可知，2001~2002 年主要机构有国家知识产权局专利复审委员会、西南政法大学、北京大学法学院等；2003~2004 年主要有国家知识产权局、国家知识产权局专利局、河北工业大学、复旦大学法学院等；2005~2006 年有上海大学法学院、中国人民大学法学院、中国政法大学等；2007~2008 年有广东省高级人民法院、国家知识产权局专利审查协作中心、华东政法大学、中南财经政法大学知识产权研究中心等；2009~2010 年有最高人民法院等。

利用 NetDraw 对该阶段机构合作网络结构进行进一步分析，得到网络结构图，如图 3-68 所示。

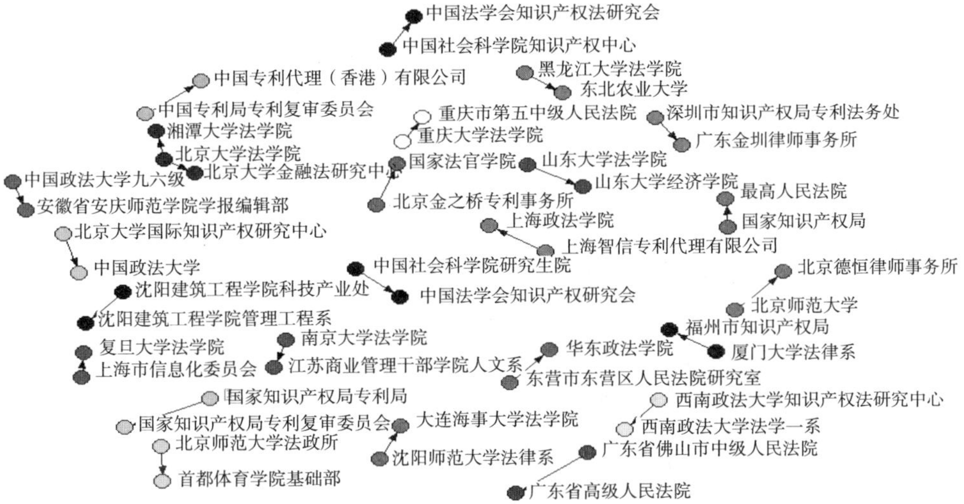

图 3-68 2001~2010 年专利权领域机构合作网络结构图

由图 3-68 可知，2001~2010 年我国专利权领域存在一些合作小团体，其中以北京大学法学院所在团体为主，合作关系相对多元化。图 3-68 中还反映出机构间的合作受区域因素的影响，使同一地区的机构之间合作较多。

以时区图展示 2011~2015 年专利权领域机构的时间分布，得到图谱，如图 3-69 所示。

由图 3-69 可以看到，2011~2012 年我国专利权领域的主要机构有国家知识产权局专利局专利审查协作北京中心、国家知识产权局专利局专利复审委员会、国家知识产权局专利局、华东政法大学等；2013~2015 年主要机构有中南财经政法大学知识产权研究中心、北京集佳知识产权代理有限公司等。

利用 NetDraw 对 2011~2015 年机构之间的合作关系做进一步分析，得到合作网络结构图，如图 3-70 所示。

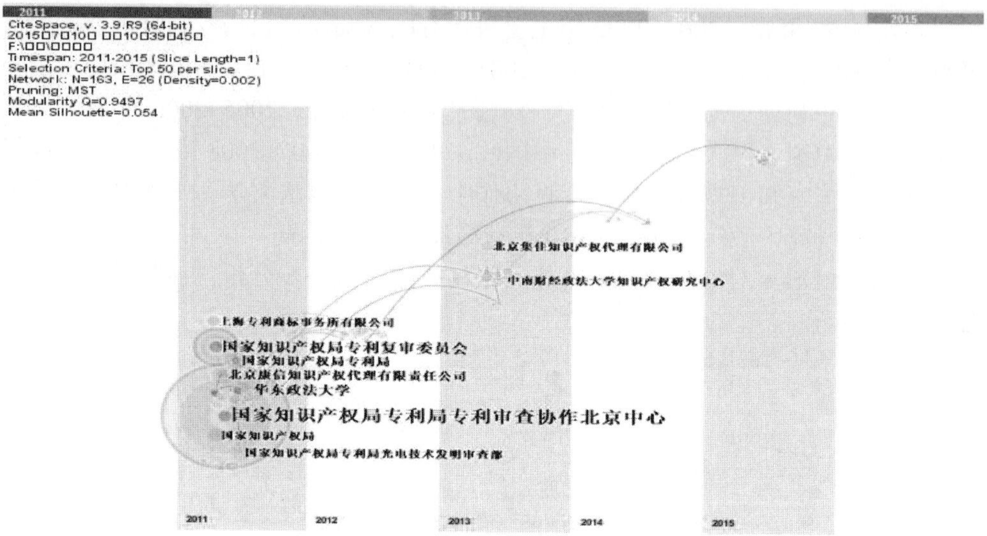

图 3-69　2011~2015 年专利权领域机构时区图

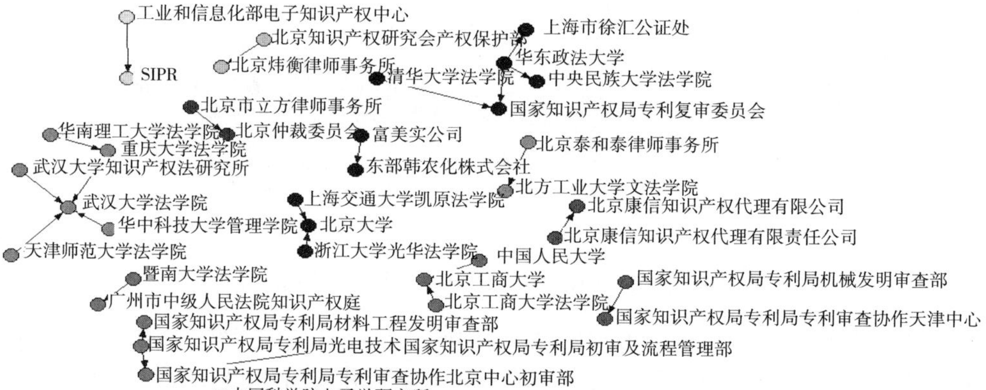

图 3-70　2011~2015 年专利权领域机构合作网络结构图

由图 3-70 可知，2011~2015 年我国专利权领域机构之间存在一些合作关系，除了二元合作关系之外，还存在一些更为复杂的多元合作关系。例如，武汉大学法学院、华东政法大学、北京大学、北京工商大学等机构所在团体都存在多元合作关系。

综合比较以上三个阶段的机构合作图谱、时区图、合作网络结构图等发现我国专利权领域机构的数量、总频次、平均发文量等都有所增长，各机构之间的合作关系越来越多且方式呈现多样化的趋势。

第 4 章　知识产权学科渗透的可视化研究

从 20 世纪后半叶开始，随着社会的发展和人类的进步，人类社会跨入信息革命和知识经济时代，在这种社会化大背景下，学科发展也出现了新的趋势和特征（陈永明，2013），即学科间相互渗透、相互交融。这一趋势在当今社会中表现得尤为突出，探索多学科间的交融已成为当今科学研究的重要问题（史宁中，2012）。知识产权，从诞生之日起，就与人们的生活息息相关，自然也是多学科共同关注的对象。因此，从宏观层面上关注知识产权对不同学科的渗透，是一件非常有意义的工作。

为了探寻知识产权在不同学科间的渗透情况，本章采用了不同的检索式以做更多角度的参考。在 CNKI 数据库中以主题词和学科限定组合的方式进行检索，得到知识产权在不同学科的大致研究分布状况（图 4-1）。

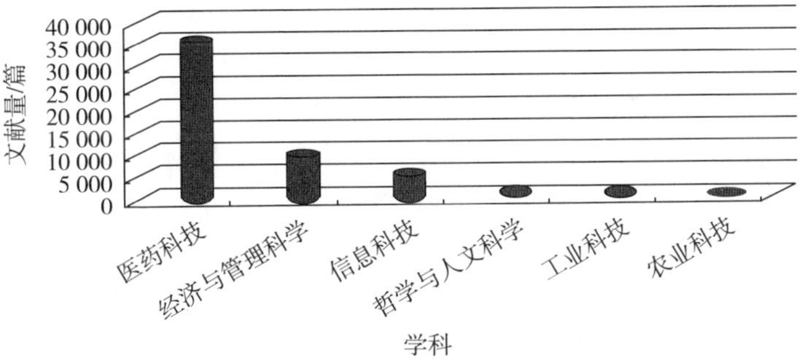

图 4-1　基于 CNKI 的知识产权学科研究量（前六位）

由图 4-1 可见，知识产权在医药科技、经济与管理科学、信息科技三大领域的研究最为广泛，其中信息科技领域的图书情报学科对知识产权的研究最多。同时根据统计数据发现，知识产权在心理学、核科学、力学、哲学宗教、数学及水利工程等领域的相关研究最少。因此，本章选取医学、经济学和图书情报学三大学科作为切入点，以期发现知识产权在这些学科中的研究概况。

4.1　医学中的知识产权

本书提取来自 CNKI 数据库的数据，采用主题词与学科限定相结合的方式进行检索，同时在学科领域中限定医药卫生科技。由于检索式过长，因此，在实际检索过程中，把“TI=”或“KY=”检索字段拆分成三组，每次保留“NOT TI=”检索字段，分别进行检索。对每次检索到的数据，进行人工筛选，然后导出汇总，这样得到的“TI=”数据共 2 168 条，“KY=”数据共 857 条，检索日期为 2015 年 5 月 22 日至 25 日。最后，经过自编程序去重后得到 2 155 条有效数据。

4.1.1　研究概况

CNKI 数据库中的数据来源时间从 1980 年开始，结束时间不做限定，尽量保证对最新数据的使用。运行 CiteSpaeeⅢ软件，设置相应的参数，得到国内知识产权在医学研究领域的机构分析图谱（图 4-2）。其中，圆形节点代表机构，节点和字体越大表明该机构发文数量越多，即相对影响力也就越大。

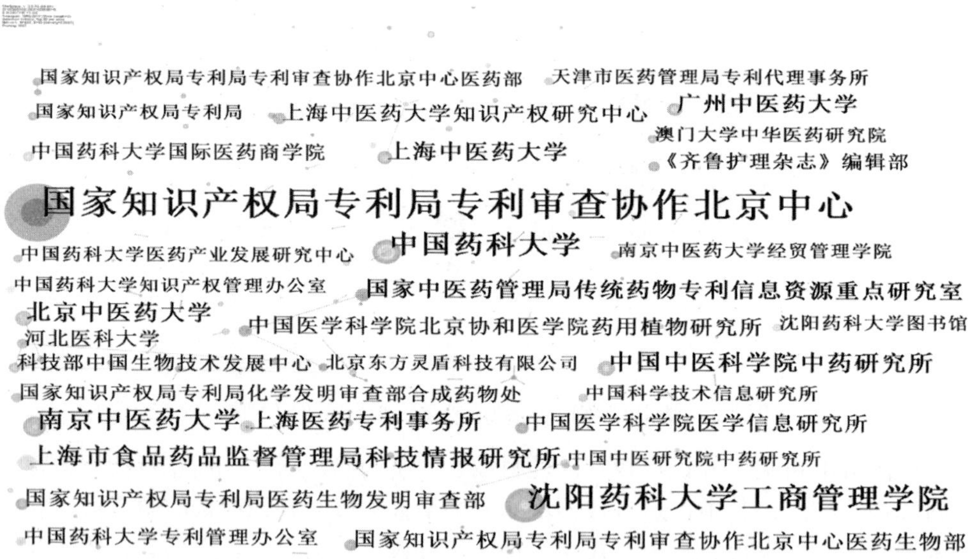

图 4-2　基于 CNKI 数据的机构图谱

从图 4-2 中可以看到，国家知识产权局专利局专利审查协作北京中心、沈阳药科大学工商管理学院、中国药科大学、南京中医药大学、上海市食品药品监督管理局科技情报研究所等机构所对应的年轮和字体比较大，表明它们为知识产权在医学领域的核心研究机构。把图 4-2 显示方式改为时区模式，得到机构时区共现图谱（图 4-3）。

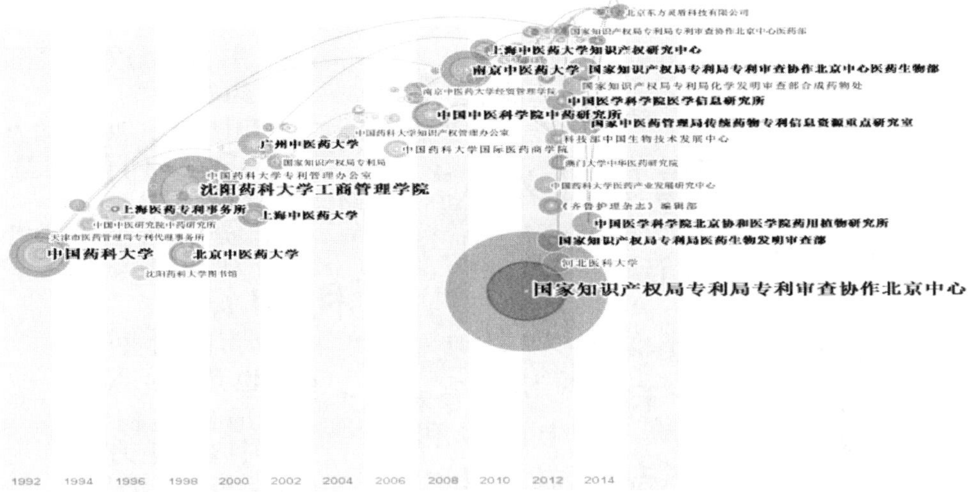

图 4-3　机构时区共现图谱

结合图 4-2 和图 4-3 可以看出，中国药科大学、上海医药专利事务所、北京中医药大学、沈阳药科大学工商管理学院、广州中医药大学、上海中医药大学等是我国医学领域知识产权研究成长时期的重要代表机构，这些机构取得了很多成绩。中国中医科学院中药研究所、南京中医药大学、上海中医药大学知识产权研究中心、国家知识产权局专利局专利审查协作北京中心等一大批研究机构推动了医学领域知识产权研究走向繁荣。

4.1.2　研究热点

核心关键词可以反映医学研究领域的研究热点，将文件导入 CiteSpaceⅢ软件，设置好参数后运行软件，得到关键词共现图谱（图 4-4）。节点的大小与节点关键词的研究热度成正比关系。

从图 4-4 可以看出，“专利”“知识产权”“专利申请”“发明专利”“专利权人”“专利文献”等关键词的年轮最大，说明这些关键词是医学领域研究的热点。为了详细揭示医学领域的研究热点，通过表 4-1 对关键词进行深度分析。

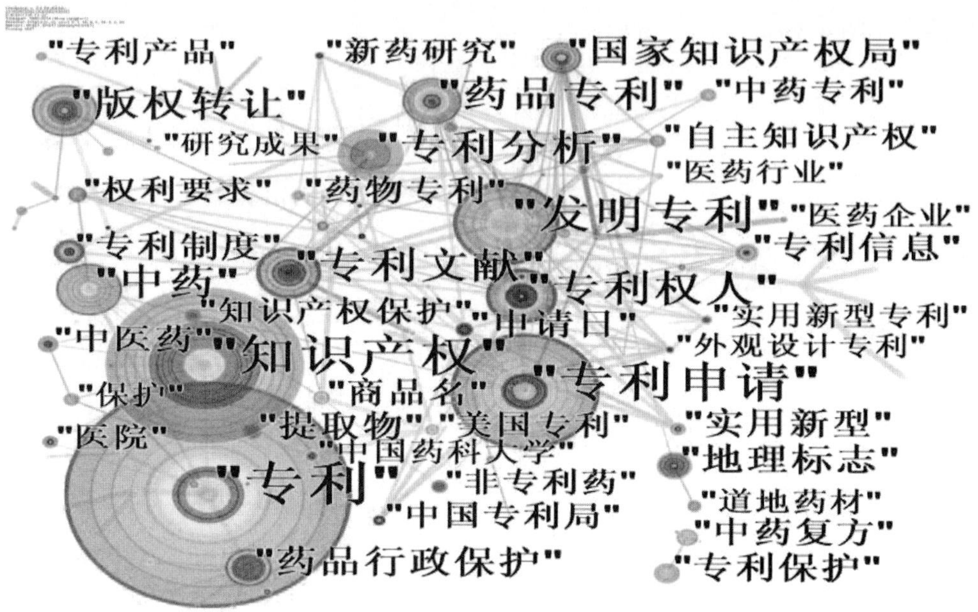

图 4-4　关键词共现图谱

表 4-1　关键词共现分布表（频次≥20）

序号	关键词	频次	中心度	首现年度	序号	关键词	频次	中心度	首现年度
1	专利	215	0.26	1993	16	申请日	27	0.03	1989
2	知识产权	155	0.08	1999	17	专利保护	27	0.00	2012
3	专利申请	116	0.23	1987	18	专利信息	27	0.03	1996
4	发明专利	89	0.24	1990	19	实用新型	27	0.02	1992
5	专利权人	59	0.28	1985	20	中药复方	26	0.00	2005
6	专利文献	58	0.29	1985	21	中医药	25	0.01	2005
7	药品专利	57	0.18	1989	22	商品名	25	0.05	1992
8	中药	54	0.12	2001	23	药物专利	24	0.02	2000
9	专利分析	52	0.10	2008	24	知识产权保护	23	0.01	2006
10	版权转让	51	0.14	2006	25	中国专利局	22	0.02	1994
11	国家知识产权局	36	0.12	2002	26	自主知识产权	22	0.10	2010
12	药品行政保护	35	0.11	2002	27	医院	21	0.00	2006
13	地理标志	34	0.02	2009	28	美国专利	20	0.03	1992
14	提取物	29	0.01	2004	29	非专利药	20	0.00	2002
15	专利制度	28	0.22	1994	30	新药研究	20	0.03	1992

表 4-1 为共现 20 次（包含 20 次）以上的 30 个关键词。结合图 4-4 和表 4-1

可以看出，医学领域有关知识产权研究主要集中在专利方面，大多涉及专利申请、专利权、专利文献、专利分析等内容。

把关键词共现图谱（图 4-4）的视图布局（layout）方式变换成时区视图（timezone），经过手工调整，得到关键词共现时区图谱，见图 4-5。

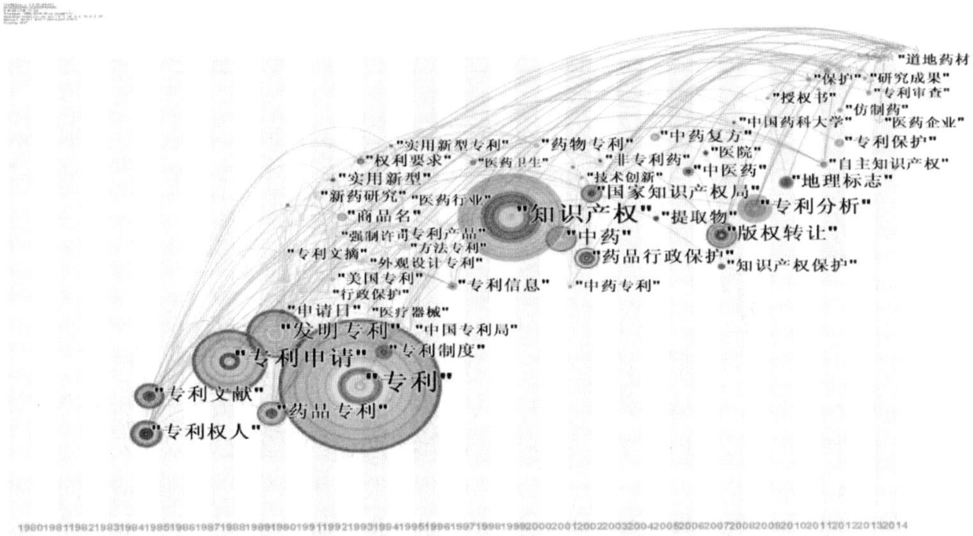

图 4-5　关键词共现时区图谱

从图 4-5 看出，1998 年之前的研究热点集中在专利等相关内容。1998 年之后的研究走向多元化，有关专利的研究继续走向多元化，专利分析成为重点；此外，知识产权的综合研究、中药的知识产权研究、地理标志、版权转让的研究都是新的研究热点。

图 4-4 和图 4-5 中最外层加粗圆环代表关键词突增，经 CiteSpaceⅢ软件的节点汇总（network summary table）共现功能，按首现年度进行排序，通过整理后得到每年的研究热点，见表 4-2。

表 4-2　突增词汇总表

序号	关键词	频次	突增值	首现年度	序号	关键词	频次	突增值	首现年度
1	专利文献	58	11.58	1985	6	实用新型专利	27	5.61	1988
2	专利权人	61	8.72	1985	7	药品专利	58	8.10	1989
3	专利制度	28	6.33	1985	8	新药研究	20	5.27	1992
4	专利文摘	15	3.89	1985	9	方法专利	14	3.72	1994
5	外观设计专利	16	6.01	1987	10	提取物	29	5.10	1998

续表

序号	关键词	频次	突增值	首现年度	序号	关键词	频次	突增值	首现年度
11	中药	56	4.51	1999	15	抗感染药	9	4.47	2002
12	非专利药	20	4.48	2000	16	专利分析	56	15.85	2006
13	活性成分	13	3.68	2000	17	仿制药	17	5.26	2012
14	药品行政保护	35	19.58	2002	18	传统药物	9	4.51	2014

表 4-2 中突增值排名前 5 位的是“药品行政保护”（2002 年）、“专利分析”（2006 年）、“专利文献”（1985 年）、“专利权人”（1985 年）和“药品专利”（1989 年）。

4.1.3 研究力量

统计本章采集的数据发现，周和平、孙立冰、肖诗鹰、杨旭杰、田侃、王一涛、宋晓亭等是医学领域的核心作者。其中，周和平是中国药科大学知识产权管理办公室研究员，是国内医学领域较早关注知识产权的专家之一，发表过《药学领域哪些发明可以获得专利？》、《外国医药企业在中国发明专利申请动向》和《“入世”与我国医药行业知识产权保护的现状及对策》等论文，图 4-6 反映了其年度发文情况。

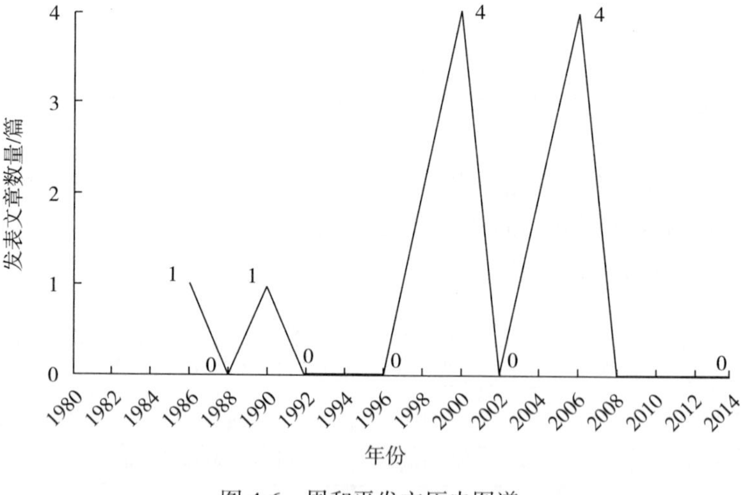

图 4-6 周和平发文历史图谱

孙立冰是中国药科大学科技处知识产权办公室主任，其主要研究方向为医学专利分析。图 4-7 反映了其年度发文情况。

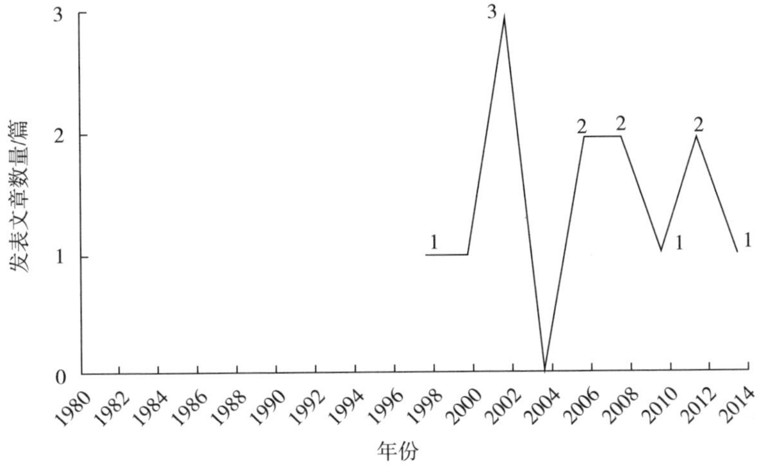

图 4-7　孙立冰发文历史图谱

根据发文情况，制作作者共现时区图谱（图 4-8）。

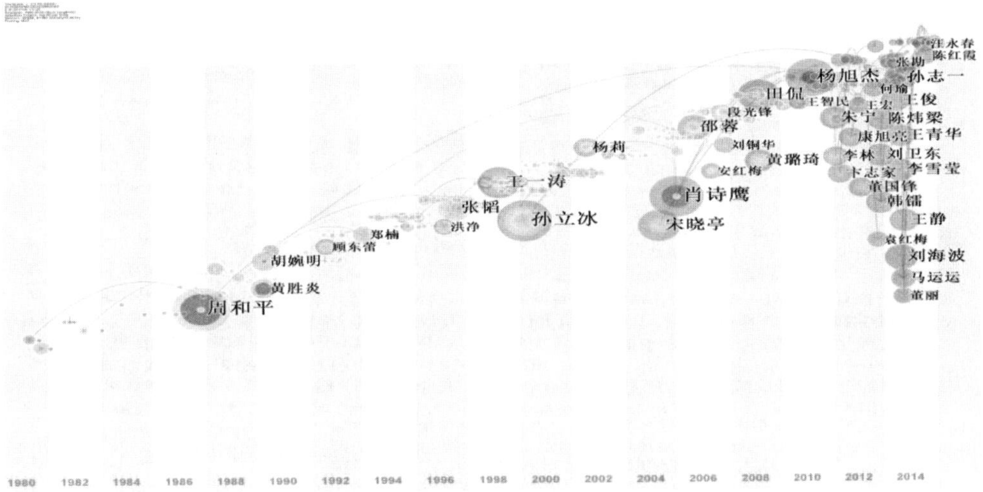

图 4-8　作者共现时区图谱

由图 4-8 可知，1980~1985 年，是医学研究领域的初始阶段，没有出现有明显影响力的作者；1986~2003 年，是医学研究领域的发展阶段，先后出现了周和平、黄胜炎、胡婉明、顾东蕾、张韬、王一涛、孙立冰、杨莉等核心学者；2004 年至今是医学研究领域的成熟阶段，先后出现了宋晓亭、肖诗鹰、田侃、黄璐琦、杨旭杰等核心作者，同时也涌现出了一大批同行学者。

4.2 经济学中的知识产权

本节的数据来源于 CSSCI 数据库。在 CSSCI 数据库中，限定学科范围为经济学，对所有检索结果进行汇总，经过自编程序去重后，共得到 2 666 条有效数据。以下有关经济学中的知识产权采用这 2 666 条数据进行分析。

由于 CSSCI 数据库尚未提供 2015 年的数据，该数据库中的数据默认从 1998 年开始，到 2014 年结束，本节所选数据来源时间为默认值。

4.2.1 研究概况

运行 CiteSpaceⅢ软件，设置相应的参数，得到国内知识产权在经济学领域研究的机构分布图谱（图 4-9）。其中，圆形节点代表机构，节点和字体越大表明该机构发文数量越多，即影响力也就相对越大。

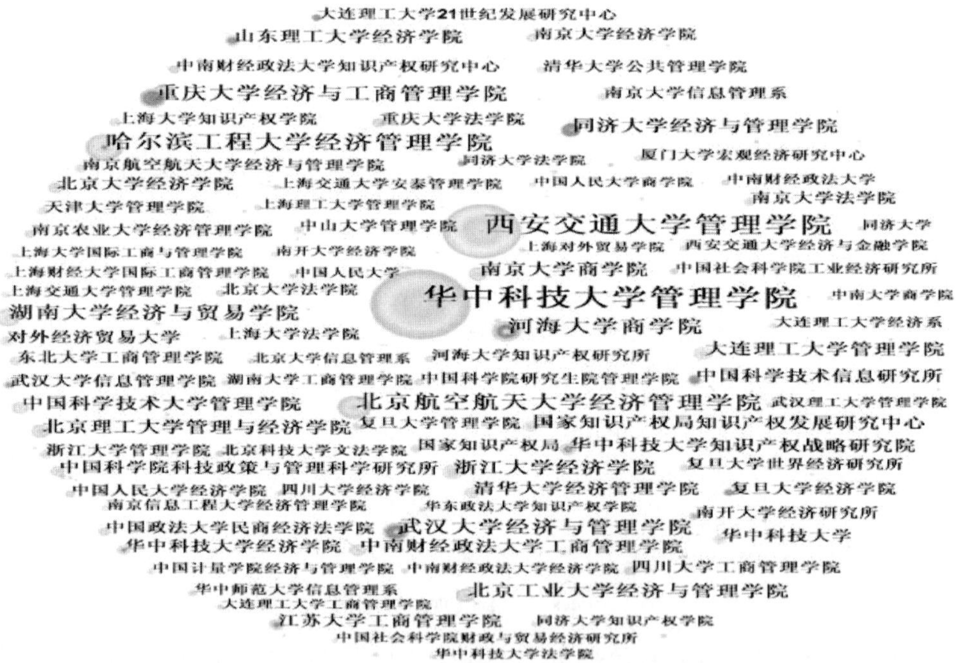

图 4-9 机构分布图谱

从图 4-9 中可以清楚地看到，华中科技大学管理学院在经济学领域的研究实力居首要地位，西安交通大学管理学院、哈尔滨工程大学经济管理学院等机构对经济学中的知识产权研究做出了重要贡献。图 4-9 中灰色节点代表机构突增节点，利用 CiteSpaceⅢ软件提供的突增词探测（burst detection）技术和算法，考察机构在该领域连续发文以使数量突然递增的情况，在一定程度上反映了该机构在经济学领域的科研影响力。

机构突增以该机构的发文量为基础，表示该机构在某时间段对经济学领域特别关注的程度。从图 4-10 可以看出，山东理工大学经济学院突增值最高，为 5.660 9，该机构在 2005~2007 年发表有关经济学领域的论文有 12 篇，其中 2005 年 2 篇、2006 年 5 篇、2007 年 5 篇；大连理工大学 21 世纪发展研究中心、武汉大学信息管理学院、中国科学技术信息研究所、重庆大学经济与工商管理学院、武汉大学经济与管理学院、河海大学商学院、复旦大学经济学院、江苏大学工商管理学院为经济学领域研究的新起之秀；目前，同济大学经济与管理学院、同济大学法学院还在持续关注知识产权的研究。

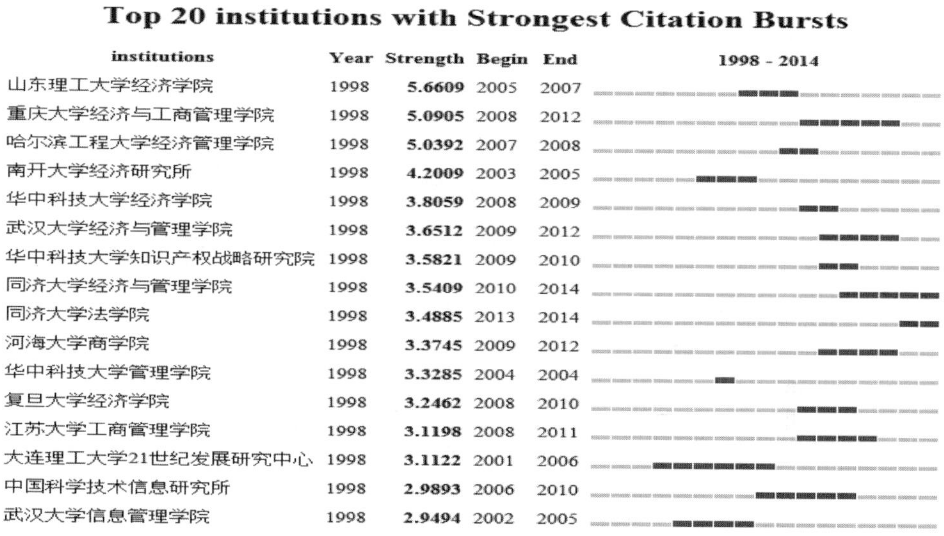

图 4-10　机构突增图谱（前 20 名）

以武汉大学经济与管理学院为例，借用 CiteSpace 提供的引用历史（citation history）工具，得到该机构的突增折线图（图 4-11）。从图 4-11 中可以看到，武汉大学经济与管理学院在经济学领域共发文 21 篇，发文周期从 2006 年到 2013 年，最高峰为 2011 年发表了 5 篇，分别是亢梅玲的《版权保护对美国出口影响的实证分析》、何国华的《中国金融结构与企业自主创新的关系研究》、刘景明的《基于专利分析的我国汽车电子控制系统关键技术自主创新路线研究》、胡方的《知识产权保护与国际贸易摩擦的理论与实证分析》和邹兵的《从知识产权保护制度的两面性看发展中国家的信息产业政策》。

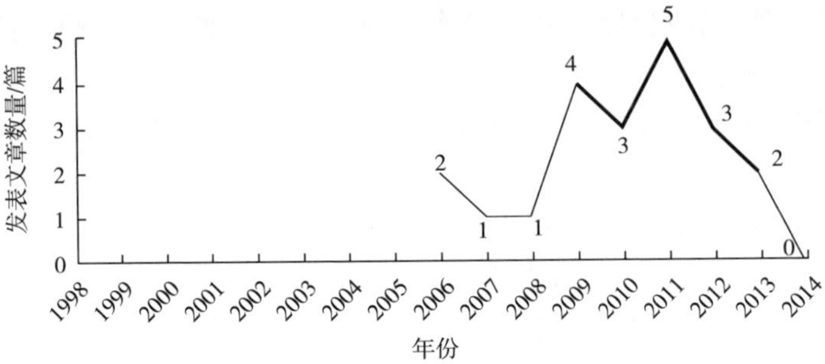

图 4-11 武汉大学经济与管理学院发文折线图

把图 4-9 的显示方式改为时区显示，得到发文机构的时区共现图谱（图 4-12）。

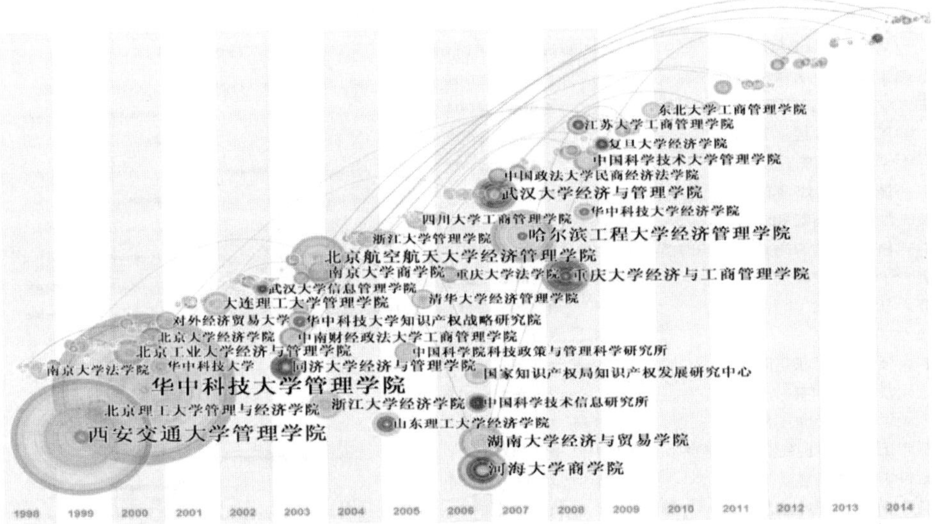

图 4-12 发文机构时区共现图谱

从图 4-12 可以看出，西安交通大学管理学院（1999 年）和华中科技大学管理学院（2000 年）等机构发文时间比较早，并且成为经济学领域的核心研究机构。北京理工大学管理与经济学院（1999 年）、北京工业大学经济与管理学院（2000 年）、大连理工大学管理学院（2001 年）、武汉大学信息管理学院（2002 年）、北京航空航天大学经济管理学院（2003 年）、浙江大学经济学院（2003 年）、南京大学商学院（2003 年）、同济大学经济与管理学院（2003 年）、浙江大学管理学院（2004 年）、山东理工大学经济学院（2005 年）、武汉大学经济与管理学院（2006 年）、湖南大学经济与贸易学院（2006 年）、哈尔滨工程大学经济管理学院（2007 年）、重庆大学经济与工商管理学院（2008 年）为逐年兴起的核心研究机构。通过图 4-12 还可以看出，高校经济管理学院是经济学领域研究的中坚力量。

4.2.2　研究热点

关键词是一篇文章的索引，论文的关键词反映了文章的主题、中心内容与核心思想，通过关键词的共引分析，能够了解到哪些关键词出现的次数最多，这些高频关键词也能够揭示出该研究领域的研究热点和研究方向。将文件导入 CiteSpaceⅢ软件，设置好参数后运行软件，得到关键词共现图谱（图 4-13）。节点的大小与节点关键词的研究热度成正比关系。

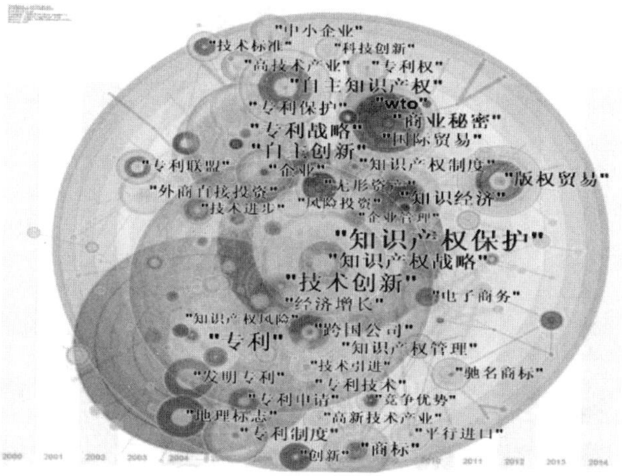

图 4-13　关键词共现图谱

从图 4-13 可以看出，“知识产权保护”“技术创新”“专利”“自主创新”“专利战略”“知识产权战略”“商业秘密”“自主知识产权”“知识经济”“版权贸易”等关键词所对应的年轮最大，为经济学领域的研究热点。图 4-14~图 4-30 图谱逐年展示了 1998~2014 年的研究热点，每年均去除了最大的共性关键词“知识产权”。

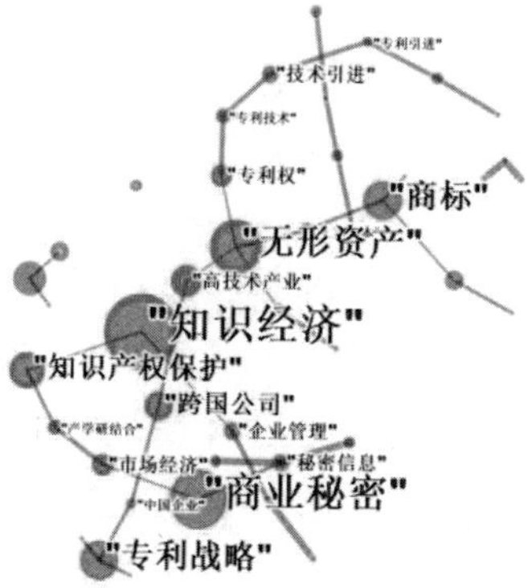

图 4-14　1998 年关键词共现图谱

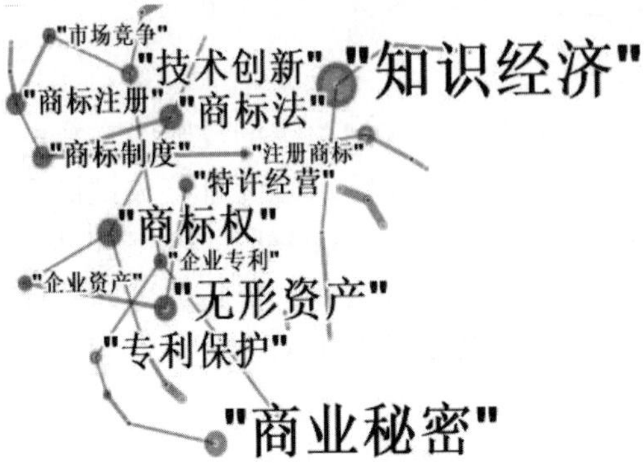

图 4-15　1999 年关键词共现图谱

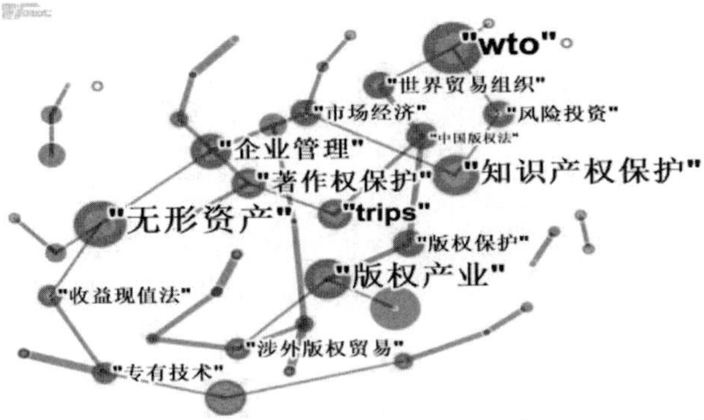

图 4-16　2000 年关键词共现图谱

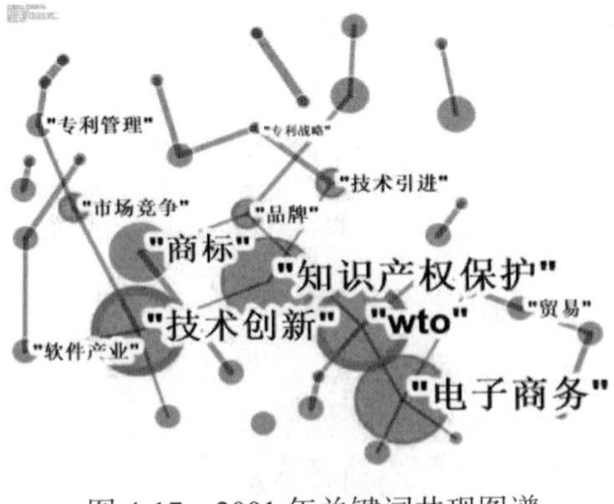

图 4-17　2001 年关键词共现图谱

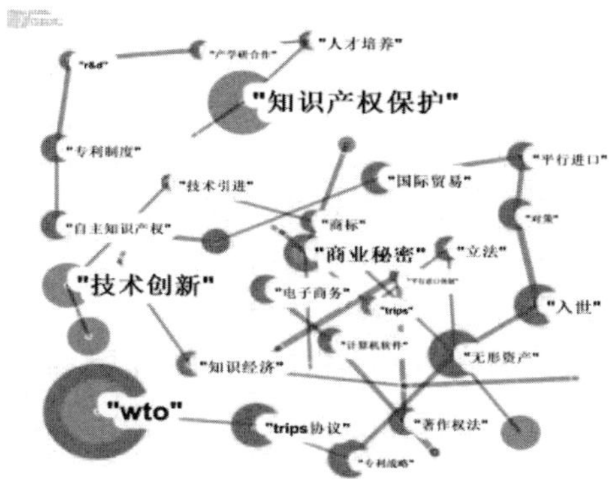

图 4-18　2002 年关键词共现图谱

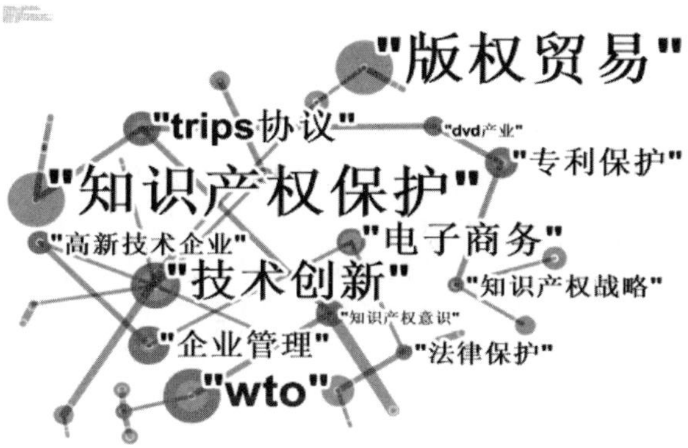

图 4-19　2003 年关键词共现图谱

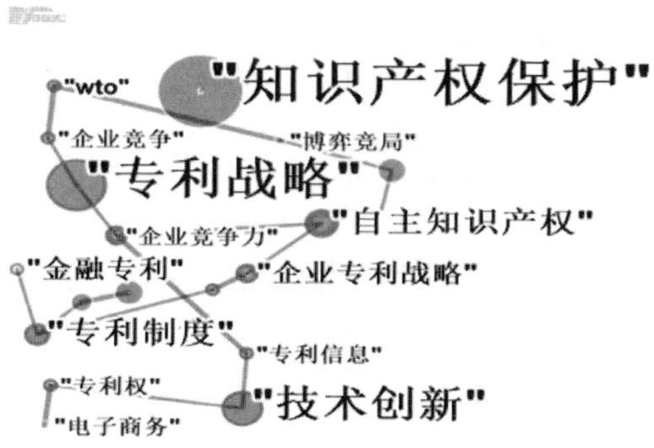

图 4-20　2004 年关键词共现图谱

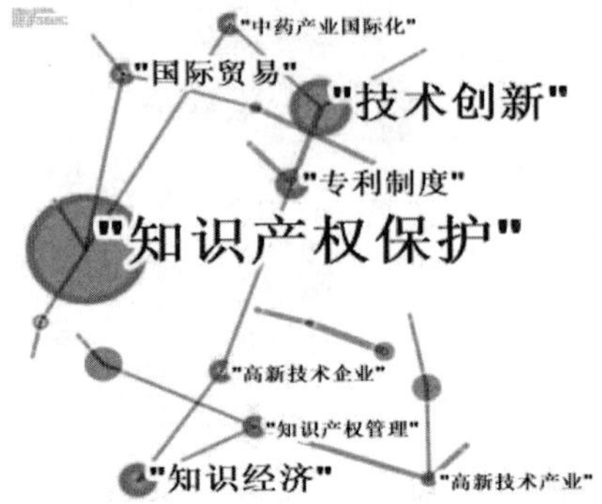

图 4-21　2005 年关键词共现图谱

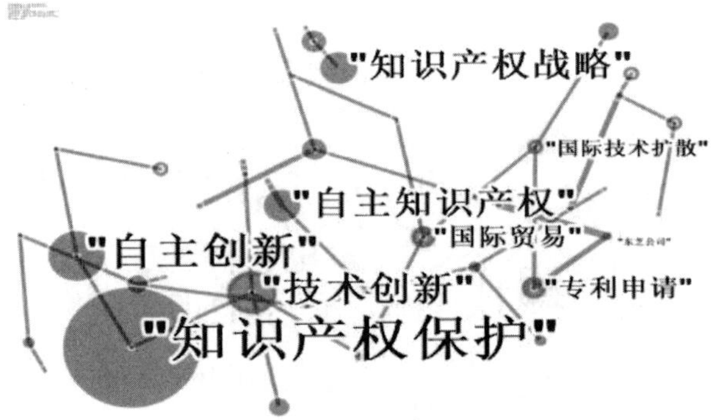

图 4-22　2006 年关键词共现图谱

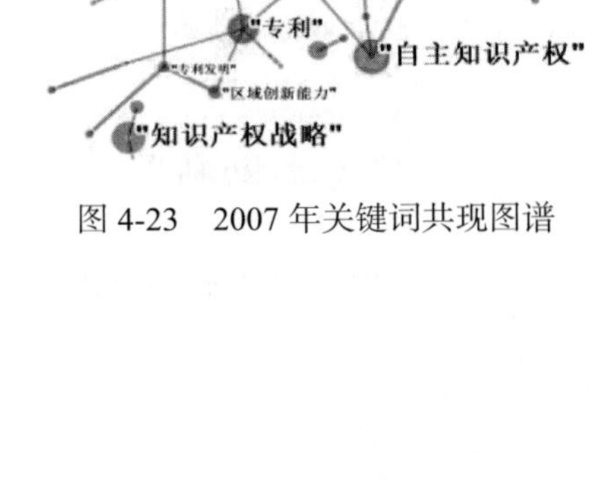

图 4-23　2007 年关键词共现图谱

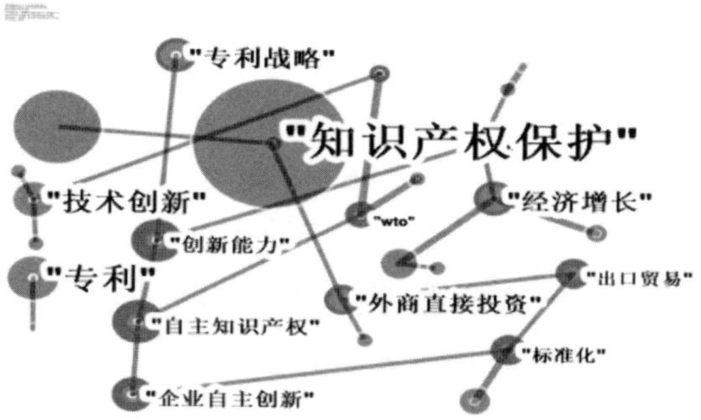

图 4-24　2008 年关键词共现图谱

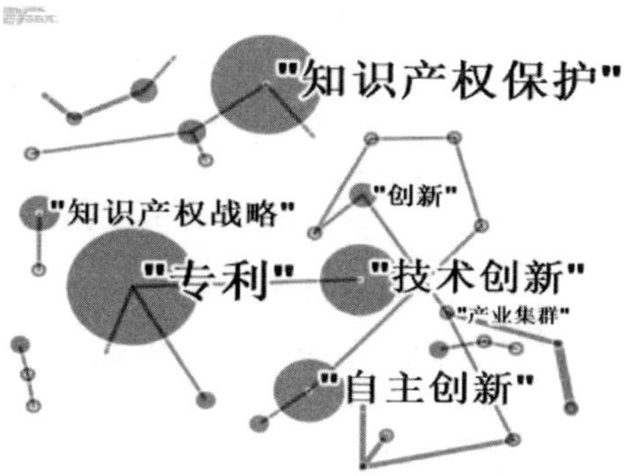

图 4-25　2009 年关键词共现图

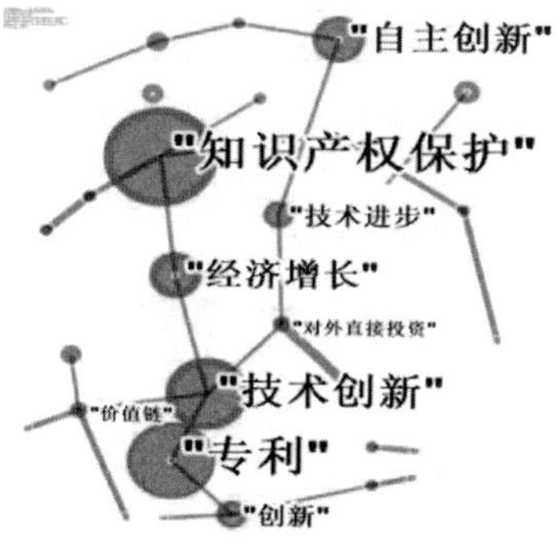

图 4-26　2010 年关键词共现图谱

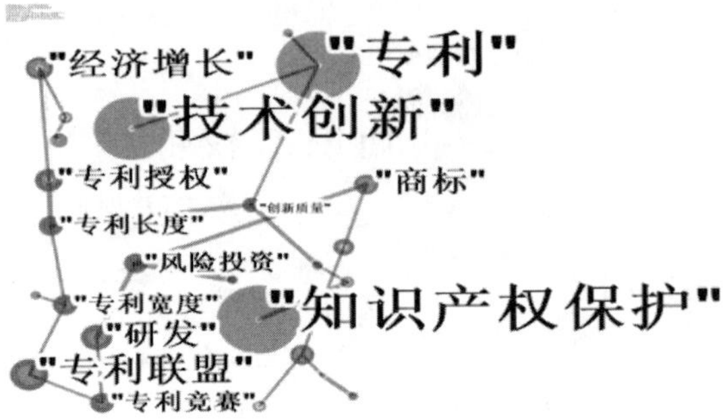

图 4-27　2011 年关键词共现图谱

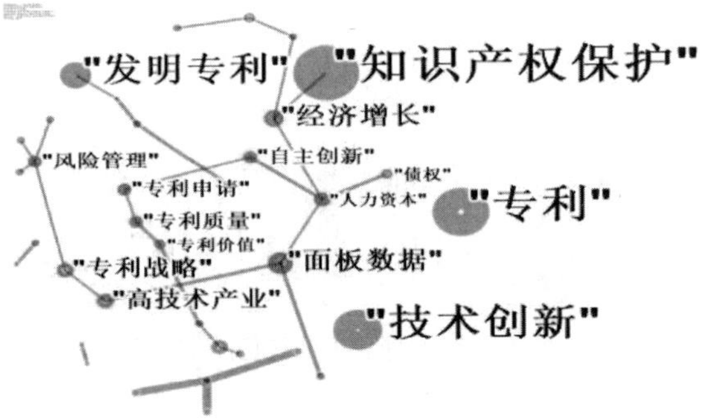

图 4-28　2012 年关键词共现图谱

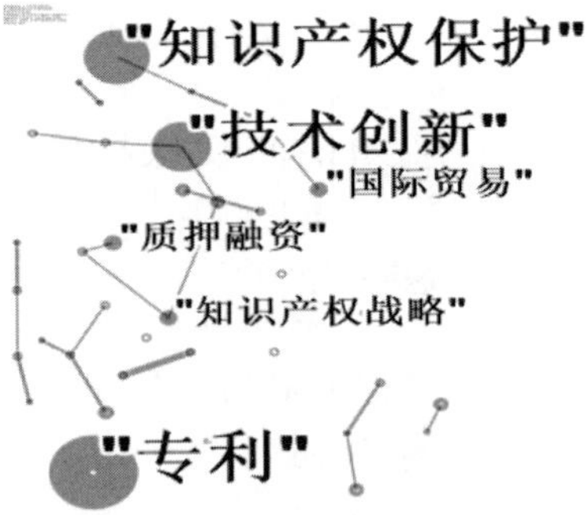

图 4-29　2013 年关键词共现图谱

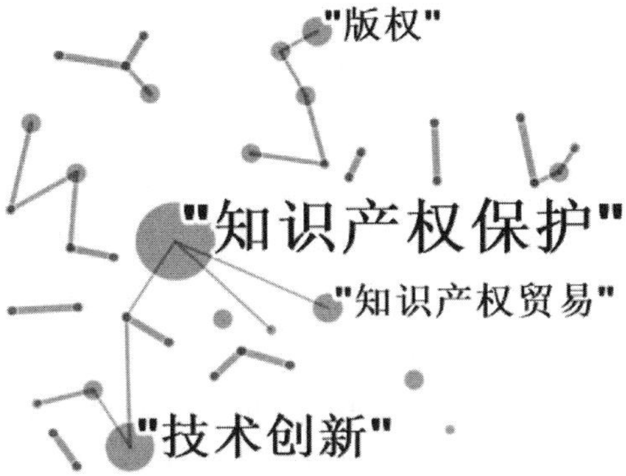

图 4-30　2014 年关键词共现图谱

1998 年的研究热点集中在“知识经济”、“商业秘密”、“无形资产”、“专利战略”、“知识产权保护”及“商标”等。1999 年的研究热点集中在“知识经济”、“商业秘密”、“无形资产”、“专利保护”及“商标权”等。2000 年的研究热点集中在“wto”、“无形资产”、“版权产业”和“知识产权保护”等。2001 年的研究热点集中在“电子商务”、“知识产权保护”、“wto”、“技术创新”和“商标”等。2002 年的研究热点集中在“wto”、“知识产权保护”、“技术创新”和“入世”等。2003 年的研究热点集中在“版权贸易”、“知识产权保护”、“技术创新”、“wto”、“专利保护”、“企业管理”和“协议 trips”等。2004 年的研究热点集中在“知识产权保护”、“专利战略”、“技术创新”、“专利制度”、“金融专利”和“自主知识产权”等。2005 年的研究热点集中在“知识产权保护”、“技术创新”、“知识经济”、“国际贸易”、“专利制度”、“高新技术企业”和“知识产权管理”等。2006 年的研究热点集中在“知识产权保护”、“自主创新”、“技术创新”、“知识产权战略”和“自主知识产权”等。2007 年的研究热点集中在“知识产权保护”、“自主创新”、“专利战略”、“技术创新”、“知识产权战略”和“自主知识产权”等。2008 年的研究热点集中在“知识产权保护”、“企业自主创新”、“专利”、“技术创新”、“自主知识产权”和“标准化”等。2009 年的研究热点集中在“专利”、“知识产权保护”、“技术创新”、“自主创新”、“知识产权战略”、“创新”和“产业集群”等。2010 年的研究热点集中在“知识产权保护”、“专利”、“技术创新”、“自主创新”、“经济增长”、“技术进步”和“创新”等。2011 年的研究热点集中在“专利”、“知识产权保护”、“技术创新”、“专利联盟”、“专利长度”、“经济增长”、“商标”、“研发”、“专利授权”和“专利竞赛”等。2012 年的研究热点集中在“知识产权保护”、“专利”、“技术创新”、“发明专利”、“面板数据”和“经济增长”等。2013 年的研究热点集中在“专利”、

“知识产权保护”、“技术创新”、“知识产权战略”、“国际贸易”和“质押融资”等。2014 年的研究热点集中在“知识产权保护”、“技术创新”、“版权”和“知识产权贸易”等。

通过以上年度热点的可视化分析，可以看到经济学领域有关知识产权的研究热点主要集中在知识产权保护（1998~2013 年）、技术创新（1999~2014 年）、专利（2001~2014 年）、自主创新（2006~2010 年）、专利战略（1998 年、2003~2012 年）、知识产权战略（2004~2011 年、2013 年）、商业秘密（1998~2004 年、2009 年、2011 年）、自主知识产权（2000 年、2002~2009 年）、知识经济（1998~2006 年、2008 年）、版权贸易（2002~2005 年、2007~2008 年、2014 年）等内容。

突增词分析是寻找学科前沿的有效手段之一，利用 CiteSpaceⅢ软件的突增词分析功能，整理后得到表 4-3。

表 4-3　前沿词频统计表

序号	关键词	突增值	年份	频次	序号	关键词	突增值	年份	频次
1	专利	20.83	1998	146	24	经济增长	3.31	2002	46
2	知识经济	17.01	1998	54	25	版权	3.25	2002	10
3	商业秘密	13.56	1998	62	26	入世	3.18	2002	5
4	无形资产	9.39	1998	30	27	发明专利	5.19	2003	30
5	名牌战略	7.12	1998	16	28	专利申请	4.00	2003	31
6	知识产权保护	6.20	1998	305	29	竞争优势	3.30	2003	20
7	企业管理	5.74	1998	20	30	地理标志	4.53	2005	31
8	商标	4.97	1998	42	31	技术进步	3.80	2005	22
9	专利战略	4.73	1998	71	32	核心竞争力	3.71	2005	13
10	商标权	4.61	1998	19	33	337 调查	3.06	2005	12
11	跨国公司	3.66	1998	40	34	自主创新	19.57	2006	84
12	知识产权	3.24	1998	654	35	专利联盟	4.75	2006	26
13	wto	16.66	1999	43	36	专利许可	3.41	2006	18
14	版权贸易	7.80	1999	50	37	技术标准	5.05	2007	23
15	电子商务	6.23	1999	27	38	面板数据	3.55	2007	14
16	商标法	3.86	1999	9	39	企业自主创新	3.13	2007	10
17	自主知识产权	7.18	2000	56	40	出口贸易	4.03	2008	10
18	企业专利战略	4.23	2000	18	41	专利数据	4.03	2008	10
19	trips	3.19	2000	13	42	专利地图	3.58	2008	13
20	竞争情报	2.97	2000	7	43	企业技术创新	3.13	2008	10
21	企业	5.16	2001	34	44	创新	4.63	2009	21
22	知识产权战略	5.25	2002	71	45	专利分析	3.47	2009	16
23	trips 协议	4.09	2002	14	46	影响因素	3.26	2009	13

续表

序号	关键词	突增值	年份	频次	序号	关键词	突增值	年份	频次
47	证券化	3.14	2009	8	51	战略	3.24	2011	10
48	专利授权	3.70	2010	9	52	研发	3.01	2011	8
49	专利质量	4.36	2011	11	53	战略性新兴产业	3.67	2012	8
50	融资	3.71	2011	8	54	质押融资	4.63	2013	11

通过表 4-3 结合图 4-13 进行分析，经济学领域有关知识产权研究突增值前 10 位的关键词有专利（1998 年）、自主创新（2006 年）、知识经济（1998 年）、wto（1999 年）、商业秘密（1998 年）、无形资产（1998 年）、版权贸易（1999 年）、自主知识产权（2000 年）、名牌战略（1998 年）和电子商务（1999 年）。

通过表 4-3 还可以看到，1998~2014 年逐年的学术热点（每年度只选取一个有代表性的词）结果如下：1998 年是专利；1999 年是 wto；2000 年是自主知识产权；2001 年是企业；2002 年是知识产权战略；2003 年是发明专利；2004 年是在 2003 年度基础上继续研究，因此，没有出现新的学术前沿；2005 年是地理标志；2006 年是自主创新；2007 年是企业自主创新；2008 年是专利数据；2009 年是创新；2010 年是专利授权；2011 年是专利质量；2012 年是战略性新兴产业；2013 年是质押融资；2014 年是在前面的基础上延伸，新的突出热点还不明显。

4.2.3　研究力量

1. 作者

按照作者在经济学领域的发文量进行统计，发文 10 篇以上（含 10 篇）的作者见表 4-4。

表 4-4　作者发文情况统计表

序号	姓名	数量/篇	首发年度	序号	姓名	数量/篇	首发年度
1	黄瑞华	29	2004	9	黄永春	11	2009
2	余翔	24	2000	10	黄鲁成	11	2012
3	刘凤朝	21	2001	11	冯晓青	10	2006
4	杨晨	20	2006	12	李平	10	2006
5	朱雪忠	18	2000	13	唐恒	10	2003
6	陈向东	17	2011	14	蔡虹	10	2010
7	陈伟	16	2007	15	余长林	10	2008
8	高山行	12	2002				

表 4-4 列出了发文量 10 篇以上（含 10 篇）的 15 名作者，其中黄瑞华、余翔、刘凤朝、杨晨、朱雪忠、陈向东、陈伟、高山行、黄永春、黄鲁成等作者，立足

经济学领域，为知识产权研究做出了重要贡献，是经济学领域研究的核心作者。黄瑞华是西安交通大学管理学院教授、博士生导师，其研究方向为信息管理与知识管理。余翔是华中科技大学教授、博士生导师，其是知识产权法方向学科带头人。刘凤朝为大连理工大学工商管理学院教授、博士生导师，其研究方向为科技评价与科技政策。杨晨为河海大学知识产权研究所教授、博士生导师，其主要从事技术创新与知识产权管理研究。朱雪忠为同济大学知识产权学院教授、博士生导师，其研究方向为知识产权。他们都针对经济学领域的知识产权有深厚的研究功底和丰硕的研究成果。

被引频次居领先地位的作者，很显然属于经济学领域的领军人物，对学术的影响力举足轻重。下文中数据来自 CSSCI 数据库，经过 CiteSpaceⅢ软件运算，得到作者共被引图谱（图 4-31）。

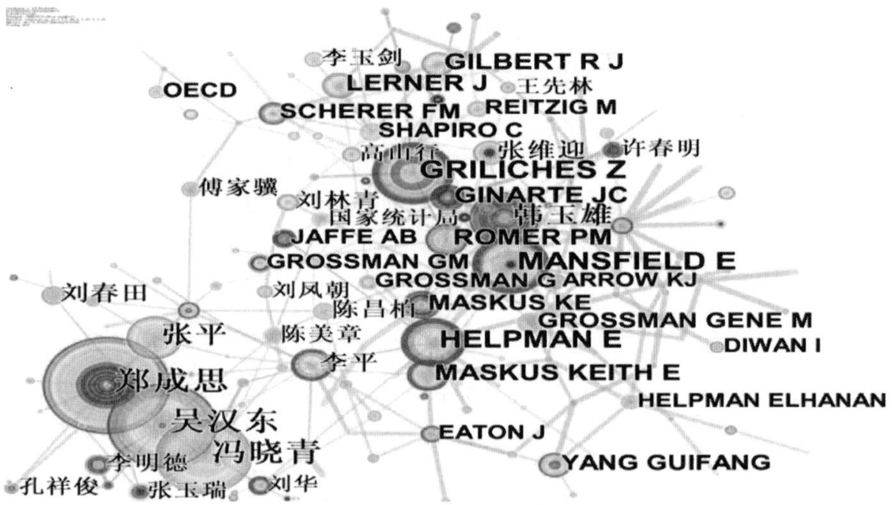

图 4-31　作者共被引图谱

从图 4-31 可以看出，郑成思、吴汉东、冯晓青、兹维·格瑞利克斯（Zvi Griliches）、张平、韩玉雄、埃德温·曼斯菲尔德（Edwin Mansfield）、埃尔赫南·赫尔普曼（Elhanan Helpman）、理查德·J. 吉尔伯特（Richard J. Gilbert）、基斯·E. 马库斯（Keith E.Maskus）、胡安·卡洛斯·吉纳特（Juan Carlos Ginarte）、乔希·勒纳（Josh Lerner）等是经济学研究领域被引频次靠前的作者，引用频次都在 30 次以上，为经济学领域的核心作者。同时也说明经济学领域研究比较关注国外文献，通过中外学术交流，提升了我国在经济学领域的研究实力。

2. 文献

文献之间的引用和被引用是由科学本身的发展规律与研究活动规律所决定的，

反映了知识的积累性、传承性和继承性；通过绘制和分析文献的共被引知识图谱，可以得到该类文献中的高频被引文献，也就是经济学研究领域的经典文献。将 Cited Reference 设定为网络节点，绘制出经济学研究领域的经典文献，如图 4-32 所示。

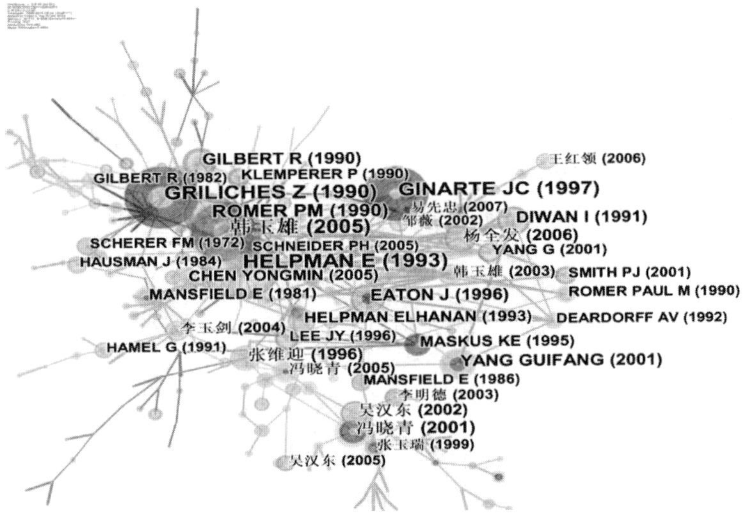

图 4-32 高频被引文献图谱

为了更清楚地表明高频被引文献的详细信息，表 4-5 列出了被引频次为 15 次（含 15 次）以上的文献。其中文献名称一栏为文献缩写，需要再次查找验证。

表 4-5 高被引文献统计表（被引频次≥15）

序号	文献名称	被引频次/次	首被引年
1	HELPMAN E，1993，ECONOMETRICA，V，P	38	1993
2	GRILICHES Z，1990，JOURNAL OF ECONOMIC LITERATURE，V，P	35	1990
3	韩玉雄，2005，科学学研究，V，P	34	2005
4	GINARTE J C，1997，RESEARCH POLICY，V，P	31	1997
5	ROMER P M，1990，JOURNAL OF POLITICAL ECONOMY，V，P	25	1990
6	冯晓青，2001，N，V，P	19	2001
7	GILBERT R，1990，RAND JOURNAL OF ECONOMICS，V，P	18	1990
8	YANG GUIFANG，2001，JOURNAL OF INTERNATIONAL ECONOMICS，V，P	18	2001
9	EATON J，1996，JOURNAL OF INTERNATIONAL ECONOMICS，V，P	17	1996
10	DIWAN I，1991，JOURNAL OF INTERNATIONAL ECONOMICS，V，P	17	1991
11	杨全发，2006，经济研究，V，P	16	2006
12	张维迎，1996，N，V，P	16	1996
13	傅家骥，1998，N，V，P	15	1998
14	吴汉东，2002，N，V，P	15	2002

结合表 4-5 和图 4-32 可以看出，埃尔赫南·赫尔普曼的文献被引 38 次，是经济学领域被引频次最高的文献，说明埃尔赫南·赫尔普曼对经济学领域研究的影响力最高；其次是兹维·格瑞利克斯的文献，被引 35 次；韩玉雄、胡安·卡洛斯·吉纳特、保罗·M. 罗默（Paul M.Romer）、冯晓青等作者的文献，被引率均靠前，这些文献是经济学领域里的经典文献。以下为部分重要经典文献的具体被引情况。

经典文献一为《创新、模仿与知识产权》。埃尔赫南·赫尔普曼对应的文献是发表在《计量》（*Econometrica*）期刊上的《创新、模仿与知识产权》（*innovation, imitation, and intellectual property rights*）（Heolman，1993）。通过 Google Scholar 查询发现，该文总被引频次是 1 270 次。其中在国内经济学领域被余长林、庄子银、李平、唐保庆、张亚斌等学者引用 35 次，年度被引用情况如图 4-33 所示。

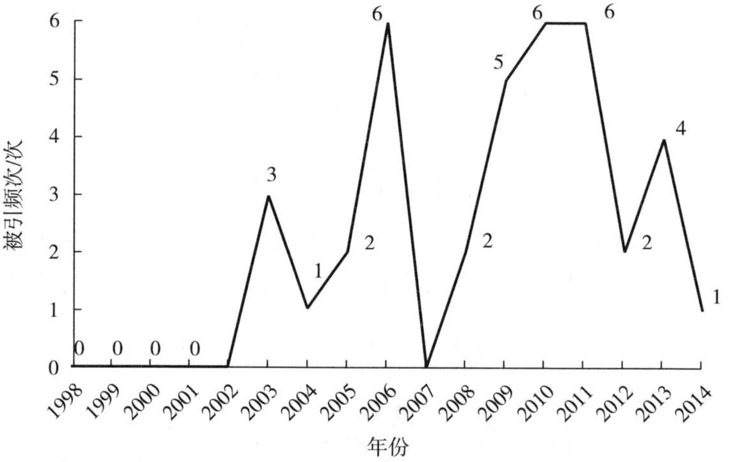

图 4-33　赫尔普曼的《创新、模仿与知识产权》被引频次折线图

经典文献二为《经济指标：专利统计调查》。兹维·格瑞利克斯对应的文献是发表在《经济文献杂志》（*Journal of Economic Literature*）期刊上的《经济指标：专利统计调查》（*Patent statistics as economic indicators：a survey*）一文（Griliches，1990）。通过 Google Scholar 查询发现，该文总被引频次是 5 409 次。其中在国内经济学领域被李习保、叶静怡、王文普、贾娜、赵炎、冯仁涛等学者引用 35 次，年度被引用情况如图 4-34 所示。

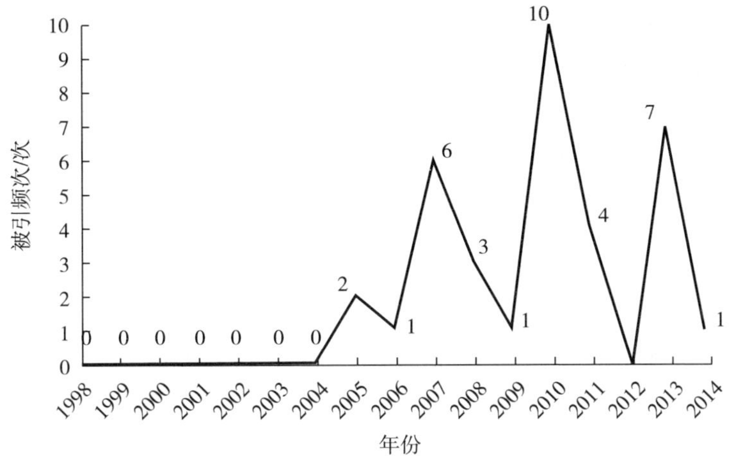

图 4-34　格瑞利克斯的《经济指标：专利统计调查》被引频次折线图

经典文献三为《关于中国知识产权保护水平的定量分析》。韩玉雄对应的文献是发表在《科学学研究》期刊上的《关于中国知识产权保护水平的定量分析》一文（韩玉雄和李怀祖，2005）。通过 Google Scholar 查询发现该文总被引频次是 150 次。其中在国内经济学领域被余长林、吴凯、张源媛、朱树林、李蕊等学者引用 34 次，年度被引用情况如图 4-35 所示。

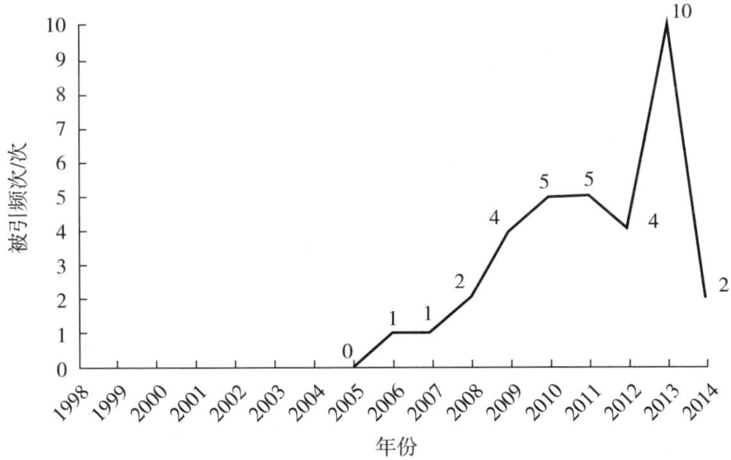

图 4-35　韩玉雄的《关于中国知识产权保护水平的定量分析》被引频次折线图

经典文献四为《专利权的决定因素：一项跨国研究》。胡安·卡洛斯·吉纳特对应的文献是发表在《政策研究》（*Research Policy*）期刊上的《专利权的决定因素：一项跨国研究》（*Determinants of patent rights：a cross-national study*）一文（Ginarte and Park，1997）。该文由世界银行欧洲研究中心（Central Europe

Department，World Bank）的 Juan C. Ginarte 和美国大学经济系（Department of Economics，The American University）的 Walter G.Park 共同撰写。通过 Google Scholar 查询发现该文总被引频次是 1 167 次。其中在国内经济学领域被余长林、李平、吴凯、张源媛、朱树林等学者引用 31 次，年度被引用情况如图 4-36 所示。

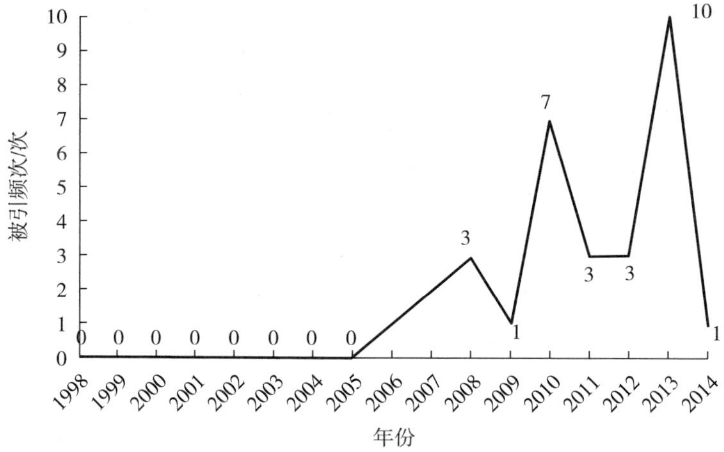

图 4-36 吉纳特的《专利权的决定因素：一项跨国研究》被引频次折线图

经典文献五为《内生技术变化》。保罗 · M. 罗默对应的文献是发表在《政治经济学杂志》（*Journal of Political Economy*）上的《内生技术变化》（*Endogenous technological change*）一文（Ginarte and Park，1997）。通过百度学术查询发现该文被引频次 729 次。其中在国内经济学领域被李习保、李平、李启平、苗妙、马军杰、陈锦其、张源媛等学者引用 25 次，年度被引用情况如图 4-37 所示。

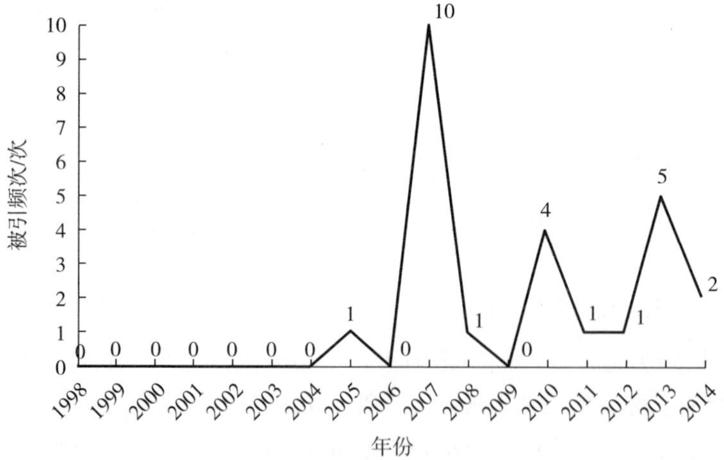

图 4-37 罗默的《内生技术变化》被引频次折线图

3. 期刊

通过绘制和分析文献的共被引知识图谱，可以得到该类文献中的高频被引刊物，也就是该研究领域的经典期刊。将 Cited Journal 设定为网络节点，绘制出经济学研究领域的期刊共被引图谱，如图 4-38 所示。

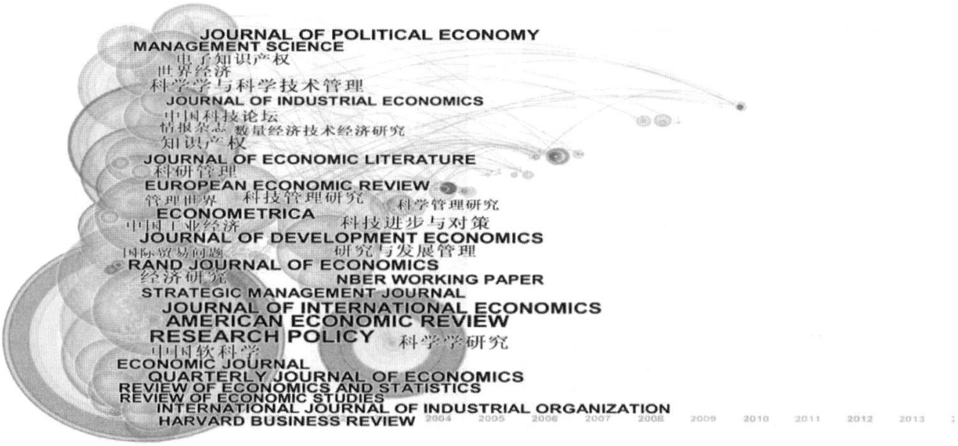

图 4-38　期刊共被引图谱

从图 4-38 可以看出，《政策研究》(*Research Policy*)、《美国经济评论》(*American Economic Review*)、《知识产权》、《中国软科学》、《经济研究》、《科学学研究》、《科学学与科学技术管理》和《科研管理》等刊物为经济学研究领域的核心期刊。其中年轮以灰色显示的期刊，表示被引用突增，反映了该刊物突然得到了学者的关注，以致被引突增。这些期刊有《科学学研究》、《中国专利报》、《科技日报》、《技术创新》(*Technovation*)、《经济》(*Economica*)、《光明日报》、《情报理论与实践》、《中国知识产权报》、《世界经济与政治论坛》、《国际商务研究：上海对外贸易学院学报》、《新技术与创新经济学》(*Economics of Innovation and New Technology*)、《发展研究杂志》(*Journal of Development Studies*)、《科学计量学》(*Scientometrics*)、《科学管理研究》、《科学与经济》、《国际市场评论》(*International Marketing Review*)、《科罗拉多大学波尔得分校工作论文》(*University of Colorado at Boulder, Working Paper*)、《政策研究》(*Research Policy*)、《情报学报》及《中国信息导报》等。

表 4-6 列出了被引频次 30 次以上（含 30 次）的刊物。通过表 4-6 发现，《政策研究》(*Research Policy*)、《美国经济评论》(*American Economic Review*)、《国际经济学杂志》(*Journal of International Economics*)、《经济》(*Economica*)、《发展经济学杂志》(*Journal of Development Economics*)和《经济学季刊》(*Quarterly*

Journal of Economics）等外文期刊在国内经济学领域被引用100次以上，属于经济学研究领域的外文核心期刊；《知识产权》、《中国软科学》、《经济研究》、《科学学研究》、《科学学与科学技术管理》、《科研管理》、《科技进步与对策》、《研究与发展管理》及《科技管理研究》等中文期刊在国内经济学领域被引用100次以上，属于经济学研究领域的中文核心期刊；另外，由国家知识产权局主管、中国知识产权报社主办的《中国知识产权报》由于其资料来源准确度高，因此被引频次也比较高。

表 4-6 期刊共被引表（被引频次≥30）

序号	期刊	被引频次/次	首被引年	序号	期刊	被引频次/次	首被引年
1	*Research Policy*	270	1986	26	*Nber Working Paper*	67	2002
2	*American Economic Review*	198	1982	27	*Strategic Management Journal*	66	1998
3	知识产权	169	1996	28	*Management Science*	66	1998
4	中国软科学	161	1997	29	*International Journal of Industrial Organization*	66	1996
5	经济研究	154	1998	30	*Harvard Business Review*	62	1994
6	科学学研究	151	2003	31	*Review of Economics and Statistics*	57	1954
7	科学学与科学技术管理	130	1998	32	*Review of Economic Studies*	54	1978
8	科研管理	130	1998	33	国际贸易问题	50	1995
9	*Journal of International Economics*	128	1996	34	数量经济技术经济研究	50	1999
10	科技进步与对策	118	2002	35	科学管理研究	49	2003
11	*Econometrica*	114	1982	36	情报杂志	48	1994
12	研究与发展管理	111	2002	37	*Journal of Industrial Economics*	48	1996
13	*Journal of Development Economics*	109	1998	38	世界经济研究	44	1997
14	*Quarterly Journal of Economics*	103	1998	39	中国知识产权报	44	1999
15	科技管理研究	102	2000	40	科技与法律	37	1995
16	*Rand Journal of Economics*	96	1998	41	*World Patent Information*	36	2003
17	*Journal of Political Economy*	91	1990	42	*Technovation*	36	1999
18	电子知识产权	87	1997	43	中国社会科学	35	2002
19	*European Economic Review*	85	1983	44	*Organization Science*	35	1992
20	中国工业经济	81	1997	45	商业研究	33	2004
21	中国科技论坛	78	1997	46	管理工程学报	31	2001
22	*Economic Journal*	77	1978	47	*Journal of Eonomic Perspectives*	31	2001
23	世界经济	74	1997	48	*Economica*	30	1992
24	管理世界	68	1996	49	*Canadian Journal of Economics*	30	1998
25	*Journal of Economic Literature*	68	1990	—	—	—	—

4.3　图书情报学中的知识产权

为保证数据的全面性和准确性，本节的数据来源于 CNKI 和 CSSCI 两个数据库。在 CNKI 数据库中，采用检索式与学科限定相结合的方式进行检索，检索式与医学部分相同，同样由于检索式过长，因此，在实际检索过程中，把“TI=”或“KY=”检索字段拆分成三组，每次保留“NOT TI=”检索字段，分别进行检索。对每次检索到的数据，进行人工筛查，然后导出汇总，这样得到“TI=”数据共 3 432 条，“KY=”数据共 2 272 条，检索日期为 2015 年 5 月 26 日。最后，经过自编程序去重后得到 3 826 条有效数据。在 CSSCI 数据库中，选择知识产权研究领域前 100 位高产作者，分别输入来源作者的姓名，同时限定学科类别为图书馆、情报与文献学，对每次检索到的数据，进行人工筛查，然后导出汇总。CNKI 数据库中的数据来源的时间从 1980 年开始，结束时间不做限定，尽量保证对最新数据的使用。由于 CSSCI 数据库尚未提供 2015 年的数据，该数据库中的数据默认从 1998 年开始，到 2014 年结束，本节所选数据来源时间为默认值。

4.3.1　研究概况

运行 CiteSpaeeⅢ软件，设置相应参数，得到国内知识产权在图书情报学领域研究的机构分析图谱（图 4-39）。其中，圆形节点代表机构，节点和字体越大表明该机构发文数量越多，即相对影响力也就越大。

从图 4-39 中可以清楚地看到，武汉大学信息管理学院在知识产权领域的研究实力居首要地位，平原大学图书馆、黑龙江大学信息管理学院、新乡学院图书馆、中国科学技术信息研究所、南京大学信息管理系等机构，为知识产权研究做出了重要贡献，表 4-7 列出了共现频次大于等于 15 的所有机构。

图 4-39 中加粗线段代表机构突增节点，利用 CiteSpaceⅢ软件提供的突发词探测技术和算法，考察机构在图书情报学领域连续发文以使数量突然递增的情况，在一定程度上也反映了该机构在图书情报学领域的科研影响力，如图 4-40 所示。

从图 4-40 可以看出，福建师范大学图书馆学系关注知识产权比较早，该机构在 1993~1999 年发表关于图书情报学领域的论文数量有明显突增的是国家知识产权局专利检索咨询中心、中国科学技术信息研究所、新乡学院图书馆、福州大学信息管理研究所、国家图书馆、国家知识产权局专利局专利审查协作北京中心及江苏大学科技信息研究所对知识产权都有持续性关注。

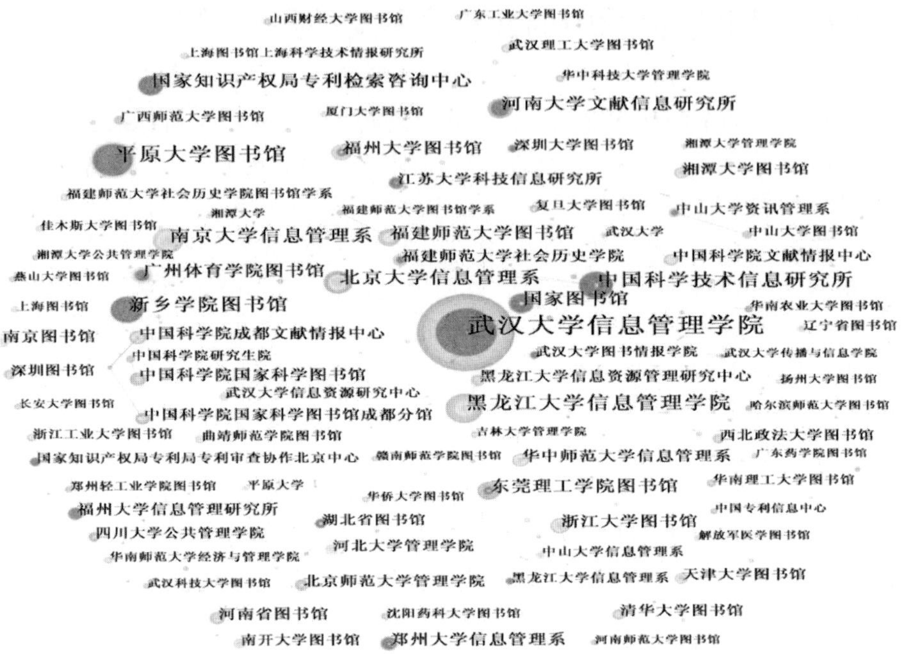

图 4-39 基于 CNKI 数据的机构分布图谱

表 4-7 机构共现频次分布表（频次≥15）

序号	机构	频次	首现年度	序号	机构	频次	首现年度
1	武汉大学信息管理学院	82	2001	9	国家图书馆	21	2007
2	平原大学图书馆	39	1999	10	河南大学文献信息研究所	21	2008
3	黑龙江大学信息管理学院	31	2002	11	东莞理工学院图书馆	19	2008
4	新乡学院图书馆	28	2009	12	广州体育学院图书馆	18	1997
5	中国科学技术信息研究所	28	2004	13	福建师范大学图书馆	18	1995
6	南京大学信息管理系	26	1996	14	福州大学图书馆	17	2002
7	北京大学信息管理系	24	1993	15	浙江大学图书馆	16	1992
8	国家知识产权局专利检索咨询中心	21	2014	16	郑州大学信息管理系	15	2009

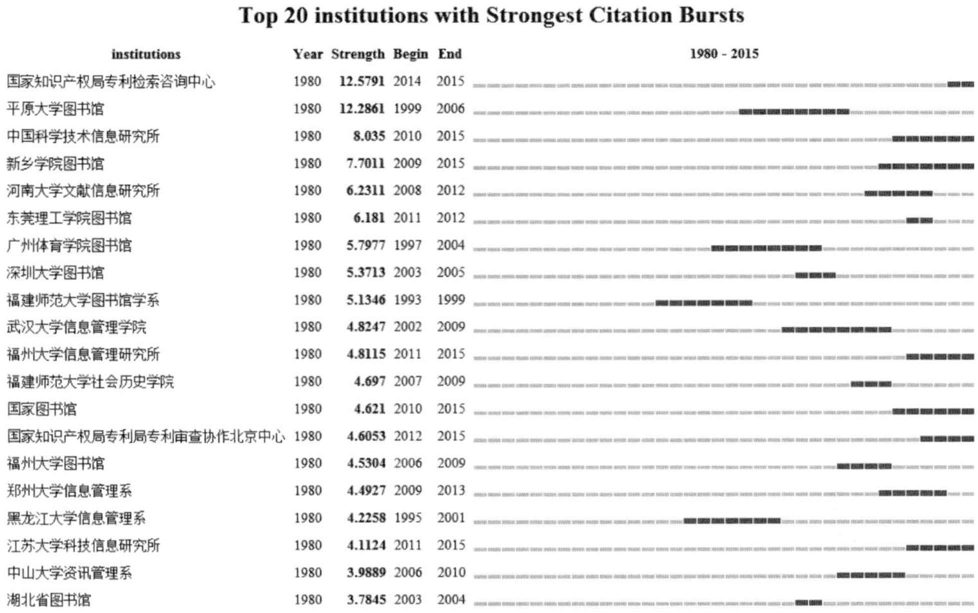

图 4-40　基于 CNKI 数据的机构突增图谱（前 20 名）

以武汉大学信息管理学院为例，借用 CiteSpaceⅢ提供的引用历史工具，得到该机构的突增折线图（图 4-41）。从图 4-41 中可以看到，武汉大学信息管理学院于 2001 年在图书情报学方面发表与知识产权有关的论文 2 篇，2002 年发文突增到 9 篇，最高峰为 2004 年，当年发文 11 篇。

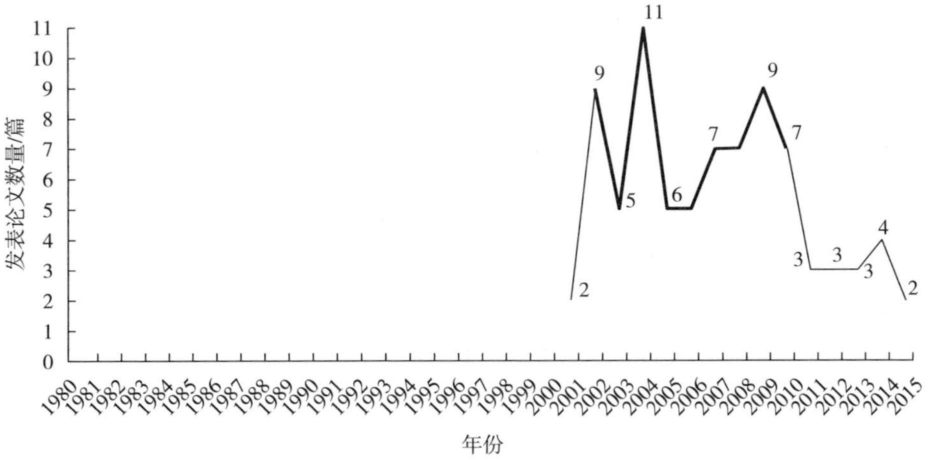

图 4-41　武汉大学信息管理学院发文折线图

把图 4-39 显示方式改为时区显示，得到机构时区共现图（图 4-42）。

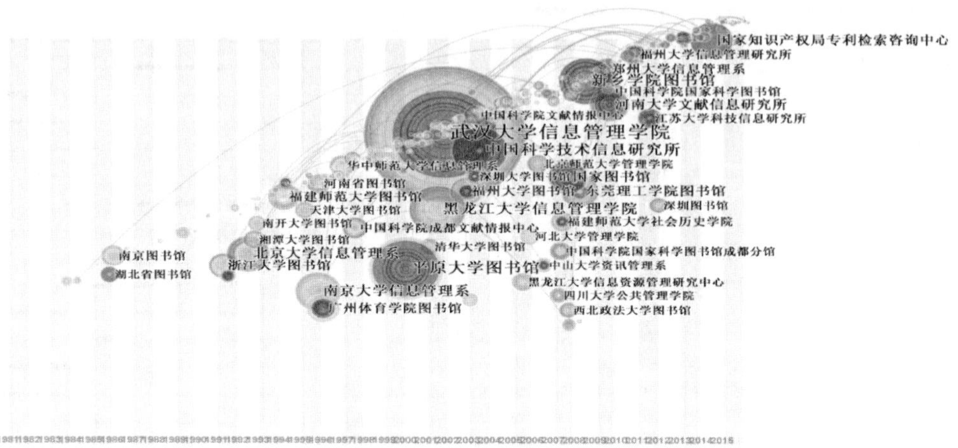

图 4-42　发文机构时区图谱

结合图 4-42 和表 4-7 可以看出，湖北省图书馆（1985 年）和南京图书馆（1986 年）等机构发文时间比较早，说明该机构较早地关注了知识产权问题。浙江大学图书馆（1992 年）等机构，开启了图书情报学领域研究的新时代，武汉大学信息管理学院在图书情报学领域研究中，发挥了中流砥柱的作用。通过图 4-42 还可以看出，信息管理教学科研机构、高校图书馆是图书情报学研究领域的中坚力量。

4.3.2　研究热点

关键词是一篇文章的索引，论文的关键词反映了文章的主题、中心内容与核心思想，通过关键词的共现分析，能够了解到哪些关键词出现的次数最多，这些高频关键词也能够揭示出图书情报学研究领域的研究热点和研究方向。

将文件导入 CiteSpaceⅢ软件，设置好参数后运行软件，得到关键词共现图谱（图 4-43）。节点的大小与节点关键词的研究热度成正比关系。

从图 4-43 可以看出，“数字图书馆”、“知识产权”、“图书馆”、“著作权”、“版权”、“专利文献”、“合理使用”、“版权保护”、“专利”和“知识产权保护”等关键词的年轮最大，说明是图书情报学领域研究的热点。

为了详细揭示图书情报学领域每一年的研究热点，使用 CiteSpaceⅢ软件提供的分时连线（link walkthrough）对图 4-43 进行分年度显示，见图 4-44。

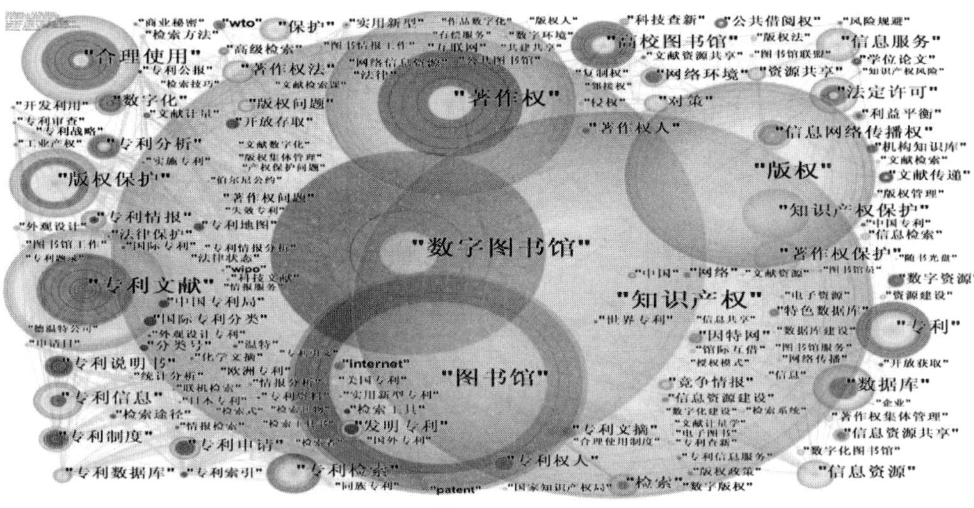

图 4-43　关键词共现图谱

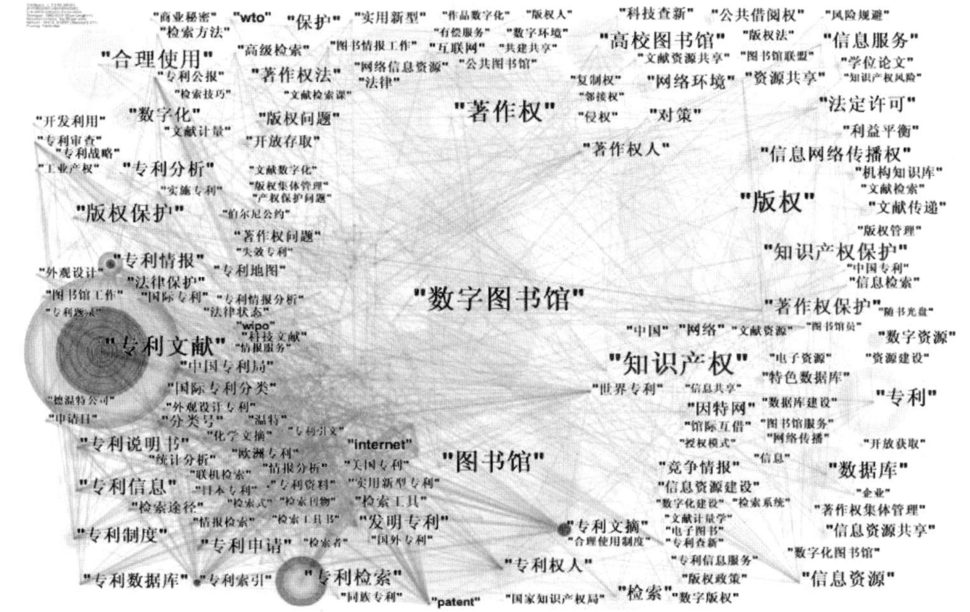

图 4-44　1980 年关键词共现图谱

从图 4-44 看出，1980 年的热门关键词有“专利文献”、“专利检索”、“专利文摘”、“专利索引”和“专利情报”。出现这些热门关键词的原因有以下几点：当时正处于我国改革开放初期，自主创新水平不高，获取国外进入公共领域的专利为我国建设服务，成了当时关注的重点；人们关注专利的另一个原因是 1980 年 1

月 14 日，国务院批准成立中华人民共和国专利局（以下简称中国专利局），1998 年国务院机构改革，中国专利局更名为国家知识产权局，成为国务院的直属机构；1980 年 3 月 4 日，我国向世界知识产权组织（World Intellectual Property Organization，WIPO）递交加入书，同年 6 月 4 日对我国生效。由此可见，在未来几年甚至相当长的一段时期内，与专利相关的关键词会成为研究热点。

为了便于比较，方便追寻热点关键词年度显示的路径，表 4-8 逐年列出了 1980~2015 年的热点关键词，其也是图书情报学领域逐年研究热点的表现。

表 4-8 历年新增关键词共现表

年份	新增热点关键词
1980	专利文献、专利检索、专利文摘、专利索引、专利情报
1981	分类号、德温特
1982	专利制度、专利说明书、发明专利、国际专利分类、检索工具、中国专利局、专利公报
1983	专利申请、世界专利
1984	专利权人、专利数据库、专利审查、WIPO、科技文献
1985	外观设计、实用新型
1986	专利信息、专利查新、patent
1987	图书情报部门、专利咨询
1988	uspto、科技情报
1989	文献检索与利用、授权情况
1990	延迟审查制、巴黎公约
1991	专利情报分析、企业、情报服务、专利引文、检索式
1992	法律保护、实用新型专利、伯尔尼公约
1993	版权保护、著作权保护、著作权人
1994	专利分析、法律状态、专利战略
1995	信息资源、产权保护问题
1996	信息服务、版权问题、竞争情报、著作权问题
1997	开发利用、检索方法、文献资源共享
1998	因特网、高级检索、信息产权
1999	版权、高校图书馆、法定许可、商业秘密
2000	合理使用、知识产权保护、著作权法
2001	数字化、网络环境、网络、wto、网络传播
2002	信息资源建设、互联网、图书馆服务
2003	信息网络传播权、侵权、数字版权、资源建设
2004	公共借阅权、科技查新、网络信息资源、版权法
2005	利益平衡、特色数据库、版权管理
2006	文献传递、学位论文、著作权集体管理、数字化图书馆
2007	信息资源共享、开放存取、专利地图、馆际互借、信息共享

续表

年份	新增热点关键词
2008	数字资源、数字环境、限制、豁免权
2009	机构知识库、公共图书馆、文献计量分析、保护机制
2010	风险规避、共建共享、数字版权管理
2011	知识产权风险、风险识别、swot
2012	版权政策、专利信息服务、许可协议、专利引用
2013	云计算、专利引文分析、innography
2014	专利计量、patentics、大数据
2015	专利侵权、专利服务

4.3.3　研究力量

1. 作者

图书情报学研究领域的作者被 CSSCI 收录的有关知识产权论文的数量在 10 篇以上（含 10 篇）的见表 4-9。这些作者立足于图书情报学领域，为知识产权研究做出了重要贡献，是该领域的核心作者。其中马海群、秦珂和陈传夫在该领域发文量均超过 40 篇，属于高产作者。

表 4-9　图书情报学中的知识产权研究者

序号	作者	发文量/篇	序号	作者	发文量/篇
1	马海群	48	9	韦景竹	16
2	秦珂	45	10	肖国华	16
3	陈传夫	44	11	傅文奇	15
4	吉宇宽	39	12	江向东	14
5	张文德	35	13	党跃臣	14
6	黄国彬	27	14	陈志宏	13
7	黄先蓉	24	15	唐琼	12
8	冉从敬	18	16	吴钢	10

马海群是黑龙江大学信息资源管理研究中心的研究员、博士、博士生导师。其主要研究方向为信息政策与法律、知识产权与信息管理等，已出版著作 20 余部（含合著），发表论文 300 余篇。其中在图书情报学研究领域发表于 C 刊中文论文 48 篇。秦珂是平原大学图书馆馆长，发表论文 320 余篇，独著、主编出版著作 15 部，主要从事图书馆数字版权管理问题的探讨工作。其中在图书情报学研究领域发表于 C 刊中文论文 45 篇。陈传夫是武汉大学信息管理学院教授、博士生导师，教育部长江学者特聘教授。学术成果覆盖面广，其中在图书情报学研究领域

发表于 C 刊中文论文 44 篇。

以作者为节点，选择时区模式显示共现图谱，如图 4-45 所示。

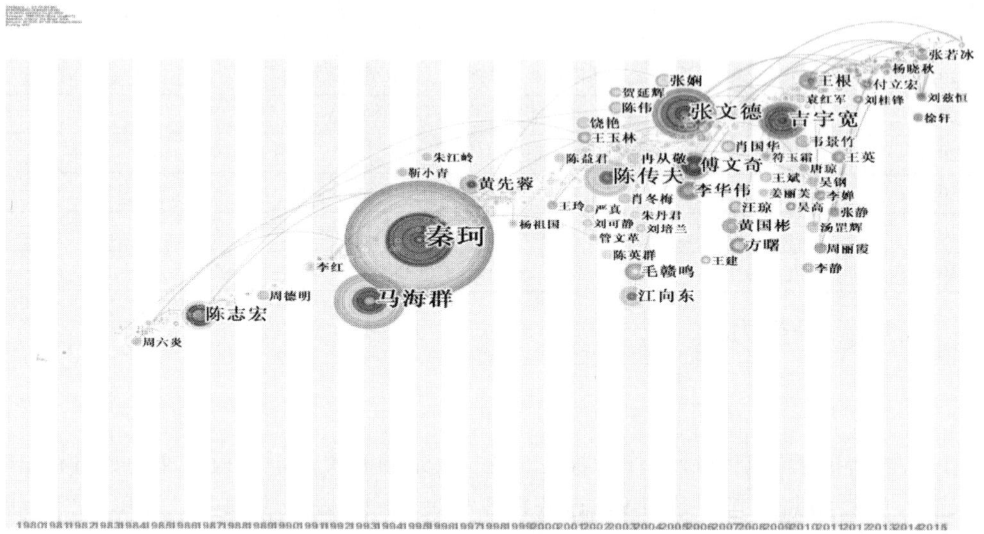

图 4-45 作者共现时区图谱

由图 4-45 可知，1980~1984 年是图书情报学研究领域的初始阶段，没有出现有影响力的作者；1985~2000 年是图书情报学研究领域的发展阶段，先后出现了陈志宏、马海群、秦珂、黄先蓉等核心学者，其中秦珂的发文数量最多；2001 年至今是图书情报学研究领域的成熟阶段，先后出现了陈传夫、江向东、张文德、傅文奇、吉宇宽等核心作者，同时也涌现出了一大批同行学者。

被引频次居领先地位的作者，很显然属于图书情报学领域的领军人物，对学术的影响力举足轻重。以下实验数据来自 CSSCI 数据库，经过 CiteSpaceⅢ软件运算，得到作者共被引共现图谱（图 4-46）。

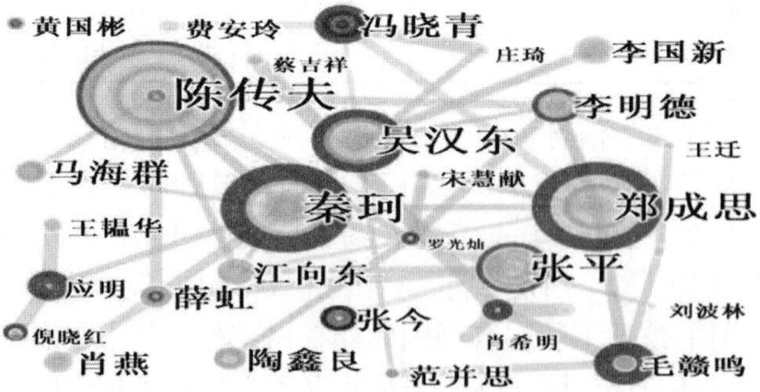

图 4-46 作者共被引共现图谱

从图 4-46 可以看出，陈传夫、秦珂、郑成思、吴汉东、张平、马海群、冯晓青、毛赣鸣等，是图书情报学领域研究被引频率靠前的作者。为了进一步探索高被引频率的时间，把图 4-46 转化成时区显示图谱，经人工调整后得到图 4-47。

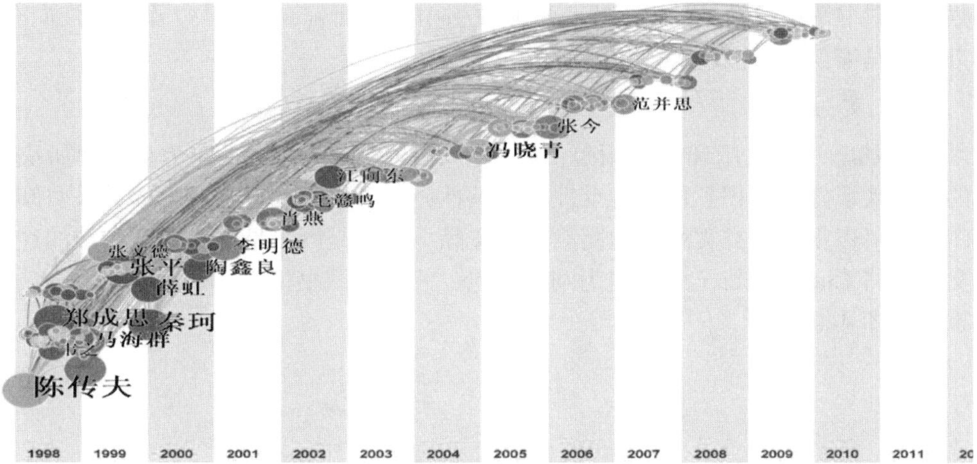

图 4-47　高被引作者时区图谱

从图 4-47 可以看出，陈传夫不仅被引频次领先，而且在被引时间上也最靠前，在图书情报学领域的研究中居核心地位。为了精确验证被引作者的中心度，把数据导入 UCINET 软件，做中间中心度分析（表 4-10）。

表 4-10　高被引作者中心度分析表

姓名	网络中心性	标准化程度中心性	共享中心性	姓名	网络中心性	标准化程度中心性	共享中心性
陈传夫	9.124	2.230	0.049	张今	2.580	0.631	0.014
秦珂	6.689	1.635	0.036	陈英群	2.500	0.611	0.014
吴汉东	5.826	1.424	0.031	陶鑫良	2.343	0.573	0.013
郑成思	5.758	1.407	0.031	董保华	2.178	0.532	0.012
江向东	5.261	1.286	0.028	黄国彬	2.100	0.513	0.011
张平	5.183	1.267	0.028	徐敏韬	2.062	0.504	0.011
肖燕	3.455	0.844	0.019	冯晓青	1.947	0.476	0.011
马海群	3.116	0.761	0.017	刘志刚	1.672	0.408	0.009
薛虹	3.077	0.752	0.017	国家版权办公室	1.660	0.406	0.009
李国新	2.631	0.643	0.014	姚红	1.601	0.391	0.009

从表 4-10 中可以看出，从网络中心性、标准化程度中心性和共享中心性三项指标来分析，陈传夫排列第一，秦珂、吴汉东、郑成思、江向东分别排名第 2 至

第 5 位，与 CiteSpaceⅢ软件分析的图 4-46 和图 4-47 相吻合。在这些学者中，吴汉东、郑成思、张平、薛虹、张今、陶鑫良、董保华、冯晓青等不是专门研究图书情报学知识产权问题的，但其学术研究成果已经引起了图书情报学中知识产权研究者的注意，所以被引作者中，这些非图书情报学领域的作者也有较高的被引频次。图书情报学领域的学者中，按照被引中心度而言，陈传夫、秦珂、江向东、肖燕、马海群、李国新等为重要学者。

2. 文献

文献之间的引用和被引用是由科学本身的发展规律与研究活动规律所决定的，反映了知识的积累性、传承性和继承性；通过绘制和分析文献的共被引知识图谱，可以得到该类文献中的高频被引文献，也就是图书情报学研究领域的经典文献。将 Cited Reference 设定为网络节点，绘制出图书情报学研究领域的经典文献，如图 4-48 所示。

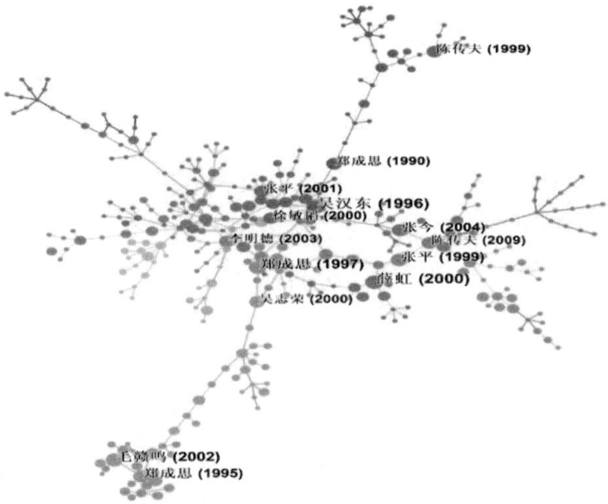

图 4-48 高频被引文献图谱

为了更清楚地显示高频被引文献的详细信息，表 4-11 列出了被引频次为 5 次以上的文献。其中文献名称一栏为文献缩写，需要再次查找验证。

表 4-11 高被引文献统计表（被引频次>5）

序号	文献名称	被引频次/次	首被引年
1	薛虹，2000，N，V，P	9	2000
2	吴汉东，1996，N，V，P	9	1996
3	郑成思，1997，N，V，P	8	1997
4	毛赣鸣，2002，赣南师范学院学报，V，P	8	2002

续表

序号	文献名称	被引频次/次	首被引年
5	张平，1999，科学新闻周刊，V，P	7	1999
6	张今，2004，科技与法律，V，P	7	2004
7	郑成思，1995，N，V，P	7	1995
8	李明德，2003，N，V，P	6	2003
9	吴志荣，2000，N，V，P	6	2000
10	张平，2001，著作权，V，P	6	2001
11	郑成思，1990，N，V，P	6	1990
12	陈传夫，2009，国家图书馆学刊，V，P	6	2009
13	陈传夫，1999，情报学报，V，P	6	1999
14	徐敏韬，2000，知识产权，V，P	6	2000

结合图 4-48 和表 4-11 可以看出，“薛虹（2000）”和“吴汉东（1996）”2 篇文献的被引频次都是 9 次，在图书情报学领域被引文献中被引频次居前。“郑成思（1997）”、“郑成思（1995）”和“郑成思（1990）”的 3 篇文献；“陈传夫（1999）”和“陈传夫（2009）”的 2 篇文献；“张平（1999）”和“张平（2001）”的 2 篇文献；“吴志荣（2000）”、“毛赣鸣（2002）”、“李明德（2003）”、“张今（2004）”和“徐敏韬（2000）”等文献在图书情报学领域被引文献中被引频次较高。具体经典文献的被引的情况如下。

经典文献一为《网络时代的知识产权法》。“薛虹（2000）”对应的文献是《网络时代的知识产权法》一书，由法律出版社于 2000 年出版，通过 Google Scholar 查询发现该书总被引频次是 266 次。其中在图书情报学领域的 9 次被引用情况如图 4-49 所示。

#	Citations	Citing Article
1.	0	严真, 2001, 情报科学, V,
2.	0	李静, 2004, 电子知识产权, V,
3.	0	秦珂, 2001, 中国科技期刊研究, V12,
4.	0	秦珂, 2002, 图书情报工作, V,
5.	0	秦珂, 2003, 图书馆杂志, V,
6.	0	秦珂, 2009, 情报资料工作, V,
7.	0	管文革, 2002, 图书馆论坛, V22,
8.	0	马海群, 2002, 大学图书馆学报, V20,
9.	0	黄国彬, 2011, 情报理论与实践, V34,

图 4-49　《网络时代的知识产权法》被引用情况图

从图 4-49 与网络数据相结合可以看出，秦珂在《电子期刊著作权保护若干问题探讨》（2001 年）、《新传播权概念下图书馆服务的困境及法律调整》（2002 年）、《数字化权与数字图书馆》（2003 年）及《信息导航服务引发的典型版权案例的思考》（2009 年）4 篇论文中分别引用了该书内容；严真的《数字信息浏览的合法性辨析》（2001 年）、管文革的《数字图书馆版权问题协调模式探讨》（2002 年）、马海群的《论数字图书馆信息资源建设与著作权保护》（2002 年），以及黄国彬的《适用于图书馆的技术措施规避例外的基本问题研究》（2011 年）这些论文也引用了该书内容。

经典文献二为《著作权合理使用制度研究》。“吴汉东（1996）”对应的文献是《著作权合理使用制度研究》一书，由中国政法大学出版社于 2005 年出版，通过 Google Scholar 查询发现该书总被引频次是 333 次。其中在图书情报学领域的 9 次被引用情况如图 4-50 所示。

#	Citations	Citing Article
1.	0	刘志刚, 2004, 图书情报知识, V ,
2.	0	朱丹君, 2005, 360100, V ,
3.	0	王根, 2010, 图书情报工作, V54,
4.	0	陈传夫, 2002, 图书情报知识, V ,
5.	0	陈英群, 2004, 情报资料工作, V ,
6.	0	韦景竹, 2008, 情报资料工作, V ,
7.	0	黄先蓉, 1999, 图书情报知识, V27,
8.	0	黄先蓉, 2000, 中国图书馆学报, V ,
9.	0	黄先蓉, 2003, 图书情报知识, V ,

图 4-50 《著作权合理使用制度研究》被引用情况图

从图 4-50 与网络数据相结合可以看出，黄先蓉在《著作权法与图书馆有偿服务》（1999 年）、《著作权法保护图书馆的理论研究》（2000 年）以及《图书馆数字化建设中著作权合理使用的价值和必要性》（2003 年）3 篇论文中分别引用了该书内容；刘志刚的《图书馆网站建设中的著作权规避与合理使用》（2004 年）、朱丹君的《数字图书馆与版权保护的互动关系》（2005 年）、王根的《中外版权制度中图书馆合理使用条款比较研究》（2010 年）、陈传夫的《网上信息获取的知识产权管理方案》（2002 年）、陈英群的《数字图书馆中版权限制与反限制的协调实现》（2004 年），以及韦景竹的《我国图书馆知识产权问题研究：理论与实证》（2008 年），这些论文也引用了该书内容。

经典文献三为郑成思系列。郑成思（1997）对应的文献是《知识产权法》一书，由法律出版社于 1997 年出版，该书紧密结合了我国知识产权保护的历史与实践，观点鲜明、理论透彻，长期作为高校教科书使用。其中在图书情报学领域的 8 次被引用情况如图 4-51 所示。

#	Citations	Citing Article
1.	0	党跃臣, 2000, 情报杂志, V ,
2.	0	刘培兰, 2004, 情报杂志, V23,
3.	0	朱丹君, 2004, 情报杂志, V23,
4.	0	朱丹君, 2004, 情报科学, V22,
5.	0	朱丹君, 2005, 360100, V ,
6.	0	朱丹君, 2005, 360100;430100, V ,
7.	0	江向东, 2010, 图书与情报, V ,
8.	0	陈琳, 2003, 图书情报知识, V ,

图 4-51　《知识产权法》被引用情况图

从图 4-51 与网络数据相结合可以看出，朱丹君在《信息网络传播权与数字图书馆版权保护》（2004 年）、《数字图书馆版权保护问题研究》（2004 年）、《数字图书馆与版权保护的互动关系》（2005 年）及《构筑数字时代作品传播新格局——解决数字图书馆有关版权问题的必由之路》（2005 年）4 篇论文中分别引用了该书内容；党跃臣的《试论商业秘密引进中的信息不对称及对策》（2000 年）、刘培兰的《数字图书馆建设中的知识产权保护问题及其解决方案》（2004 年）、江向东的《基于开放存取的机构库版权协议问题研究》（2010 年），以及陈琳的《论数字图书馆建设中的版权保护》（2003 年），这些论文也引用了该书内容。

与“郑成思（1995）”对应的文献是《知识产权实务全书》，由中国言实出版社于 1995 年出版，通过 Google Scholar 查询发现该书总被引频次是 31 次，其中在图书情报学领域，毛赣鸣就已引用该文 7 次。

与“郑成思（1990）”对应的文献是《版权法》（第 1 版），由中国人民大学出版社于 1990 年出版，该书是国内第一部高水平的版权理论专著（张彦民，1991），1997 年在原有的基础上进行了扩充。其中在图书情报学领域的 6 次被引用情况如图 4-52 所示。

#	Citations	Citing Article
1.	0	江向东, 2001, 情报资料工作, V ,
2.	0	秦珂, 2000, 图书馆杂志, V19,
3.	0	秦珂, 2005, 410700, V23,
4.	0	秦珂, 2011, 情报理论与实践, V34,
5.	0	马海群, 2010, 情报资料工作, V ,
6.	0	黄先蓉, 2000, 中国图书馆学报, V ,

图 4-52　《版权法》被引用情况图

从图 4-52 与网络数据相结合可以看出，秦珂在《收稿日期标注的著作权意义》（2000 年）、《论图书馆藏的版权评价》（2005 年）及《合理使用权与著作权的冲突及协调——对〈信息网络传播权保护条例〉第七条中一个特殊问题的分析》（2010 年）3 篇论文中分别引用了该书；江向东的《论图书馆文献资源开发的强制许可使用问题》（2001 年），马海群的《数字图书馆信息网络传播的法定许可制度研究》（2010 年），以及黄先蓉的《著作权法保护图书馆的理论研究》（2000 年）引用了该书内容。

经典文献四为陈传夫系列。与“陈传夫（1999）”对应的文献是《信息高速公路知识产权问题探讨》一文，该文于 1999 年发表在《情报学报》第 18 期。通过 Google Scholar 查询发现该文总被引用 84 次。其中在图书情报学领域的 6 次被引用情况如图 4-53 所示。

#	Citations	Citing Article
1.	0	党跃臣, 2001, 中国图书馆学报, V ,
2.	0	党跃臣, 2001, 情报资料工作, V ,
3.	0	刘青, 2001, 情报科学, V ,
4.	0	江向东, 2004, 情报资料工作, V ,
5.	0	王韫华, 2000, 现代图书情报技术, V ,
6.	0	陈传夫, 2003, 情报学报, V ,

图 4-53　《信息高速公路知识产权问题探讨》被引用情况图

从图 4-53 与网络数据相结合可以看出，党跃臣在《数字图书馆建设中的版权问题》（2001 年）和《试论数字图书馆的合理使用》（2001 年）2 篇论文中分别引用了该文中内容；刘青的《因特网上版权保护的新进展》（2001 年）、江向东的《近年来我国数字图书馆数据库建设的版权问题研究综述》（2004 年）、王韫华的《数字图书馆与版权保护问题初探》（2000 年），以及陈传夫的《网上信息资源集团许可证制度研究》（2003 年）等论文也引用了该文中内容。

与“陈传夫（2009）”对应的文献是《国外版权图书馆员岗位设置及其对我国的启示》一文，该文于 2009 年发表在《国家图书馆学刊》第 2 期（陈传夫等，2009）。通过 Google Scholar 查询发现该文总被引用 25 次。其中在图书情报学领域的 6 次被引用情况如图 4-54 所示。

从图 4-54 与网络数据相结合可以看出，刘兹恒在《我国图书馆用户对国外商业数据库版权保护的认知调查》（2014 年）和《三网融合环境下图书馆著作权新风险及对策》（2014 年）2 篇论文中分别引用了该文中内容；秦珂在《个人授权——图书馆利用著作权的重要模式》（2010 年）和《图书馆著作权保护工作的思考——基于〈关于加强图书馆著作权保护工作的通知〉精神》（2010 年）2 篇论文中分别

#	Citations	Citing Article
1.	0	刘兹恒, 2014, 国家图书馆学刊, V ,
2.	0	刘兹恒, 2014, 图书与情报, V ,
3.	0	王英, 2014, 情报资料工作, V ,
4.	0	秦珂, 2010, 图书馆论坛, V30,
5.	0	秦珂, 2010, 情报理论与实践, V33,
6.	0	陈伟, 2011, 情报理论与实践, V34,

图 4-54　《国外版权图书馆员岗位设置及其对我国的启示》被引用情况图

引用了该文中内容；王英的《中日图书馆版权立场的比较分析——以大学图书馆网站为视角》（2014 年）、陈伟的《图书馆视角中的著作权许可模式研究》（2011 年），这两篇论文也引用了该文中内容。

经典文献五为张平系列。与“张平（1999）”对应的文献是《中国数字图书馆工程中的著作权问题》一文，该文于 1999 年发表在《科学新闻周刊》第 28 期（张平，1999）。通过 Google Scholar 查询发现该文总被引用 35 次。其中在图书情报学领域的 7 次被引用情况如图 4-55 所示。

#	Citations	Citing Article
1.	0	冉从敬, 2007, 图书馆论坛, V27,
2.	0	王玉林, 2005, 341100, V ,
3.	0	秦珂, 2002, 图书情报工作, V ,
4.	0	秦珂, 2010, 图书情报工作, V54,
5.	0	秦珂, 2010, 图书馆论坛, V30,
6.	0	秦珂, 2010, 情报理论与实践, V33,
7.	0	管文革, 2002, 图书馆论坛, V22,

图 4-55　《中国数字图书馆工程中的著作权问题》被引用情况图

从图 4-55 与网络数据相结合可以看出，秦珂在《新传播权概念下图书馆服务的困境及法律调整》（2002 年）、《图书馆工作中职务作品和法人作品的法律适用界定——兼评崔世勋诉辽宁省图书馆等案》（2010 年）、《个人授权——图书馆利用著作权的重要模式》（2010 年）及《图书馆著作权保护工作的思考——基于〈关于加强图书馆著作权保护工作的通知〉精神》（2010 年）4 篇论文中分别引用了该文中内容；冉从敬的《数字图书馆知识产权研究进展述评》（2007 年）、王玉林的《图书馆应该享有法定许可使用权》（2005 年）和管文革的《数字图书馆版权问题协调模式探讨》（2002 年）这些论文分别引用了该文中内容。

与“张平（2001）”对应的文献是张平老师撰写的《数字图书馆建设中的问题及对策研究——兼论著作权制度的改革》一文，该文于 2004 年发表在《著作权》第 5 期（张平，2004）。通过 Google Scholar 查询发现该文总被引用 43 次。其中在图书情报学领域的 6 次被引用情况如图 4-56 所示。

#	Citations	Citing Article
1.	0	严真, 2003, 情报科学, V21,
2.	0	汪琼, 2008, 图书情报工作, V52,
3.	0	秦珂, 2003, 图书馆理论与实践, V ,
4.	0	秦珂, 2004, 现代图书情报技术, V ,
5.	0	秦珂, 2006, 图书情报工作, V50,
6.	0	秦珂, 2006, 情报杂志, V25,

图 4-56 《数字图书馆建设中的问题及对策研究——兼论著作权制度的改革》被引情况图

从图 4-56 与网络数据相结合可以看出，秦珂在《数字图书馆运作中侵犯版权的客观因素分析》（2003 年）、《试论图书馆建设中的数字化权管理方法》（2004 年）、《公共利益和数字版权立法的价值取向——以图书馆为视角》（2006 年）及《试论著作权集体管理制度规制下的图书馆建设——评〈著作权集体管理条例〉对图书馆的影响》（2006 年）4 篇论文中分别引用了该文中内容；严真的《试论数字图书馆保护版权的自律性措施》（2003 年）和汪琼的《冲突与协调——对知识产权与图书馆权利的现实思考》（2008 年）这两篇论文也引用了该文中内容。

3. 期刊

通过绘制和分析文献的共被引知识图谱，可以得到该类文献中的高频被引刊物，也就是该研究领域的经典期刊。将 Cited Journal 设定为网络节点，绘制出图书情报学研究领域的期刊共被引图谱，如图 4-57 所示。

从图 4-57 可以看出，《图书情报工作》、《中国图书馆学报》、《知识产权》、《国家图书馆学刊》、《图书馆论坛》、《图书馆建设》和《情报资料工作》为图书情报学领域的核心期刊。其中年轮以灰色显示的期刊，表示被引用突增，反映了该期刊突然关注图书情报学领域的研究，并得到了同行的关注，这些期刊有《中国版权》、《图书馆理论与实践》、《图书馆学研究》、《情报杂志》、《现代图书情报技术》、《版权公报》、《数字图书馆论坛》、《情报学报》及《国家图书馆学刊》等。

表 4-12 列出了被引频次 5 次以上（含 5 次）的期刊。通过表 4-12 发现，*World Patent Information*（《世界专利信息》）、*Journal of Academic Librarianship*（《大学图书馆学报》）是国内在图书情报学领域引用较多的外文期刊；除了期刊外，《人民日报》和《光明日报》被引频次也比较高。

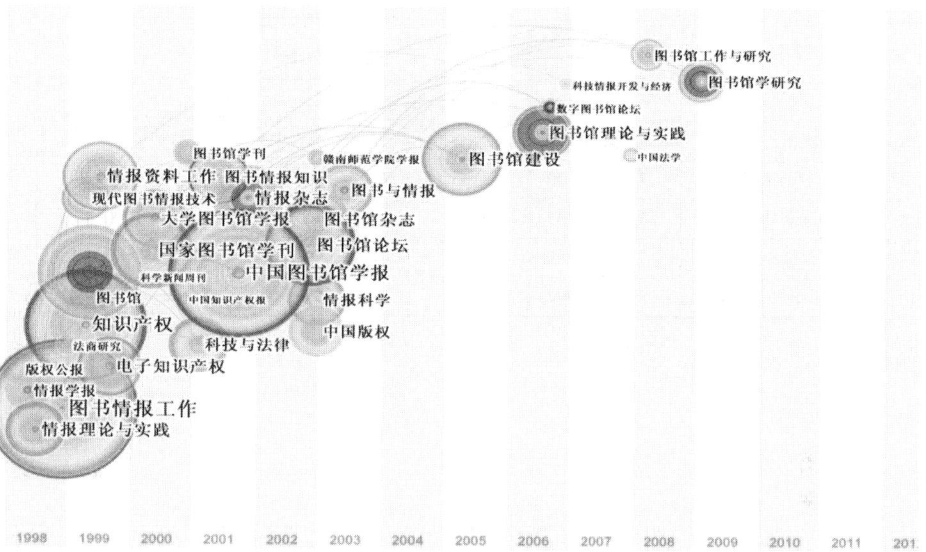

图 4-57　期刊共被引图谱

表 4-12　期刊共被引表（被引频次≥5）

序号	期刊	被引频次	首被引年	序号	期刊	被引频次	首被引年
1	图书情报工作	59	1998	18	图书情报知识	24	1994
2	中国图书馆学报	52	1996	19	中国版权	23	2002
3	知识产权	46	1994	20	现代图书情报技术	20	1999
4	著作权	42	1996	21	情报学报	19	1995
5	国家图书馆学刊	34	2000	22	图书馆学研究	19	2002
6	图书馆论坛	33	1998	23	图书馆	18	1997
7	图书馆建设	33	1998	24	版权公报	15	1998
8	情报资料工作	31	1997	25	图书馆工作与研究	15	1996
9	情报杂志	29	1995	26	图书馆学刊	13	2000
10	电子知识产权	28	1999	27	现代情报	10	2000
11	大学图书馆学报	28	1995	28	法商研究	9	1995
12	情报理论与实践	26	1996	29	*World Patent Information*	9	2001
13	图书馆杂志	26	1996	30	法学	9	2000
14	情报科学	25	1993	31	数字图书馆论坛	9	2006
15	科技与法律	25	1999	32	赣南师范学院学报	8	2002
16	图书馆理论与实践	24	1998	33	出版发行研究	8	1999
17	图书与情报	24	1996	34	人民日报	8	1998

续表

序号	期刊	被引频次	首被引年	序号	期刊	被引频次	首被引年
35	光明日报	8	1996	41	中国知识产权报	6	2000
36	中国信息导报	7	1999	42	科技情报开发与经济	6	2006
37	中国法学	7	2000	43	*Journal of Academic Librarianship*	6	2007
38	环球法律评论	7	2001	44	法学研究	5	2003
39	科学新闻周刊	7	1999	45	福建师范大学学报（文科版）	5	2002
40	四川图书馆学报	6	1997	46	计算机世界	5	2000

第 5 章　知识产权学术热点的可视化研究

知识产权在当今时代占据着重要地位，通过分析 1991~2015 年知识产权总领域及其分支领域的学术研究热点，有利于把握知识产权及其各分支学术发展和研究主题的演变，也为更加科学地预测未来几年内的大致研究方向提供参考。

常见的数据检索路径是设置关键词，本章以关键词为研究对象，利用关键词检索得到的结果必然影响频次分析的准确性和客观性。CNKI 为每篇文献标注了分类号，利用这个特点，采取分类号的检索方式可以使关键词的分析免受影响。所以本章利用 CNKI，检索分类号为 D923.4（知识产权，包括下位类 D923.41 著作权法、D923.42 专利法、D923.43 商标法和 D923.49 其他）的全部文献，记录数为 39 929 条，以 2015 年 4 月 22 日检索到的结果为准：按分类号 D923.41 著作权法，选择期刊、国内会议、特色期刊、国际会议、博士学位论文、硕士学位论文、学术辑刊 7 个数据库进行跨库检索，得到 12 466 条；按分类号 D923.42 专利法和 D923.43 商标法，分别进行跨库检索，下载结果分别为 6 634 条和 8 058 条。

5.1　知识产权热点分析

5.1.1　知识产权关键词频次、突增分析

在 CNKI 中检索分类号为 D923.4 的文献进行检索，下载结果为 39 929 条，以 2015 年 4 月 22 日检索到的结果为准。在 CiteSpaceⅢ软件中将 CNKI 所下载的数据转换格式，分别限定时间段为 1991~1995 年、1996~2000 年、2001~2005 年、2006~2010 年、2011~2015 年，选择关键词节点制作图谱，查看频次和突增情况。

如图 5-1 所示，1991~1995 年知识产权关键词节点较多，节点大小表示出现频次多少，图中节点较大的为“专利权人”、“侵权行为”、“著作权人”和“著作权保护”，这 4 个关键词出现频次均大于 100 次。综观图 5-1，节点所属知识产权分支领域偏向于专利和著作权，有关专利和著作权的关键词分布更为密集。其中，带灰色光圈的节点是中心性较高的关键词，如“著作权保护”一词的中心性值高达 0.52，与其他词相比有较大差距，表示通过“著作权保护”一词联系起来的其他关键词较多，可以推测在这 5 年间，专利和著作权研究又偏向于著作权。

其他中心性较高的关键词有“权利要求”、“侵权行为”、“专利申请”和“实施细则”等，“权利要求”和“专利申请”与专利相关，是专利申请和专利授权的重要内容。

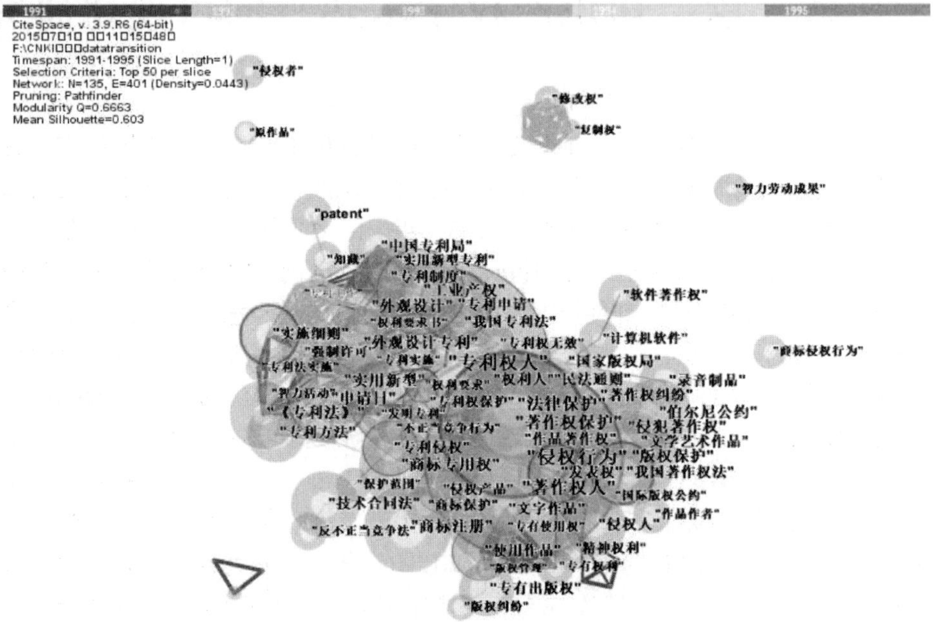

图 5-1　1991~1995 年知识产权关键词知识图谱

在菜单栏中点击“View”下的“Citation Burst History”，如图 5-2 所示，深灰色部分表示突增年份区间。在 1991~1995 年知识产权的关键词突增集中在 1991~1993 年，突增最明显的关键词为“实用新型”，属于专利的一种类型，专利的另一种类型“外观设计”突增也较为明显，其他突增关键词，如“申请日”和“权利要求书”是专利申请中的所属事项，关系着能否授予专利权，以及授予的权利范围，事关权利人后续依法维权的依据。

Top 20 keywords with Strongest Citation Bursts

keywords	Year	Strength	Begin	End	1991 - 1995
"实用新型"	1991	3.2242	1991	1993	
"申请日"	1991	2.294	1991	1993	
"外观设计"	1991	2.1923	1992	1993	
"权利要求书"	1991	1.8379	1991	1992	

图 5-2　1991~1995 年知识产权关键词突增图谱

1996~2000 年知识产权关键词知识图谱如图 5-3 所示。关键词频次大于或等于 100 次的有 26 个，与 1991~1995 年相比，高频关键词增加许多，“知识产权”一词也有较高的出现频次。在这 5 年间，“专利权人”、“侵权行为”、“著作权人”及“著作权保护”等仍然是出现频次较高的关键词，关键词所属知识产权分支领域仍然偏向于专利权和著作权。在这些高频关键词中，中心性值最高的关键词为“侵权行为”，其次为“工商行政管理”、“侵权人”、“行政执法”、“外观设计专利”及“技术合同法”等。“侵权行为”、“侵权人”和“行政执法”没有独立领域划分，与知识产权所有分支都相关；1998 年 12 月国务院做出改革工商行政管理体制的决定，对省级以下工商行政机关实行垂直管理。工商行政管理机关有关试产监督管理和行政执法，对维护经济秩序有重要职责，与知识产权也有密不可分的关系；2000 年通过第二次专利法修订，对外观设计专利的专利性条件、专利权生效日期、无效程序第三人参加诉讼和诉讼时效等条款进行修改；技术合同法将在以下突增部分解释。

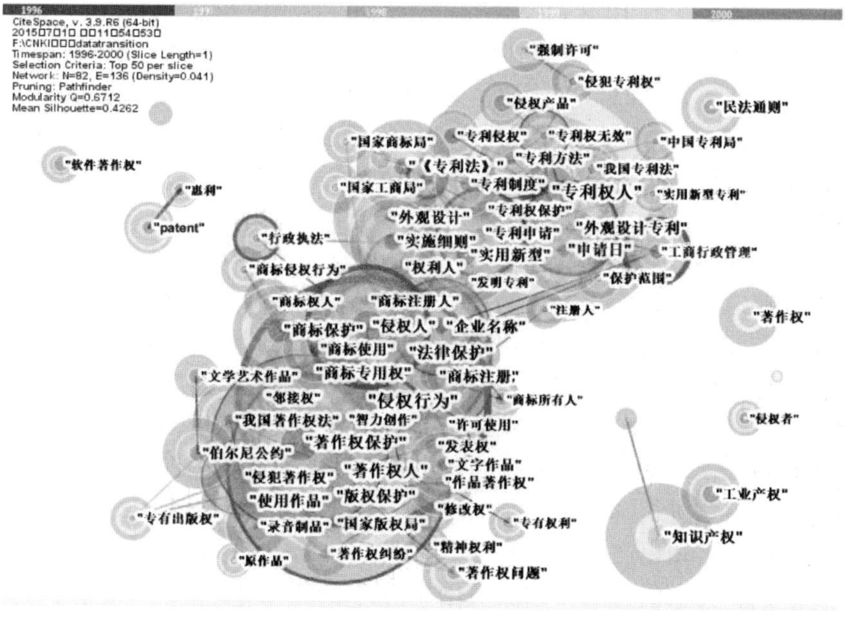

图 5-3　1996~2000 年知识产权关键词知识图谱

如图 5-4 所示，1996~2000 年的突增词只有一个，即“技术合同法”，突增年份为 1996~1997 年。《中华人民共和国技术合同法》是 1987 年通过的，从 1993 年开始起草《中华人民共和国合同法》，1996 年法制委员会形成第三稿，1997 年提交全国人大常委会审议，又经几番审议修改，至 1999 年 3 月 15 日方才通过并公布。技术合同法、涉外经济合同法、经济合同法一同并入合同法。合同法是适应市场经济发展的内在需要而制定的首部较为系统的规定合同制度的法律，有利于维持社会经济秩序和保护合同当事人的合法权益，在我国立法史上具有重要意义。

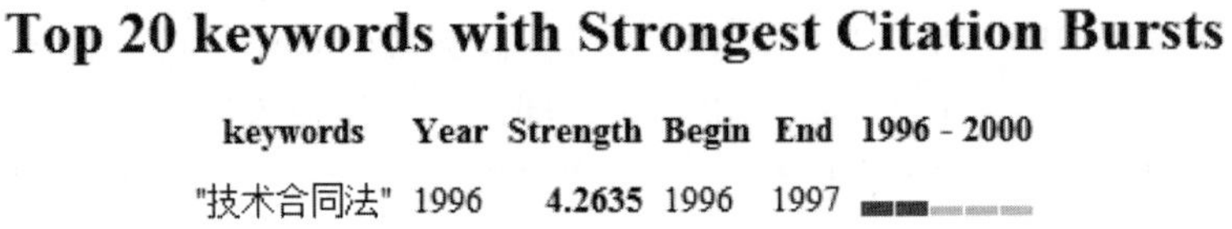

图 5-4 1996~2000 年知识产权关键词突增图谱

2001~2005 年，知识产权关键词出现频次及中心性情况如图 5-5 所示，关键词分布较为紧凑，查看频次统计表发现，大于 100 次的关键词比前 10 年的总和还多，其中“知识产权”出现频次最多，为 708 次，其他超过 400 次的关键词有“侵权行为”、“著作权人”、“著作权”、“专利权人”和“著作权保护”，这些关键词的出现频次在前 10 年也是位于前列，但在 2001~2005 年频次剧增，说明我国总体知识产权研究文献量在这段时间内得到飞跃提升。中心性值最高的关键词是“侵权行为”，为 0.43，“侵权行为”连续成为中心性值最高的关键词，主要是因为通过侵权行为可以与侵权人、权利人、受保护权利、侵权类型、责任界定、判定所依据的法律法规、执行机关等多角度多方面联系起来。中心性值较高的关键词还有“海关保护”、“侵犯专利权”、“商标专用权”、“侵权人”和“财产保全”等。2003 年《中华人民共和国知识产权海关保护条例》通过并于 2004 年 3 月起实施。该条例的出台说明，国家在对外经济贸易上保护知识产权的意识逐渐转化为实际管理措施，2003 年版条例与 1995 年版条例相比有多处修改，如知识产权有效前提下知识产权权利人向海关总署申请续展备案，每次续展备案有效期从 7 年延长至 10 年。2001 年 1 月 21 日《最高人民法院关于人民法院对注册商标权进行财产保全的解释》开始施行，针对注册商标权的保全流程、期限及重复保全等相关事宜进行解释。

2001~2005 年知识产权关键词突增图谱如图 5-6 所示，突增词只有“工商行政管理”一词，突增值为 5.651 5，突增年份为 2002~2003 年。右击该节点，查看该词来源文献，主要是以著作权法和商标法的修订为主题。2001 年版商标法与 1982 年版、1993 年版相比，有本质上的区别，2001 年版商标法的修订是为了促进社会主义市场经济的发展，与 1982 年版、1993 年版为促进社会主义商品经济的发展有明显不同。2001 版商标法在总则第二条补充规定国务院工商行政管理部门设立商标评审委员会，负责处理商标争议事宜，第三条明确指出注册商标保护的类型有商品商标、服务商标、集体商标和证明商标，并对集体商标和证明商标

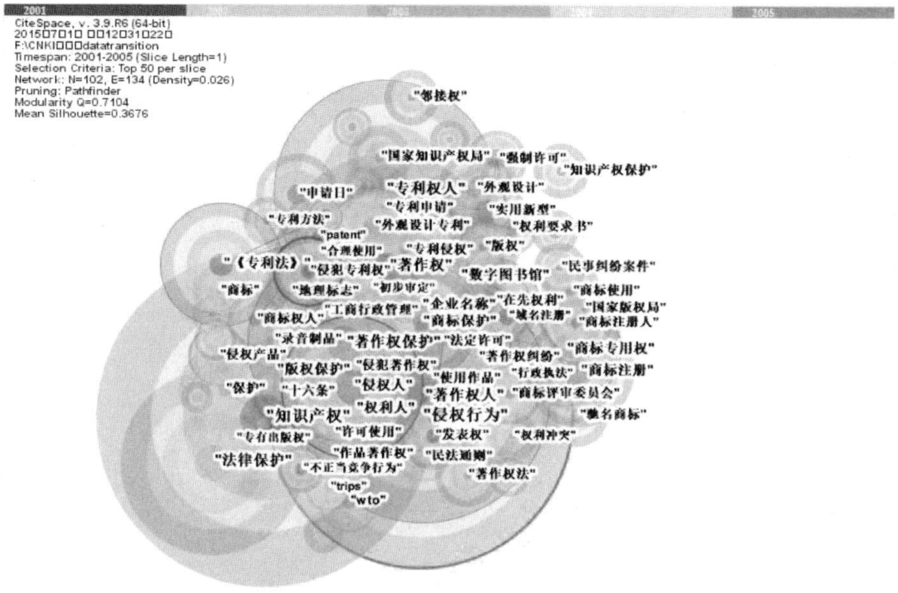

图 5-5　2001~2005 年知识产权关键词知识图谱

给出定义。工商行政管理局的内设部门，如反垄断与反不正当竞争执法局、商标局、商标评审委员会、企业注册局等都与知识产权有关。为了响应国家整顿和规范市场经济秩序的要求，工商行政管理部门须按照国务院统一部署，依法整顿，坚决打击盗版、假冒伪劣产品。

Top 20 keywords with Strongest Citation Bursts

keywords	Year	Strength	Begin	End	2001 - 2005
"工商行政管理"	2001	**5.6515**	2002	2003	

图 5-6　2001~2005 年知识产权关键词突增图谱

2006~2010 年知识产权关键词知识图谱如图 5-7 所示，从关键词分布可以明显看出，知识产权、著作权关键词出现频次相对于商标、专利领域更多，知识产权总领域“利益平衡”较为突出，著作权分支领域“数字图书馆”和“信息网络传播权”较为突出。就频次而言，“知识产权”一词出现频次最多，为 1 381 次，“著作权”也超过 1 000 次，为 1 155 次，超过 200 次的关键词有 33 个。从整体来看，出现频次较之 2001~2005 年明显增加。2003 年郑成思起诉书生公司“书生之家数字图书馆”侵犯著作权、2004 年发生“谷歌侵权案”、2007 年召开“数字图书馆与著作权法律应用热点问题研讨会”，从一系列纠纷案件和研讨会议能够看出，数字图书馆的知识产权问题已经引起普遍重视，其中也包括信息网络传播权。就中心性而言，这些高频关键词的中心性值都不高，最高的关键词是“在先权利”，仅有 0.06，没有超过 0.2，其次是“民事纠纷案件”和“商标使用”，中心性值均为 0.04。2001 年版《商标法》就有规定，申请商标注册不得损害他人现有的在先权利，也不得以不正当手段抢先注册他人已经使用并有一定影响的商标。抢注行为造成的商标权与其他知识产权权利冲突，按照不同法院适用不同法律，有可能结果也是不同的。对于在先权利的研究，还难以达到理论界研究与司法界应用的统一与融合。

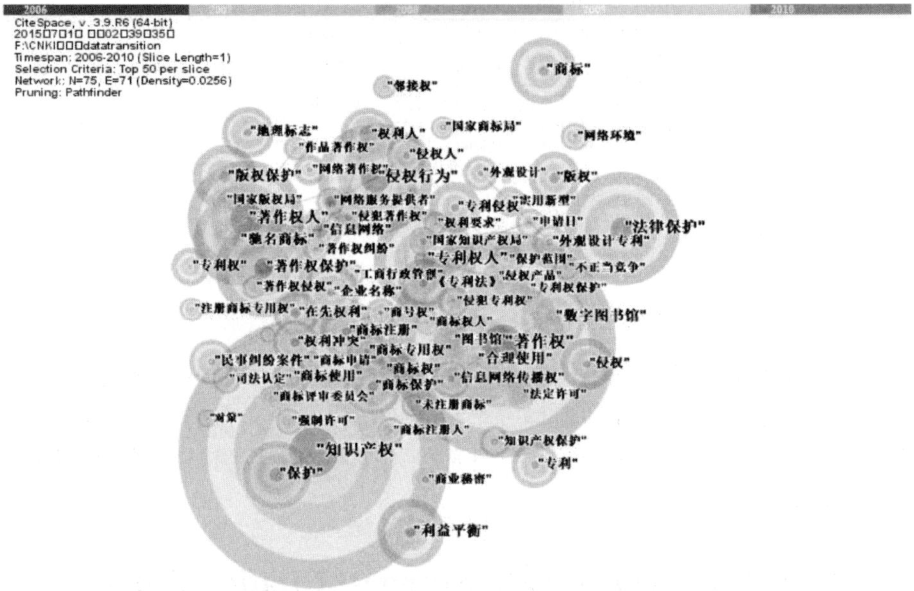

图 5-7　2006~2010 年知识产权关键词知识图谱

2006~2010 年知识产权总领域没有明显的突增关键词，这里不做分析。

2011~2015 年知识产权关键词知识图谱如图 5-8 所示，关键词分布小而疏散，“知识产权”和“著作权”的出现频次与其他关键词相比有较大差距。“知识产权”的出现频次高达 1 297 次，“著作权”也超过 1 000 次，为 1 273 次，大于或等于 200 次的关键词共 30 个。该数据仅截止到检索日期 2015 年 4 月 22 日，因此，出现频次还有很大的上升空间。在这 5 年间中心性值较高的关键词是“不正当竞争”、“侵权行为”、“商标专用权”和“一审判决”等，其中“不正当竞争”中心性值最高，为 0.40，在 2014 年共出现 54 次。不正当竞争行为是市场经济发展中难以彻底扼杀的现象，受经济利益的诱惑，不良商家借用“傍名牌”和“搭便车”手段获取利益，如“三国杀”与“三国斩”案例，即以混淆名牌的手段破坏桌游市场竞争秩序。此外，2011~2015 年的典型侵权纠纷案件越来越多，如

“IPAD”商标权属纠纷案、“狗不理”老字号商标纠纷、王老吉与加多宝“红罐”案、“3D 打印”专利侵权、诺基亚诉华勤通讯专利侵权纠纷案、“快播”侵权盗版案、“今日头条”侵犯版权和土豆网“舌尖上的中国”侵犯信息网络传播权纠纷案等，在社会上均引起了较大反响。

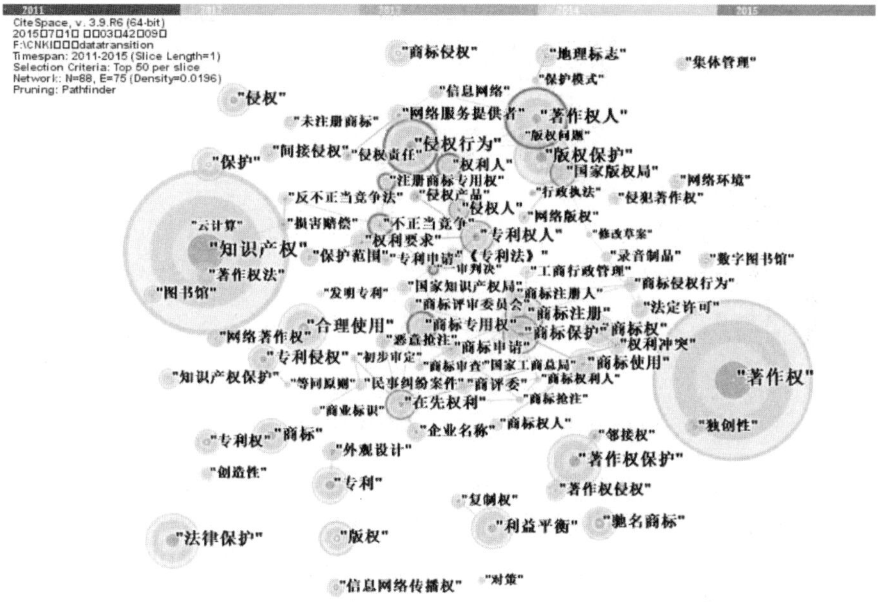

图 5-8　2011~2015 年知识产权关键词知识图谱

2011~2015 年知识产权领域没有明显的突增情况，这里不做分析。

5.1.2　1991~2015 年每 5 年热点

利用 CNKI 数据，限定时间范围在 1991~2015 年，设置 Slice 值为 5，其他采用默认数据。图谱自动生成后，点击 timezone 视图，如图 5-9 所示。

1991~1995 年知识产权领域整体的研究热点为“侵权行为”，主要研究内容是与侵权行为有关的权利人主体、国内保护知识产权的法律体系及具体条例。1991~1995 年，我国陆续加入知识产权国际保护公约，如《保护文学和艺术作品伯尔尼公约》（以下简称《伯尔尼公约》）和《专利合作条约》等。受国际公约的影响，判定是否构成侵权行为的标准也有或多或少的变化。在立足国情的基础上学习和借鉴欧美国家的立法，对侵权行为的研究内容侧重于著作权和专利权方面，著作权由早期的版权演变而来，专利权中的外观设计是申请专利的主要类型之一，著作权和专利权的概念在当时更加普遍。

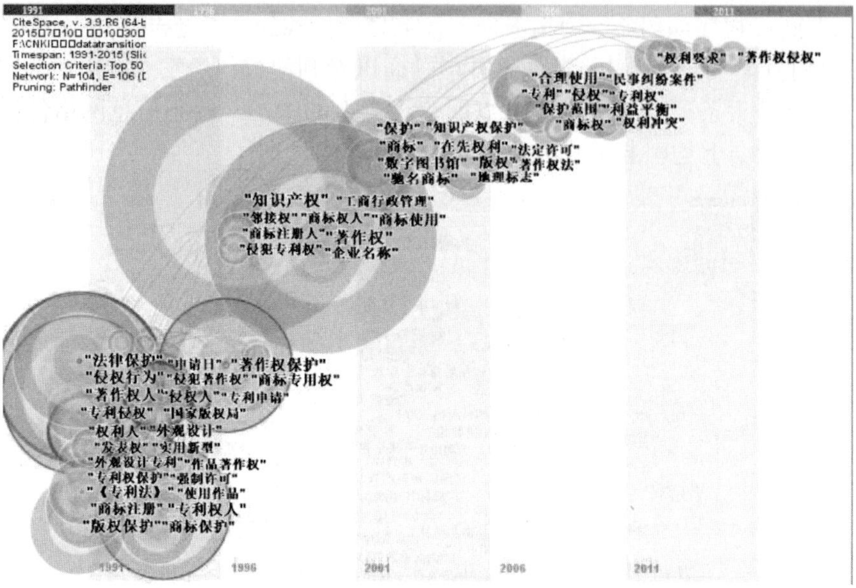

图 5-9　1991~2015 年知识产权关键词时区图谱（Slice=5）

1996~2000 年，研究热点偏向“商标使用”。这一时期，我国社会主义市场经济快速发展，涌现出不少成功的民族企业，创造了属于自己的品牌和商标。商标通过使用才能发挥存在的价值，在使用过程中出现的矛盾与冲突，引发了人们对商标进行一系列的思考，从商标注册到商标权人、商标侵权行为及商标管理有关单位工商行政管理局，为第二次商标法的修订做出了重要贡献。这一时期更加侧重于知识产权的研究，知识产权领域的专家郑成思在其出版的《知识产权论》一书中就已感知到知识经济时代的来临，知识产权的重要作用逐渐显现，以知识产权为关键词的研究在这五年内大幅增加，郑成思对保护知识产权的管理模式也进行了探索。

2001~2005 年，“驰名商标”成为最热关键词。加入 WTO 后，我国面临前所未有的挑战。为了与国际接轨，我国对驰名商标也提供了法律保护，包括不同程度的跨类保护、反恶意注册保护、司法保护，由人民法院司法认定和国家工商总局认定的驰名商标享有的权利不相同。许多企业为了在激烈的市场竞争中获得经济效益，纷纷瞄准驰名商标法律保护的优越性，争相申请和认定驰名商标。驰名商标与社会经济、企业发展、商标保护制度的关联越发紧密，更加关注在国际因素的催化作用下，我国知识产权法律法规在实际中的应用。

2006~2010 年，研究热点为“网络著作权”。由于网络技术、数字技术的发展，文献获取方式已经由纸质化趋向于电子化、网络化、虚拟化和数字化，图书馆也可能成为实施侵权行为的主体，提供网络服务也可能造成间接侵权。这一时期有关网络著作权的民事纠纷案件频发，在庞大的信息网络中，知识产权保护和侵权行为认定越来越复杂，针对传统的著作权问题的立法已不能完全适用于不断变化发展的实际情况，著作权法的保护范围应有所扩大，重新分配和平衡权利人与社会公众之间的利益是修订著作权法的重要目标。

2011~2015 年的研究热点为“不正当竞争”。《中华人民共和国反不正当竞争法》（以下简称《反不正当竞争法》）自 1993 年实行以来经过了 20 年的发展，2013 年十二届全国人大常委会将修改《反不正当竞争法》列入立法规划。这一时期企业间的知识产权竞争愈演愈烈，尤其是新型社交网络的形成放大了商业竞争的影响，如腾讯与 360、奇虎纠纷、网络广告不正当竞争、搜索引擎服务商关键词推广服务的责任、虚假宣传等，在网络信息实时传播、扩散速度超越以往任何时候的环境下，知识产权研究需要更加重视由网络技术、数字技术衍生的知识产权法律问题。

5.1.3　1991~2015 年各年度热点

在 1991~1995 年，设置 Slice 值为 1，选择时区视图，如图 5-10 所示。

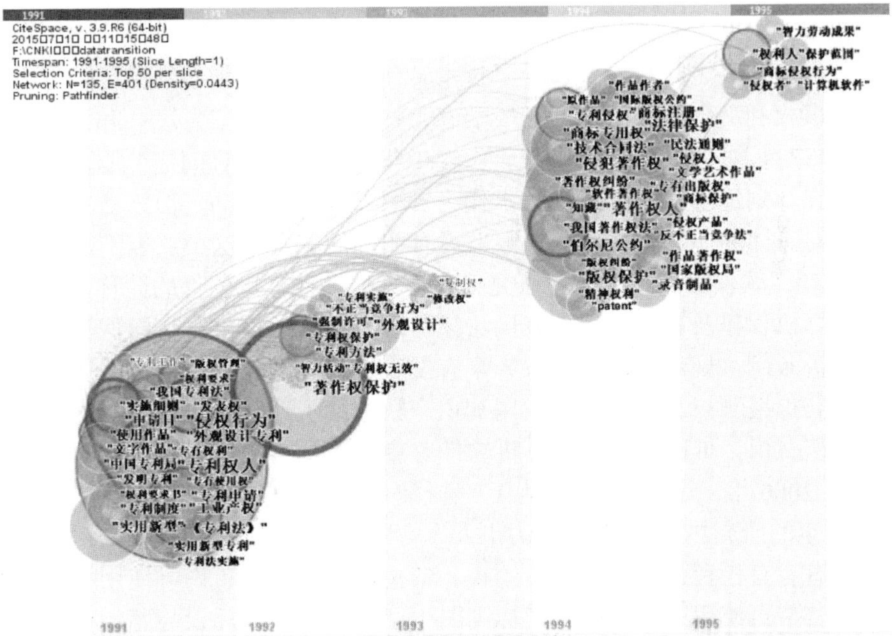

图 5-10　1991~1995 年知识产权关键词时区图谱（Slice=1）

1991 年“著作权法”成为最热关键词，CNKI 收录的 1991 年 D923.4 分类号下的文献仅 13 篇，而涉及期刊编辑工作与著作权的文献就有 6 篇。我国第一部《著作权法》于 1991 年 6 月 1 日起施行，该法确定了著作权的主体和客体，保护了著作权人的精神权利和财产权利，兼顾了作者和单位、传播者及社会公众的利益。当时研究著作权法的文献还不多，这与我国知识产权整体发展起步慢、著作权意识不强有关。

1992 年的研究热点为“专利审查”。申请专利必须依照专利法规定的程序进行审查，通过各个审查程序后，才能获得保护专利的相应权利。1992 年我国《专利法》第一次修订，涉及发明、实用新型和外观设计专利权的授予条件、权利申请程序和界定日期、判定撤销或无效的适用规定等。文献中主要对我国专利权的保护问题和实施细则进行了深入研究，如吴伯明在《专利法研究》上发表文章，对修订条文进行逐条说明。

1993 年的研究热点为著作权中的“职务作品归属”。职务作品是指在工作期间公民为了完成工作职责范围内的任务而创作的作品，并且主要借用了单位的资金、设备和其他支撑资源。对于职务作品归属，一般而言著作权归作者所有，而单位享有优先使用权，特殊时视情况而定。在我国知识产权制度建立的初期，研究知识产权的文献量较少，1993 年仅收录 8 篇，其中 3 篇重复，从而影响了关键词频次统计的准确性。

1994 年“技术合同法”成为研究热点。技术合同是用于确立法人之间、法人与公民之间、公民之间在技术开发、技术转让、技术咨询和技术服务等方面的当事人的民事权利义务关系的合同（段瑞春，1992），《中华人民共和国技术合同法》于 1987 年通过，1999 年废止，由《中华人民共和国合同法》取而代之。技术合同法在计划经济时代推动了技术作为资产参与经济活动，但该法本身存在一些不足，对具体的违约责任和赔偿数额没有明确的规定，这一点也不能忽视。

1995 年“软件著作权”成为研究热点。软件是计算机软件的简称，计算机软件是指计算机程序及有关文档。我国法律对计算机软件提供著作权保护，《计算机软件保护条例》规定软件著作权人享有发表权、开发者身份权、使用权、使用许可权、获得报酬权及转让权。我国知识产权法律飞速发展，短时间内还未能普及知识产权意识，难以杜绝对计算机软件有意或无意的侵权现象。

1996~2000 年，设置 Slice 值为 1，选择时区视图，如图 5-11 所示。

1996 年的研究热点为“商标专用权”。商标专用权是指商标权人依法对其注册商标享有专有权利，包括专有使用权、禁止权、转让权、许可使用权和续展权等。他人若擅自使用近似或相同商标则属于侵权行为。商标权与著作权、外观设计专利权、企业名称权都可能发生冲突，随着商标注册规模的渐渐庞大，也出现了更多的商标侵权现象，在注册商标时必须遵循诚实守信的原则，自觉维护市场公平和秩序。

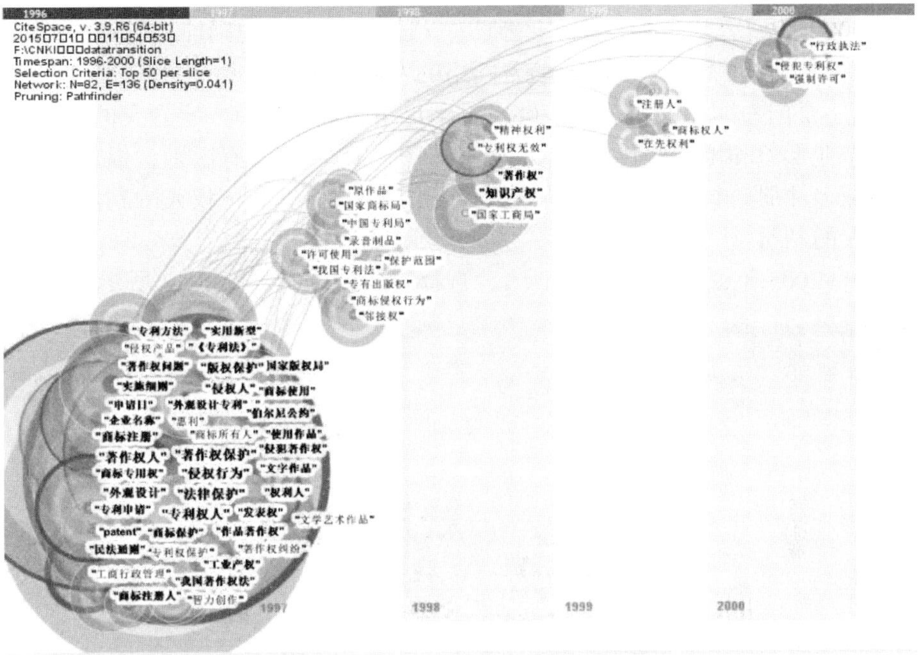

图 5-11　1996~2000 年知识产权关键词时区图谱（Slice=1）

1997 年“录音制品”成为研究热点。我国著作权法保护的客体包括录音制品，其是指表演声音或其他声音的原始录制品，首次制作的人享有著作权，使用他人作品进行录制需支付报酬。《实施国际著作权条约的规定》的出台旨在弥补我国著作权法与国际公约存在的差距，《音像制品管理条例》加强了对盗版的打击力度，在著作权法的发展过程中，知识产权保护水平不断提升，录音录像制作者的权利得到了很好的维护。

1998 年“专利权无效”成为研究热点。专利权无效是指在授予专利权之后被发现与专利法等法律条例不相符并经复审确认为无效的情形。无效宣告的理由包括违背新颖性、创造性、实用性，与他人合法权利冲突，重复授权及违反法律和社会公益等。专利权无效诉讼往往伴随着专利侵权的出现，其具有两面性特征，其一是通过专利无效程序能够更充分地运用社会监督力量，保障公众的合法权利，其二是侵权人利用专利权无效制度实施侵权行为和拖延时间。

1999 年“在先权利”成为研究热点。在先权利是指在商标申请注册之前他人已经依法取得或者依法享有受法律保护的权利。商标法对在先注册、在先申请和同日申请情况下在先使用的商标提供保护。但对于恶意抢注商标和其他不正当注册行为，法律将对其商标予以撤销。在先权利的保护原则并非完全适用，商标法保护的在先权利与享有商标专用权的商标之间的冲突还缺乏明确的规定。

2000 年的研究热点为“域名注册”。域名具有唯一识别性，与 IP 地址对应便于人们检索和利用网站资源。随着网络的发展，域名与电子商务的发展息息相关，任何一个门户网站的域名都能够通过字母组合成为具有一定含义的商业标识，以树立企业形象和增强宣传效果。域名和商标既有联系又有区别，根据《中国互联网络域名注册暂行管理办法》的规定，更加注重保护商标权人的利益，忽视域名注册人的利益。

2001~2005 年，设置 Slice 值为 1，选择时区视图，如图 5-12 所示。

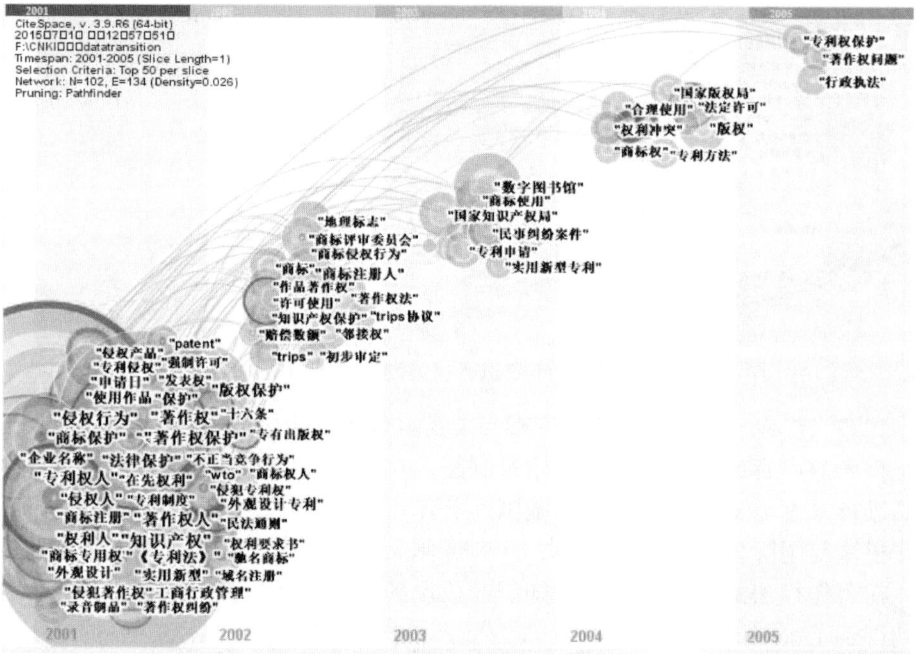

图 5-12 2001~2005 年知识产权关键词时区图谱（Slice=1）

2001 年“驰名商标”成为研究热点。驰名商标是指具有一定的知名度和美誉度的商标。2001 年正值我国加入 WTO 之时，需要建立符合 WTO 成员方国际义务的法律体系，《与贸易有关的知识产权协定》规定了对驰名商标的特殊保护，我国在此基础上制定了《驰名商标认定和管理暂行规定》，作为我国商标纠纷中判定的依据，符合国际公约精神，紧跟国际知识产权保护的发展趋势。在众多文献中，对驰名商标的认定标准研究是其他研究的基础。

2002 年“地理标志”成为研究热点。地理标志是一种知识产权，通过注册地名与品名结合的商标，获得地理标志专用标识的专用权，它表示商品的来源地区、特定质量、信誉或其他特征。《与贸易有关的知识产权协定》规定禁止商品称谓或表达上明示或暗示其来源于非真实的来源地，并足以导致公众误认的不正当竞争行为等。地名商标、地理标志和产地标志之间容易混淆，冲突在所难免，直到 2001 年修订的《商标法》才明确规定了对地理标志的保护，在此之前根据《集体商标、证明商标注册和管理办法》将“原产地标志”纳入证明商标进行保护，因此在商标纠纷中需根据实际情况斟酌权利归属。

2003 年“数字图书馆”成为研究热点。由于文献量的极大丰富和网络通信技术的飞速发展，文献保存和便捷获取的需要，数字图书馆应运而生。美国早在 1982 年就开启了光盘实验项目，探索图书馆文献保存的电子技术；我国数字图书馆的研究始于 20 世纪 90 年代中期，起步较晚。著作权法修订后，数字图书馆有关著作权的处理也需要对应改变，如数字化并上传受著作权保护的作品必须取得著作权人许可并支付报酬，利用技术手段侵犯数字图书馆受保护著作可依法追究其责任，在内容和编排上有独创性的数据库受法律保护等。

2004 年的研究热点为“合理使用”。合理使用是为了维护社会和公众利益，对知识产权所有人的权利限制，但合理使用也是有条件的。在数字化、网络化背景下，图书馆建设工作中很多涉及合理使用，如馆际互借复印件数量，图书馆提供给读者的复印件和原件数量，国外甚至有条约规定在先提供受著作权保护的作品不在合理使用范围之内，需征得著作权人同意。图书馆在版权保护方面将承担越来越多的责任。涉及合理使用的作品主要是网络化、电子化的虚拟作品，也包括软件、程序代码，因为这样的作品较难界定是否侵权。

2005 年“商业秘密”成为研究热点。商业秘密是指在商业竞争中有价值的技术信息或经营信息，持有人将凭借商业秘密获取市场竞争优势。随着知识经济时代的到来、经济全球化的发展，商业秘密攸关企业存亡。我国加入 WTO 后，根据相关条约，对商业秘密提供一定的法律保护，但仍与《与贸易有关的知识产权协定》有所差距，如对商业秘密保护措施的规定上，较之《与贸易有关的知识产权协定》更笼统简单，较为分散，不够明确和细致。

2006~2010 年，设置 Slice 值为 1，选择时区视图，如图 5-13 所示。

2006 年“网络服务提供者”成为研究热点。目前法律尚未对网络服务商提出明确的责任规定，由于网络提供虚拟化作品和服务，不受地域限制，其享有著作权的性质还未得到广泛普及，网民有可能侵犯了原作品的信息网络传播权而不自知。2006 年 5 月国务院颁布的《信息网络传播权保护条例》对这一权利的保护进行了明确规定，在信息网络中传播作品应遵循有关条例。

2007 年“网络著作权”成为研究热点。网络著作权是指网络环境下作者对其创作的作品享有的专有权利，包括文学艺术作品和科学技术作品等。相对于传统社会条件，网络著作权保护难度更大，任何作品都可能因技术手段而使专有权利受到侵犯。网络内容提供者和网络服务提供者都与网络著作权紧密相关，其侵权

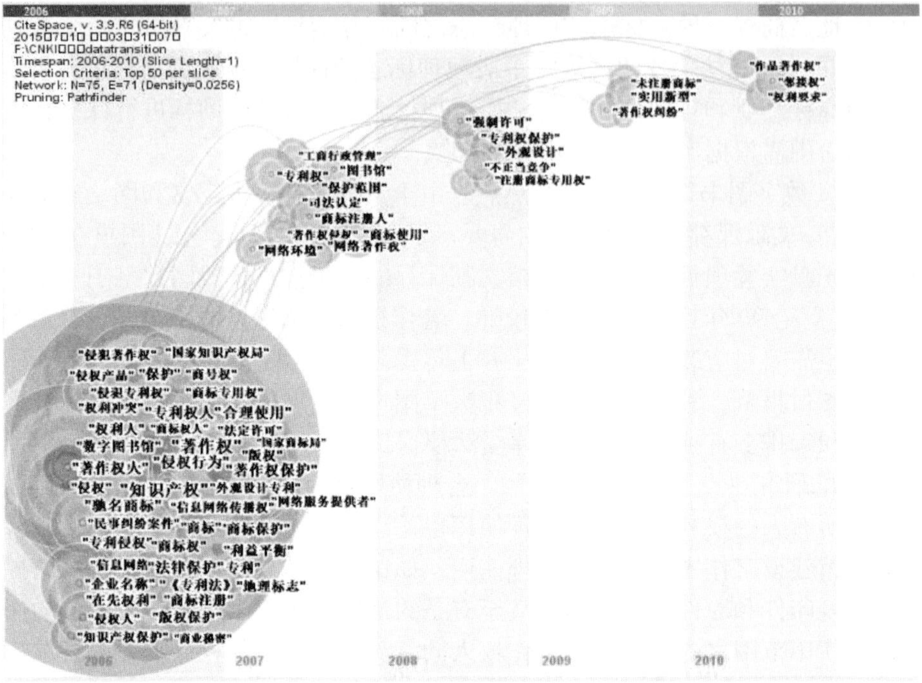

图 5-13 2006~2010 年知识产权关键词时区图谱（Slice=1）

行为的界定也更加复杂。而我国有关网络著作权的方面立法还尚未完善，难以适用于实际情况，可操作性不强。

2008 年的研究热点为“反垄断法”。随着跨国企业的发展，发达国家凭借技术优势占据垄断地位，对国内市场进行价格压制，获取巨大的营业利润，知识产权滥用的问题越发严重，先后发生了一系列国内外知识产权侵权纠纷。我国在反垄断方面的法律主要是《反不正当竞争法》，该法为限制垄断和维护市场秩序发挥了一定作用。从长远来看，反垄断的根本解决之道在于提高自身知识产权水平，加强自主创新能力，完善反垄断法律体系，必要时应使用强制许可制度。

2009 年以“民事纠纷案件”为关键词的文献量比其他年份都多，涉及内容主要是商标，如驰名商标认定、近似商标判定、企业名称与商标冲突、网络域名与商标争议、驰名商标的淡化与反淡化保护等。某些企业为了获取利益，通过不正当的模仿或假冒商标，甚至注册其他商标未申请的商品类别，以便借用他人商标的知名度和商标美誉度，达到自己的经济效益目标。针对商标的民事纠纷案件，大多是已具有一定实力和规模的企业，使用的商标具有良好的社会效益，如腾讯 QQ 与奇瑞 QQ、“杜康”酒业商标案和粤浙两个“好太太”等。

2010 年的研究热点为“利益平衡”。其涉及信息共享与版权保护的利益平衡、职务成果与所属单位的利益平衡、药品专利权人与社会公共健康的利益平衡、知识产权的限制与反限制、法律保护与合理使用及法定许可、公权与私权和独占与反垄断等。知识产权法律体系以法的权威来协调利益冲突，即达到了平衡利益的效果。例如，默示许可制度平衡了网络搜索服务商、权利人和社会公众利益之间的利益，版权补偿金制度平衡了版权专有和公众获取的利益。在利益平衡的视角下，面对因科技进步带来的平衡机制的紊乱，应结合国情灵活创建适合实际需求的知识产权保护制度。

2011~2015 年，设置 Slice 值为 1，选择时区视图，如图 5-14 所示。

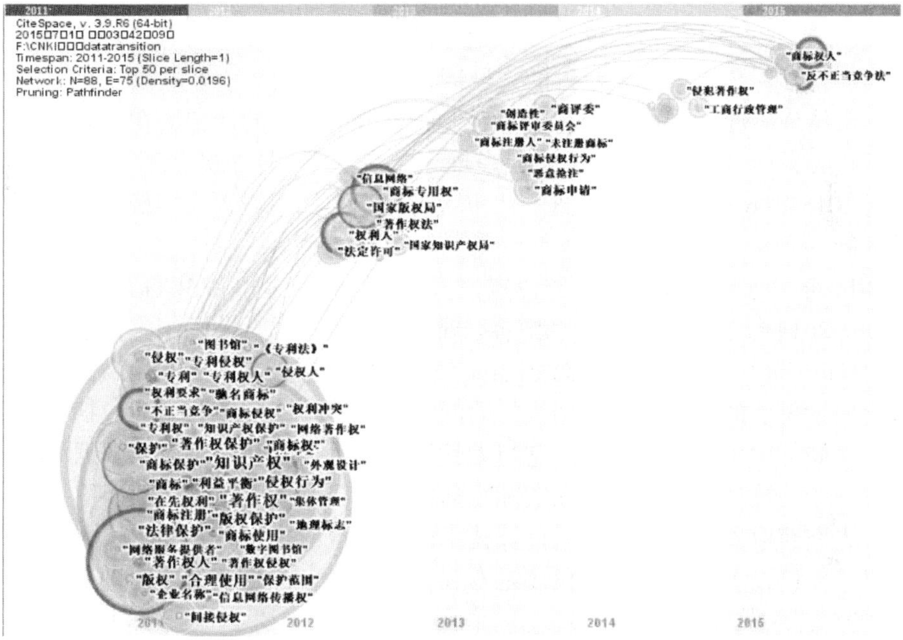

图 5-14 2011~2015 年知识产权关键词时区图谱（Slice=1）

2011 年的研究热点为“集体管理”。著作权集体管理组织起源于 1777 年法国戏剧作者和作曲者协会（Sociétédes Auteurset Compositeurs Dramatiques，SACD），随后欧洲各国纷纷建立起自己的著作权管理组织，吸引了众多权利人加入，并且以集体管理的方式较好地解决了新技术发展带来的著作权问题。我国集体管理制度还不是很成熟，1992 年的中国音乐著作权协会是我国第一个著作权集体管理组织，随后建立了中国文字著作权协会、中国音像集体管理协会、中国摄影著作权协会等。我国著作权集体管理制度还不成熟，覆盖面较小，相关立法还很匮乏，地位还未得到广泛认同，对集体管理的探讨还停留在制度体系、管理模式上。

2012 年“修改草案”成为研究热点。我国分别颁布了《著作权法》和《商标法》第三次修订草案，而《专利法》第四次修订草案征求意见工作也已展开。现有法律制度难以解决所有的知识产权纠纷，随着社会的发展和变化，法律规范定期或不定期的修订势在必行。通过修订法律，明确权利归属和侵权判定，调整权利冲突和市场混乱，与国际公约衔接，同时符合本国实际所需。第三次《著作权法》修订的争议焦点为录音制品的法定许可、网络服务商的侵权责任及集体管理组织的延伸管理权（左玉茹，2012）。《商标法》修订变化体现在增加单一颜色商标和声音商标、修改立体商标的审查标准等。《专利法》第四次修订涉及专利权无效、赋予专利管理部门调查取证等新的职能及惩罚性赔偿。

2013 年“加多宝”成为知识产权之争的代名词，加多宝与王老吉从商标到包装再到广告语，数次开战，双方的“红罐之争”既体现了包装装潢权与商标权的矛盾，也体现了商标许可使用制度与后发商誉分配利益的冲突，在双方系列案件中属于核心诉讼，进入最高人民法院审理程序。王老吉与加多宝之争从 2010 年开始，至 2015 年 6 月“红罐案”进入二审，是知识产权领域近几年最具有代表性的典型案例。

2014 年“云计算”成为研究热点。云计算的概念最早是由 Google 提出的，从 2006 ~2014 年现了上百种概念解释。现通用的定义出自美国国家标准与技术研究院（National Institute of Standards and Technology，NIST），其认为云计算是一种按使用量付费的提供便捷可用按需的网络访问模式，资源共享池包括网络、服务器、存储、应用软件和服务。它与大数据密不可分，通过对海量数据的挖掘，依托分布式运算和虚拟化技术在实际生活中广泛应用，尤其是互联网络。云计算改变了人们获取资源的方式，云计算技术的运用也带来了某些知识产权问题和安全隐患。无论是著作权、商标权还是专利权，应对云计算环境的知识产权保护问题的研究文献在 2014 年达到最多。

2015 年“反不正当竞争法”成为研究热点。《反不正当竞争法》自 1993 年制定实施以来，已有 20 余年的发展历程，期间修订《反不正当竞争法》的呼声不断，并成为 2015 年国家工商总局的工作重点。在此次修订中，将与反垄断法有明显区别，增强条文的可操作性。随着互联网产业的发展，各类不正当竞争行为和问题日益严重。对该法的修订，体现了我国对规范市场、适应国家经济转型的重视。

5.2 著作权研究热点分析

5.2.1 著作权关键词频次、突增分析

在 CNKI 中检索分类号为 D923.41 的文献，选择期刊、国内会议、特色期刊、

国际会议、博士学位论文、硕士学位论文、学术辑刊 7 个数据库进行跨库检索，得到 12 466 条，在 CiteSpaceⅢ软件中将 CNKI 所下载的数据转换格式，分别限定时间段为 1991~1995 年、1996~2000 年、2001~2005 年、2006~2010 年、2011~2015 年，选择关键词节点制作图谱，查看频次、突增情况。

1991~1995 年著作权领域关键词静态聚类视图如图 5-15 所示，图中共形成 84 个节点，165 条连线。出现频次最多的是“著作权人”，为 46 次，“著作权保护”仅次于“著作权人”，为 45 次。出现频次大于 20 次的关键词共 6 个，大于或等于 10 次的关键词共 20 个。就中心性而言，“发表权”中心性值最高，为 0.44，其次为“专有权利”、“侵权行为”、“侵犯著作权”、“版权管理”和“修改权”等，中心性值大于 0.2 的共 9 个。“发表权”是著作人身权中的重要权利之一，是决定作品是否公之于众的权利，作者有决定发表作品的权利，也有决定不发表作品的权利，以及何时何地以何种方式发表的权利。在实施过程中，仅是指作品创作者使其外延过分狭窄，不适应实际情况，应适当扩大外延，由作品创作者延伸到作品所涉及的相关对象。“专有权利”，在这里是指著作权是著作权人对其创作的文学艺术和科学作品，享有无时间限制的人身专有权利和在法定期限内的财产专有权利，受著作权法保护。“侵权行为”一词在 1994 年、1995 年出现的次数较多，1994 年国家版权局根据著作权法及实施条例制定并颁布了《对侵犯著作权行为行政处罚的实施办法》，全国人大常委会通过了《全国人民代表大会常务委员会关于惩治侵犯著作权的犯罪的决定》，以使侵权行为得到应有的惩治。“版权管理”一词，包含范围有三个层面：一是作品本身的专用权利；二是在作品上进行再创作所产生的权利；三是对已有作品的再利用权利。这五年间探讨的版权管理问题包括跨地域、跨国别的版权保护，将版权保护加入刑法条款，我国实施著作权法过程中的不足等。“修改权”在这五年间主要体现在编辑与著作权人的矛盾冲突，软件开发者与后期修改人员的矛盾冲突，我国著作权法规定报社、期刊社对投稿作品做文字性修改、删节，无须征得作者的同意，但不包括作品的基本形式和内容，期刊编辑也应尊重作者的修改权。

1991~1995 年著作权关键词突增情况如图 5-16 所示，突增明显的有“著作权法”和“发表权”，突增年份分别为 1991~1992 年和 1991~1993 年。1990 年 9 月 7 日第七届全国人民代表大会常务委员会第 15 次会议通过《著作权法》，1992 年我国又先后加入了《伯尔尼公约》和《世界版权公约》，对我国著作权的保护有积极意义。1991~1993 年“发表权”主要表现为期刊编辑中容易发生的发表权侵权问题及相应的发表权保护问题，如编辑在收到投稿后未通知作者，超过规定时间仍未通知录用而致使作者另投他社，造成一稿多投的情形，也是侵犯作者发表权的表现。

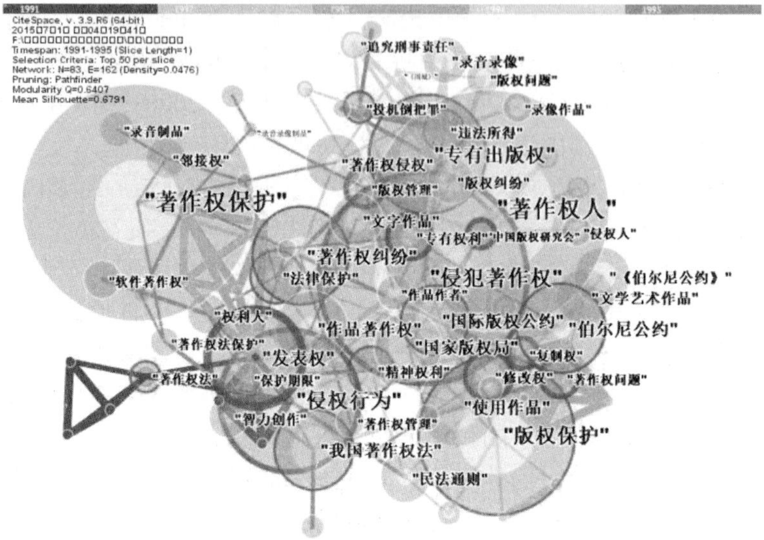

图 5-15　1991~1995 年著作权领域关键词知识图谱

Top 20 keywords with Strongest Citation Bursts

keywords	Year	Strength	Begin	End	1991 - 1995
"著作权法"	1991	**2.6498**	1991	1992	
"发表权"	1991	**1.9347**	1991	1993	

图 5-16　1991~1995 年著作权领域关键词突增图谱

1996~2000 年著作权领域关键词静态聚类视图如图 5-17 所示，共形成 109 个节点、247 条连线。“著作权人”出现频次最多，为 141 次，“著作权保护”仅次于“著作权人”，为 118 次。出现频次大于或等于 20 次的共 36 个，大于或等于 10 次的共 70 个，与前五年相比高频关键词数量有明显增加。就中心性而言，中心性值最高的是“作品作者”，为 0.36，其次为“图书情报工作”，为 0.31，中心性值大于或等于 0.20 的共 8 个，如“伯尔尼公约”和“著作权保护”。“作品作者”拥有著作权法赋予著作权人的正当权利，如许可他人使用、保护作品完整、复制权等。这里探讨更多的是编撰者和作者的权利与义务的关系，分析二者之间相互制约与统一的关系，对特殊作品，如临摹作品、新闻作品、演绎作品等的著作权保护问题进行研究。“图书情报工作”与著作权也有紧密联系。图书馆业务中作品采集、复制、流通、参考咨询、计算机检索等工作都与文献信息有关，而大部分文献是受版权保护的作品，可能涉及复制权、修改权、演绎作品等著作权问题。我国著作权法不仅保护著作权人的专有权利，对传播者也有适当的保护，图书馆就属于图书情报工作部门，向公众传播作品，一定程度上限制了作者的专有权利，保护了对作品的合理使用。“伯尔尼公约”一词，查看其出现历史，1996~2000 年呈现逐年上升的趋势，自我国加入《伯尔尼公约》后，国内著作权保护研究多参照国外法律进行对比，除《伯尔尼公约》外，还参照《与贸易有关的知识产权协定》、《世界版权公约》等。“著作权保护”在这里主要体现在国家颁布并实施了多部条例，如《实施国际著作权条约的规定》等，对信息高速公路、数字技术应用、互联网发展的环境下的著作权进行了初步研究。

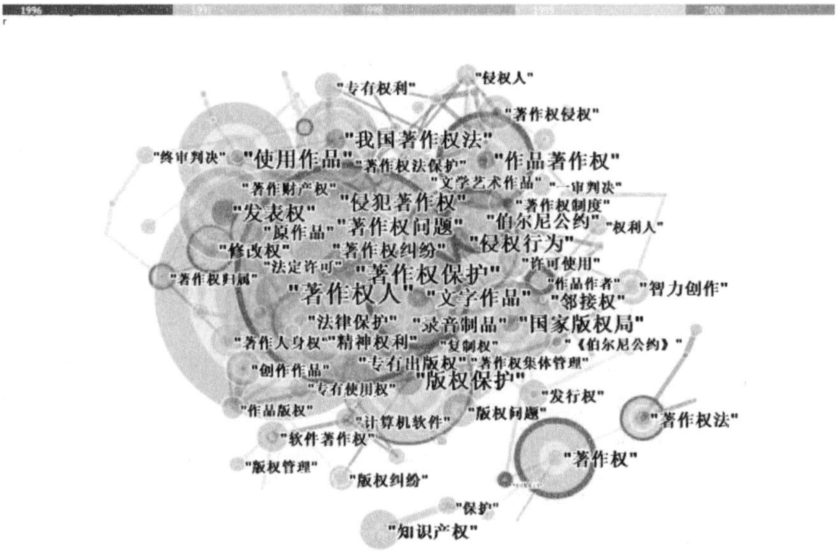

图 5-17　1996~2000 年著作权领域关键词知识图谱

1996~2000 年著作权领域关键词突增图谱如图 5-18 所示，突增明显的关键词为“专有出版权”和“十六条”，突增年份分别为 1997~1998 年、1996~1997 年。“专有出版权”是著作权人许可图书出版者在一定期限内独占出版该作品的权利，属于邻接权范畴，图书出版、再版和重印都将可能涉及出版权问题。我国著作权法与他国著作权法的区别之一就是赋予图书出版者专有出版权利，受著作权法保护。这一时期的专有出版权是一种法定权利，只要著作权人将书稿交给出版社出版，签订图书出版合同，出版社就获得了专有出版权。专有出版权是我国由计划经济向社会主义市场经济过渡时期的产物，在当时市场机制还尚未健全的时候有其存在的合理性。关于“十六条”，1996~2000 年学术界聚焦于职务作品、孤儿作品、举证责任等著作权相关问题。《著作权法》中第十六条规定了职务作品的著作权归属和使用方式；《著作权法实施条例》第十六条规定作者身份不明的作品，由作品原件的合法持有人行使除署名权以外的著作权。作者身份确定后，由作者或者其继承人行使著作权；《著作权行政处罚实施办法》第十六条规定了立案后办案人员和法定举证责任人各自的责任，以及办案人员的取证手段。

Top 20 keywords with Strongest Citation Bursts

keywords	Year	Strength	Begin	End	1996 - 2000
"专有出版权"	1996	**3.3678**	1997	1998	
"十六条"	1996	**2.2655**	1996	1997	

图 5-18　1996~2000 年著作权领域关键词突增图谱

2001~2005 年著作权领域关键词静态聚类视图如图 5-19 所示，共形成 97 个节点、223 条连线。“著作权”仍然是出现频次最高的关键词，高达 314 次，“著作权人”和“著作权保护”的出现频次也都超过 200 次，与 1996~2000 年相比明显增加。出现频次大于等于 50 次的有 31 个关键词，大于或等于 20 次的关键词共 79 个，较之前 10 年增加较多，这说明这 5 年是著作权研究文献大量增长的阶段。就中心性而言，这 5 年的关键词普遍中心性不高，“录音制品”的中心性值最高，也仅为 0.09，没有超过 0.2，中心性值同样为 0.09 的关键词还有“著作权归属”和“图书出版合同”，其次为“著作权侵权”和“精神权利”，中心性值为 0.08。2001 年新修订的《著作权法》对学术界的研究内容有很大的指向作用，如图书出版合同中能够约定是否授予和取得专有出版权，确立了著作权侵权全面赔偿原则和法定赔偿制度，引入了汇编权，对权利客体进行了调整与扩大。

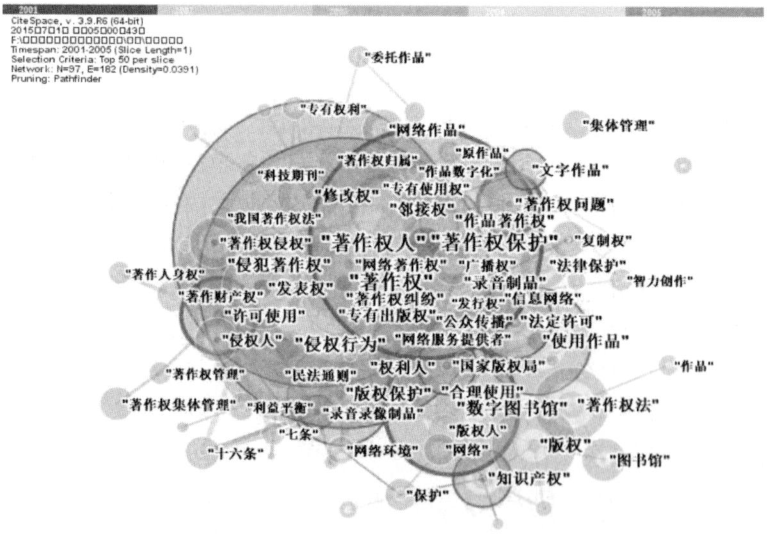

图 5-19　2001~2005 年著作权领域关键词知识图谱

2001~2005 年著作权领域关键词突增图谱如图 5-20 所示，突增明显的关键词为“录音制品”、“专有出版权”、“公众传播”、“汇编权”、“wto”、“最终用户”和“录音录像”，突增年份皆为 2001~2002 年。“录音制品”一词在 2002 年出现 37 次，有关录音制品的文献主要解读新《著作权法》中有关录音制品的信息网络传播权、邻接权制度、著作权法规定的法定许可制度、集体管理制度等。“专有出版权”再次成为突增明显的关键词，2001 年新修订的著作权法颁布，其中有关专有出版权的修订有了本质上的变化。由曾经的法定权利转变为签订合同时由著作权人和出版社在合同中约定是否授予和取得专有出版权，是一种由约定设立的权利，充分体现了著作权人的主观意志。“汇编权”是 2001 年修订版《著作权法》新增的概念，是指将作品或者作品的片段通过选择或者编排，汇集成新作品的权利。“公众传播”也是新概念，相对于广播权而言，广播权的受众为公众，定义为以无线方式公开广播或者传播作品，以有线传播或者转播的方式向公众传播、广播的作品，以及通过扩音器或者其他传送符号、声音、图像的类似工具向公众传播、广播作品的权利。“wto”一词来源于 2001 年我国加入 WTO 的背景，由此进入了著作权法新发展阶段。“最终用户”是针对软件著作权而言的，《软件著作权保护条例》规定所有软件著作权产品最终用户承担责任。1999 年微软公司指控亚都集团擅自复制、使用盗版的 MS—DOS 等软件，打破了传统的认为只有制造销售侵权软件才是违法的观念，使用侵权软件也同样是助长侵权的行为。我国处于信息化进程，为了发展的需要，最终用户责任制应有所限制，已达到各方利益的平衡。

Top 20 keywords with Strongest Citation Bursts

keywords	Year	Strength	Begin	End	2001 - 2005
"录音制品"	2001	**11.7167**	2001	2002	
"专有出版权"	2001	**10.2973**	2001	2002	
"公众传播"	2001	**8.4088**	2001	2002	
"汇编权"	2001	**3.5468**	2001	2002	
"wto"	2001	**3.3249**	2001	2002	
"最终用户"	2001	**2.5177**	2001	2002	
"录音录像"	2001	**2.4628**	2001	2002	

图 5-20　2001~2005 年著作权领域关键词突增图谱

2006~2010 年著作权领域关键词静态聚类视图如图 5-21 所示，图中共形成 81 个节点、194 条连线。这 5 年内，“著作权”的出现频次再创新高，达 816 次，位于第二的“著作权人”也达到 378 次，出现频次大于 200 次的关键词共 6 个，其中“数字图书馆”是较为突出的关键词。出现频次大于或等于 100 次的关键词共 21 个，大于或等于 50 次的关键词共 65 个，总体频次都有明显增长。“数字图书馆”引起重视的原因之一是随着业务的开展、数据库的建设，涉及大量受著作权法保护的作品，实际生活中也出现了知名的案例，如“谷歌版权门”事件 “郑成思诉书生之家数字图书馆案”等，数字图书馆的著作权问题研究已成为著作权领域的一个独立方向。就中心性而言，大于或等于 0.20 的关键词共 7 个，其中“著作权保护”中心性值最高，达 0.26，其次为“著作权人”和“合理使用”，达 0.25，此外，“网络服务提供者”中心性值为 0.20，是这 5 年中比较典型的关键词。在著作权人和社会公众权利冲突越发激烈的情况下，讨论著作权合理使用的研究也渐渐占了一部分比例，右击查看其出现历史，有 326 条记录与“合理使用”相关，2010 年就达到 101 条记录。2006 年颁布《信息网络传播权保护条例》，该条例区分了著作权人、图书馆、网络服务商、读者各自的权益，网络服务提供者可依据该条例查看应当履行的法定义务。《最高人民法院关于审理涉及计算机网络著作权纠纷案件适用法律若干问题的解释》也进行了第二次修订，该解释中第三条就明确规定，网络服务提供者通过网络参与他人侵犯著作权行为，或者通过网络教唆、帮助他人实施侵犯著作权行为的，可追究其与其他行为人或者直接实施侵权行为人的共同侵权责任。

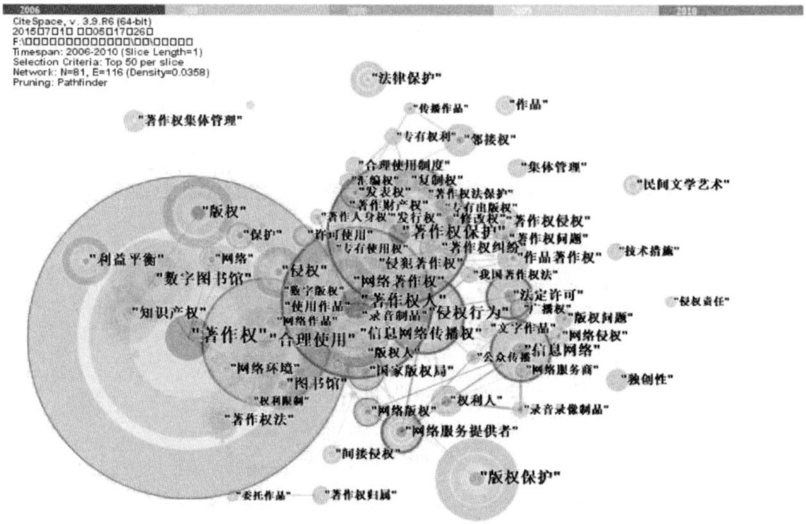

图 5-21　2006~2010 年著作权领域关键词知识图谱

2006~2010 年著作权领域关键词突增图谱如图 5-22 所示，突增明显的仅“著作权问题”一词，突增年份为 2006~2007 年。这五年主要探讨的著作权问题有数字图书馆建设中的著作权问题、音乐电视的著作权问题、数字音乐及电子书的版权问题、教材资源的版权问题、资源共享网站的著作权问题、博客等作品网络发布的著作权问题、由“一个馒头引发的血案”看网络演绎作品的著作权问题等。

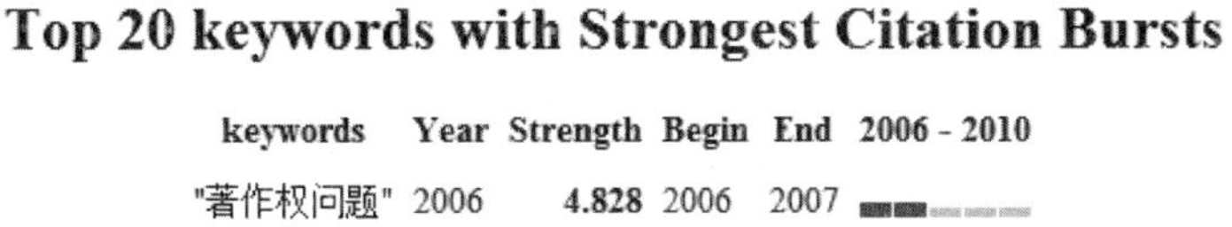

图 5-22　2006~2010 年著作权领域关键词突增图谱

2011~2015 年著作权领域关键词静态聚类视图如图 5-23 所示，共形成 81 个节点、173 条连线。“著作权”出现频次最高，为 1 189 次，位于第二的“著作权人”出现频次为 428 次，与“著作权”有较大差距。出现频次大于 100 次的关键词共 34 个，大于或等于 50 次的关键词有 68 个。2011~2015 年比较突出的关键词是“合理使用”和“利益平衡”。查看“合理使用”的出现历史，共出现在 364 条文献记录中，讨论网络环境下著作权合理使用制度、微博作品转发的合理使用问题、著作权法修改后合理使用立法技术问题、图书馆的合理使用问题等。著作权法是基于利益平衡的本质特征进行权利冲突的协调，利益平衡就体现在权利的限制和保护当中，通过修改法律条款来维持利益平衡。就中心性而言，中心性值最高的关键词为“著作权人”，达 0.41，是 2011~2015 年中心性值唯一大于 0.20 的关键词，“国家版权局”、“网络服务提供者”和“云计算”等中心性值大于或等于 0.09。关于“国家版权局”，2013 年国务院机构设置有了新的变化，将新闻出版总署、广电总局整合组建国家新闻出版广电总局，加挂国家版权局牌子。同年国家版权局发布《使用文字作品支付报酬办法（修订征求意见稿）》。关于“网络服务提供者”，《中华人民共和国侵权责任法》第三十六条规定，网络用户、网络服务提供者利用网络侵害他人民事权益的，应当承担侵权责任。关于“云计算”，在 2014 年时市场需求已形成一定规模，相应开发技术也基本成熟，在这样的背景下，出现了多种多样的软件产品，如移动终端在线商店的应用软件等，基于互联网的云计算应用，大大改变了我们的生活和业务发展模式。

2011~2015 年著作权领域关键词突增图谱如图 5-24 所示，突增明显的仅有“追续权”一词，突增年份为 2013~2015 年。追续权是指美术作品的作者及其继承人从其作品的公开拍卖或经由一个商人出卖其作品的价金中提取一定比例的金额的权利，旨在救济和补偿作者在上述情况中承受的不公平待遇。追续权制度是为了保障权利人享受公平对待而制定的并受到《伯尔尼公约》的认可，能够在后续作品价值提升时弥补其中的差距的制度。基于利益平衡的原则，我国《著作权法》第三次修订中引入了追续权制度，是著作权领域一个里程碑式的突破。

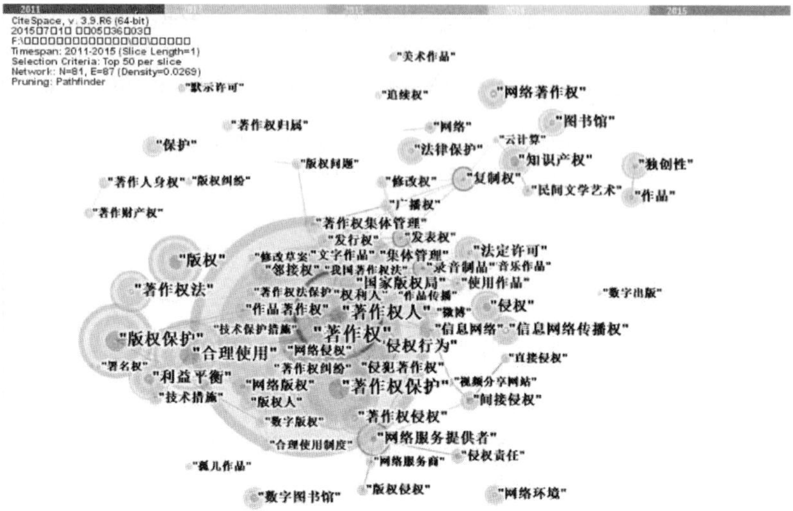

图 5-23　2011~2015 年著作权领域关键词知识图谱

Top 20 keywords with Strongest Citation Bursts

keywords	Year	Strength	Begin	End	2011 - 2015
"追续权"	2011	**5.7683**	2013	2015	

图 5-24　2011~2015 年著作权领域关键词突增图谱

5.2.2　1991~2015 年每 5 年热点

利用 CNKI 数据，限定时间范围在 1991~2015 年，设置 Slice 值为 5，其他采用默认数据。图谱自动生成后，点击 timezone 视图，如图 5-25 所示。

1991~1995 年“侵权行为”成为研究热点。自 1910 年清政府颁布我国历史上第一部著作权法——《大清著作权律》以来，不过百年时间，《著作权法》于 1990 年通过，是我国第一部系统规定著作权事宜的基本法律。1992 年我国加入《伯尔尼公约》、《世界版权公约》和《保护录音制品制作者防止未经许可复制其录音制品公约》等国际条约的同时，也着手完善法律体系的建设。这一时间段内，学术界对著作权的研究主要涉及权利人、著作权保护客体及保护范围、著作权侵权方式，如假冒盗版等。

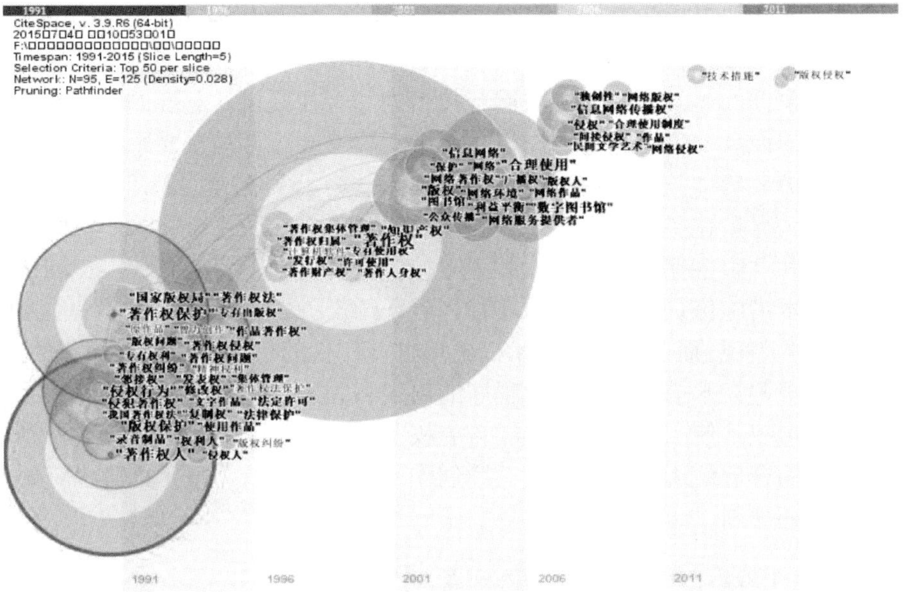

图 5-25　1991~2015 年著作权关键词时区图谱（Slice=5）

1996~2000 年“著作权集体管理”成为研究热点。1996 年在武汉召开了著作权法修订问题座谈会，会议讨论了著作权集体管理的地位和作用；1998 年一起由著作权集体机构为诉讼主体的案件，成为中国审判历史上具有时代意义的事件。在这一时间段内，多媒体光盘在种类和数量上达到飞跃发展，探讨光盘出版物的著作权保护出路，统一指向著作权集体管理机构。我国也相继成立了一些著作权集体管理机构，进行著作权保护的新尝试，如中国音乐著作权协会、中国电影发行放映联盟等。总体来说，这一时期的著作权集体管理研究还不够深入，但也引起了业界的重视，业界普遍认可了著作权集体管理机构的必要性和重要地位。

2001~2005 年“数字图书馆”成为研究热点。数字图书馆从 1998 年开始在国内被关注，随着数字图书馆重点项目——“中国数字图书馆示范工程”的启动，多个省、市先后开展了有关数字图书馆的研究项目，2001 年国家重点科技项目——“中国试验型数字式图书馆”通过鉴定，我国数字图书馆已达到国际技术水平。随着数字图书馆的发展，在信息资源建设过程中涉及著作权的事项也逐渐显现，如著作权合理使用、法定许可的适用范围和条件、版权许可、版权保护及版权问题的对策等。

2006~2010 年“信息网络传播权”成为研究热点。《信息网络传播权保护条例》于 2006 年 7 月正式开始实施，2007 年《世界知识产权组织版权条约》和《世界知识产权组织表演和录音制品条约》在我国正式生效。这意味着，互联网环境下的著作权制度在不断规范化，搜索引擎、P2P、数字图书馆、数字作品、网络作品及其他资源等新兴流行事物能够从法律中找到保护和限制的对应条例。“百度案”对互联网和唱片两个行业都带来了深远影响，2009 年谷歌数字图书馆未经许可扫描收录 570 位作家的 17 922 种作品，引起了国内轰动。在现代社会中，互联网是侵权事件的多发之地，互联网与技术的结合在提供便利性的同时也造成了一定程度上的混乱，这也是《著作权法》启动第三次修订的重要原因。

2011~2015 年“技术措施”成为研究热点。为了实施《世界知识产权组织版权条约》有关保护技术措施的规定，我国也规定了旨在防止侵犯著作权的“接触控制措施”和“版权保护措施”，其中“接触控制措施”备受争议。在网络环境下，应用技术措施保护著作权既是履行国际条约义务，也是我国著作权法逐渐健全完善的一个表现，而过度使用技术措施保护著作权的行为也带来了相应的危害：一方面导致规避技术措施的软件及程序的出现和频繁使用；另一方面无限制的技术措施保护侵犯了使用者的隐私权、自主权、言论自由等，无法共享的作品就无法保证个人的合理使用，难以激发后续创作，从长远来看，技术措施也需要一定条件和范围的规制。

5.2.3　1991~2015 年各年度热点

1991~1995 年，设置 Slice 值为 1，选择时区视图，如图 5-26 所示。

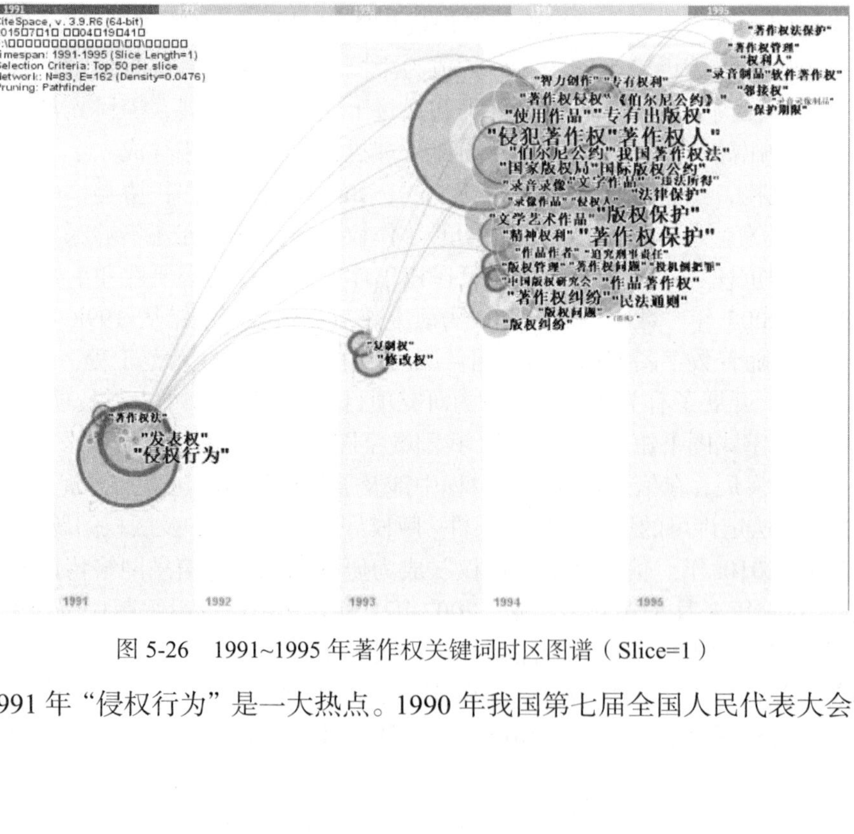

图 5-26　1991~1995 年著作权关键词时区图谱（Slice=1）

1991 年“侵权行为”是一大热点。1990 年我国第七届全国人民代表大会常务委员会第十五次会议通过《著作权法》，该法规定保护文学艺术作品、自然科学、社会科学、工程技术等作品的著作权；1991 年国务院发布了《计算机软件保护条例》，对计算机软件具体保护事项进行规定。通过规范化的法律保护著作权，使人们加强了著作权意识，对侵权行为有了界定的标准。这一年的侵权行为主要表现在期刊编辑工作当中。

1992 年，从时区演进图谱上并没有体现出重要的关键词。但从 1991~1995 年的关键词突增的年份范围可知，突增的关键词从 1991 年起至少延续两年，保持研究的热度。

1993 年的研究热点为著作权中的复制权、修改权，研究著作权法保护的基本客体。从与 CNKI 有关的文献来看，这一年的复制权、修改权与计算机软件有关，软件著作权人对自己开发设计的软件程序享有修改权、复制权等权利，尤其是在《计算机软件保护条例》出台后，软件保护与相关技术结合的研究也逐渐兴起。

1994 年的高频关键词数量较多，研究热点为“伯尔尼公约”，1992 年我国成为该公约成员。在《著作权法》实施三年之际，我国著作权保护工作虽然已有一定进步，在与国际公约，如《伯尔尼公约》、《国际版权公约》和《与贸易有关的知识产权协定》等进行比较时，仍然可以看出差距。《伯尔尼公约》要求成员遵循国民待遇原则、自动保护原则、独立保护原则和最低保护限度原则，自 1886 年通过以来历经数次修订，在 1971 年的修订中增加了对发展中国家有利的条款，发展中国家因教育和科研需要可通过强制许可翻译或复制受版权保护的作品。对国际公约的关注，在一定程度上也反映了我国在著作权制度建设初期积极与国际接轨的态度。

1995 年对“邻接权”的研究较多。邻接权包括传播者权、表演者权、录制者权和广播电视组织权，其中表演者权是邻接权中较为重要的内容，与录音录像和广播电视都有一定关联，而录音录像制品的分类和权利属性、载体及传播方式具有特殊性。研究邻接权的文献量相对于其他年份并不算多，作为著作权制度建设初期，仍然不乏具有指导意义的文献，如冯晓青的《关于完善我国表演者权立法的理论思考》一文。

1996~2000 年，设置 Slice 值为 1，选择时区视图，如图 5-27 所示。

1996 年“使用作品”成为研究热点，它是行使权利的客观对象，如邻接权的实现就是建立在对作品的使用基础上的，录音者和表演者都是基于一定的文稿或其他形式的作品，再加上录音者、表演者个人的主观情感和创造力完成的。他人在使用已发表的作品时也受著作权法约束。与使用作品有关的研究主要是作品类型及相应的法律保护。

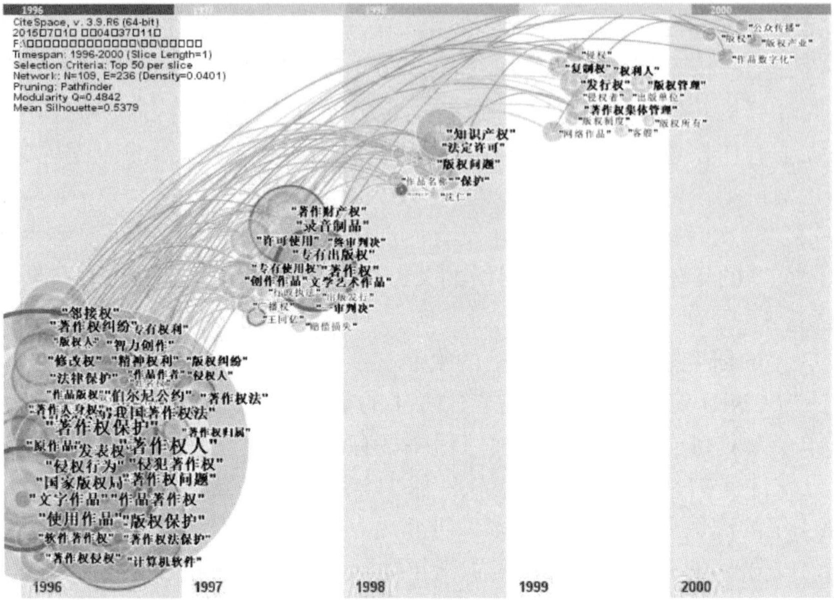

图 5-27　1996~2000 年著作权关键词时区图谱（Slice=1）

1997 年"录音制品"成为研究热点。CNKI 收录的 D923.41 著作权法分类中 1997 年文献共 93 篇，其中有关"录音制品"的文献为 6 篇。随着市场经济体制的确定，经济发展的情况超出了立法时可预见的范围，因此，这一年的文献对我国司法保护和行政保护状况进行分析，指出著作权法中与实际情况不适用的地方，思考"录音制品"所属的邻接权问题。

1998 年"法定许可"成为研究热点。CNKI 收录的著作权法分类号下 1998 年文献共 70 篇，含"法定许可"关键词的文献为 3 篇，它们都谈到报刊可以法定许可的方式标明作者和来源出处，转载其他报刊的文章，分析了报刊为何没有权利禁止转载。

1999 年"版权管理"成为研究热点。改革开放以来，出版市场越发活跃，书刊、音像制品流通于市场的数量逐渐增加。与此同时，我国版权管理还未完善，不法分子在利益驱动下开始制售盗版作品。这种现象激发了我国政府的知识产权保护意识，自 1994 年开始连续开展针对非法盗版各个环节的行动，取得了显著成效。"版权管理"热点的形成说明：一方面，我国出版物数量庞大，版权问题频发；另一方面，从研究层面提升到管理层面来看，也说明版权管理问题引起了相关立法部门和业界人士的关注，对相关法律和部门法规建设更加重视。

2000 年"作品数字化"成为研究热点。改变传统作品的文字形式，以数字代码形式存储图像或声音，依据《关于保护文学和艺术作品若干问题的条约》，作品数字化属于复制行为。数字化的作品仍然受到著作权保护，对作品进行数字化保存和传输要符合相关法律。图书馆等机构在实际工作中运用现代化技术制作数字化作品、建设数据库，分别属于复制行为和汇编行为，将作品发布在网上又涉及出版发行，在作品数字化的著作权问题上还需要法律明确的规定。

2001~2005 年，设置 Slice 值为 1，选择时区视图，如图 5-28 所示。

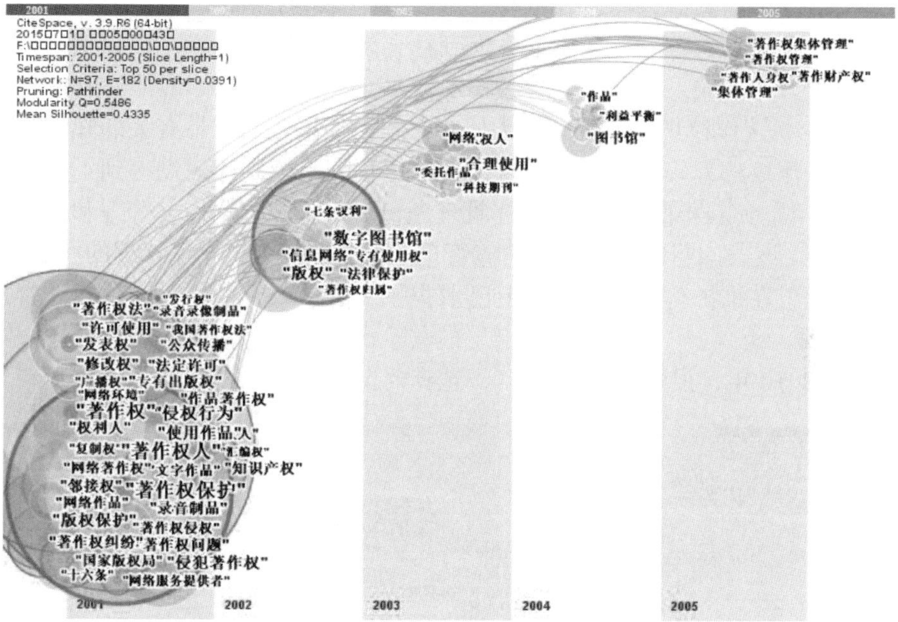

图 5-28　2001~2005 年著作权关键词时区图谱（Slice=1）

2001 年的热点关键词为“网络著作权”。在网络环境下，作品著作权的保护愈加困难。学术界对网络著作权的探讨集中在网络作品的范围和种类、作者身份的确定、作品在网络上的传输权问题等。针对此问题，刘瑛（2001）提出“增加明确的规定，与国际立法接轨，建立网络作品著作权集体管理机构”等建议。

2002 年“数字图书馆”成为研究热点。在数字环境下，图书馆建设和服务内容也相应有了变化。数字图书馆中涉及的传统资源数字化、数字化资源上传网络及数据库建设等内容，都必须严格遵循著作权法等相关规定，通过合理使用或法定许可形式减少和杜绝侵权行为发生。因为数字图书馆是新兴的图书馆形态，著作权法还未有专门的相关条款对此进行规范，新修订的《著作权法》中增加的“信息网络传播权”一款，对数字图书馆的工作提出了新的挑战。

2003 年“合理使用”成为研究热点。《著作权法》中规定了 12 种合理使用的方式，在一定条件下，公民可以合理使用他人作品而不需经著作权人同意，也无须支付报酬。在网络时代，由于信息传播技术的发展，作品被尽可能地充分利用已是必然趋势，但任由市场驱动的利用将大大损害著作权人的利益。在新的环境下，合理使用制度虽然面临质疑但仍然有其不可撼动的存在价值。

2004 年“利益平衡”成为研究热点。著作权中的利益平衡主要是指著作权权利保护与限制，保护著作权人权利的同时也要适当考虑社会公众合理使用和社会文化发展的需要。利益平衡是著作权法的重要目标，著作权法若只关注权利人利益则是失败的。而利益平衡也经常与法定许可、合理使用关联，二者是维持利益平衡的常见方式。在数字化环境下，大到社会发展、文明进步，小到图书馆或者个人，对智力劳动成果的分享是为了实现资源充分利用后整体最佳的效果。

2005 年“著作权集体管理”成为研究热点。加入《与贸易有关的知识产权协定》和《著作权法》修订后，我国著作权集体管理组织制度建设得到了更多的启发。2004 年国务院颁布《著作权集体管理条例》，以规范著作权管理和协调著作权权利冲突。该条例明确了著作权集体管理的基本内涵，规定了管理的权利种类、管理责任等，在维护著作权人利益上已取得了一定成果，但仍需加强集体管理的透明度。

2006~2010 年，设置 Slice 值为 1，选择时区视图，如图 5-29 所示。

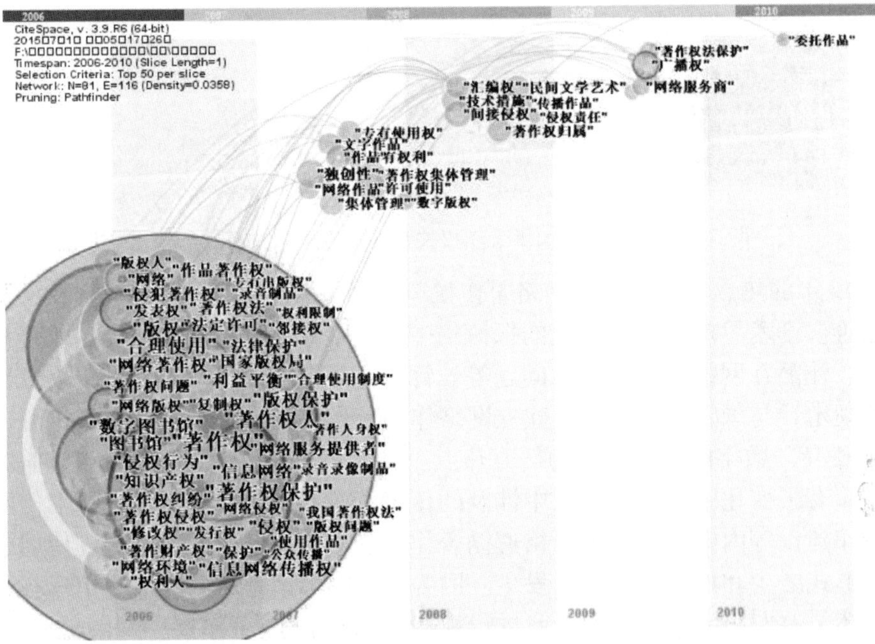

图 5-29　2006~2010 年著作权关键词时区图谱（Slice=1）

2006 年“信息网络传播权”成为研究热点。2006 年“十一五”规划纲要再度提出“三网融合”，推进互联互通和资源共享，这一目标的实现是建立在数字技术、宽带技术、软件技术、IP 技术等的基础上，由此可见国家和社会对信息网络方面的重视。学术界对信息网络的研究主要集中在信息网络传播权上。《信息网络传播权保护条例》于 2006 年 7 月正式开始实施，该条例的颁布旨在遏制网络侵权盗版行为，规范网络秩序，重新整合资源配置，促进互联网产业发展。学术界从该条例解读出与图书馆、网络服务提供者、网络版权等的关系。

2007 年“数字版权”成为研究热点。数字版权是指将各类出版物和信息资料运用数字化技术制作、发行、出版、传播的权利。随着著作权意识的深化和普及，社会上不断掀起有关数字作品的著作权纠纷。在维护数字版权的过程中，我国完善了与法律相配套的行政、社会和技术保护，如行政上颁布《互联网著作权行政保护办法》，技术上的数字水印、数字签名等。

2008 年“间接侵权”成为研究热点。间接侵权是指行为人虽没有发生直接侵权行为，但客观上为别人直接侵权行为的发生提供了必要条件。这一热点的形成与网络技术的发展有关。在网络环境下，P2P 技术为共享音频、视频、数据等文件提供了支撑条件，许多用户在网站平台上上传或下载文件，从而侵犯了著作权人的利益。而提供这个平台和空间的网络服务提供者的侵权责任难以判定，因为间接侵权判定成立的基础是建立在证明了网络服务提供者存在明知侵权而不阻止的行为事实之上。

2009 年“广播权”成为研究热点。广播权仅是指通过无线或有线、扩音器或其他传送工具向公众公开广播或传播作品。随着流媒体技术的出现和应用，网络广播实现了为公众提供声音、图像实时传输的突破。这一新兴的播放形式并不能适用传统著作权法规定的广播权的内容，也不能完全适用信息网络传播权的规定。因此，学术界对相关立法问题进行了探讨。2006 年我国决定加入《国际互联网条约》时，针对国内广播组织对录音制品的使用惯例和现有著作权法律法规实际情况，提出对《世界知识产权组织表演和录音制品条约》（WIPO Performances and Phonograms Treaty，WPPT）第（1）款做出保留，保留的内容为“对于将为商业目的发行的录音制品直接或间接地用于广播或用于对公众的任何传播，表演者和录音制品制作者应享有获得一次性合理报酬的权利”（肖燕，2008），这一保留行为与多个国家保持一致。由于我国承办 2008 年北京奥运会，涉及赛事的实时广播和网络广播研究文献也相应出现。

2010 年“委托作品”成为研究热点。其是指委托人向作者支付报酬，作者按委托人意志和要求而创作的特定作品。关于委托作品的著作权归属问题，双方没有明确约定的，归受托人所有，受托人也只能在一定的范围内享有和行使著作权，而委托人享有使用权。随着社会分工细化，智力投入者和财力投入者分离，如广告界常以征集活动确定广告语，常常以奖励形式获得作品的使用权，此类应征作品都属于委托作品。而类似广告征集，软件程序设计、美术作品等也涉及外包形式，这一类作品的著作权问题成为新的研究热点。

2011~2015 年，设置 Slice 值为 1，选择时区视图，如图 5-30 所示。

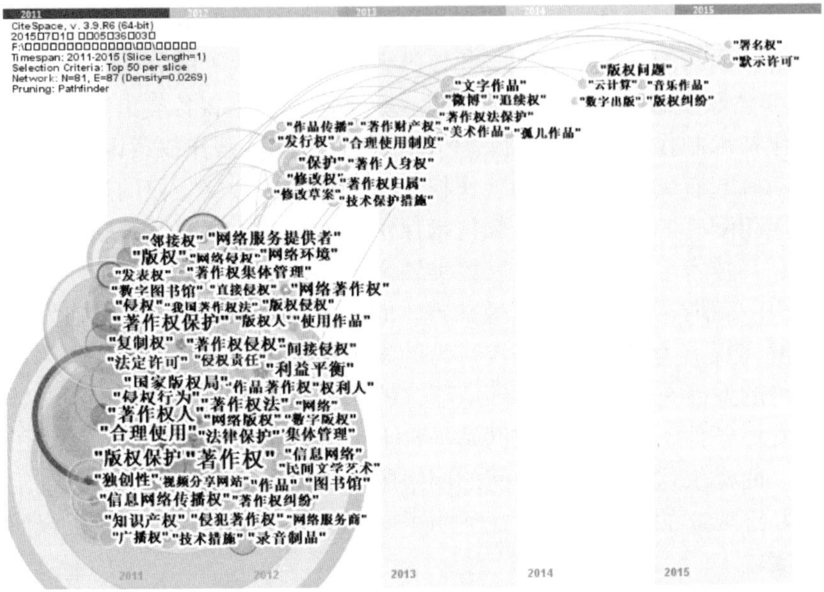

图 5-30　2011~2015 年著作权关键词时区图谱（Slice=1）

2011 年“技术措施”成为研究热点。技术措施是著作权人为了保护自己的作品利益，防止被恶意复制和不正当利用而采取的技术手段，相应地也产生了规避技术措施的工具和软件。技术措施受法律保护，《世界知识产权组织版权条约》和《世界知识产权组织表演和录音制品条约》都要求对技术措施加以保护。技术措施的应用，能保护著作权人的利益，但在一定程度上也损害了社会公众合理使用的权利，对强制许可和法定许可造成障碍。

2012 年“修改草案”成为研究热点。如 5.1.3 小节所述，《著作权法》第三次修改草案于 2012 年颁布，修订的主要争议点在于录音制品的法定许可、网络服务商的侵权责任及集体管理组织的延伸管理权。网络环境下著作权侵权形式、途径及表现更加多元化，应对科技发展下的著作权保护现状，通过主动修改《著作权法》来进行权利调整是有其积极意义的。例如，将广播权修改为播放权，重新定义了信息网络传播权，增加了使用孤儿作品的规定等。这次修改草案的推出，无疑大大提高了著作权人权利保护的力度，使著作权立法更加适应我国的实际情况。

2013 年“微博”成为研究热点。新浪微博从 2009 年发布使用，仅数年时间就已发展到众多用户，虽然每条内容字数不超过 140 个，但平均每天发布的微博数量却很惊人。作为一种社交平台，微博同时集聚了普通人和公众人物、法人和自然人，由于关注和转发的强大功能，微博发挥着越来越重要的作用。其中，具有独创性的微博是受著作权法保护的，若不标明出处就对微博内容进行转发和转载都是对原作者权利的侵犯。

2014 年“云计算”成为研究热点。云计算自 2006 年由 Google 首次提出以来，已被应用于云物联、云安全、云存储、云服务等多个领域，2014 年工业和信息化部软件司司长陈伟在中国国际云计算技术和应用展览会上透露云计算技术体系已形成草案。学术界着眼于云计算时代的大背景，分析临时复制行为的著作权属性、科技期刊版权授予及法律制度、作品载体变化、网站侵权、数字图书馆资源共享、计算机软件等著作权问题。云计算环境改变了人们获取资源的方式，通过扩大合理使用的范围，协调著作权人与社会公众的利益，已成为必然趋势。

2015 年“默示许可”成为研究热点，对于默示许可的概念，还没有统一的论述，其基本含义是在特定情形中，著作权人虽没有明示许可他人使用其作品，但可以从著作权人的行为或其他方式推测著作权人许可他人使用该作品，这种许可为默示许可，是受网络环境影响的、为应对新兴的作品使用方式而引入的制度。默示许可在搜索引擎和网络共享空间得到广泛应用，权利人可以有解除默示许可的自由，也有获得报酬的权利。

5.3 专利权研究热点分析

5.3.1 专利关键词频次、突增分析

在 CNKI 中检索分类号为 D923.42 的文献，选择期刊、国内会议、特色期刊、国际会议、博士学位论文、硕士学位论文、学术辑刊 7 个数据库进行跨库检索，下载结果为 6 634 条。在 CiteSpaceⅢ软件中将 CNKI 所下载的数据转换格式，分别限定时间段为 1991~1995 年、1996~2000 年、2001~2005 年、2006~2010 年、2011~2015 年，选择关键词节点制作图谱，查看频次、突增情况。

1991~1995 年专利领域关键词静态聚类视图如图 5-31 所示，共形成 65 个节点、109 条连线。出现频次最高的关键词为“专利权人”，达 56 次，其次为“专利申请”，出现频次为 25 次，“申请日”、“实用新型”和“惠利”又次之。出现频次大于 20 次的关键词共 7 个，大于或等于 10 次的共 26 个，这 5 年整体出现频次都较少。就中心性而言，“惠利”中心性值最高，为 0.33，其次为“权利要求”，中心性值为 0.29，同样大于或等于 0.20 的关键词还有“专利纠纷”、“专利实施”、“专利管理”、“権利”、“权利要求书”、“申请日”、“专利法实施”及“invention”。这些词汇大都和专利具体工作相关，在《专利法》实施 10 年后，我国专利建设已取得很大进展，《专利法》、《专利法实施细则》和《企

业专利工作办法》等法律条规，体现了我国立法努力向国际水平靠近，而《中医药专利管理办法》体现了我国已尝试将本国优势规范化管理，并为国内外交流提供管理依据，是专利领域的一大进步。但就国内发展水平而言，我国仍有许多不足，专利法保护范围还有待扩大，仍需加强维护专利权人的合法利益，因此要在新修订专利法颁布的背景下围绕专利管理及基础工作要点进行研究。“专利申请”是专利保护的前提；“申请日”是专利确权和侵权纠纷中判定的重要参考因素；“实用新型”是专利的类型之一，也是我国专利申请中比例较大的类型。“惠利”一词其实是“專利”，繁体版的“专利”；“権利”一词其实是“權利”，繁体版的“权利”，权利要求书中应以说明书为依据，说明要求专利保护的范围，在专利侵权案件中，权利要求书充当重要的权利保护范围的证据。这两个词汇的出现，说明这一时期我国台湾地区对专利的研究比较多。

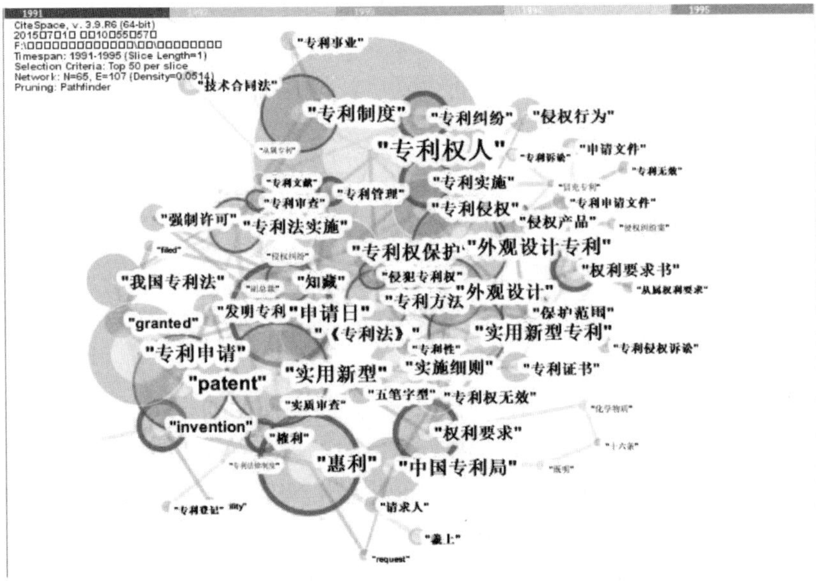

图 5-31　1991~1995 年专利关键词知识图谱

1991~1995 年专利领域关键词没有明显的突增，这里暂不分析。

1996~2000 年专利领域关键词静态聚类视图如图 5-32 所示，共形成 93 个节点、262 条连线。出现频次最多的关键词为“专利权人”，高达 160 次，大约为“实用新型”的两倍，“实用新型”出现频次为 83 次，位于第二位，“申请日”、“《专利法》”和“专利申请”的出现频次为 64 次。这 5 年出现频次大于或等于 20 次的关键词共 29 个，较之 1991~1995 年有明显增加。就中心性而言，这 5 年关键词中心性值普遍不高，“专利管理”中心性值最高，为 0.21，也是唯一一个超过 0.20 的关键词，其次为“中国专利局”、“强制许可”及“审查指南”等。

这 5 年，对“专利权人”的研究文献量平均为每年 32 篇，除职务发明创造外，专利权人是专利申请、维权、诉讼的主体，从新修订的《专利法》中可以看出法律赋予了权利人更灵活处理专利权的权利，对专利审批和维权程序及管理部门进行了明确规定。我国将“实用新型”统一纳入《专利法》保护，对其概念进行了明确定义。然而，实用新型专利的审查不经过实质审查，本质上还属于登记制范畴，其法律稳定性较差，保护范围较之发明更小。中国专利局先后公布《专利权质押合同登记管理暂行办法》、《专利资产评估管理暂行办法》和《关于实施专利权海关保护若干问题的规定》等办法和规定，各地专利管理部门也出台地方性质的专利工作办法，反映了我国专利意识的觉醒。“强制许可”可以保证国家在某些特定情况对专利权人的权利进行控制，从而限制专利权，在一定程度上防止专利权滥用。关于“审查指南”，这 5 年对外观设计的专利保护探讨较多，在这些探讨中援引审查指南中外观设计相同或近似的判定标准，在撤销、无效审查及侵权判定中成为依据。我国对外观设计专利也实行非实质性审查，随着外观设计专利申请量上涨，那些不符合专利条件的授予、撤销、无效程序的审查显得更为重要。《审查指南》在《专利法》修改后需要配合调整相关程序，而为了有效解决实际生活中的需要，国家知识产权局以《审查指南公报》的形式进行补充。

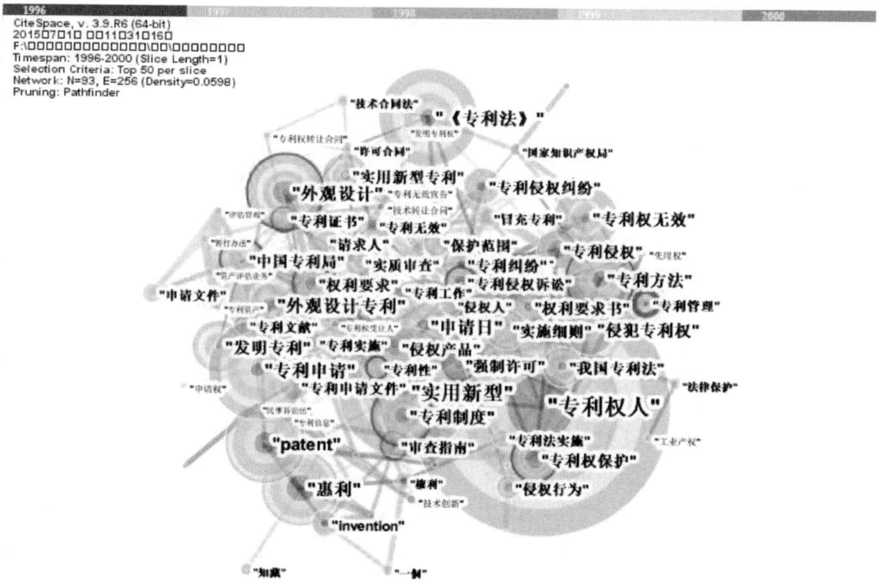

图 5-32　1996~2000 年专利关键词知识图谱

1996~2000 年专利领域关键词突增图谱如图 5-33 所示，仅“专利法实施”一词突增较为明显，突增年为 1996~1997 年。我国专利法自 1984 年颁布实施以来，在鼓励发明创造、推动科技和社会经济发展中发挥了重要作用，但在具体实施过程中仍然存在某些不足，如专利重复授权现象难以避免，行政执法力度较小、手段不足，专利侵权判定的标准问题，法律条款适用问题及侵权赔偿程度问题等。

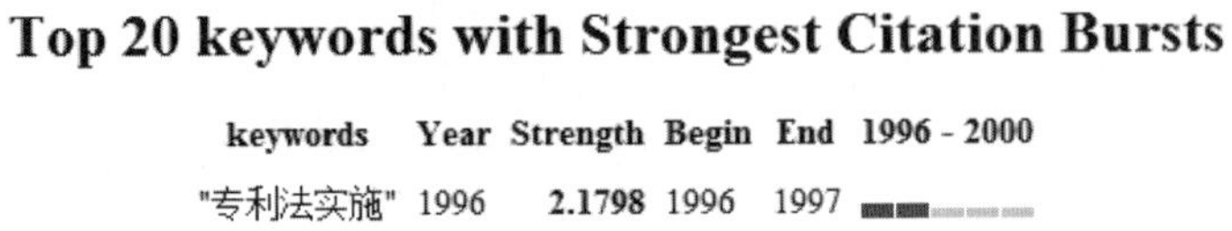

图 5-33　1996~2000 年专利领域关键词突增图谱

2001~2005 年专利领域关键词静态聚类视图如图 5-34 所示，共形成 99 个节点、261 条连线。出现频次最多的关键词为“专利权人”，为 251 次，其次为“《专利法》”，为 121 次，差距较大，再次为“申请日”，为 111 次。出现频次大于 100 次的关键词共 4 个，大于或等于 50 次的共 21 个。就中心性而言，大于 0.20 的关键词共 5 个，依次为“国际申请”、“权利要求书”、“书面声明”、“外观设计专利”和“实用新型专利”。中心性值最大的关键词“国际申请”仅为 0.26。2001 年《专利法》规定中国单位或者个人将其在国内完成的发明创造向外国申请专利的，应当先向国务院专利行政部门申请专利，委托其指定的专利代理机构办理。“权利要求书”是专利申请应提交的文件之一，与专利保护范围有关，申请人修改专利申请文件不得超出原说明书和权利要求书记载的范围。“书面声明”与优先权申请、专利权终止有关。国务院公布了对《专利法实施细则》的修改决定，其中一条是，国际申请的申请人应当在《专利合作条约》第二条所称的优先权日起 30 个月内，向国务院专利行政部门办理国际申请进入中国国家阶段的一系列手续，包括提交国际申请进入中国国家阶段的书面声明。

2001~2005 年专利领域关键词突增图谱如图 5-35 所示，突增明显的关键词有“利害关系人”、“青令”和“冒充专利”。“青令”实际为“责令”，是数据库繁简字体变换时的错误。新修订的《专利法》第六十一条加强了对知识产权的临时保护，规定专利权人或“利害关系人”有证据证明他人正在实施或即将实施侵犯其专利权的行为，如不及时制止会使其合法权益受到难以弥补的损害，可以在起诉前向人民法院申请采取“责令”停止有关行为和财产保全的措施。《最高人民法院关于对诉前停止侵犯专利权行为适用法律问题的若干规定》进一步明确了申请诉前停止侵害的具体问题，如申请理由、申请提交的证据材料、法院的审查及执行等。“冒充专利” 是指将非专利产品冒充专利产品，非专利方法冒充专利方法，它与“假冒专利”的区别主要在于，假冒专利中被假冒的专利为真实存在的。法律对冒充专利行为应承担的责任较轻，规定由管理专利工作的部门责令改正并予以公告，可以处 5 万元以下的罚款。

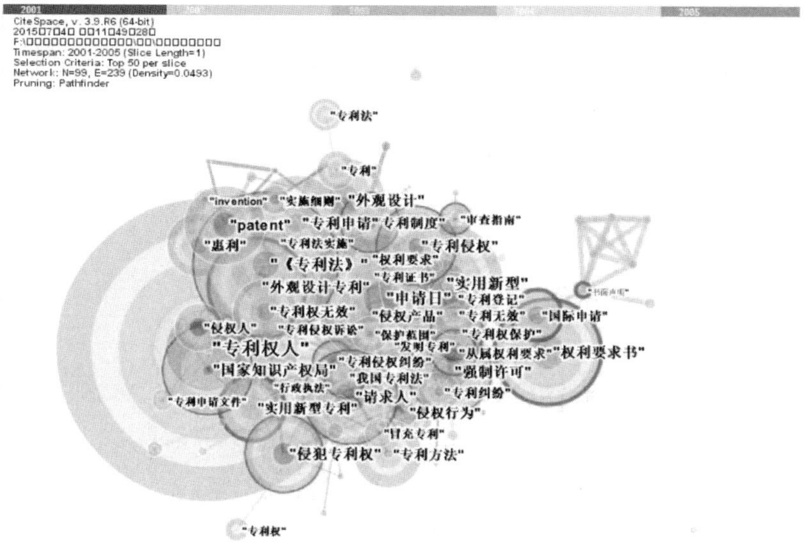

图 5-34　2001~2005 年专利领域关键词静态聚类视图

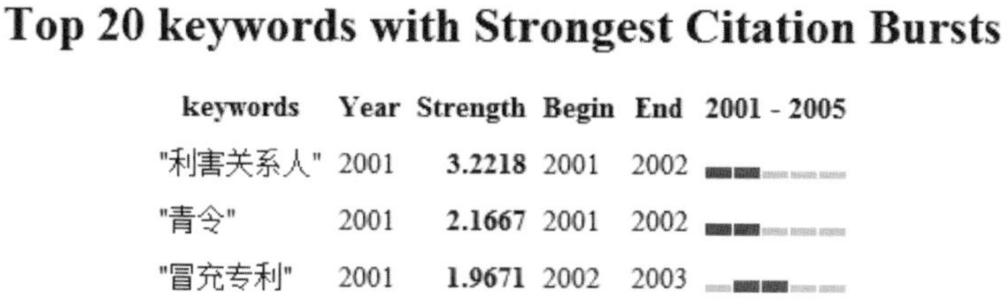

Top 20 keywords with Strongest Citation Bursts

keywords	Year	Strength	Begin	End	2001 - 2005
"利害关系人"	2001	**3.2218**	2001	2002	
"青令"	2001	**2.1667**	2001	2002	
"冒充专利"	2001	**1.9671**	2002	2003	

图 5-35　2001~2005 年专利领域关键词突增图谱

2006~2010 年专利领域关键词静态聚类视图如图 5-36 所示，共形成 81 个节点、210 条连线。出现频次最多的为“专利权人”，达 379 次，其次为“专利侵权”，出现频次明显减少，为 193 次，再次为“《专利法》”，为 171 次。这 5 年，出现频次大于 100 次的关键词共 13 个，大于或等于 50 次的共 33 个。就中心性而言，中心性值最高的是“审查指南”，为 0.27，其次是“patent”，为 0.23，大于或等于 0.20 的关键词共 4 个，其余两个为“《专利法》”和“专利方法”。2006 年版《专利审查指南》及《施行修订后审查指南的过渡办法》在审查程序上有了新的变化，如对分案专利申请的时间进行了限定，理论上来说在 2006 年 7 月 1 日起施行《审查指南》之前提交的申请不适用新修订的相关规定，以免造成不公平的授予结果。“patent”即专利，查看其出现历史，大都来源于《中国专利与商标》期刊。“《专利法》”一词在 2009 年突增，与《专利法》的第三次修订有关，这次修订大大强化了对专利权的保护，对专利行政制法、诉前临时措施、损害赔偿等条例进行修订。方法专利包括制造加工方法、作业方法、使用方法，针对方法申请的专利依赖于一定的产品。而“专利方法”则是在产品生产过程中应用到的上述方法和技术。对方法提出新的改进技术方案，也是发明专利保护的内容之一，未经权利人许可不得使用专利方法及使用、许诺销售、销售、进口依照该专利方法直接获得产品。

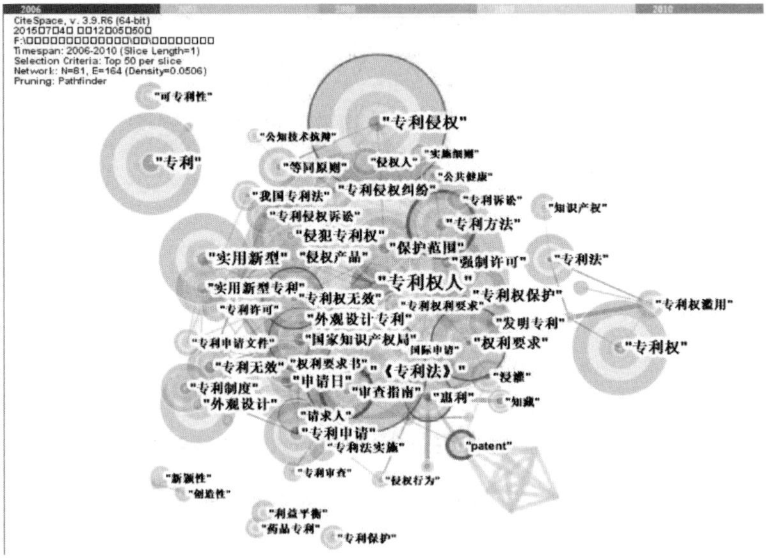

图 5-36　2006~2010 年专利领域关键词静态聚类视图

2006~2010 年专利领域关键词突增图谱如图 5-37 所示，突增明显的关键词有“trips”和“绝对新颖性”，突增年份分别为 2006~2008 年、2008~2010 年。“trips”协议是 WTO《与贸易有关的知识产权协定》的简称，对世界范围内统一药品专利保护的最低标准有重要作用，提供“专利权的例外”和“专利权的用尽”来实现利益平衡的调节，允许 WTO 成员在一定情况下使用强制许可制度。自禽流感事件结束后，国内外对药品专利都进行了广泛探讨，涉及公共健康的药品专利，也涉及各国经济发展差异。《TRIPs 协定与公共健康多哈宣言》和《关于 TRIPS 协议和公共健康多哈宣言第六段的执行决议》为药品问题提供了很好的解决出路。“绝对新颖性”，又称为世界新颖性，是指提出专利申请的发明创造必须在申请日或优先权日之前在世界各国范围内均未被公开发表过或均未被公知公用。我国采用混合型新颖性标准，结合了绝对新颖性和相对新颖性进行专利审查。第三次《专利法》的修订拓宽了对新颖性的定义标准，新颖性建立在现有技术之上，而现有技术的范围一分为二，出版物方式公开的现有技术范围是全世界的，出售、使用和公众知情的现有技术限于国内。

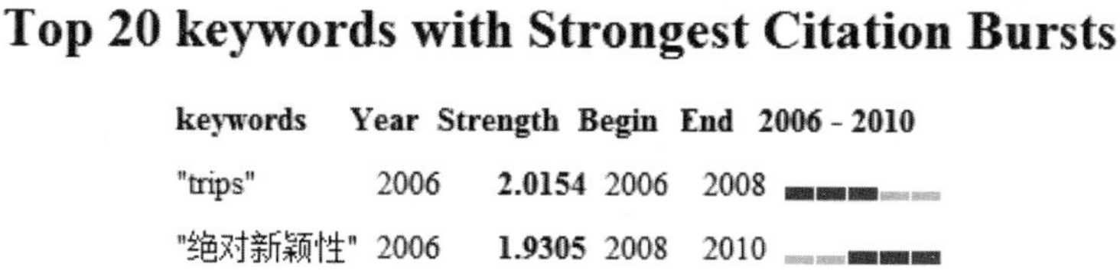

图 5-37 2006~2010 年专利领域关键词突增图谱

2011~2015 年专利领域关键词静态聚类视图如图 5-38 所示，共形成 100 个节点、244 条连线。出现频次最多的为“专利”，达 243 次，其次为“专利权人”，出现频次为 234 次，再次为“专利侵权”，出现频次为 230 次。出现频次大于 100 次的关键词共 8 个，大于或等于 50 次的共 30 个。就中心性而言，大于 0.20 的关键词共 3 个，依次为“《专利法》”、“专利权人”和“侵犯专利权”，其中，“《专利法》”中心性值最高，为 0.31。《专利法》自 1984 年通过以来，历经三次修订，随着第四次修订的征集意见工作的展开，学术界对《专利法》有关强制许可、临时保护、抵触申请、义利平衡、审查标准、侵权赔偿、专利权滥用的法律规制等条款进行了充分研究，旨在完善专利制度，提供更强有力的专利权保护。

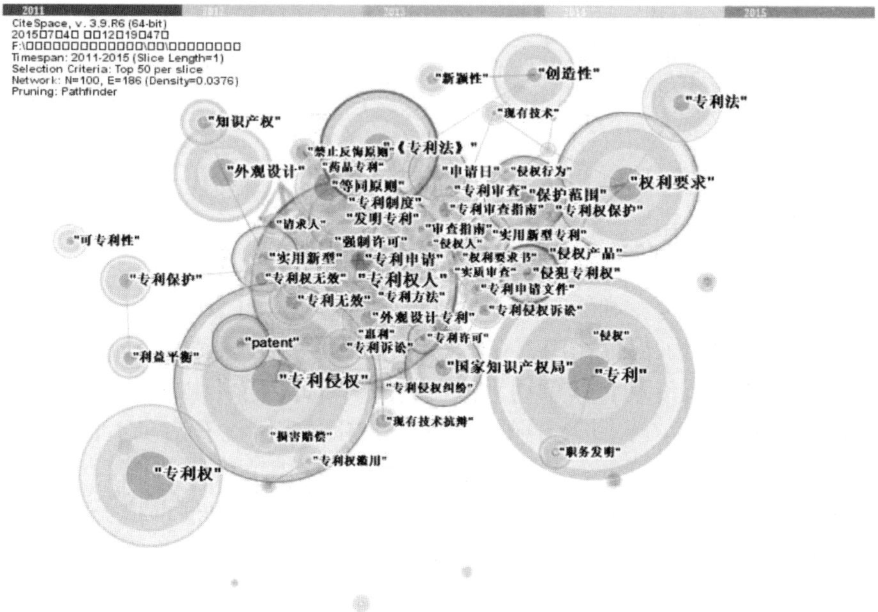

图 5-38 2011~2015 年专利领域关键词静态聚类视图

2011~2015 年专利领域关键词突增情况不明显，这里暂不分析。

5.3.2　1991~2015 年每 5 年热点

利用 CNKI 数据，限定时间范围在 1991~2015 年，设置 Slice 值为 5，其他采用默认数据。图谱自动生成后，点击 timezone 视图，如图 5-39 所示。

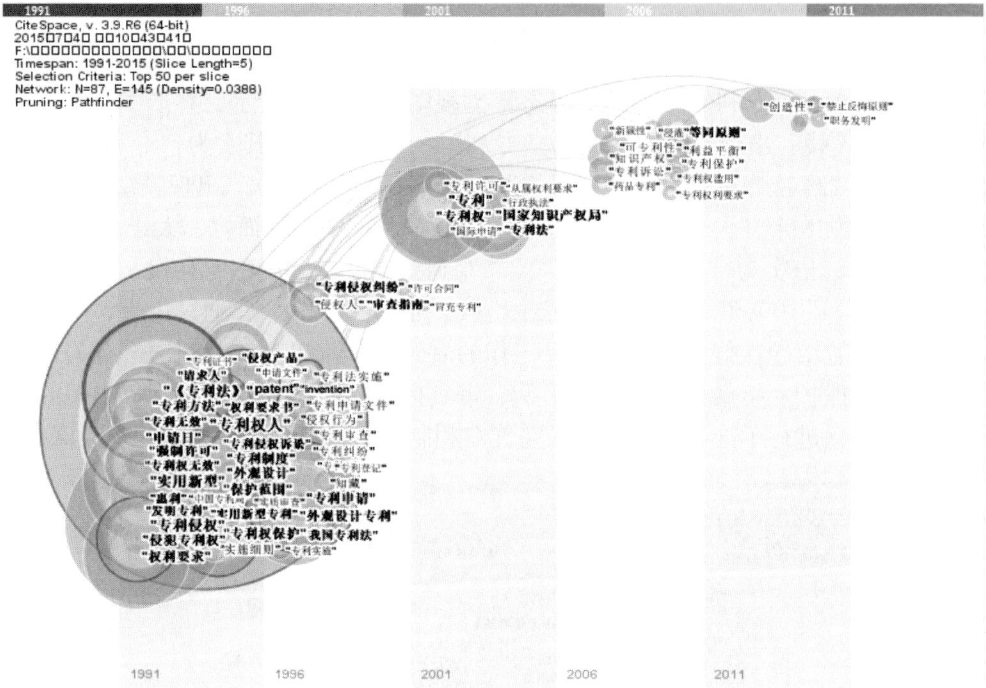

图 5-39　1991~2015 年专利领域关键词时区图谱（Slice=5）

1991~1995 年“《专利法》”成为研究热点。改革开放的经济政策对我国社会经济发展状况起到了促进作用，在良好的发展形势下，我国积极谋求加入国际行列，1993 年加入《专利合作条约》，表明我国自此需依照国际条约的标准规范国内立法。《专利法》自 1984 年颁布以来，与社会实际已有诸多不相适应之处，为缩小国内外差距，同时也为了恢复关贸总协定缔约国的地位、履行《中美政府关于保护知识产权的谅解备忘录》的承诺，重新修订《专利法》成为专利领域发展所需。这五年间，研究专利法的文献数量并不多，但对强化专利意识具有重要意义。

1996~2000 年“审查指南”成为研究热点。在此期间，我国经历了计划经济向社会主义市场经济的变革，为了满足市场经济建设的需要，符合 WTO 对专利法提出的标准，《专利法》的重新修订也体现了市场激励的因素，对职务发明的权利归属做了市场化的处理。《审查指南》与《专利法实施细则》属于知识产权局的部门规章，法律地位不及《专利法》，但在实际应用中当出现法律与规章互相冲突或界定不明时，并非完全依照《专利法》高于《审查指南》来处理，《审查指南》在指导审批程序、规范审批行为方面有时更有援引价值。

2001~2005 年“专利许可”成为研究热点。这一时期探讨的有关专利许可问题包括专利实施许可的方式、许可合同事项、专利转让和强制许可制度等。“许可”意即需征求权利人的同意，由权利人与被许可人协商并约定许可范围等事项，除国家规定的强制许可情况，权利人在“专利许可”中的作用是最明显的。2001 年中国加入 WTO，随着市场环境的转变，中国成功吸引了许多国外企业进入国内，也消除了出口贸易的关税障碍，在激烈的国际竞争和国内竞争中，技术是维持企业生存的第一生产力，也是核心竞争力，而我国作为发展中国家，一方面需要引进国外先进技术；另一方面也需要扩展和延续自身特有的技术，因此以专利许可的方式获得其他专利或者获得资金收入在这一时期成为专利发展的一大特色。

2006~2010 年“等同原则”成为研究热点，它是指某一方侵权产品或方法并没有正好落入某专利的权利要求的字面范围内，却等同于权利要求所包含的发明时，等同原则允许法庭判决该方侵犯他人专利。我国第一次正式规定等同原则的是 2001 年最高人民法院颁布的《关于审理专利纠纷案件适用法律问题的若干规定》，等同原则是从专利的整体出发，排除文字字面限制保护权利人的一种方式。除前述规定外并没有明确的适用标准，在实践中缺乏操作性。2006 年知识产权局提议重新修订 2000 年版《专利法》，旨在修订专利授权条件、等同原则、全面覆盖原则、禁止反悔原则、职务发明、强制许可等，涉及等同原则的部分。实际生活中较有代表性的案例有谢文武诉青岛海尔通信公司专利侵权纠纷案。该案中，谢文武主张适用等同原则判定海尔彩智星 Z3100 手机的智能防盗方法侵权，但因其明确表示过“非法用户不能正常使用并显形拨号的技术方案”不在其权利要求保护范围内，因此以禁止反悔原则败诉。

2011~2015 年“创造性”成为研究热点。根据 2010 年修订的《专利法》第二十二条第三款及《专利法实施细则》第三十条规定，具备创造性的发明同现有技术相比，应当具有突出的实质性特点和显著的进步；具备创造性的实用新型同现有技术相比，应当具有实质性特点和进步。与 1985 年版、1992 年版、2000 年版《专利法》相比，创造性的定义变化体现在“现有技术”上。近几年，我国专利总量增长较快，现有技术的极大丰富，也给专利审核工作带来了一定难度，相关部门的工作量有增无减。创造性作为审核是否授予专利的重要标准，一直是专利领域的重要研究内容，学术界与创造性有关的研究内容包括三步法，即显而易见性、现有技术、审查标准等。

5.3.3 1991~2015 年各年度热点

利用 CNKI 数据，1991~1995 年，设置 Slice 值为 1，其他采用默认数据。图谱自动生成后，点击 timezone 视图，如图 5-40 所示。

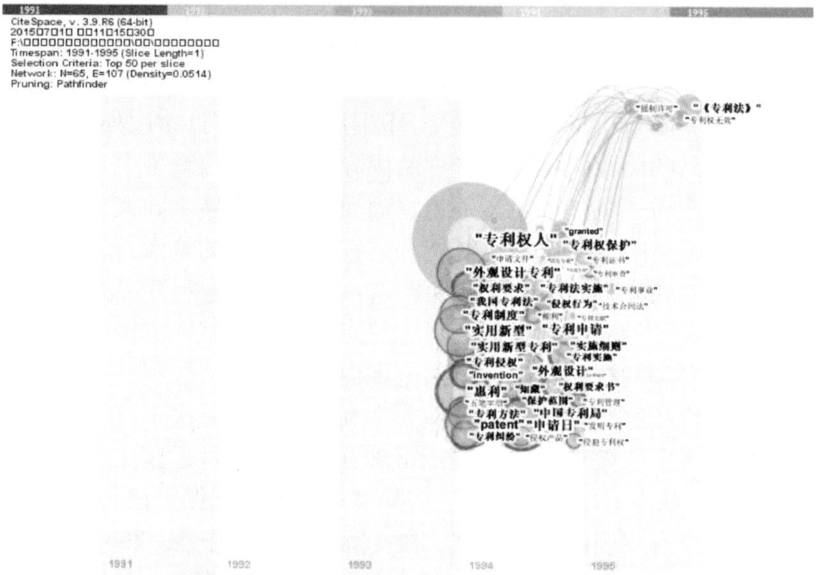

图 5-40 1991~1995 年专利关键词时区图谱（Slice=1）

从关键词时区图谱中发现，专利研究从 1994 年才有较多关键词，说明 1991~1993 年专利研究还比较薄弱；1994 年列出的关键词都为专利领域的基础词汇，较难归纳出热点，因此各年度热点从 1995 年开始分析。

1995 年“强制许可”成为研究热点。其是指国务院专利行政部门按照专利法规定不经专利权人同意，直接允许其他单位或个人实施其发明创造的一种许可方式，又称非自愿许可。强制许可制度旨在维持权利人和社会公众的利益平衡。为了与《与贸易有关的知识产权协定》、《巴黎公约》及《中美政府关于保护知识产权的谅解备忘录》中关于防止专利权滥用的内容相协调，1992 年专利法修正草案重新规定了对专利实施强制许可的条件，原《专利法》规定自专利授权之日起满三年专利权人无正当理由未履行制造其专利产品或使用其专利方法的义务，专利局可以给予实施该专利的强制许可，修改后为在国家出现紧急状态或者其他紧急情况时，为了公共利益或防止专利权滥用，专利局可以给予实施发明或实用新型专利的强制许可。扩大了强制许可的实施条件，也就更有利于保护社会公众的利益。

1996~2000 年，Slice 值设为 1，选择时区视图，如图 5-41 所示。

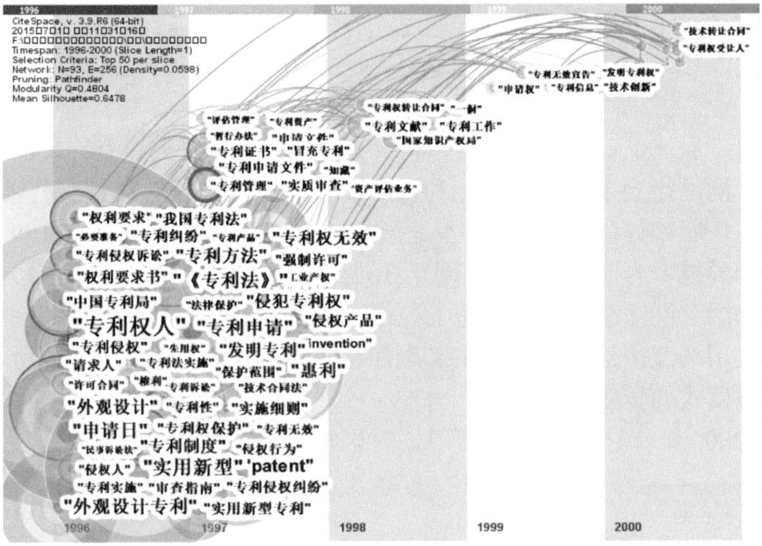

图 5-41　1996~2000 年专利关键词时区图谱（Slice=1）

1996 年“专利法实施”成为研究热点。1992 年专利法修正草案扩大了专利保护范围，对化学物质、药品、食品调料等也授予专利权，并延长了专利权保护期限。与之相应的《专利法实施细则》于 1993 年 1 月 1 日起施行。学术界对其中有关撤销程序、无效理由认定、充分公开、多余限定、专利管理机关调处专利纠纷职能等比较关注。

1997 年“实质审查”成为研究热点。专利实质审查主要是审查是否具有新颖性、创造性、实用性，检索查看是否有与申请的专利相同或相近的专利文献，进行对比后，确定是否符合授予专利权的条件，实质审查是专利审批流程中的关键环节。实质审查分为即时审查制和延迟审查制两种。我国对发明专利实行实质审查制，对实用新型和外观设计实行形式审查制。

1998 年“专利文献”成为研究热点。其是指记录有关发明创造信息的文献，包含已经申请或被确认为发现、发明、实用新型和工业品外观设计的研究、设计、开发和试验成果的有关资料，以及保护发明人、专利所有人及工业品外观设计和实用新型注册证书持有人权利的有关资料的已出版或未出版的文件（或其摘要）。从专利文献中可以觉察专利实质、专利权范围及时限、专利市场变化等，“专利文献”热点的形成，表明专利研究转向专利制度的管理层面。

1999 年“技术创新”成为研究热点。1999 年全国技术创新大会在北京召开，会议的主要任务是部署贯彻落实《中共中央、国务院关于加强技术创新，发展高科技，实现产业化的决定》。江泽民指出全面实施科教兴国战略，加速全社会的科技进步，关键是要加强和不断推进知识创新、技术创新。企业的技术创新离不开专利，企业改革的工作重心以提高专利技术为目标，进行新工艺、新技术、新产品的开发。技术创新既是响应国家号召的举措，也是企业适应市场竞争的必要手段。

2000 年“技术转让合同”和“专利权受让人”成为研究热点，二者相互关联。技术转让合同是指当事人之间就专利权转让、专利申请权转让、专利实施许可和技术秘密转让所签订的合同，当事人是指专利权人和专利权受让人。1999 年原《中华人民共和国技术合同法》废止，同年 3 月《中华人民共和国合同法》通过，《中华人民共和国合同法》合并了经济、技术、涉外经济内容，更加适应改革开放以来社会主义市场经济建设和社会主义现代化建设的需要。这一热点的形成表明我国专利经济模式的转变。

2001~2005 年，选择 Slice 值为 1，时区视图如图 5-42 所示。

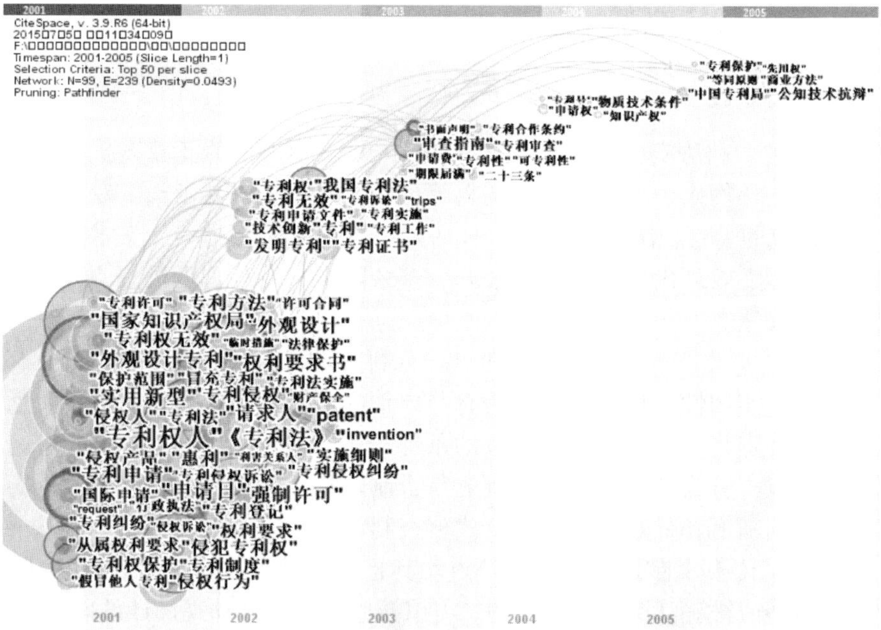

图 5-42 2001~2005 年专利关键词时区图谱（Slice=1）

2001 年“《专利法》”成为研究热点。2000 年《专利法》再次修订，涉及条文 36 条，从实体规定和程序规定两个方面进行完善，改动较大，与国际社会的普遍立法更加贴近。例如，补充了“许诺销售”、重新界定了“职务发明”、修改了“强制许可”的条件等。经过两次修订，我国专利法和《与贸易有关的知识产权协定》的差距已明显缩小，但在外观设计保护、限制专利权滥用、司法救济方面仍需改进。此外，“侵犯专利权”和“专利权人”也是高频关键词。

2002 年“专利无效”成为研究热点。2002 年 7 月，北京一家民营企业——北京先行公司起诉美国著名的电力设备制造商罗宾康公司，这起专利侵权诉讼是我国加入 WTO 后首次就核心技术向外国企业发难。在商业竞争中，拥有专利是企业发展的重要砝码，并且新修订的《专利法》规定“专利侵权纠纷涉及实用新型专利的，人民法院可以要求专利权人出具由专利申请受理审查机构作出的检索报告”，弥补了因被告反诉专利无效而中止诉讼的不足。

2003 年“审查指南”成为研究热点。依据 2001 年新修订的《专利法》及其实施条例，《审查指南》也经历了第一次修改，主要改动体现在删除了 1993 年版中撤销程序的部分，新增了国际申请、外观设计相同或相近部分等。2001 年版《审查指南》被多次援引的内容主要有实质审查部分的“不授予专利的申请”、“实用性”和“涉及计算机程序的发明专利申请审查的若干问题”等条款，如“组织、生产、商业实施和经济等管理的方法及制度”不符合专利权授予的类型；“智力活动的规则和方法”不应被授予专利权；“具备实用性的发明和实用新型应当是所属技术领域的技术人员能够制造或者使用，并能产生积极效果的技术方案”；等等。

2004 年“物质技术条件”成为研究热点。我国《专利法》第六条规定，执行本单位任务或主要利用本单位的物质条件所完成的职务发明创造，申请专利的权利属于该单位。利用本单位的物质技术条件，却不一定是职务发明创造，还需要确定是否为完成单位任务，以及“主要利用单位的物质条件”的“主要”部分具体比例。职务发明创造的权利归属对社会效益具有重要影响，有关个人发明创造的积极性和单位鼓励发明创造的力度。平衡用人单位与员工的双方利益，能达成更好的合作模式。

2005 年“商业方法”成为研究热点。商业方法专利是指商业活动的一般经营、管理规则与信息网络技术、计算机软件和硬件相结合申请的专利。随着网上业务的开展，商业方法依附于网络的情况越来越多。2002 年《南方周末》披露的“花旗银行抢注专利”事件使“商业方法专利”引起轩然大波，尤其是在金融行业的应用，一旦其他国家注册多项商业方法专利，我国将面临支付高额专利使用费用的局面。我国对商业方法如何才能获得专利权还没有进行深入了解，还缺乏判断其创造性、实用性的标准，从“花旗银行抢注专利”事件中可以看出国内外在商业方法专利上的差距。

2006~2010 年，设置 Slice 值为 1，时区视图如图 5-43 所示。

2006 年“审查指南”成为研究热点。新修订的《审查指南》自 2006 年 7 月 1 日正式生效。该指南在 2001 年版基础上增添了《审查指南修改公报》的相应内容。2006 年版《审查指南》规定针对同样的发明创造只能授予一项专利，发明专利与实用新型专利不能同时授予。除了权利保护类型的修改，也对说明书、权利要求

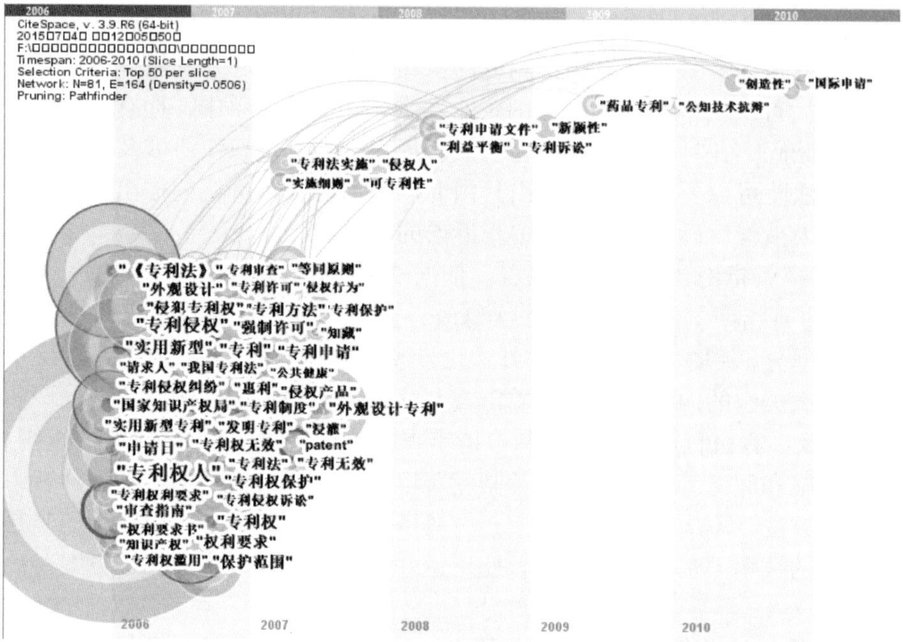

图 5-43 2006~2010 年专利关键词时区图谱（Slice=1）

书、译文错误、审查依据、单一性等内容做出了修订规定（韩小非，2006）。

2007 年“可专利性”成为研究热点。其是指一项发明创造获得专利权应当具备的实质性条件，即发明创造本身所具有的本质特征。专利权法保护的符合“可专利性”条件的专利类型只有发明、实用新型和外观设计，动植物新品种、基因等不在该范围之内。信息时代下增添了许多新事物，学者对符合可专利性标准的主体进行了广泛探讨，如 2008 年奥运会开展之际，就有学者研究了体育动作的可专利性问题。学术界普遍认为判断这些新事物能否授予专利权应以是否有用专利法保护的必要来衡量，是否赋予新兴事物以权利保护，也应该以能否促进技术发展、鼓励创新为依据。

2008 年“新颖性”成为研究热点。1984 年版、1992 年版、2000 年版《专利法》对新颖性的定义为在申请日以前没有同样的发明或者实用新型在国内外出版物上公开发表过、在国内公开使用过或者以其他方式为公众所知，也没有同样的发明或者实用新型由他人向专利局提出过申请并且记载在申请日以后公布的专利申请文件中。而第三次修订的《专利法》定义新颖性为“该发明或者实用新型不属于现有技术，也没有任何单位或个人就同一的发明或在实用新型在申请日以前向国务院专利行政部门提交申请，并记载在申请日以后公布的专利申请文件或者公告的专利文件中”。这个概念加入了“现有技术”，对新颖性增加了限定要求，较之原来的概念，提高了授予专利的难度。新颖性是专利的必要条件，申请的专利与已有的专利相比必须具有创新性。

2009 年“公知技术抗辩”成为研究热点。公知技术抗辩也称现有技术抗辩或已有技术抗辩，是指在专利侵权诉讼中被告的产品或方法涉及专利权保护，但以公知技术为理由抗辩，免除侵权责任。第三次修订的《专利法》第一次定义了现有技术概念，现有技术是指在申请日前国内外公开发表过、国内公开使用过及以其他方式为公众所知的技术内容。在此次修法中，现有技术被赋予独立的地位，并构成新颖性、创造性、实用性等的审查基础，现有技术范围的修订是此次修法最为重要的变化（唐春，2009）。

2010 年“国际申请”成为研究热点。随着我国专利数量越来越多，国际专利申请量在 2010 年已跃居世界第四位，在专利上的发展已取得了很大进步。为了适应国际化发展需求，新修订的《专利法》于 2009 年 10 月起实施，为了配合新《专利法》，2010 年国务院又随后颁布了关于修改《专利法实施细则》的决定，其中增加了有关专利的国际申请条款，如若需向外国申请专利应先向我国国务院专利行政部门提出专利国际申请请求，并详细说明技术方案。

2011~2015 年设置 Slice 值为 1，时区视图如图 5-44 所示。其中 2015 年没有出现比较特殊的关键词，这里暂不分析。

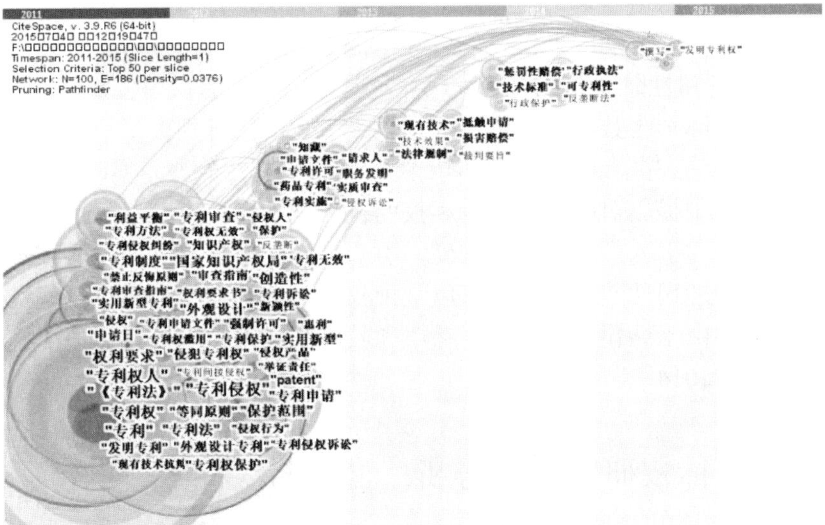

图 5-44　2011~2015 年专利关键词时区图谱（Slice=1）

2011 年“专利权滥用”成为研究热点。其是指专利权人利用优越地位主观故意以不正当方式限制他人和损害公共利益的行为，违反了法律规定。随着经济全球化进一步发展，跨国公司掌握着许多高新技术，为达成自身无止尽的垄断利益，滥用专利权的案例较多。我国为应对此情况，在立法上也做出积极改变，如2009年发布《涉及专利的国家标准修订管理规定（暂行）》（征求意见稿），2010年又发布了《国家标准涉及专利的处置规则（征求意见稿）》，从专利标准化入手防止专利权滥用；同时《专利法》的修订也明确禁止专利权滥用，以专利权滥用抗辩制度、专利权合理使用制度、强制许可制度维持利益平衡。

2012年"药品专利"成为研究热点。药品专利，也称药物专利，是就药物产品申请的专利，可以针对药物本身、制作方法、用途进行申请，申请的质量体现在公开充分和创造性两方面。2009年甲型H1N1流感病毒在全球范围内大肆蔓延，直到2010年8月世界卫生组织宣布该病毒流行期结束。诸如此类的流行性疾病引发的公共健康危机，使医药专利在特殊时期尤为重要，如果专利权人独占，则威胁到人类的基本生存权和健康权。因此，引入药品专利强制许可制度，解决权利人和社会公众的利益冲突，实属必要。

2013年"抵触申请"成为研究热点。抵触申请是指损害新颖性的专利申请。一项专利不能重复授予，在判断专利申请的新颖性时，需要审查是否存在由他人在该申请日前向专利局提出并且在申请日（含申请日）以后公布的同样的发明、实用新型专利申请，这种损害新颖性的专利申请简称为抵触申请。在新《专利法》实施后，出现了对抵触申请的新规定，学者在与旧法进行对比后得出抵触申请与禁止重复授权原则的异同之处，以便更好地指导实际生活，处理纠纷。

2014年"惩罚性赔偿"成为研究热点。其是指由法庭做出较为严厉的惩罚，赔偿数额超过实际损害数额，一般用于补偿受害人的精神损失，目的是防止侵权人再犯和警示其他人员。2012年《中华人民共和国专利法修改草案（征求意见稿）》公布，修改草案中提出对故意侵犯专利权的行为增加惩罚性赔偿的条款，最高数额可提高至三倍。引入惩罚性赔偿制度，引起了学术界支持和反对两种鲜明观点的热议，一方面惩罚性赔偿制度既可以维护权利人的利益，加大打击侵权行为的力度；另一方面由于惩罚性赔偿制度补偿和救济受害人，不可避免地混合了公法与私法（盘佳，2014）。

5.4 商标权研究热点分析

5.4.1 商标关键词频次、突增分析

在CNKI中检索分类号为D923.43的文献，选择期刊、国内会议、特色期刊、国际会议、博士学位论文、硕士学位论文、学术辑刊7个数据库进行跨库检索，下载结果为8 058条。在CiteSpaceⅢ软件中将CNKI所下载的数据转换格式，分

别限定时间段为 1991~1995 年、1996~2000 年、2001~2005 年、2006~2010 年、2011~2015 年，选择关键词节点制作图谱，查看频次、突增情况。

1991~1995 年商标领域关键词静态聚类视图如图 5-45 所示，共形成 66 个节点、124 条连线。出现频次最多的关键词为“商标注册”，为 38 次，其次为“商标专用权”，出现频次为 21 次，位于第三的关键词为“服务商标”，出现频次为 18 次。出现频次大于或等于 10 次的关键词共 20 个，从整体来看还较少。就中心性而言，中心性值最高的为“商标制度”，达 0.46，其次为“商标专用权”，为 0.42，此外，“商标审查”、“中国商标”、“特殊保护”和“商标注册证”的中心性值都大于 0.20，大于 0.20 的关键词共 6 个。根据《中华人民共和国私营企业暂行条例》，私营企业可以申请注册商标，1994 年年底发布的《集体商标、证明商标注册和管理办法》又新增了两种商标类型。商标是企业名誉、质量和服务的象征，通过注册商标才能够获得商标专用权，防止不法商家抢先注册而导致丧失了商标的使用权。商标注册是后期维权的主要依据，对初步审定的商标，自公告之日起三个月内，无异议或者经裁定异议不能成立的，予以核准注册，发给商标注册证，并予公告。1993 年版《商标法》第三章规定了商标注册的审查和核准的有关内容。商标专用权包括专有使用权、禁止权、转让权、许可使用权和续展权，除受到《商标法》及实施细则的保护外，《中华人民共和国民法通则》（以下简称《民法通则》）、《中华人民共和国刑法》、《反不正当竞争法》中也对商标专用权进行了保护。1993 年修改的《商标法》中，将服务商标列为保护对象，给予服务商标与商品商标同样的法律地位。然而服务商标在我国出现的时间较晚，还没有引起足够的重视。有关“特殊保护”，是针对驰名商标而言的，我国对驰名商标的保护较一般商标保护范围更广，被认定为驰名商标的商标即使不注册也会受到《商标法》的保护，而且其他人除了不能在同一种商品或类似商品中出现相同或近似的商标，也不能在其他类别的商品中使用相同或近似的商标。我国商标保护有法可依是从 1983 年第一部《商标法》的诞生开始的，其对打击商标假冒等侵权行为有重要意义。

1991~1995 年商标领域关键词突增图谱如图 5-46 所示，突增明显的关键词仅“商品分类表”一词，突增年份为 1991~1995 年，是这 5 年普遍热议的话题。商品分类表是划分商品和服务类别的文件，也是商标申请时依照的分类标准。《商标法》第十一条规定了申请商标注册应当按规定的商品分类表填报使用商标的商品类别和商品名称，第十二条规定了同一申请人在不同类别的商品中使用同一商标的，应当按商品分类表分别提出注册申请。1993 年《中华人民共和国商标法实施细则》在第九条和第十条规定了商标注册的具体信息。

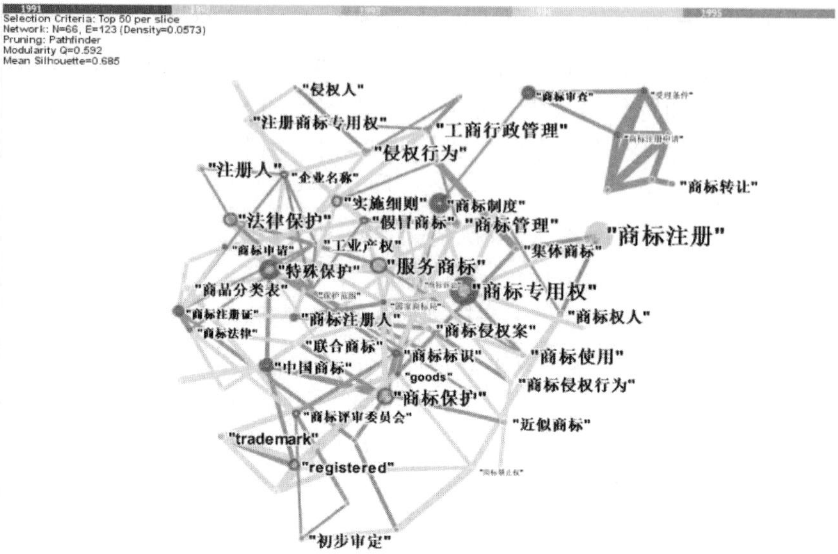

图 5-45 1991~1995 年商标领域关键词静态聚类视图

Top 20 keywords with Strongest Citation Bursts

keywords	Year	Strength	Begin	End	1991 - 1995
"商品分类表"	1991	**2.6846**	1991	1995	▬▬▬▬▬

图 5-46 1991~1995 年商标领域关键词突增图谱

1996~2000 年商标领域关键词静态聚类视图如图 5-47 所示，共形成 105 个节点、278 条连线。高频关键词数量增加，关键词间的联系也更多。出现频次最高的关键词为“商标注册”，达 85 次，其次为“商标专用权”，为 71 次，出现频次大于或等于 50 次的关键词共 8 个，大于或等于 20 次的关键词共 33 个。其中“在先权利”比较突出，出现频次为 35 次。右击查看该节点的出现历史，1997~2000 年出现频次逐年上升。由于利益驱使，抢注他人已经享有在先权利商标资源的现象越来越严重，这中间难以辨别的就是抢注商标是否侵犯了他人的在先权利。就中心性而言，中心性值最高的关键词为“工商行政管理”，为 0.23，这 5 年间的关键词中心性值并不高，大于 0.20 的关键词共 3 个，除“工商行政管理”外，还有“商标侵权行为”和“商标注册人”。其中比较突出的关键词为“不正当竞争行为”，中心性值为 0.15，出现频次为 24 次。由于社会上的侵权行为愈演愈烈，“诚实信用原则”受到更多关注，以欺骗或其他不正当手段取得注册的，商标评审委员会可撤销该注册商标。最典型的侵犯商标权的案例为“张小泉”老字号纠纷，在先取得的企业名称权对抗驰名商标权，加上 330 年的继承历史，是当时被公认为最为复杂、最难判定的案件。

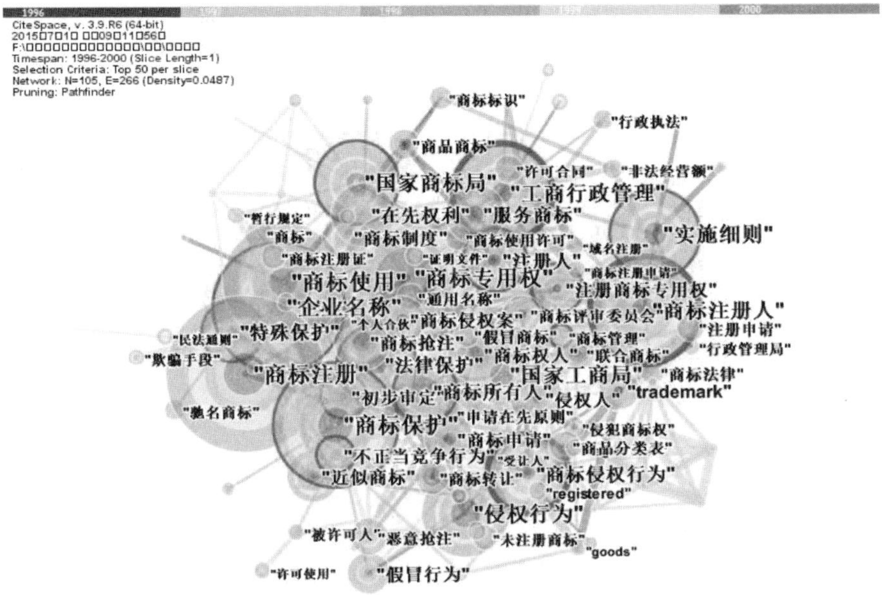

图 5-47　1996~2000 年商标领域关键词静态聚类视图

1996~2000 年商标领域关键词没有明显突增的情况，这里暂不分析。

2001~2005 年商标领域关键词静态聚类视图如图 5-48 所示，共形成 93 个节点、231 条连线。其中出现频次最多的关键词为“商标注册”，达 153 次，其次为“商标保护”，出现频次为 151 次，“商标专用权”位于第三位，出现频次达 143 次。比较突出的关键词为“驰名商标”，出现频次为 101 次。就中心性而言，这 5 年的关键词中心性值都不高，最高的为“商标注册人”，仅为 0.19，小于 0.20，其余关键词“近似商标”、“商号权”、“假冒行为”、“地理标志”和“域名注册”等比较突出。这 5 年，我国抢注驰名商标、近似商标屡禁不止，加入 WTO 后，国外品牌大量涌入，对我国驰名商标和中华老字号造成一定冲击，文献多以驰名商标淡化和反淡化、认定和保护为研究内容。2003 年国家工商行政管理总局颁布《驰名商标认定和保护规定》，是继 2001 年新修订的《商标法》后保护商标取得的又一进展。近似商标的判定是以是否造成混淆为标准。《最高人民法院关于审理商标民事纠纷案件适用法律若干问题的解释》中有规定，认定商标近似应以相关公众的一般注意力为标准，对商标整体、主要部分进行隔离的对比，同时考虑申请保护的注册商标的显著性和知名度。商号权，即企业名称权，因与商标的构成要素相似，容易引发商标权和商号权的冲突。而我国对商标权和商号权的管理体制与法律规范中仍有缺陷，商标权在全国有效，商号权则有全国和地方之分，没有对在先权利做出明确界定，也没有提出具体可操作的条文供审判适用。因此学术界对商标权和商号权的权利冲突的探讨持续不断。这 5 年对假冒行为的研究以“反向假冒”和“不正当竞争”为主要内容。据统计，2003 年各级工商行政管理机关共查处各类商标违法案件 37 489 件，其中商标侵权假冒案件多达 26 488 件。可见，假冒行为是侵犯商标权的主要形式之一。地理标志是第二次《商标法》修订的一大发展，与地名商标易混淆，县级以上行政区划的地名或者公众知晓的外国地名，不能作为商标，但地名有其他含义或作为集体商标、证明商标组成部分时可以作为商标注册；而地理标志即原产地名称，代表产品质量和特性，往往是公众知晓的驰名地方的特产冠之以地理标志，如新疆葡萄干、景德镇瓷器。对地理标志和地名商标、商标与域名的冲突研究，都是受第二次《商标法》修订的影响。

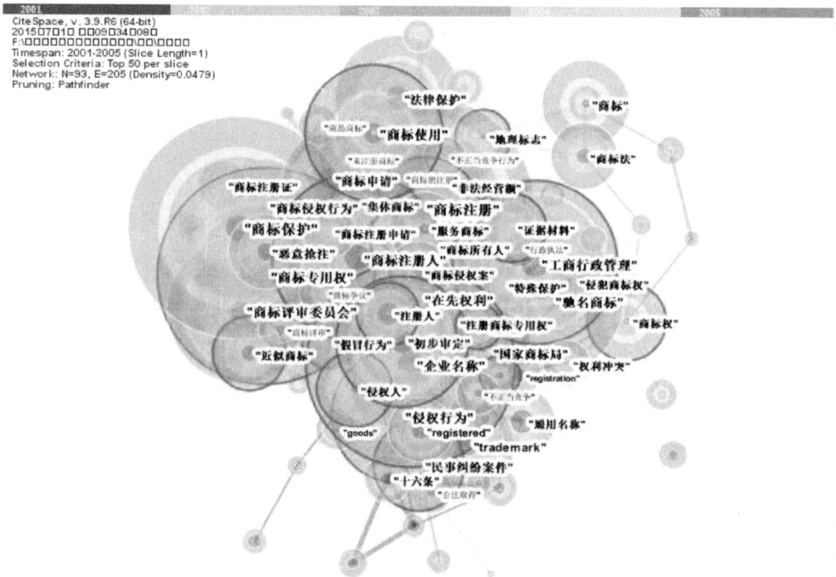

图 5-48　2001~2005 年商标领域关键词静态聚类视图

2001~2005 年商标领域关键词突增图谱如图 5-49 所示，突增明显的关键词有“保护”和“商标注册证”，突增年份分别为 2003~2005 年、2002~2003 年。关于“保护”，这里主要是指在加入 WTO 的背景和第二次《商标法》修订的背景下，保护商标权的迫切性、必要性和相应进展、策略。其主要针对驰名商标、未注册商标、地理标志、域名、商标境外保护等方面。商标注册证，是由商标局依照有关规定办法给商标注册人证明其商标专用权范围的法律文书。然而商标注册证的信息也仍有需核准的地方，如有效期、是否变更权利人或转让商标、是否被撤销等。失效的商标注册并没有要求回收，在很大程度上留下了漏洞，容易误导消费者和相关部门。2003 年《马德里商标国际注册实施办法》发布并于 6 月起施行，该办法适用于以中国为原属国的商标国际注册申请，指定中国的领土延伸申请及其他有关的申请，申请时需提供国内商标注册证复印件或商标局出具的商标注册申请受理通知书复印件。该办法的出台，说明我国商标注册已由国内向国际方向发展，适应全球贸易的趋势，努力拓展国际市场。

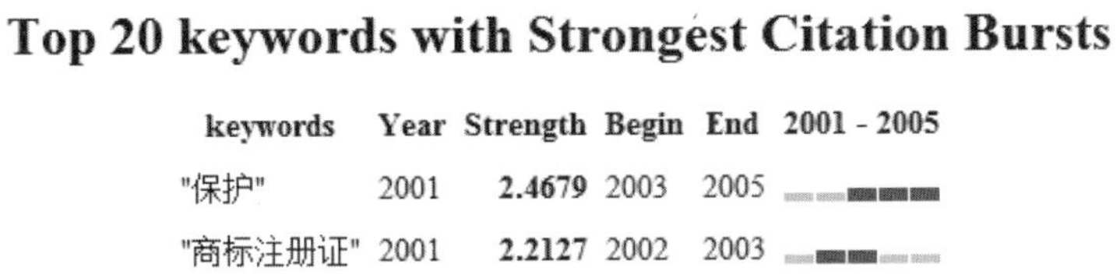

图 5-49　2001~2005 年商标领域关键词突增图谱

2006~2010 年商标领域关键词静态聚类视图如图 5-50 所示，共形成 72 个节点、180 条连线。这 5 年关键词出现频次普遍增加，“驰名商标”出现频次最多，为 439 次，“商标”与“商标保护”仅次于“驰名商标”，为 243 次，相差较大。“驰名商标”在图 5-50 中也显示为最大的光圈，打破了“商标注册”、“商标专用权”出现频次位于前三位的惯性。比较突出的还有“民事纠纷案件”一词，出现频次达 167 次。关于“驰名商标”的研究，主要是针对其异化及规制，驰名商标的滥用及误读现象泛滥，企业在广告宣传中肆意使用驰名商标，消费者也容易受其引导，就商标领域整体发展而言需要一定手段的干预，以保证消费者和企业双向的利益。关于“民事纠纷案件”，商标侵权纠纷中很大一部分与驰名商标有关，如诺基亚起诉深圳某公司“旧手机换新壳”侵犯了诺基亚注册商标专用权，一些不法商家通过不正当手段故意混淆商标等；此外，还有诸如百度关键词竞价排名商标侵权案等由于网络发展引发的商标纠纷侵权案件，这 5 年间对驰名商标的宏观制度建设和微观判定标准等进行了充分研究。就中心性而言，“在先权利”的中心性值最高，为 0.45，其次为“未注册商标”，为 0.33，中心性值大于或等于 0.20 的关键词共 7 个。“王致和案”就是典型的复制了中国在先注册的驰名商标并在德国申请注册的案例，由于法律规定不同，我国驰名商标并不能自然而然地获得国外法律的跨类保护，经历一番周折以德国《反不正当竞争法》作为撤销请求权和不作为请求权的基础，撤销被告在第 29 类和第 30 类商品的注册商标。未注册商标因为其自身特有的灵活性仍然持久存在，虽然法律也提供一定的保护，但保护力度较弱，且仅限于驰名未注册商标和具有一定知名度的未注册商标，很容易发生侵权与被侵权案件。未注册商标的固有存在和有限的法律保护，构成一对难以消弭的矛盾，一直以来都是商标领域重要的研究内容之一。

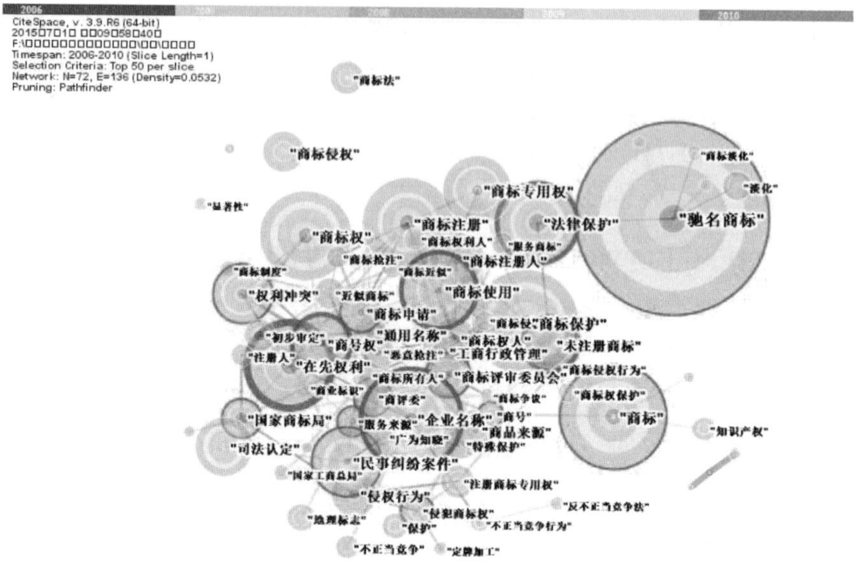

图 5-50 2006~2010 年商标领域关键词静态聚类视图

2006~2010 年商标领域关键词突增图谱如图 5-51 所示，突增明显的关键词仅有“初步审定”一词，突增年份为 2006~2007 年。其主要是指商标申请人在向商标行政管理机关提交申请后的工作流程之一，注册申请为首要程序，其次为审查、审定并公告、注册并公告，这四个程序是商标注册的必经程序。2001 年版《商标法》规定，“对初步审定的商标，自公告之日起三个月内，任何人均可以提出异议。公告期满无异议的，予以核准注册，发给商标注册证，并予公告”。面临《商标法》第三次修订，学术界对商标注册的审查制度进行了更细致的探讨，如全面审查与绝对理由审查的取舍问题。2010 年国家工商总局商标局发布《含“中国”及首字为“国”字商标的审查审理标准》，这也是商标注册审查制度取得进展的例证。

Top 20 keywords with Strongest Citation Bursts

keywords	Year	Strength	Begin	End	2006 - 2010
"初步审定"	2006	**4.7228**	2006	2007	▃▃▂▂▂

图 5-51 2006~2010 年商标领域关键词突增图谱

2011~2015 年商标领域关键词静态聚类视图如图 5-52 所示，共形成 78 个节点、199 条连线。“商标保护”是出现频次最多的关键词，为 280 次，其次为“商标注册”，为 275 次，“商标使用”位于第三位，为 253 次。“驰名商标”和“在先权利”的出现频次也比较多。就中心性而言，这五年的关键词中心性值普遍较低，最高的“在先权利”，中心性值为 0.18，未超过 0.20，其次为“恶意抢注”、“商标申请”及“企业名称”等。查看“商标保护”的出现历史，在 2013 年出现频次猛增至 103 次，受新修订的《商标法》影响，一系列探讨商标法修改条例及其法律保护问题的文献集中出现，其中也涉及了驰名商标、在先权利、恶意抢注等内容。近几年，随着互联网技术、云计算的发展，电子商务、移动终端应用逐渐兴起，国内外贸易进一步发展，国际商标和国内商标的矛盾与冲突也逐渐显现，企业维护商标权的意识觉醒，这一时期的商标纠纷案件也引起了广泛关注，如苹果与深圳唯冠、卡斯特、王老吉、滴滴打车等，未注册商标的在先使用问题也得到了更深入的研究。

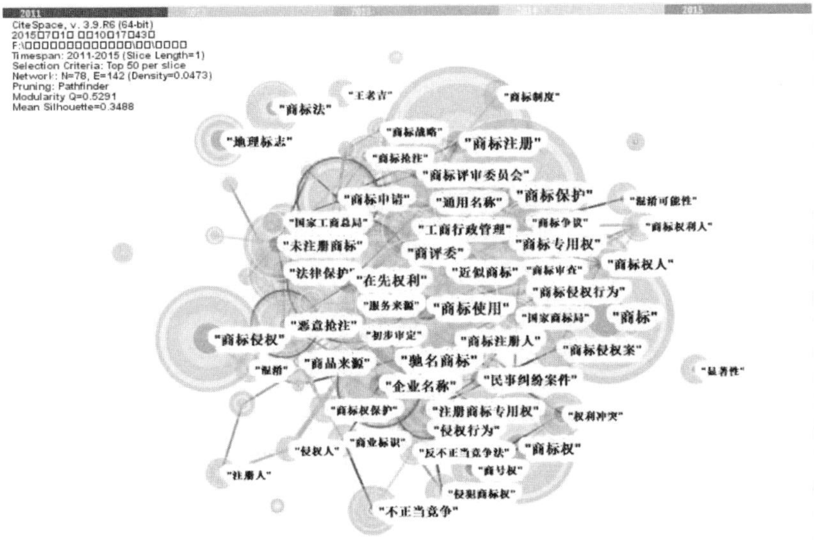

图 5-52　2011~2015 年商标关键词知识图谱

2011~2015 年商标领域关键词突增图谱如图 5-53 所示，突增明显的关键词仅有“认定标准”一词，突增年份为 2011~2012 年。这里的“认定标准”涉及驰名商标的认定标准、商标近似的认定标准、商标侵权的认定标准、商标使用的认定、商标显著性的认定、商标通用名称的认定等。其中以研究驰名商标的认定为最多，探讨驰名商标的认定因素，如显著程度、使用情况、为公众知晓的程度和商标的价值。我国目前的立法中还缺乏对重要术语的细化解释，也没有对证据材料等认定依据进行详细规定。

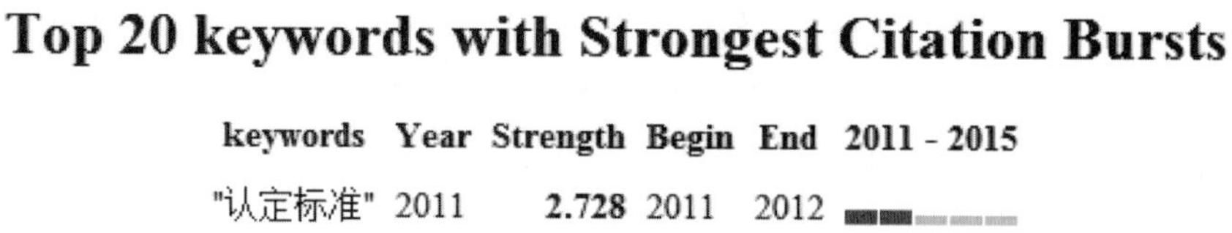

图 5-53　2011~2015 年商标领域关键词突增图谱

5.4.2　1991~2015 年每 5 年热点

利用 CNKI 数据，限定时间范围在 1991~2015 年，设置 Slice 值为 5，其他采用默认数据。图谱自动生成后，点击 timezone 视图，如图 5-54 所示。

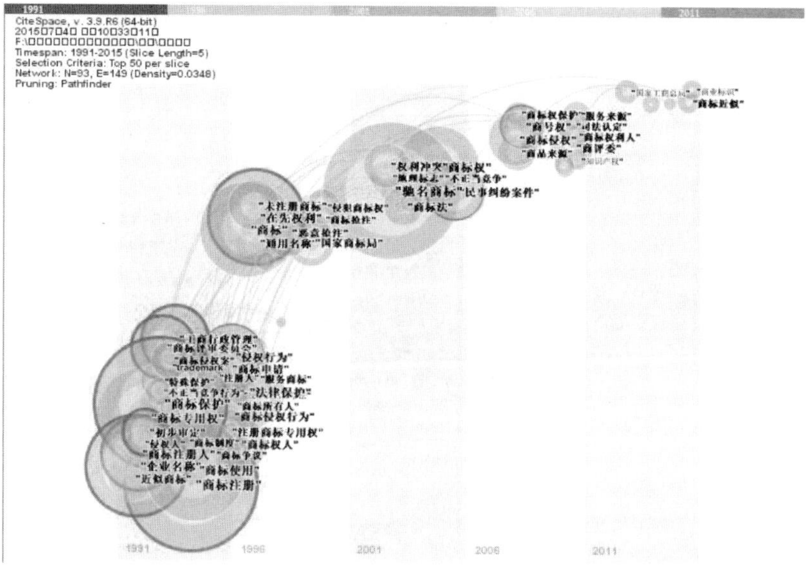

图 5-54　1991~2015 年商标关键词时区图谱（Slice=5）

1991~1995 年“商标注册”成为研究热点，商标注册人即商标权人，依法享有商标权的权利主体，商标权人只有依照法定程序申请注册，才能享有商标专用权，因此商标注册是取得商标专用权的首要条件。1992 年我国确立了社会主义市场经济体制改革目标，为适应社会化大生产和市场经济体制需求，我国于 1993 年开始建立现代企业制度。在这样的经济转型背景下，申请商标注册的越来越多，商标关系复杂多样，纠纷案件也不断涌现。学术界有关商标注册的研究主要是注册原则、评审程序等。“商标专用权”也是研究热点之一，这一时间段最为典型的案例是联合利华起诉我国境内十二家侵权人侵犯商标专用权的案件。

1996~2000 年“在先权利”成为研究热点。1982 年版、1993 年版的《商标法》就有规定注册原则与申请在先原则为商标确权的基本原则，1995 年杭州发生“天平”和“天称”商标抢注事件，1998 年媒体曝光深圳发生大批量抢注知名商标的服务商标事件，对商标的在先权利保护提出了挑战，对在先原则的理解也发生了变化。学术界对其中一些认识上的误区进行了探讨，明确了保护在先权利是基于诚实守信和公平竞争原则之上的，指出对不正当注册商标侵犯他人在先权利的、未注册商标使用在先情形的法律建设方向。

2001~2005 年“驰名商标”成为研究热点。《巴黎公约》和《与贸易有关的知识产权协定》中已对驰名商标进行保护，《驰名商标认定和管理暂行规定》是我国对驰名商标进行规范管理的比较完善的参照依据，2001 年修订的《商标法》也对驰名商标的认定进行了明文规定，禁止注册和使用与驰名商标相同或相似的商标，对驰名商标的使用及保护做出适应入世背景和《与贸易有关的知识产权协定》的改变。我国学术界主要研究驰名商标认定标准、保护范围的扩大与限制、驰名商标淡化等问题。

2006~2010 年“商号权”成为研究热点。我国在商标权与商号权的保护历程中，已经有了不小的进步，国家工商行政管理总局和最高人民法院都做了相关规定，然而还未达到足以遏制日益增多的商号侵权行为的目的。我国目前对商号、字号、企业名称的法律界定还不统一，也没有一部完整的有关商号的法律文件，只能参照《企业名称登记管理规定》和《“中华老字号”认定规范（试行）》，但其对商号管理和侵权责任界定也不够明确。这一时间段内主要研究商号权的法律保护、与商标权的权利冲突和解决对策。

2011~2015 年“商标近似”成为研究热点。《与贸易有关的知识产权协定》中对商标的定义是基于商标的区别功能，即防止混淆，而在同种或类似商品中使用与他人近似的商标即构成侵权，商标近似是一种商标侵权行为。商标近似与混淆可能性联系紧密，混淆是近似的判定基础，近似是导致混淆的因素之一。近年来，由于经济的飞速发展，企业有意或无意地利用与驰名商标近似或相同的商标牟取不正当利益，商标侵权纠纷案件，如欧莱雅、雅培、法国鳄鱼皆为商标相似的典型案例。2013 年《商标法》修订的一大重点是在原本“商标相同或近似+商品相同或类似”的商标侵权判断标准的基础上引入了混淆可能性，理清了相似性与混淆可能性的关系，符合国际公约和司法发展的主流趋势。

5.4.3　1991~2015 年各年度热点

1991~1995 年，设置 Slice 值为 1，选择时区视图，如图 5-55 所示。

从时区演进图谱上没有发现 1991~1993 年的关键词，一方面是受数据量影响；

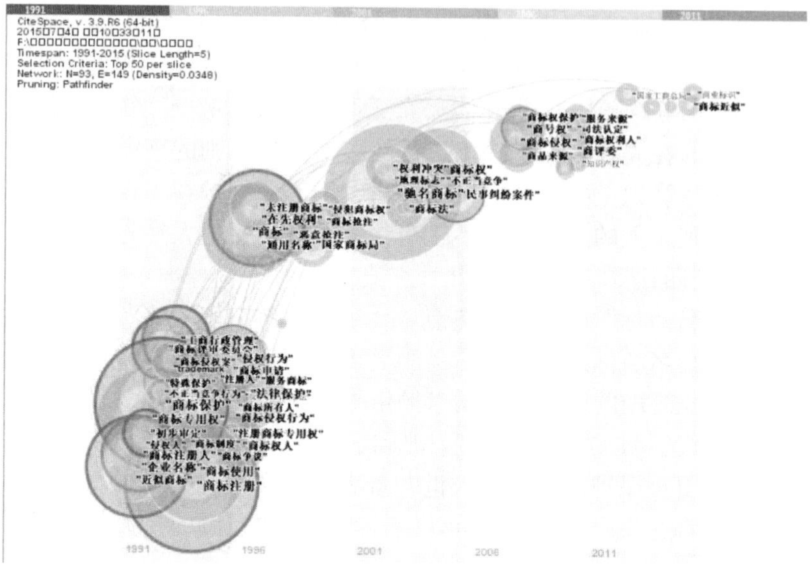

图 5-55　1991~1995 年商标关键词时区图谱（Slice=1）

另一方面也说明这三年对商标的关注度不高。

从 1994 年开始，关键词词汇量渐多。1994 年的研究热点为“商标注册”。通过注册商标，才能获得该商标的专用权并且享受法律的保护。注册商标需遵循国家规定的注册条件、原则和程序，经过商标局审核成为注册商标。我国商标注册制度采用申请在先原则，未注册商标不享受商标专用权保护，并且容易遭受鱼目混珠、信誉下降等影响，需承担被他人抢注等风险。1994 年我国加入《商标注册用商品和服务国际分类尼斯协定》，将多项具有中国特色的商品加入尼斯分类表中。自此，商标注册更加规范，大大减轻了商标申请人和管理机构的工作负担。

1995 年“集体商标”成为研究热点。其是指以团体、协会或其他组织名义注册，组织内部成员可以使用该集体商标以表明成员资格。集体商标的产生受到商品经济发展的影响，集体商标使用人多，可以扩大商品覆盖面，在市场上形成一定优势。其注册和使用可参照《商标法》和《中华人民共和国商标法实施条例》，另 1994 年国家工商局发布了《集体商标、证明商标注册和管理办法》，于 1995 年 3 月 1 日起实施。集体商标的出现，表明我国顺应市场经济发展的客观要求，商标制度也在不断健全和完善。

1996~2000 年，设置 Slice 值为 1，选择时区视图，如图 5-56 所示。

1996 年“商标专用权”成为研究热点。商标注册成功后，商标所有人享有对该商标的专用权。1993 年《全国人大常委会关于惩治假冒注册商标犯罪的补充规定》中提到构成假冒他人注册商标的商品罪必须是未经注册商标所有人许

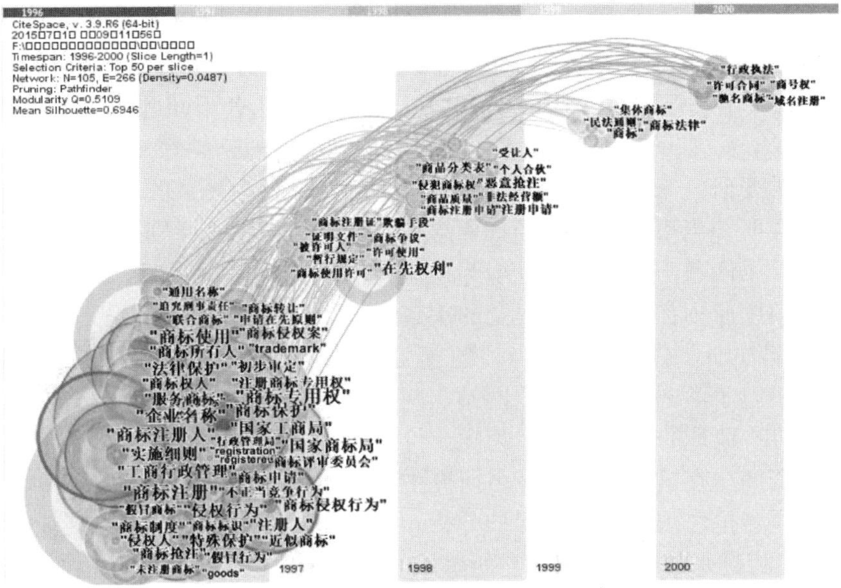

图 5-56　1996~2000 年商标关键词时区图谱（Slice=1）

可在同一件商品上使用与其注册商标相同的商标。1996 年全国工商行政管理工作会议上，提出该年全国商标工作的主要任务是进一步加强商标法制建设，大力加强商标管理工作，加强对商标专用权的保护，提高商标行政执法水平，把商标工作提高到新的水平。我国法律对假冒行为、近似商标已有相应措施规制，但力度还需加强。

1997 年“在先权利”成为研究热点。1982 年版《商标法》规定注册原则和申请在先原则成为商标确权的基本原则，然而当时立法还未预见到驰名商标、未注册商标等权利保护的情形，可能存在难以公平公正保护当事人利益的情况。1993 年乌拉圭回合谈判成果《与贸易有关的知识产权协定》签署，商标法与国际经济贸易息息相关，在全球协调的趋势中学术界提出需将关于在先权利是否被承认的商标争议、不正当商标注册撤销引入民事诉讼，加大对不正当竞争侵权行为的惩罚。

1998 年“恶意抢注”成为研究热点。1998 年深圳对外贸易中心有限公司一次性注册 70 个知名品牌的服务商标，并称自己依法注册，投入大量资金和人力，已构成注册商标的成本，这样做的目的是警示厂家保护商标。这起恶意抢注事件在央视节目中播出后，才引起了很多被抢注商家的关注。这一事件反映出当时企业对商标的意识非常淡薄，致使未能在异议、争议期内阻止恶意抢注行为。《商标法》和《民法通则》对恶意抢注也有一定的条例限制，如商标注册建立在诚实信用的原则基础上，以不正当手段取得注册的可予以行政撤销。1998 年 CNKI 收录的文献主要是就该事件发表观点。

1999 年“民法通则”成为研究热点。1986 年《民法通则》颁布，1988 年最高人民法院出台《关于贯彻执行〈中华人民共和国民法通则〉若干问题的意见（试行）》。经过十多年发展，《民法通则》依然具有法学界一般性问题的参考价值。查看有关文献，主要研究未注册商标的商标权保护问题，援引民法的基本原则即诚实信用原则，在明知当事人未注册商标而恶意注册时可根据该原则撤销注册商标。《民法通则》第四条声明民事活动应当遵循自愿、公平、等价有偿、诚实信用的原则。诚实信用原则在这一年被提及的次数较多。

2000 年“域名注册”成为研究热点。随着互联网的普及、网络技术的提升，出现了搜索引擎、电子商务、网络门户网站、网上银行等新兴技术和行业，域名逐渐从代替记忆 IP 地址的作用转变成为商业价值超过实物的能起到宣传品牌或广告作用的无形资产。在这一年里，域名研究主要围绕域名与商标的冲突和争议进行，也研究了域名抢注现象及法律保护分析。在全球经济一体化和信息产业崛起的背景下，域名将越来越受到重视，它所蕴涵的商业价值也将被更充分地挖掘。

2001~2005 年，设置 Slice 值为 1，选择时区视图，如图 5-57 所示。

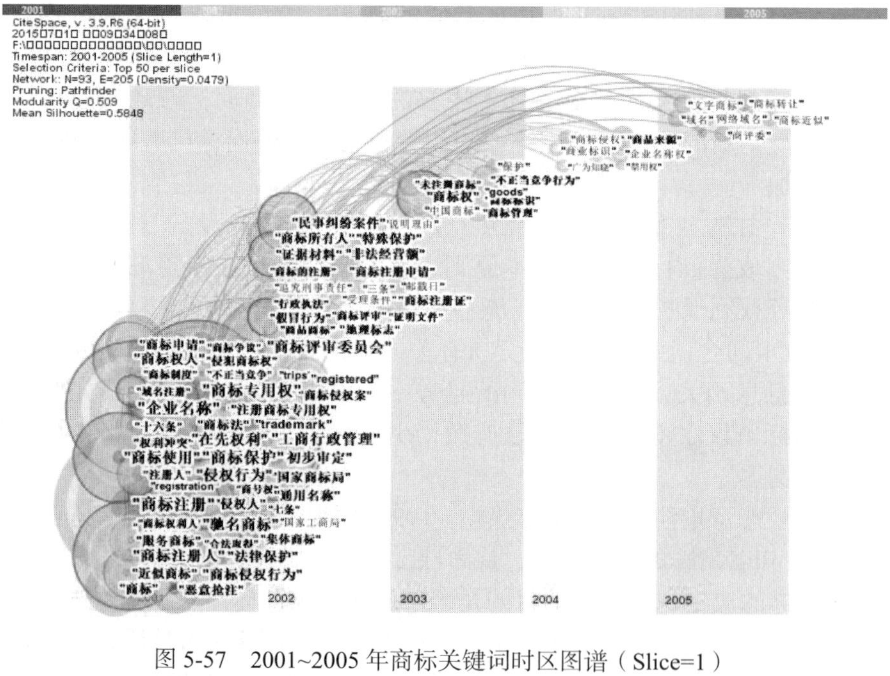

图 5-57　2001~2005 年商标关键词时区图谱（Slice=1）

2001 年“驰名商标”成为研究热点。加入 WTO 后，我国社会竞争已超越了地域与国别的限制，商品竞争已经超越商品本身，商品的无形资产“商标”也成为一种隐性消费导向。在这样的背景下，拥有“驰名商标”就等于占领了一部分市场。而 1993 年修订版《中华人民共和国商标法实施细则》仍然没有对驰名商标给出明确规定，社会恶意抢注、假冒伪造现象横生。1996 年《驰名商标认定和管理暂行规定》的颁布打破了我国对驰名商标无法律明文规定的局面。面对入世和《与贸易有关的知识产权协定》的背景，学术界研究了有关驰名商标的认定、侵权行为认定、保护对象等方面。驰名商标也是《商标法》第二次修订的重要内容。

2002 年“地理标志”成为研究热点。2001 年修订的《商标法》第十六条规定商标中有商品的地理标志，而该商品并非来源于该标志所标示的地区，误导公众的不予注册并禁止使用；但是已经善意取得注册的继续有效。条款中对“地理标志”也进行了阐释，表示某商品来源于某地区，该商品的特定质量、信誉或者其他特征，主要是由该地区的自然因素或者人文因素所决定。修订后的《商标法》和《与贸易有关的知识产权协定》协议有关地理标志的规定基本一致，这也是我国加入 WTO 后与国际接轨的表现之一。

2003 年“不正当竞争行为”成为研究热点。在市场经济驱动下，企业自主意识增强，一些商家抱着侥幸心理钻法律空子的情况也屡见不鲜。2003 年前后，不正当竞争行为主要表现为驰名商标淡化、假冒商标、域名抢注等，出现了“傍名牌”现象等。2001 年国务院做出关于整顿和规范市场经济秩序的决定，尤其是加大对制售假冒伪劣商品的打击力度。《反不正当竞争法》是依法惩治不正当竞争行为的有力武器，不仅针对商标领域，对著作权、专利权都有一定的补充作用。

2004 年“商品来源”成为研究热点。地理标志、地名商标的使用都发挥着商品来源识别的作用，此外，具有一定知名度的商标也有商品来源的识别作用，这些商标也指示着商品的服务及质量水平、来源企业和商家。这一年主要从商品来源的整体来探讨地理标志、地名商标、著名商标或者其他图形标志，指示商品来源的区别性作用。例如，“龙翔”之争，“龙翔”商标在行业内享有很高声誉，被异议人恶意抄袭、复制异议人商标，从而导致消费者误认误购，产生混淆。

2005 年“商标转让”成为研究热点。商标转让是商标注册人在商标有效期内按照法定程序以合同转让、继受转让或行政命令的方式转让商标专用权的行为。商标转让是一种交易行为，由利益矛盾带来的交易双方的争议纠纷比较有代表性的案例为“上岛讼争”，由天津广泰国际工贸有限公司代为注册了“上岛”的商标，之后商标使用权几经转让，最终杭州上岛和上海上岛两家公司矛盾升级，该案使数百家加盟商处于尴尬境地。

2006~2010 年，设置 Slice 值为 1，选择时区视图，如图 5-58 所示。

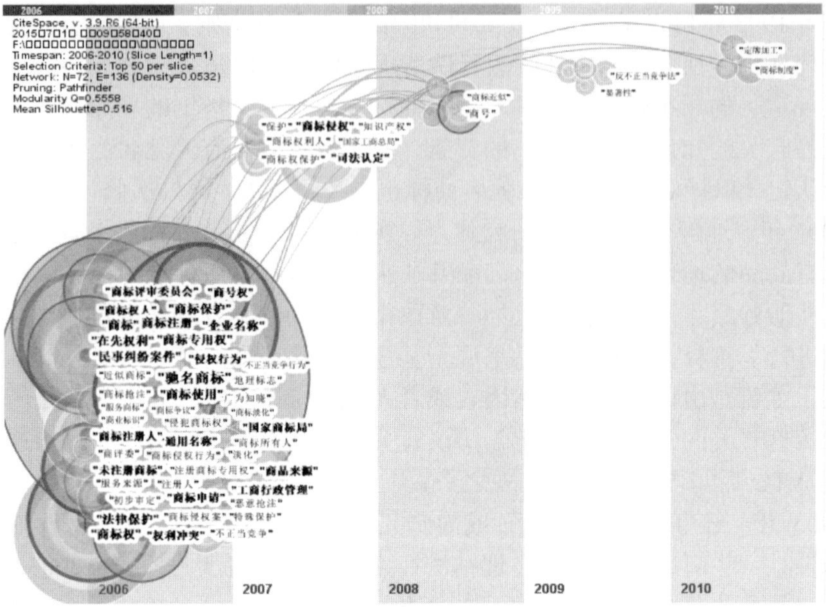

图 5-58　2006~2010 年商标关键词时区图谱（Slice=1）

2006 年“商标淡化”成为研究热点。商标淡化是指未经权利人许可，将与驰名商标相同或相似的文字、图形及其组合在其他不相同或不相似的商品或服务中使用，从而减少、削弱该驰名商标的识别性和显著性，损害、玷污其商誉的行为。新修订的《商标法》给予驰名商标跨类保护，但没有将知名商标和其他企业标识纳入反淡化的保护范围。最经典的案例是法国拉克斯特衬衫股份有限公司（以下简称法国鳄鱼）要求以在先商标权利保护商标外观、构成和整体设计，撤销新加坡鳄鱼商标注册。法国鳄鱼对鳄鱼图形商标的保护意识非常强，分别在多个国家和地区注册，进入中国后也坚决维护商标权利和产品信誉，在这一方面，我国企业还有一定差距，仍需加强反淡化保护的意识。

2007 年“司法认定”成为研究热点。2006 年最高人民法院下发《关于建立驰名商标司法认定备案制度的通知》，旨在满足审批工作需要，统一认定标准。2006 年，蒙牛酸酸乳与河南白雪公主乳业有限公司商标侵权及不正当竞争纠纷，是我国首例未注册商标被认定驰名商标进行保护并胜诉的案例。2007 年年初，最高人民法院启动驰名商标司法认定和保护的司法解释稿起草工作，2008 年形成《关于在审理侵犯商标权等民事纠纷案件中认定和保护驰名商标应用法律若干问题的解释（征求意见稿）》。

2008 年“商号”成为研究热点，主要探讨商号权和商标权的权利冲突及商号权的法律保护。商号也称字号，是构成企业名称的核心要素，使企业与同行业的其他企业相区别。随着市场经济的进一步发展，在利益的诱惑下出现不少“搭便车”的现象，商号权又因其与商品商标之间容易混淆，与商标共同成为不良商家侵犯权利的主要对象。由于当时法律并没有明确规定商号权利范围和保护问题，商号权始终处于一个弱势地位。

2009 年“反不正当竞争法”成为研究热点。2007 年 2 月《最高人民法院关于审理不正当竞争民事案件应用法律若干问题的解释》开始实施。《反不正当竞争法》自 1993 年颁布以来还未修订过，而《商标法》已修订过两次，在实际纠纷中可适用不同法律，二者互为补充。2008 年 8 月我国正式执行《反垄断法》。按照该法案，商务部否决了可口可乐并购汇源果汁集团的协议。2009 年互联网反不正当竞争第一案“开心网起诉千橡”，是互联网领域打假维权的典型案例。

2010 年“定牌加工”成为研究热点。定牌加工是指企业具有一定的生产能力接受境外委托方提供的商标，为其加工或装配产品后贴上指定商标并返还委托方的合作方式。定牌加工方式的出现是受生产的社会化分工影响。知名品牌采用代生产的方式能够节约成本、节省开发时间，而代生产企业因为资金不足和开拓市场能力有限，接受境外委托能够维持企业生存。这样一种供需导致社会上的定牌加工现象越来越普遍。2009 年上海申达音响电子有限公司与玖丽得电子有限公司侵权纠纷案件是典型的涉外定牌加工侵犯商标专用权纠纷，终审判决认定玖丽得电子有限公司定牌加工并出口使用上海申达音响电子有限公司注册商标的行为不构成商标侵权。这一案件引发了业内对定牌加工中商标侵权认定的思考，如是否引入混淆可能性的原则，对商标侵权行为的构成要件也进行了讨论。

2011~2015 年，设置 Slice 值为 1，选择时区视图，如图 5-59 所示。其中 2015 年没有出现比较特殊的关键词，这里暂不做分析。

2011 年“混淆可能性”成为研究热点。随着我国社会经济的发展，越来越多的商标使用方式出现，造成商标侵权的情形愈加复杂和多样。1987 年修订的《兰哈姆法》定义混淆可能性的概念为任何人在商业活动中，使用任何文字、名称、标记或图案或上述要素的综合于有关的商品或服务或商品容器之上，由此可能导致混淆，或导致误解或欺骗，使人误认为其与他人有附属、关联、联营关系，或者是使人误认为其商品或服务或商业活动源于他人或由他人赞助或许可，应当承担民事责任。我国现行《商标法》还未指出商标侵权的这一实质要件，立法上还需要对认定混淆可能性与商标近似、商品类似判断标准的前后使用顺序问题进行完善（孟静，2011）。

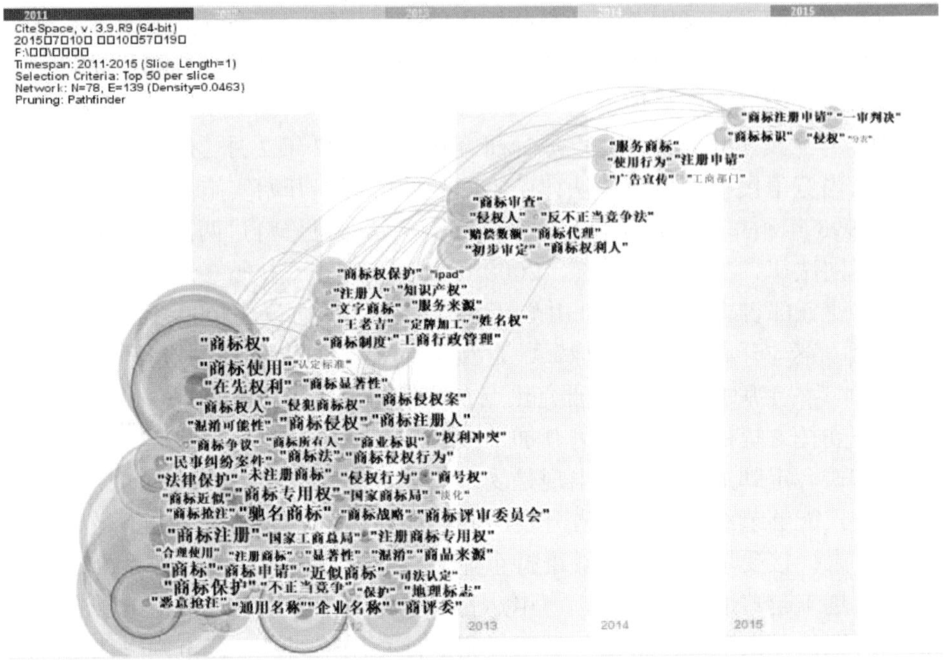

图 5-59　2011~2015 年商标关键词时区图谱（Slice=5）

2012 年“王老吉”成为研究热点。王老吉与加多宝事件最初是由商业贿赂开始的，在利益驱动下加多宝香港鸿道集团董事长陈鸿道通过贿赂广药集团副董事长李益民续签了一份使用权费用不符合行业通行标准的协议，将红罐王老吉的生产经营权协议到 2020 年，经审理加多宝被判停止使用王老吉商标。而后王老吉与加多宝就凉茶配方、红色罐装外观设计专利进行多次诉讼，由“王老吉”商标的法律纠纷引发了学术界对商标与商誉关系的思考，为商标注册人与使用人分离而产生利益冲突的情况提供了解决路径。

2013 年“反不正当竞争法”再次成为研究热点。2013 年正值《反不正当竞争法》实施 20 年之际，在商业环境瞬息万变和市场竞争越发激烈的背景下，侵犯商业秘密、商业诋毁等现象频繁出现，社会各界普遍呼吁重新修订《反不正当竞争法》，以严厉打击新环境下扰乱市场秩序、垄断市场的行为。典型案例有南京途牛公司和途牛天下公司纠纷案、深圳唯冠 iPad 商标与苹果纠纷案。

2014 年“服务商标”成为研究热点。服务商标又称服务标记、劳务标志，1993 年《商标法》第一次修订时确认为商标法保护的新增客体，是指提供服务的经营者使用的与他人提供的服务相区别的标志。服务商标一经注册，即享有对该服务商标的独占专有使用权。随着我国经济发展模式转型，由第一产业、第二产业向第三产业服务业转变，据国家工商总局统计，累计至 2014 年，我国商标有效注册量达 839 万件，2014 年注册申请量为 228.5 万件，可以想见其中服务商标的数量也不容小觑。判定服务商标侵权的难点在于举证和计算非法经营额。服务商标与商品商标容易混淆，尤其是当提供服务的方式、结果与产品类似时，需要更加细致的判定标准。

第 6 章　知识产权学术趋势研究

根据第 5 章关键词聚类分析可以看出："当一种主流研究领域已经不能适应社会的快速发展和变化，不能指导社会实践中出现的新矛盾和新问题时，主流研究领域更替的浪潮就会随之而来，新的学术群体和主流研究领域就会涌现出来并接受时间的检验，符合社会经济发展方向的理论逐渐融合为新的学术群体，不符合时代发展的主流研究领域便会逐渐被淘汰并退出历史舞台。"（许振亮，2012）本章基于前几章知识产权学术源流、知识产权学术集群、知识产权学科渗透、知识产权学术热点的可视化研究，结合近 5 年的研究热点和当下时事进行分析，旨在探讨和预测我国知识产权未来的学术趋势，从知识产权、著作权、专利权、商标权四个方面共计 40 个趋势进行推演和预测。

6.1　知识产权十大趋势推演和预测

近年来，我国越来越重视知识产权的发展。2015 年 3 月，李克强在政府工作报告中提到："深入实施知识产权战略行动计划，坚决打击侵权行为，切实保护发明创造，让创新之树枝繁叶茂。"《2015 年国家知识产权战略实施推进计划》指出，要强化知识产权保护，鼓励创新创造。在努力建设知识产权战略的大背景下，将"互联网+"、云计算、物联网、创客空间、电子商务等当前的经济文化背景与之结合，可以归纳出知识产权的十大发展趋势。

6.1.1　"互联网+"与知识产权

自 2015 年两会以来，"互联网+"已经成为网络热词。2015 年国家政府工作报告中指出："指定'互联网+'行动计划，推动移动互联网、云计算、大数据、物联网等与现代制造业结合，促进电子商务、工业互联网和互联网金融健康发展，引导互联网企业拓展国际市场。"由此可见，在"互联网+"时代，最重要的是要转变思维，探索各个行业新的发展模式，这样才能在新的环境中求得生存。互联网+零售，成就了"淘宝"；互联网+汽车，出现了"汽车之家"；互联网+旅游，出现了“携程网”；互联网+分类广告，出现了“58 同城”。在“互联网+”把触角伸向更多领域和层面的过程中，新的商业形态、商业模式、商业方法不断涌现，而涉及知识产权的内容也大量地进入互联网。这预示着“互联网+”新形态下的知识产权保护问题已经成为互联网发展难以避免的问题。

我国比较有代表性的三大门户网站新浪、搜狐、网易用较少成本获得高额利润的超常发展现象，反映出我国知识产权保护发展不尽完善。近几年，搜狐、腾讯、阿里巴巴、百度等也斥巨资在全球范围内购买版权，这说明，在“互联网+”的背景下，开发具有自主知识产权的产品，高度重视知识产权战略已成为互联网企业求得生存和发展、力争成为行业领先者的共识。

（1）经济基础决定上层建筑。在“互联网+”时代，知识产权的外延和内涵不断扩展，而知识产权的相关立法稍显滞后，知识产权保护也显得力不从心。随着移动互联网的发展和普及，创新的发展速度也与日俱增，但由此引发的知识产权纠纷也纷至沓来。根据北京市海淀区人民法院统计显示，近年来网络知识产权案件在知识产权案件中的比重越来越高，其中电商平台出售侵害商标权、专利权的产品和公共平台传播盗版影视、音乐、文学作品两类案件数量最多。因此，需要注意在保护知识产权和鼓励创新之间找到一个合理的平衡点。

（2）“互联网+”时代的到来。“互联网+”背后是强大的技术支撑，而技术的发展，又使侵犯知识产权的行为简单易行、成本低廉，如微博上的一个转发就可能侵犯著作权，微信公众号一篇文章的分享可能侵权，甚至新闻媒体转载未经证实的消息也可能侵权，更别说网络上泛滥的论文抄袭、代码盗用等现象了。毫无疑问，技术的发展是要鼓励和支持的，但知识产权的保护也是当务之急，发展与保护之间的博弈之战还有大面积的法律空白，也有重要的研究意义。

（3）知识产权的发展是与时俱进、紧跟时代步伐的。“互联网+”时代的到来，必然会对知识产权的发展产生深远影响，无论是从侵权界定、维权方式、律法修订方面还是从保护措施、发展策略、风险规避等角度，“互联网+”背景下的知识产权研究都是一种新的方向、视角和趋势。

6.1.2　云计算与知识产权

云计算（cloud computing），是一种基于互联网的计算方式，通过这种方式，共享的软硬件资源和信息可以按需提供给计算机和其他设备。云计算这个名词最早由 Google 于 2006 年正式提出，而最早的云计算产品则来自亚马逊。随后，谷歌、IBM、微软、苹果等公司都纷纷将云计算应用于技术开发和产品推广，云计算开始成为一种重要的新型工业基础和资源。

随着云计算提供的服务增多，成本降低，稳定性和安全性增强，使用云计算服务的用户越来越多。云计算形成的高度虚拟化和智能化的操作，将形成对现有知识产权保护制度的挑战。云计算带来的知识产权保护的新问题，主要包括：智力成果的虚拟实施和虚拟复制问题，以及由此带来的地域性问题；计算系统高度智能化带来的侵权问题及其他知识产权保护的相关问题（唐春，2011）。

罗先觉和尹锋林（2012）在《云计算对知识产权保护的若干影响》一文中写道："云计算作为变革的信息技术，已对知识产权保护制度产生了重要影响。与本地计算模式相比，云计算一方面可以更有效地防止著作权侵权，另一方面需要依赖于合同、技术措施、商业方法专利等手段提供综合性的补充保护。"这是因为云计算具有新颖性和复杂性，这类服务合同中的很多问题在著作权法中都找不到现成答案，需要依赖于当事人之间的合同自治来解决。在云计算环境下，实施这些技术手段是为了尽量在发生纠纷前就解决知识产权保护问题，防患于未然。

云计算是一种全新的计算方式，云计算环境下的知识产权保护，是知识产权利用与新兴网络环境发展的新课题（梁曦，2015）。毫无疑问，作为一个新事物，云计算虚拟世界的知识产权制度和保护，会带来很多新的矛盾、冲突和问题，因此，相关知识产权的法律更新和调整，以及权力主体和客体的自我防备与保护、新技术的发展与知识产权保护之间的平衡等问题，都亟须得到进一步的前瞻性研究，且国内学者目前对云计算知识产权领域的研究也尚处于起步阶段，因此后续加深云计算与知识产权相结合的研究将会是一种必然的趋势。

6.1.3 物联网与知识产权

物联网（internet of things）一词自 1995 年第一次在比尔·盖茨的《未来之路》一书中提到以来，到现在已经发展成为新一代信息技术的重要组成部分，也是"信息化"时代的重要发展阶段。物联网的基础和核心仍然是互联网，是在互联网的基础上延伸和扩展的网络，也被认为是继计算机和互联网之后，世界信息产业第三次改革的重要标志，能够极大地节约成本，提高经济效益，同时还能运用技术帮助复苏全球的经济（孙赫，2014）。物联网有着应用的开放性、即时性和广泛性。同其他国家的发展模式类似，我国物联网技术产业要得到长足的发展也必须走与知识产权保护相结合的道路。类似物联网这类的高新技术产业，通常会具备前沿性和复杂性的特征，在实际操作和运行当中就必然会引起法律体系上的完善，这就要求相应的知识产权制度不断完善。

物联网的健康发展需要市场提供一个公平竞争的环境，因而就产生了一个对物联网核心技术信息保护的问题，而知识产权制度正是保护信息的一种法律途径。具体来说，物联网的发展有赖于技术的创新，而知识产权制度保护智力成果的独创性，将无形的智力劳动成果有形化，并作为一种财产权加以保护。因此，知识产权保护制度能够激发权利人的积极性，充分调动他们的主观能动性，进而增强其自主创新能力和市场竞争力。这也是为何在物联网背景下，各大企业开始致力于开发有自主知识产权的产品，并投入巨大的人力、物力维护自己的权利，积极部署知识产权战略。

如果没有知识产权保护制度来为物联网的发展保驾护航，那么其核心技术便很容易被抄袭和复制，技术背后的著作权、专利权和商标权等知识产权就得不到必要的保护。如此一来，权利人的积极性就会受到挫伤，技术创新就会受到抑制。反过来，如果借助知识产权保护的外衣形成垄断，既不利于物联网新技术的传播和普及，也不能使发展成果惠及普通大众。因此，需要在技术创新和知识产权保护之间找到一个权利与义务的平衡点，既能合理适度地保护权利人的正当权利，又能在不损害权利人利益的情况下让新技术的成果惠及最广大的群众。达到这种理想的状态不是一朝一夕就能完成的，它受制于社会经济发展的实际，也有待知识产权保护制度的完善。目前物联网的发展与知识产权保护之间还有很多不和谐的方面，如何取得二者之间的平衡还有待进一步研究。

6.1.4　创客空间与知识产权

“创客”一词来源于英文单词 Hacker 或者 maker，是指一类不以盈利为目标，努力把创意转变为现实的人。他们坚持分享和传播知识的崇高信仰，追求为全人类创造美好的人生价值（陶蕾，2013）。创客空间，英文翻译有多个，如 hackerspace、hackspace、hacklab、makerspace、makerlab、creative space 等。目前，创客空间主要存在于公共图书馆和大学图书馆，虽然是一个新事物，但是具有很强的生命力，是图书馆领域的后起之秀，国外很多图书馆利用创客空间来吸引用户，调动图书馆的活力，更好地履行图书馆学习和教育的社会使命。美国更是有不少图书馆创客空间的成功案例，如美国 De La Mare 科学与工程图书馆的创业型创客空间、美国 Allen County 公共图书馆的协作性创客空间及美国 Cleveland Central 公共图书馆的集中分布型创客空间（陶蕾，2013）。

创客空间的兴起和发展将会带来一场极具意义的变革，是推动全社会向创造性社会转型的一个良好契机，但同时也会面临意想不到的知识产权问题。原因在于虽然创客空间的主旨是聚集一批志同道合的创意人士，开发适合现实需要的产品，主要用于教育的目的，属于非营利性组织，但在实践中，很多创客空间中的产品是具有潜在的商业价值的。例如，2012 年，维斯特港公共图书馆（Westport Public Library，WPL）展会中两位获奖的高中生，一个为潜水员设计并制造了一种水下推进系统；另一个为贫困国家发明了一种太阳能烤箱。潜在的商业价值使其本身的公益性问题变得复杂，其背后的知识产权问题也值得关注和探讨。

首先，在创客空间诞生的作品的归属权问题。作品是职务作品还是法人作品？如何界定？其次，该作品的使用权和适用范围也尚不明确，创客空间的产品不是批量生产的，但是如果产品能够造福社会，显然又是可以投入批量生产的，这个时候就带有商业性质了。那么，其背后的出版权和专利权甚至商标权问题都将浮出水面，有待解决。最后，创客空间的创意产品如果被商业公司恶意抄袭用来盈利，这时候创客空间该如何维权？维权主体是谁？大部分创客空间创造的产品都是智慧的结晶，但每个人对产品的贡献又都不一样，种种问题都使权利界定和权利主体界限模糊，有待学者的进一步研究和深化。

创客空间虽然发展起步相对较晚，但是不可否认它蕴藏着惊人的经济价值和教育价值，是创新有力的助推器。而当前社会又处在一个转型和变革的时期，创客空间在国外的发展证明它是有活力和发展潜力的。在国内，创客空间在不断深化和推进，并得到政府、教育界和社会的广泛关注与支持。随着实践的不断深入，上述那些与知识产权相关的问题也会逐步浮出水面，成为知识产权新的研究领域，学术界应该对这些问题加以研究和探讨。

6.1.5 移动互联网与知识产权

移动互联网已成为当今世界最为引人瞩目的领域之一。移动互联网的无国界特征与知识产权保护的地域性特点导致了移动互联网发展服务知识产权保护的困境，尤其是在商标权、专利权和域名权方面，这些以及随之而来的网页设计的保护问题等，都是有待研究的课题（徐伟新，2015）。移动互联网与移动通信的融合，使人们可以通过随身携带的移动终端，如智能手机、平板电脑等随时随地乃至在移动过程中不断获取信息。移动互联网的发展给众多行业，尤其是电商行业带来转型突破的机会。一方面，移动互联网的开发使用，改变了人们创建、使用和共享信息的方式；另一方面，移动互联网络信息呈现碎片化、即时化、场景化等特点（王琴，2012）。全球互联网也正朝着为用户提供移动性支持、个性化和定位功能等服务发展。较之传统互联网，移动互联网具有高便捷性、隐私性、应用轻便等特点。但在移动互联网新时代，网络服务器、网络接收器、计算机终端等均具有移动的属性，如何确定侵权行为地、侵权结果发生地、被告住所地成为目前所面临的技术难题，原有的管辖权理论一定程度上丧失了实际意义，这也是新时代的移动互联网对著作权法律制度所提出的技术挑战。

相对互联网来说，移动互联网的最显著特征就是使用终端的移动性、即时性。互联网的终端主要是电脑，而移动互联网的终端主要是智能手机、平板电脑等。智能手机用户逐年上涨，奠定了移动互联网的用户的数量基础。移动网络及移动应用的普及使用户能够自由地在网上上传、下载、转载、链接作品，并且在移动互联网环境下，对作品的复制、修改和传播变得更为容易和便捷，但当侵权行为发生后，侵权者的信息确认和调查取证却因为移动互联网的移动性和即时性等特征变得困难。移动互联网的发展也使像腾讯、亚马逊、百度等互联网企业更加重视知识产权的保护，尤其是专利、域名的申请与保护。近些年，企业更加重视专利战略的布局，但移动互联网企业间的侵权纠纷还是愈演愈烈，原因就在于移动互联网背景下，传播渠道多样化、传播手段复杂化及传播技术先进化提供了侵权的温床，而相对的保护措施却显得滞后和不足。

也就是说在移动互联网环境下，知识产权的保护变得更加困难，但侵犯知识产权的现象愈演愈烈。而知识产权作为激励创新、保护权利人利益的机制，如果不能发挥应有的作用，最终必将阻碍移动互联网这一具有长远发展潜力的新兴产业的发展。因此，有必要根据我国移动互联网的特点和发展现状，再结合已经出现和可能出现的知识产权问题，颁布一部新的适用于移动互联网的知识产权法，或者是在现有的法律基础上，增加有关移动互联网的知识产权法律条款。

6.1.6 知识产权的国际冲突与协调

随着经济全球化和跨国公司的深入发展，世界各国之间的经济文化往来愈加频繁和复杂，尤其是在贸易领域，极易因为知识产权问题引起难以调和的矛盾与冲突。而知识产权又具有很强的地域性特征，一国的知识产权保护法规在另一国却又有不同的本土适应性。换句话说，权利人在本国依法获得的知识产权保护在另一国可能失去。在知识经济时代，竞争的重点已从单纯的商品输出转移到以输出具有自主知识产权的商品和服务为主，这就意味着，国际范围内的知识产权纠纷会愈演愈烈，如何避免冲突、协调纠纷将会成为知识产权的重点研究领域。

知识产权国际保护是指以国民待遇原则、最惠国待遇原则、透明度原则、独立保护原则、自动保护原则及优先权原则为基本原则的，旨在确立并保护各类知识产权的双边或多边的国家间保护制度。目前比较有代表性的重要国际知识产权公约有《与贸易有关的知识产权协定》、《巴黎公约》和《伯尔尼公约》等。《与贸易有关的知识产权协定》涉及的知识产权共有八个方面，即著作权及其相关权利、商标、地理标记、工业品外观设计、专利、集成电路布图设计、对未公开信息的保护和对许可合同中限制竞争行为的控制。《巴黎公约》调整的对象，即保护范围是工业产权，包括发明专利权、实用新型、工业品外观设计权、商标权、服务标记、厂商名称、产地标记或原产地名称及制止不正当竞争等。《伯尔尼公约》主要是保护文学和艺术作品，是关于著作权保护的国际条约。

随着这些国际公约的成员队伍不断壮大，它们所能发挥作用的领域也在不断扩展和延伸，截止到目前，《与贸易有关的知识产权协定》有150个成员；《巴黎公约》有 107 个成员；《伯尔尼公约》缔约方总数达到 168 个。也就是大部分国家都能受到这些国际公约的保护，统一承担相应的责任、履行应有的义务，因此当国与国之间发生知识产权冲突时，可以按照这些国际公约的条款加以协调和解决。

但是，并不是所有国家都签署了这些国际公约，也就是这些国际公约对非成员是没有法律牵制力的，因此，当国际间的知识产权冲突超出国际公约的协调范围时，该如何解决纠纷？参照哪国法律？法律的适用范围怎样界定？此外，这些国际公约也并不是尽善尽美的，而且随着全球经济的深入发展，国际间的知识产权纠纷越来越复杂和新颖，而这些公约的立法并不能及时增补和更新，也不可能面面俱到。因此，即使都是国际公约的成员，当国与国之间的知识产权冲突出现了新问题和新状况，按照国际公约也难以协调的时候，应该使用哪方相关法律来协调冲突，怎样保障公平及如何在保护知识产权的同时减少产权纠纷和冲突，都是目前国际知识产权领域的难点，也是未来研究的趋势之一。

6.1.7 国际化与知识产权

随着知识经济和全球化的发展，特别是互联网和信息技术的不断成熟，世界逐渐发展成为一个“地球村”，经济全球化的趋势表现更加明显，与此同时，知识在经济中的价值不断加强，所以对于知识等无形产品的关注度也越来越高。但是由于各国的经济、政治和法律制度上的差异，在国际贸易和交往中各国的利益冲突也越加明显，在这种形势的推动下，缩小各国的差异，加强国际互动与交往，促进知识产权法律制度的国际化成为各国的选择。

在知识产权国际化规则的制定中，发达国家和发展中国家的地位和享受的利益也是不一样的，对于我国这种发展中国家有积极的影响也有消极的影响（张辉，2011）。一方面，知识产权保护的国际化可以激励自主创新，促进外商的投资，加强技术转移，从而促进国内经济的增长；另一方面，知识产权的国际化趋势会进一步加强技术壁垒，造成技术垄断，如《与贸易有关的知识产权协定》就会造成国内企业在进入国际市场时发生知识产权纠纷，支付高额的技术转让费用，从而对国内经济的发展造成阻碍。尤其是对于企业而言，在知识产权战略制定、实施与控制方面，我国企业与发达国家企业相比仍然存在很大差距，以至于我国企业在国际经济竞争中面临着十分严峻的考验（王子立，2010）。

面对国际化的趋势，发达国家在极力推动着知识产权国际标准和国际制度的建立，如《巴黎公约》、《伯尔尼公约》、《商标国际注册马德里协定》和《与贸易有关的知识产权协定》等；而发展中国家在国际化趋势的潮流下也在不断努力，如中国、印度、斯里兰卡等国家都对本国知识产权法进行了修订，并取得了一定成效。

但是在国际化的条件下，使发达国家与发展中国家、发达国家之间及发展中国家之间的利益达到一个相对平衡的状态，仍然是一个具有多元性和复杂性的挑战。因此，如何实现国际知识产权领域各方的利益平衡，尤其是发达国家与发展中国家之间的利益平衡；如何保持与新技术配套衔接，从而促进国际社会公益的最大化；企业如何制定完善的知识产权战略，从而应对全球化社会的挑战和激烈的国际竞争，这些都是在理论和实践中需要进一步探讨和研究的问题。

6.1.8　产业链整合与知识产权

产业链的本质是描述具有某种内在联系的企业群结构，它是相关产业组织形成的一种功能性网链结构（张耀辉，2002）。产业链包括价值链、企业链、供需链和空间链四个维度的概念。价值链是指从原料到产品到服务的价值传递和增值过程；企业链是指企业内部物质、资金和技术的流动及相互作用而形成的关联；供需链是指企业之间满足彼此供应和需求的关系；空间链是指地理布局特征。这四个维度之间相互影响、相互制约，共同形成了影响企业发展的“无形机制”——产业链。

产业链的发展是一个动态协调的过程，它始终围绕的核心问题是如何提高产业链各个节点的效益和效率（林中燕，2009），这就决定着产业链的各个维度内部或者维度之间需要进行一定的调整，所以产业链整合就是综合考虑各个因素，通过调整和优化其关联，提高整个产业链的运作效率，从而提升企业的竞争优势。产业链整合现象的产生受到了生产要素、技术创新、产业管制和相关产业及支持性等因素的影响（郑大庆等，2011）。

由于信息技术和知识经济在全社会范围的渗透，整个社会正在经历着重大的变革过程，各个产业也必然会整合各种要素，通过产业链整合形成良性的产业链发展态势，我们正在面对一个产业链整合创新的时代，并且是一个不可逆的趋势，但是在产业链整合的过程中，必然会涉及知识产权问题。这在出版产业中表现得尤其突出，传统的出版产业和现代的数字出版在创作、出版、发行和销售等多个环节都有很多不同，带来了整个产业链的巨大整合。数字出版主要是依赖于网络平台，其中对知识产权的挑战包括：数字出版中的版权授予手段不够清晰；在数字出版方式中知识产权的侵权行为难以被界定，从而使责任追究难度较大；数字出版对知识产权侵权行为的赔偿数额未能形成有效的规定。

6.1.9　国家创新与知识产权

2015 年 3 月，李克强在政府工作报告中提到，打造大众创业、万众创新和增加公共产品、公共服务“双引擎”。与往常相比，2015 年的政府工作报告里出现了一个热门关键词，即大众创业、万众创新。中国在新的经济形势下，万众创新已成为必然选择。中国科学技术发展战略研究院发布了《国家创新指数报告2014》。《国家创新指数报告 2014》显示，中国创新能力稳中有升，国家创新指数排名居第 19 位，是唯一进入前 20 位的发展中国家。

此次政策导向将着重建立一种以政府为主导、充分发挥市场配置资源的基础性作用、各类科技创新主体紧密联系和有效互动的社会系统，即国家创新系统。国家创新系统有效运行的关键在于各创新主体的创新绩效能否提高。中国科学技术发展战略研究院副院长武夷山指出：“较高的知识产出与扩散应用能力是创新型国家的共同特征之一。发明专利申请量、授权量作为衡量知识产出水平的重要指标,在一定程度上反映了国家的原始创新能力、创新活跃程度和技术创新水平。”在众多推进创新发展的制度中，知识产权战略在驱动技术创新、促进产业创新和改善创新环境三个方面发挥着积极作用，对各创新行为主体竞争力的提升具有举足轻重的作用（吴颖和钟海粒，2012）。

在驱动技术创新方面，技术创新需要漫长的实验周期与众多的资本技术等资源，创新主体创新的重要动力便是利用创新成果获得经济回报，利用知识产权对于创新主体的保护则是对创新最有利的鼓励，否则仿制品、抄袭品肆虐则会彻底挫伤创新主体的创新积极性。

在促进产业创新方面，产业转型升级是国家创新系统建设中的重要内容，其核心动力是产业创新。其中，作为科技创新活动保障的知识产权战略是影响产业创新的关键动因。例如，Keith E.Maskus 对亚洲国家的研究发现，软件业也苦于盗版的流行，不得不将市场局限于不易拷贝的应用软件领域，从而使全行业停滞在小规模、低成本的低水平竞争之中。

在改善创新环境方面，政府作为知识产权战略的制定者、实行者及责任承担者，必须注重对于创新环境的优化。作为行使公共权力的政府，需避免行政干预力度过大导致侵害知识产权，也需避免缺乏疏导管制致使知识产权体系无序臃肿，从人才配备、政策支持、平台搭建等方面打造宽松优越的知识产权发展环境。

6.1.10 电子商务与知识产权

随着互联网技术的日趋成熟和迅猛发展，电子商务已成为当今经济贸易活动中不可或缺的重要手段。诸多电子商务活动都会涉及公民、法人和其他组织享有的知识产权，而传统的知识产权制度与基于网络的电子商务架构，以及各类权利人之间产生了种种利益冲突，电子商务中的知识产权问题日益突出（姚芳，2006）。电子商务以其独特的发展特点在多方面对知识产权的保护形成了冲击。

首先是电子商务域名影响商标权的保护。域名是互联网上识别和定位计算机的层次结构的字符标识，与该计算机的互联网协议地址相对应，具有唯一性、标识性、价值性、国际性等特征。而在我国进行域名注册时，只做形式性审查，只要符合极少数的规定即可获得域名。同时在《中华人民共和国商标法实施条例》中对于商标的用途未明确规定拥有申请注册域名的权利，对其保护没有自然扩展到域名领域。因此可能导致某个商标被别人以简称等形式抢注，损害商标所有者的合法权益。

其次是电子商务中专利权出现的新特点。电子商务中，商业方法专利问题更加突出。电子商务平台商家提供侵犯专利权的产品也会涉及电子商务平台是否侵犯专利权或者在侵犯专利权过程中应该承担什么责任的问题。终端用户也可以以侵犯专利权的方式来行使对电子商务平台产品的使用权，这也涉及电子商务平台的专利权侵权责任问题。

最后是电子商务对于传统著作权的冲击。电子商务模式一方面给买卖双方带来了巨大的福祉；另一方面也不断挑战着原有法律已经调和的当事人之间的利益平衡体系，冲击着我们的法律理念和已经建立好的法律秩序。传统著作权是建立在纸面复制基础上的法律制度，但是网络空间所具有的跨地域性和实时性的独特之质使交易双方摆脱了有形信息传输的物质束缚；于是电子商务这种以网络为平台的交易方式对传统的著作权制度产生了有力的冲击，并在一定程度上打破了传统知识产权法所建立的平衡机制，使侵权变得容易。受著作权保护的作品一旦发布到网络上，如果没有相关安全措施，便成了人人均可获得的“公共信息”，同时法律需要保护的客体变得丰富。网络信息技术的发展，催生了许多新型的包含著作权权益的产品，这些产品同样需要得到法律的认可和规范，那么现有的著作权制度就需要通过及时的修缮来弥补这项缺口，以使知识产权制度建立的目的不落空（刘贝蒂，2011）。

因此，正确理解电子商务活动与知识产权保护之间的关系，在发展电子商务活动中不断加强对知识产权的保护，已是知识经济时代急需解决的问题。

6.2　著作权十大趋势推演和预测

就著作权保护发展的深层本质而言，现代著作权保护正在由保护创作演变成保护投资；由创作者中心向投资人中心演化；由创作自由向市场导向、效益导向演化；由文学艺术作品向文化产品演化；文化市场由自由竞争、丰富多彩向垄断化、单一化演化。其中，垄断化趋势是最为重要的趋势，是其他几个发展趋势的归结（彭玉勇，2007）。

就著作权的发展趋势而言，一方面要抓住核心的研究领域，另一方面要结合社会经济的发展趋势，两者结合起来，大致可以归纳出著作权的十大发展趋势。

6.2.1 社交网络与著作权

社交网络是指人与人之间的关系网络，这种基于社会网络系统思想定位的网站在国内被称为社交网络。中国的社交网站从初期的单纯模仿、定位相似进入服务细分，开始出现针对特定人群的 SNS 网络。近几年社交网络发展之势迅猛，“社交网络”也是近些年来最受关注的互联网名词之一。

熊琦（2012）在《社交网络中的著作权规则》一文中提到，“作为借助网络技术提高社会交往效率的服务平台，社交网络在复制现实社会关系的同时，也使作品创作与传播方式产生了重大变革”。社交网络的本质是让用户自由地传播与分享信息，这种传播方式建立在复杂的社会网络基础之上，很显然不加限制地大规模复制传播无疑将挑战现有的著作权规则，但是，如果加以严格限制，社交网络的共享性和开放性又会受到伤害。社交网络面临的著作权问题主要表现在：①社交网络信息传播主体具有分散性，使以往抑制网络著作权侵权的立法模式无法适应。②社交网络信息传播的行为脱离了著作财产权的范畴，使以往通过控制公开传播来保护著作权人收益的立法无法实现。③社交网络的信息传播方式以自由传播和免费共享为基本特征，这使传统著作权许可机制无法与社交网络兼容（熊琦，2012）。因此，如何在合理保护著作权与增进社交网络发展的活力之间取得平衡将会是一个研究重点。

6.2.2 自媒体与著作权

自媒体（外文名为 We Media）又称“公民媒体”或“个人媒体”，是指私人化、平民化、普泛化、自主化的传播者，以现代化、电子化的手段，向不特定的大多数或者特定的单个人传递规范性及非规范性信息的新媒体的总称。自媒体平台包括博客、微博、微信、百度官方贴吧、论坛/BBS 等网络社区。

自媒体的共享性、大众性、传播性、继承性、开放性、随意性和普及性等特征使用户在使用的时候极易不自觉和无意识地使用他人具有独创性的作品，侵犯他人的著作权。而自媒体本身的媒体属性就是信息传播和共享，如果用户不能自由分享信息内容，或是在分享的时候要时刻追本溯源分析自己是否侵权，那自媒体就没有长远发展的可能性了，尤其是在大部分用户都没有侵权或维权意识和相关知识的背景下。自媒体又是一个较新的领域，且以微信为代表的自媒体发展得如火如荼。那么关于自媒体在使用过程中的著作权研究，以及如何在发展此类媒体和保护著作权之间取得平衡也就必然会成为近年来的趋势之一。

国内当前最热的自媒体要数微博和微信了。微博自 2009 年推出以来，关于著作权纠纷的案例层出不穷，其中，比较典型的有：华盖公司于 2013 年 6 月向法院起诉称，被告自 2013 年 1 月在其新浪官方微博中采用了华盖公司享有著作财产权的 10 张摄影作品，被告在没有得到原告授权的情况下，就基于商业目的擅自使用上述摄影作品，已经侵犯了原告享有的著作财产权；“童话大王”郑渊洁指责名为“方雨 007”的博主 2011 年 7 月 7 日发的一条微博与其 2010 年发布的关于北京大学数学系高材生遁入空门的微博一字不差，标点也一处未改；2012 年张海峡与于建嵘侵害著作权纠纷案等。这些案例说明微博著作权侵权已经不容忽视了。

微信是 2012 年推出的典型的自媒体，并且后来居上，成为众多自媒体中的佼佼者。微信这种自媒体开创了一种新兴的传播方式，我国法律对这类新媒体的著作权保护还没有特别细化的规定，但是，微信平台中著作权的纠纷却是始终存在的，尤其是众多公共号之间对于一些高质量的文章的转载，又未注明出处的，极易引起著作权纠纷。因此，随着著作权纠纷的增多和案例的判定，相关立法也会得到必要的修订、增补和完善。由于社会经济的发展和相关立法的出台会影响到知识产权的研究趋势，因此，可以肯定地说，自媒体与著作权将会成为下一个研究热点和趋势。

6.2.3　移动信息服务与著作权

移动信息服务是指利用各种移动终端，如智能手机、掌上电脑、电子书阅读器等向用户提供各种咨询服务。例如，高校图书馆通过 SMS 服务的短信功能向用户提供催还提醒、预约提醒、信息查询、图书续借、新书告知、培训与讲座、好书推荐等服务（余世英和明均仁，2012）。购物网站通过自主经营的微信平台向用户提供订单管理、物流追踪等信息服务。银行通过短信或微信向用户提供即时交易信息服务等。移动阅读用户只需将电子书下载到 Kindle 或者通过电子书阅读器，如掌阅、快看就可以不受时空限制地阅读海量数字作品。

随着各种移动终端的推广及网络的快速普及，移动信息服务越来越受重视并得到用户的好评和欢迎，但是，移动信息服务在开展的过程中，也会面临很多著作权侵权风险，即使是图书馆这样的信息机构也不例外。

首先，就图书馆的移动信息服务来说，风险来源有三个主要方面。

网络学科信息导航库的知识产权风险。网络学科导航库的建库方法有：①下载粘贴和制作超文本链接，下载粘贴可能有侵犯复制权的风险，超文本链接若无视权利人特别声明或者加框链接则会有侵权风险。②电子资源使用的知识产权侵权风险，如短时间内从某个数据库批量下载电子资源就有可能面临侵权风险，我国高校已出现过多起因非法下载引起的知识产权侵权事件（梁建菲，2013）。③间接侵权风险，很多图书馆尤其是高校图书馆开展移动信息服务的一个重要途径就是通过各种数据库向用户提供信息资源服务，图书馆在购买数据库的时候只和数据库商签订购买协议，并没有与权利人达成协议，一旦购买的数据库出现著作权侵权问题，图书馆就面临着间接侵权的风险。

其次，就电子阅读器的移动信息服务而言，侵权风险主要来自其所购买的电子资源是否都是经过授权的。众所周知，随着数字技术的发展和网络化的普及，网络文学兴盛，网络环境下的盗版现象泛滥成灾。电子资源的获取渠道多样化且复杂化，纸质作品电子化成本更低，再加上利益的驱使，很多电子阅读器提供的内容并没有经过授权就直接向公众传播，或者直接就是盗版的资源，并且大部分阅读器采取付费阅读的模式，极大地损害了著作权人的利益。

最后，就各种通过微信提供移动信息服务的网站或企业来说，如果在推送消息的过程中使用了具有版权的图片又未注明出处，或者在转载他人的文章时没有注明出处、或权利人声明“未经允许不得转载”却执意转载、或直接将他人具有版权的作品据为己有、或篡改他人作品都属于侵犯著作权的行为。微信属于较新的自媒体，公众号的出现也聚集了一大批高质量的文章，有的公众号为了吸引用户，直接转用他人文章，由于缺乏相关的监管机制，微信平台上的侵权行为尚得不到有力的惩罚，但随着微信这一自媒体向纵深方向发展及我国立法的跟进，未来必定会颁布有关微信著作权管理的文件。

因此，移动信息服务在给公众带来极大便利的同时也会带来一系列的侵权风险，提供移动信息服务的各类主体应提高知识产权意识，把握好提供信息服务的各个关口，尽可能地避免侵权风险，向用户提供安全、放心的移动信息服务。

6.2.4 信息网络传播权

根据 2011~2015 年著作权关键词词频统计表，“信息网络传播权”一词在 2015 年进入前 10 位，排名第 9 位，频次为 15 次[①]，2011 年该词频次为 42 次，排名第 12 位；2012 年该词频次为 40 次，排名第 17 位；2013 年频次为 39 次，排名第 15 位；2014 年频次为 25 次，排名第 20 位。这说明，近 5 年来，“信息网络传播权”虽然不是著作权领域研究最热的词，但是在这期间，该词一直受到学者关注并有所研究。

我国于 2006 年颁布了《信息网络传播权保护条例》并于 2013 年进行再次修订。信息网络传播权是指以有线或无线的方式向公众提供作品、表演或者录音录像制品，使公众可以在其个人选定的时间和地点获得作品、表演或者录音录像制

① 2015 年的数据下载时间截止到 6 月 22 日。

品的权利。它是在传统著作权的基础上，融合了现代数字化网络的特点而形成和发展起来的，具有交互性、复合性、数字性、传播性的特征（于宁，2014）。相对来说，信息网络传播权是著作权范围内一个较新的概念，是时代环境的产物，其范围与作用日益扩大，重要性也不断提升。同时，其内容也会随着时代环境的改变而有所调整，尤其是在当前移动网络快速发展、版权作品触手可及的背景下，信息网络传播权的研究也会刻上时代的烙印。

由前面的关键词热点分析可知，国家相关立法颁布和修订会对知识产权的研究产生影响，《信息网络传播权保护条例》在 2013 年的修订必然会受到有关学者的关注，而且随着网络环境的不断改善，尤其是当前已经进入移动互联网时代，各种社交网络和自媒体的出现，改变了作品的传播方式。同时，用户数量与日俱增，网上作品、录音、录像等更是以指数速度递增，再加上互联网的无地域性特征使任何作品的上传、下载和利用变得更为简单和便利，这在客观上滋生了信息网络传播权的侵权环境，网络服务提供者也很容易无意识地陷入侵权之争。在新的立法和网络环境下，信息网络传播权的侵权行为变得更加多样和复杂，移动互联网和信息网络的发展已是不可逆转的进步趋势，要在促进信息网络发展的同时做好信息网络传播权的保护工作，保护好权利人的利益，激发创作者的积极性，反过来才更能推动网络信息的繁荣，但过度保护又会抑制网络信息的传播，二者之间的博弈是一个值得继续实践和探索的领域。

6.2.5　数字时代的著作权集体管理

根据 2005 年 3 月起施行的《著作权集体管理条例》给出的定义，著作权集体管理，是指著作权集体管理组织经权利人授权，集中行使权利人的有关权利并以自己的名义进行的下列活动：①与使用者订立著作权或者与著作权有关的权利许可使用合同；②向使用者收取使用费；③向权利人转付使用费；④进行涉及著作权或者与著作权有关的权利的诉讼、仲裁等。著作权集体管理只是一种行为或活动，这种活动的主体之一是著作权集体管理组织，我国最早成立的著作权集体组织是中国音乐著作权协会，随后又成立了中国音像著作权集体管理学会、中国文字著作权协会、中国摄影著作权协会和中国电影著作权协会等。对著作权集体管理这种行为或活动进行规范或调整的一系列规则被视为著作权集体管理制度（毛义莎，2007）。我国著作权集体管理的立法起步晚、发展慢，虽然学术界也曾对著作权集体管理研究有所涉足，但始终没有形成成熟的理论体系。随着实践的不断深入，著作权集体管理变得越来越迫切，尤其是在数字时代，传统著作权集体管理受到挑战，相关组织的保护措施也显得力不从心，因此，加强数字时代的著作权管理研究、催生相关立法的修改和出台有着重要的理论与现实意义。

随着数字化技术与信息网络的快速发展，版权作品被利用的机会大为增加，同时对作品的利用方式也发生了巨大变革，使权利人无法有效管理权利的情况更加突出（曹世华，2006）。也就是说，技术是一把“双刃剑”，数字技术和互联网的发展一方面为著作权集体管理带来严峻挑战；另一方面也为解决数字环境下的著作权集体管理制度提供了技术支持和方法策略。

著作权集体管理产生的背景之一是个体维权能力弱小、效率低下，在数字时代，技术的发展使版权作品被侵权的方式逐渐复杂化、隐蔽化和扩大化，单靠著者自身的力量很难保障自己权利的实现，甚至被侵权了还不知道。因此，数字时代的著作权管理就更显得十分迫切和必要。著作权集体管理的核心问题是解决海量资源的授权和付酬机制，其发展的症结问题在于发展模式的选择：究竟应该是走竞争性运营之路还是垄断性运营之路？两种方式各有利弊，但总的来说，著作权集体管理有着相对明显的优势，具体表现在：著作权集体管理组织一般由专业的知识产权人员组成，有着更雄厚的资金实力，对数字技术的接受利用和消化能力更强大，能够使用相关的数字技术，如保护作品免于被复制和篡改的技术、检索技术、授权契约缔结技术等来完善数字时代的著作权集体管理制度（曹世华，2006）。

6.2.6 数字版权管理

数字版权管理简称 DRM，英文是 digital right management，是随着电子音频视频节目在互联网上的广泛传播而发展起来的一种新技术，是一种保护数字媒体版权的技术，可以从技术上防止数字媒体的非法复制，或者在一定程度上使复制很困难，最终用户必须得到授权后才能使用数字媒体。数字版权管理主要采用的技术为数字水印、版权保护、数字签名和数据加密。数字版权管理技术主要有两大功能：一是对数字内容的知识产权保护，通过数字版权保护和认证计费技术实现；二是许可证获取（license acquisition），是从数字版权管理许可证服务器获得许可证的过程，以便允许用户的设备播放受数字版权管理保护的内容（姚维保和望海军，2005）。

数字版权管理有效地防止了公众对数字产品的非授权使用，在保护版权人利益方面功不可没，但与此同时，强力的技术保护措施又与公众依法享有的合理使用权相冲突（王宇红，2009）。根据《著作权法》的规定，合理使用是指以一定方式使用作品可以不经著作权人的同意，也不向其支付报酬，这是出于保护公共利益的角度做出的规定。《著作权法》第二十二条还规定了 12 种合理使用的方式。但数字版权管理的加密技术、版权保护技术、数字水印等技术及“授权—许可”模式使公众只有在经过身份认证、获得授权后或者通过付费的方式才能使用版权数字资源，限制了公众在“合理使用”制度内自由使用数字版权作品的权利，也不利于作品的传播。因此，对于数字版权管理性质的界定，学术界是有争议的，支持者认为该项技术能够保护数字版权作品不被任意复制、传播甚至修改，对于保护版权人的利益是有利无弊的，尤其是在当今盗版侵权行为泛滥的环境下，需要有技术保护措施来规制；反对者则认为数字版权管理的技术措施有损公众获取信息的权利，尤其是与“合理使用”制度相冲突，形成垄断，有损公平竞争，不利于公众资源的优化配置。

技术是中立的，技术本身并没有优劣之分，但是对技术的使用方式、应用领域、使用权限等会使技术附上非中立的色彩。因此，将数字版权管理的技术应用到所有数字版权作品、针对所有用户是不合时宜的。当前有必要将数字版权管理的研究重点转移到版权人利益与公众利益的平衡之上。“利益平衡”一词也是近几年的高频关键词。一是可以通过技术的调整，凭借身份验证将“合理使用”纳入“授权许可”范围内；二是可以缩小数字版权管理技术应用的作品范围，对于进入公有领域的数字作品，或者经权利人同意，允许公开传播的作品不加限制。总之，数字版权管理是伴随着数字作品的出现而出现的，是一个相对较新的研究领域，尤其是在学术界对其还有争议的背景下，如何利用数字技术来规避侵权、保护权利人的利益是一个重要方面，如何寻求权利人与公众之间的利益平衡也是未来的研究重点。

6.2.7　P2P 传播的著作权问题

P2P 是 peer-to-peer 的缩写，P2P 传播，即点对点传播，通俗地说，就是用户通过互联网和计算机的直接交互与共享，不再需要连接到服务器上去浏览和下载。P2P 传播能够在一定程度上增强网络用户间的人际交流、文件传送、即时通信和信息共享，改变以往的以大网站为中心的现状，呈现“去中心化”的趋势，使计算机联网用户能够拥有更多的自主权利，但 P2P 技术在带来便利的同时又会引起很多著作权问题。全球首例以 P2P 技术为代表的因 BT 侵权而获刑的案例发生在 2005 年，一男子利用 BT 软件在互联网上非法上传三部版权电影，随后被捕并被监禁三个月。P2P 引起的典型的著作权案例有美国的 Napster 案、Grokster 案、索尼（Sony）案及中国的“步升公司”案，美国还根据现有的 P2P 侵权案例确定了帮助侵权、替代侵权、引诱侵权、技术中立的非侵权使用等基本原则。帮助侵权、替代侵权、引诱侵权是目前国际上常见的 P2P 网络著作权间接侵权责任形式，直接侵权责任形式主要体现在利用 P2P 软件进行的上传行为、下载行为和共同侵权行为（冉从敬等，2012）。总的来说，P2P 文件共享与传输的著作权纠纷类型多，且涉及软件的提供者、网络服务提供商、文件的上传和下载等诸多主体。

技术的发展日新月异，P2P 技术已经由最初的集中式 P2P 网络进入分布式 P2P

网络阶段，目前已进入第三阶段，即混合式 P2P 网络阶段。技术的不断改进使文件的批量传播及大文件，如电影、视频、音乐和计算机软件的共享成为可能，且成本更低，速度更快。因此我们得以在网上不受限制且免费地下载海量的音乐、电影、文献资料等版权文件，每个人也可以自由地将自己或已有的他人版权作品上传到网上，这确实极大地促进了公众信息传播，造福了广大网络用户，因此我们可以免费地下载或在线观看具有版权的电影，欣赏最新推出的音乐，浏览未经授权的版权作品，甚至无偿使用各种盗版软件。

然而，众所周知，技术是一把“双刃剑”，权利也是相对义务而言的。这种不加节制的上传和下载行为极大地破坏了网络环境下的著作权保护制度，助长了网络盗版的猖狂气焰，打破了业已形成的版权保护秩序，破坏了正常的市场竞争环境，严重地损害了权利人的经济利益和人身权利。而我们又不可能限制技术的发展，毕竟这是一种进步的趋势，因此，未来的 P2P 研究可以聚焦于传播过程中的版权保护技术，加强 P2P 网络用户的版权意识，同时，借鉴国内外典型的、著名的 P2P 著作权侵权案例的法律判决，再结合我国的具体国情及 P2P 传播过程中的实际侵权行为来完善我国著作权的相关立法，将德与法结合起来，规范我国 P2P 传播中的行为，防止侵权行为泛滥成灾，促使 P2P 向着健康有序的方向发展。

6.2.8 网络盗版盗链的著作权

网络技术的发展，加快了信息传播的速度，降低了用户获取信息资源的资费，催生了网络盗版的温床，再加上公众版权意识尚未成型，导致近些年来网络盗版问题已经愈演愈烈，不仅包括网络文学的盗版，还包括众多网络视频的盗版盗链问题。财新网在 2014 年 12 月根据媒体报道量、微博文章数和论坛博客文章数盘点出网上版权侵权十大舆情热点事件，分别是：人人影视、射手网因涉版权问题关闭；商务印书馆被网络盗版严重；中青文图书遭扫描上网；百度文库涉侵权；微博 140 字享有著作权转发或侵权；“今日头条”新闻 APP 版权纠纷；百度影音、快播被责令停止盗版侵权；“中国版权第一案”思路网侵权案；“网易云音乐”涉侵权 623 首歌曲将停播；纵横中文网侵权小说《永生》赔偿 300 万元。

2009 年 9 月，中国网络视频反盗版联盟正式创建。该联盟由优酷土豆、搜狐视频、腾讯视频、乐视网、酷 6 视频等组成，是在政府版权部门指导下、实施自我管理和联合维权活动的跨行业组织，旨在加强行业自律，依靠组织的力量联合维权，力争在行业和政府之间发挥桥梁和纽带作用。该联盟于 2013 年 11 月 13 日发布“中国网络视频反盗版联合行动宣言”，表示将联合对抗百度、快播等日益严重的网络视频盗版和盗链行为。中国网络视频反盗版联盟的出现，说明权利人的维权意识开始觉醒，但也从侧面反映出我国网络视频盗版现象的猖獗及网络环境下著作权侵权行为的泛滥。

国家版权局及相关部门自 2005 年就多次在全国范围内开展了打击网络侵权盗版专项治理的“剑网行动”，该项行动查处了一批大案，推动了版权执法制度建设，有力地打击了网络盗版盗链行为，在提高合法网站的版权保护水平，动员广大社会公众和权利人组织提供支持和协助方面取得了积极成效。但是，网络盗版盗链问题依然屡禁不止、层出不穷，根本原因在于网络盗版盗链背后的巨大利润空间、数字出版行业对传统出版业的严峻挑战及我国法制目前对于网络盗版盗链侵权行为的处罚力度不够。虽然快播侵权一案被罚 2.6 亿元，被称为“天价罚单”，但这一案件的处罚并不足以逆转众多网站的“价值观”，它们为了获取巨额利润，仍旧选择铤而走险，在技术外衣的保护下，进行网络盗版盗链的侵权勾当，严重污染了网络维权的环境，加大了著作权保护的难度。

因此，网络盗版盗链仍旧会是著作权研究的重点，未来的研究应该聚焦于促进网络信息传播与保护权利人利益的平衡之上，完善相关立法，加大网络侵权的处罚和赔偿力度，适当降低网络盗版侵权的门槛，提高网站和网络用户的版权意识与维权能力。这一方面靠国家相关部门和立法来整治混乱的网络秩序，加大监管力度，提高网络防盗版盗链的技术保护措施；另一方面要在公众之间进行普法宣传，拒绝接受网上的盗版内容，但同时要致力于降低网络资费，保障公民获取网络资源和信息的权利。

6.2.9　大数据时代的版权保护

大数据（big data）通常是指以多元形式，从许多来源搜集而来的庞大数据组，往往具有实时性。大数据的 4V 特征分别是 volume（大量）、velocity（高速）、variety（多样）和 value（价值）。大数据自 2008 年提出以来就备受关注，2013 年被称做“大数据元年”（李开灿，2014）。与大数据有关的典型的著作权侵权案例之一就是“今日头条”，其通过大数据技术分析用户的偏好，并在此基础上推送“头条”新闻，进而获得极高的浏览量。在这个过程中，“今日头条”并不产生新闻内容，只是根据用户偏好分析集成相关新闻信息，这种行为却遭到多家传统新闻媒体的集体声讨，控告“今日头条”侵犯版权。原因在于“今日头条”推送的新闻内容是由其他媒体原创的，而不是自己原创的，也就是内容的传播者并非是内容的制造者，二者之间易引起版权纠纷问题。

事实上，在大数据背景下，由于数据来源的多样化及内容的海量化，很难对所有内容进行版权界定，稍不注意就可能既没有征得版权人的同意又没有支付版权费就使用了版权作品，因此就很容易发生侵权纠纷。目前使用大数据技术进行用户偏好分析的多是公司和企业，尤其是在互联网的背景下，精准的用户偏好分析对于促进企业宣传和营销，节约人力、物力，提高利润率都是百利而无一害的。也就是说，很多大数据分析是基于盈利目的，这样一来，一旦发生版权侵权行为，赔偿数额就会相对较大。

大数据涉及的版权问题相对比较复杂，李开灿（2014）在《大数据时代数字版权保护研究》一文中谈到："大数据时代的到来，为我国的数字出版内容、审核流程、营销渠道以及用户反馈等方面带来革新的同时，也造成了版权保护立法、作品授权及作者维权方面的困局。"齐元军（2014）在《大数据时代数字出版版权保护的难点与策略研究》一文中认为："大数据背景下的数据开放共享日渐普及，网络侵权日益泛滥，给数字出版版权保护带来了新的挑战。"王淑君（2015）在《大数据时代著作权授权机制的不足与完善》一文中认为："大数据时代的到来，对作品创作、传播及利用方式都产生了深刻影响。作品创作者由精英化向大众化方向纵深发展，作品复制方式由静态向动态复制方向演变，作品传播渠道由单一的媒介向媒介大融合迈进。这种变化凸显出了传统'先授权后使用'著作权授权机制的不足，一方面容易造成市场效率损失；另一方面也使技术创新成为侵权者的武器与借口，严重损害著作权人的财产利益。为应对大数据时代传统著作权授权机制引发的难题，必须对其加以变革。大数据时代，作品类型繁多、使用目的及传播渠道多样，任何单一的许可使用模式均无法充分平衡著作权人与作品使用人之间的利益关系，宜构建多元化作品授权模式。"

不难看出，大数据应用的范围十分广泛，带来的版权保护问题也非常复杂，有深入研究的潜力和现实意义。

6.2.10 三网融合与著作权

三网融合是指电信网、广播电视网和计算机通信网的相互渗透、互相兼容，并逐步整合为全世界统一的信息通信网络。三网融合极大地促进了我国广播电视事业的发展，加速了我国经济的发展。在三网融合的背景下，很多电视节目可以通过网络进行直播，电视机也可以接收各种网络节目，通过各种移动终端也能够不受时空限制联网观看各种视频、音频等内容。也就是说，三网融合使传播渠道更加畅通、多样，并且速度更快、范围更广。但是，在知识产权保护逐渐上升到国家战略高度的时代，三网融合给著作权的发展又会带来怎样风云变幻的影响呢?

王渊（2013）在《三网融合中的版权问题与对策研究》一文中认为，"三网融合带来的主要版权问题有：侵犯版权形式更为复杂、版权牌照管理制度产生垄断、版权作品价格居高不下、消费者的利益被忽视、技术措施更加不合理"。高崇慧和卿越（2012）在《三网融合背景下著作权的法律保护》一文中认为，"三网融合不可避免地会在著作权领域掀起巨大波澜，在三网融合时代，著作权人的权利进一步扩张，著作权保护范围得以扩展，授权价格大幅提高，同时也产生了新类型的侵权纠纷以及权利冲突”。孙骁（2010）也在《论“三网融合”与著作权法律制度的完善》一文中认为，“三网融合”将大幅拓展作品的传播途径，在一定程度上促进正版传播的同时，也给著作权法律制度带来了许多新问题，著作权侵权形式将更加多元、多样，著作权侵权管辖难度将增加、保护难度将增大，新型著作权侵权问题将伴随着技术的进步而产生”。

由此可见，三网融合对著作权的影响是辩证的，很难一言以蔽之地对三网融合在著作权领域的利弊进行归纳和界定。三网融合使版权作品传播途径趋向多元化和复杂化，有利于提高作品的受众度和知名度，也在一定程度上保障了公众获取信息的权益，但由于缺乏合理的作品定价制度，以及相关法律滞后等原因，在三网融合背景下，版权费越来越高，而权利人并不是高额版权费的最终受益人，版权费的直接受益人实质上是传播者，最终的费用都转嫁到消费者身上了。这也是为什么网络上需要付费才能观看的视频节目越来越多的原因之一。此外，三网融合扩大了作品的传播范围，丰富了作品的传播形式，反过来也就加大了版权作品被侵权的风险，加大了版权管理的难度。

三网融合已经是不可逆转的趋势了，并且正发展得如火如荼，因此未来几年有关知识产权的研究很有必要聚焦到三网融合与著作权的问题上。一方面研究如何防止三网融合带来的行业垄断问题；另一方面，加快相关立法研究的步伐，用法制手段规范三网融合背景下的著作权保护制度，明确侵权行为的界定，保障公众的合法权益。

6.3　专利权十大趋势推演和预测

随着创新意识和创新能力的提高、专利数量的增加，专利在竞争力中的优势不断凸显出来，学者对专利权的关注程度也越来越高。今后的研究热点会集中在专利运营部分，包括专利评估、专利权质押融资、专利指数等方面，从而体现出专利权在企业竞争中的价值。除此之外还根据社会整体发展趋势，如国际化、标准化和信息化归纳出专利权今后的十大研究趋势。

6.3.1　开放专利

专利即专有的利益与权力，具有独占和排他的特点，但是近年来，越来越多的大型公司都宣布开放本公司的专利，似乎免费的“开放专利”成了一种“新潮流”。

据报道，早在 2005 年 1 月，IBM 公司宣布开放 500 项本公司的软件专利；2014 年特斯拉、丰田两家汽车公司先后宣布将免费开放各自公司拥有的部分专利；2015 年，继特斯拉、丰田之后，松下和福特两家公司也先后宣布向业界开放部分所属专利。

虽然都是开放专利，但是各个公司开放专利的条件和限制还是有所区别的。IBM 公司主要是向开放源代码社区开放软件专利，其专利开放的主体是源代码研究方面的专利，但是 IBM 公司并没有表明其开放的专利是否可以被他人以商业目的使用，也没有规定使用的期限；斯特拉公司虽然承诺向公众免费开放其所有专利，但从其声明中"对于基于善意使用我们技术的人，特斯拉不会主动提起诉讼"来看，并不意味着专利的授权（周春慧，2015）；丰田公司也是承诺公众可以使用其相关专利，但是相比而言设置了更多限制，如限定了其开放时间为 2020 年之前，明确限制了使用范围不包括"汽车之外的产业"等（王康，2015）；松下对外开放的专利限定的是有关物联网领域的 50 件相关专利；而福特公司是采用有偿专利许可的形式开放了 15 类电动车相关的专利。

这些公司都是集中在新能源汽车领域，从行业角度来看，这与传统电动汽车目前发展所面临的困难是密切相关的，通过开放专利，相关产业厂商采用其技术或依托其技术做进一步开发或延伸（李俊慧，2015）。一方面，开放专利能吸引更多的开发者加入研发过程中，促进行业技术的发展，也降低了进入市场的门槛，能够发挥产业链的各个环节的优势；另一方面，开放专利的免费使用，可能会形成相关的技术标准。

中国政法大学知识产权研究中心特约研究员李俊慧表示，未来开放专利可能会越来越流行。"尤其是出现'跨代式'的技术产品革新时，由于各家企业不可能做到'全能'或'全通'，为了不让自己被排除在相应产品或技术之外，最优的选择就是通过免费开放专利，让自身专利成为新产品或技术的标配"（吴艳，2015）。

面对"开放专利"的新潮流，中国企业应该如何面对这一趋势是当前亟待解决的问题。新能源汽车领域的"免费午餐"对于国内相关企业来说既是机遇，又是挑战。一方面要在正确分析自身的情况下，适当利用开放专利的技术，进行专利合作，从而降低研发成本，抢占行业先机；另一方面，在利用开放专利的同时，也要注重自身技术的研发和创新，加强专利的积累及自身专利体系的构建（张建宇，2015），避免陷入竞争对手的专利陷阱，促进企业自身的技术发展。

6.3.2　专利权质押融资

专利权质押是指为担保债权的实现，由债务人或第三人将其专利权设定质权，在债务人不履行债务时，债权人依法就该设质专利权的价值优先受偿的担保物权（马俊驹和余延满，2007）。出质人是将专利权设质为债权担保的一方，质权人是接受专利权作为设质的一方。作为担保物权的重要形式之一，专利权质押融资不仅可以体现专利权本身的价值，还体现了担保与融资的双重功能，在当今信息社会中的作用越加重要。

其实将专利权作为债权担保进行融资，进而推动科技型企业的快速发展，在很多发达国家中已经是一种常见手段，如《美国专利法》第二百六十一条，《英国专利法》第三十条第四款，《日本特许法》第七十三条、第七十七条、第九十五条、第九十六条都规定了专利权的质押问题（杜蓓蕾和吴寒青，2009）。

相对于国外发达国家来说，将专利权作为无形资产进行融资的方式在我国还是一种新的产物，虽然近几年发展比较快，但是发展时间较晚，相关制度也不成熟，专利权质押实践一直处于低速发展状态，直到 1995 年颁布了《担保法》才确定了专利权质押的制度，该法第七十九条规定了专利权中的财产权出质担保。从此之后，专利权质押历程主要可以划分为三个阶段：1995~2003 年属于尝试阶段，在这几年里仅出现了几个案例；2003~2006 年属于探索阶段，专利权质押引起了各界的关注；2007 年至今属于快速发展阶段，在国家知识产权战略和国际金融危机的影响下，银行推出的一系列质押贷款产品推动了专利权质押实践的迅速发展（李琼芳和金燕华，2013）。

中国专利权质押从 1995 年《担保法》颁布后开始缓慢发展，2000~2008 年，全国专利权质押登记专利数仅为 454 份（陈潇，2008）。2008 年至 2013 年 6 月专利权质押登记专利数如图 6-1 所示。

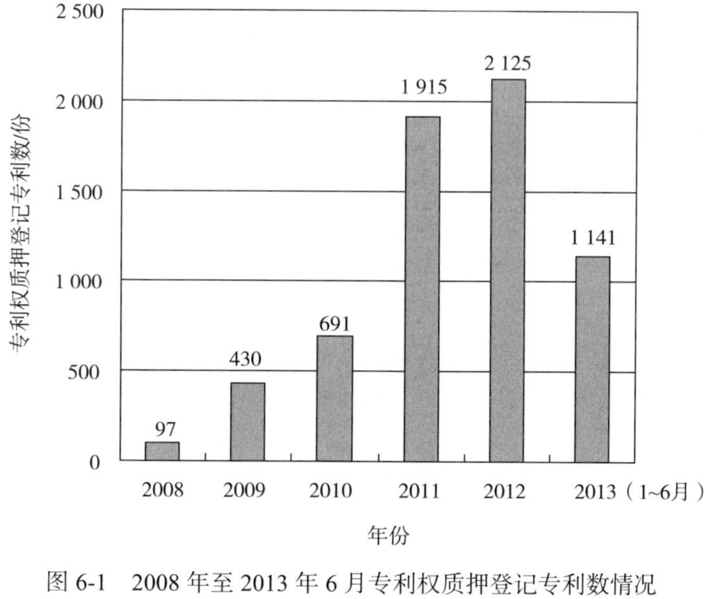

图 6-1　2008 年至 2013 年 6 月专利权质押登记专利数情况

资料来源：国家知识产权局网站公布的“专利权质押合同登记相关信息”

2008 年，第一批知识产权质押融资试点单位确定了，但这一年的专利权质押登记数量还是很少，只有 97 份。2009 年之后，我国专利权质押数量迅猛增长，2009 年第二批试点单位正式启动，2010 年第三批知识产权质押试点单位也被批复，这些都促进了专利权质押数量和质押金额的增长。自 2008 年国家知识产权局开展知识产权质押融资工作到 2012 年为止，全国实现 2 073 项质押贷款项目，涉及 7 326 件专利，质押金额合计 385.7 亿元。仅 2014 年 1 年的专利权质押金额就达到 489 亿元，较 2013 年增长 92.5%，为我国经济的快速稳定发展提供了保障。

根据国家知识产权局公布的数据，我国专利数量飞速增长，截止到 2015 年 7 月 1 日，我国累计授权专利 14 151 310 件，而 2013 年 1 年的专利申请量就达到了 220 万件，较 2012 年增长了 10.6%。所以从我国专利拥有量和未来增长趋势来看，专利资产融资有着很大的发展空间和前景。

6.3.3 专利预警

专利预警是指通过分析某一技术领域内的专利相关信息，进而了解组织实力与环境状态，对组织面临的机遇与风险做出预测与警示。从宏观角度，赖院根和朱东华（2009）认为专利预警是通过收集、整理、分析判断相关专利、市场等信息，对组织外部的各种专利威胁加以识别、分析和评价，了解其威胁程度和可能导致的危害。从微观角度，孙捷（2011）提出专利预警是通过收集产品和技术相关领域信息，判断一种新工艺、新产品等可能产生的专利侵权风险，并进行预测警报。

中国自加入 WTO 以来，由于专利意识比较薄弱，中国企业的产品在进入国际市场时因为专利诉讼遭受到了巨大的经济损失，如 DVD“专利许可”事件、欧盟设立的 CR 法案、彩电技术专利费问题、“思科”和“华为”专利战、“丰田”和“吉利”专利战等。这些都使我国企业承受了高额的专利费用所带来的巨大压力，所以近年来关于开展专利预警以规避企业专利风险成为研究热点。

通过阅读文献，近 5 年来我国对于专利预警的研究主要集中在以下几个方面：一是专利预警机制的研究，对某一产业的专利预警机制的研究，如药品产业（郝芳等，2011）、高技术产业（袁小铁，2010）等；对特定地区、特定产业的专利预警机制的研究，如对镇江的工程机械行业的专利预警制度研究（潘晓春，2012），长三角地区重点产业专利预警机制的研究（宋东林等，2013）等。二是对专利预警基础理论的研究，包括专利预警警情、专利预警指标体系和专利预警系统构架的研究（翟东升和张帆，2011）。三是对企业专利预警实践的研究，如东莞家具业专利预警平台的启动等。

整体而言，专利预警研究在我国还算是一个新的课题，虽然近几年的研究已经开始从必要性、模型、机制等理论探讨向预警警情、专利预警指标体系、预警系统与模型方向发展，但还有待深入研究。虽然专利预警对技术型企业的发展有重大意义，但现在企业实践机制还不成熟，有待进一步发展。

6.3.4　专利布局

专利布局是指综合考虑企业市场、法律和整个产业发展等因素，涵盖了时间、地域、技术和产品等维度，通过对专利进行有机组合，构建严密高效、有利于企业发展的专利格局。广义的专利布局是对企业全部专利的申请数量、申请领域、申请区域和申请年限等进行整体布局的行为；狭义的专利布局是指对企业某一特定技术领域的专利申请进行布局的行为。合理的专利布局对于企业在市场中取得竞争优势，最大限度地发挥专利武器的作用有重要意义。例如，合理的专利布局可以正确引导企业的研发方向，提高研发效率；可以帮助构建严密的专利保护网，在保护自身专利的同时削弱竞争对手的竞争力；还可以帮助企业进行合理的专利申请，节省专利成本。常见的专利布局有路障式布局、城墙式布局、地毯式布局和丛林式布局四种。

随着中国市场的不断发展，专利已经成为占领市场的重要手段，跨国公司在进入中国市场时也很重视专利布局。例如，微软公司一开始利用知识产权制定垄断高价，之后纵容盗版的市场策略迅速占领中国市场，最后采用低价倾销的策略继续对市场中其他竞争者施压，从而完成了其在中国的专利布局，建立了其在电子软件产业中的垄断地位（孙莹和李坤，2011）。而苹果公司在中国的专利申请时间开始早，随后数量增长迅速，申请内容的发明点小、注重细节，专利质量高，新领域、老领域投入都很积极，布局全面（陈安安，2013）。所以苹果公司专利布局具有技术领先、市场占有率高的特点。

专利布局要根据市场的专利情况、自身的专利情况、竞争对手的专利情况及法律法规等相关因素经过综合考虑后进行合理规划（梁宏，2015）。因此中国企业要更加重视专利布局，不仅要在中国本土进行合理的布局，也要加强海外专利布局，从而提升自己的竞争力。首先就是要在政府的支持和扶持下加大研发力度，不断提高自主创新的能力，打破跨国公司的垄断地位；在竞争的同时要注意借鉴竞争者或者是跨国公司的专利布局战略，尽量避免专利侵权；尽量发挥国内企业拥有的本土优势。

和那些大型的跨国公司相比，我国企业还没有足够重视知识产权，在进入国际市场时遭到很多的专利诉讼，承受巨大的经济损失。目前，我国很多企业对知识产权国际规则的理解和把握能力还较弱，在有效利用专利制度来维护和争取企业自身权益方面还有待提高（吴学安，2014）。

6.3.5 专利池

专利池（patent pool）是集合专利并进行专利许可的交易平台，专利池的成员可以使用平台上的专利，也可以通过专利许可的形式向第三方开放，许可费率由专利池中的成员决定。美国联邦贸易委员会和司法部1995年公布的《知识产权许可的反托拉斯指南》认为，“专利池是两个或多个专利权人相互间交叉许可或向第三方许可的协议安排”（卢思和赵涛，2013）。1856年美国出现了第一个专利池——缝纫机联盟，19世纪专利池在美国成为普遍现象，但是由于专利池容易导致垄断和不正当竞争，之后专利池进入了发展的低谷期，直到20世纪90年代才开始改变，随着经济一体化和全球化的发展，专利池再度兴起，国内也开始慢慢熟悉专利池这个词，对其的研究也不断增加和深入。

毫无疑问专利池有益于消除专利障碍，缩短技术周期，是符合现代经济发展潮流的，但是由于专利池的发展壮大容易导致垄断，所以目前国内大部分文献都是关于反垄断等法律方面的研究。张白沙（2014）参考了不同国家的反垄断规定，对专利池在各个市场中可能会涉及的限制竞争行为进行分析和研究；硕士学位论文《专利池的反垄断规制研究》（李婷，2012）、《专利池滥用反垄断法规制研》（赵利民，2012）和期刊论文《专利池的反垄断法规制研究》（颜运秋和周晓明，2008）都是根据由专利池的发展而产生的垄断现象来分析我国现有相关法律规则的不完善，并提出相应建议与参考；由于美国企业进入中国市场，美国在针对专利池的反垄断政策上的修改对中国影响不可小觑，詹映（2011）提出，美国反垄断政策的新发展使中国加快建立和完善符合本国利益的专利池反垄断制度的任务更加紧迫。

我国在专利池实践中比较成熟的有AVS专利池、TD-SCDMA专利池、WAPI专利池、CBHD专利池标准及其专利池（古村等，2012）。这些专利池的知识产权政策各有特点，如AVS专利池就综合考虑了专利权人和用户的共同利益，采用披露与许可、管理与收费的政策；TD-SCDMA专利池目前还没有公布许可条件，也还未和国内企业达成协议；WAPI专利池更加注重WAPI标准的推广，而不是将利益放在首位，采用比较谦和的知识产权政策；而CBHD专利池采用“一站式”的专利费用收取模式，设立专利许可管理人和管理委员会来监督平衡与保障各方权益。

虽然对专利池的争议还比较大，但我国专利池的实践仍在不断发展，能够与国际惯例接轨，不过相比于外国企业，我国企业在相关领域技术上还存在差距，且专利池组建尚处探索阶段，想要缩小差距，取得竞争优势还要不断深入研究，加强实践。

6.3.6　专利评估

专利评估就是适用行为规范和技术规范，对专利资产进行的一种价值量化。冯晓青（2000）通过对专利的资产进行评估，从而促进专利交易的公平，发挥专利的最大效益。近年来，随着贸易市场的纵深发展，我国企业的专利意识不断提高，对知识产权、专利权等无形资产的重视程度也不断增强，所以专利评估也不断走进我国企业的视野。专利评估对企业有重要意义，对于企业内部管理，企业需要通过专利评估来确定优先专利，这样不仅可以降低内部成本，还可以使专利利益最大化（Hsieh，2013）；对于企业外部交易，在商业交易，如专利权质押、产权交易中可以比较准确地对专利的价值进行评估，对于企业做出正确合理的决策有重要作用（Wang and Hsieh，2015）。

在政策推动、市场需求等因素驱动下，专利评估项目逐渐增多，开始涉足专利评估的评估机构也逐渐增多，对专利评估的机制、涉及的法律问题的研究也越来越多。韩宁和申娜（2008）指出专利评估中的法律风险主要有专利被宣告无效、专利被强制许可、专利被国家计划许可和专利被注销、欠缴年费这四个方面而产生的专利风险；硕士学位论文《专利评估法律问题研究》（张英怀，2010）则是从专利评估的概念、执行主体、方法、影响专利评估的法律因素详细系统地进行了研究和阐释，最后探讨了专利评估的法律责任。还有学者对评估机制（姚远和宋伟，2010）和评估系统（高磊，2014）进行了研究；梁燕等（2004）则通过分析我国高校专利的评估现状，对影响专利价值评估的自身因素、专利特性、经济因素及社会人文因素等做了详细的分析和研究，并对加强高校专利价值评估提出了具体对策和建议。

即使法律正在不断地完善，同时也拥有政府的支持，但目前国内专利评估标准依旧不完善、从业人员素质有待提高，正如英特尔公司专利战略与交易部门主管德尔格先生所说，“专利评估是个困难的过程”（王瀛，2013）。从研究的深度和广度两个方面来看，对传统专利资产评估方法的适用性、最新专利资产评估方法的开发性和结合专利资产交易这三个方面的深入研究和探讨，是未来的研究动态（岳贤平，2010）。

专利评估与专利价值的实现息息相关，专利资产评估行业的发展也受到多种因素的影响，就目前中国的实际情况来看，大部分还处于理论研究阶段，缺乏成熟完善的市场机制与法律保护，专利评估事业之路“前途光明、道路曲折”（张海志，2010）。

6.3.7 专利集团诉讼

随着经济全球化的纵深发展和国内企业的繁荣发展与竞争压力，越来越多的国内大公司将眼光转入全球视野，不断地开拓国际市场，但是国际巨头为保持其市场占有率和垄断优势，利用其手中的知识产权打压国内公司的趋势也越加明显，所以国内企业在进入国际市场的同时也面临着越来越多的专利纠纷、专利诉讼、专利壁垒等知识产权问题。

这在智能手机领域表现得尤为明显，近年来随着智能手机行业的迅速发展，一些家电企业也开始加入手机领域，争夺市场份额，国内一些大公司开始进入国际市场，但是其面临的知识产权方面的困难也是相当大的。2010 年苹果计算机公司对宏达国际电子股份有限公司（HTC）提出专利诉讼；2011 年全球移动网络设备制造商爱立信在德国、意大利和英国控告中兴通讯股份有限公司侵犯了其专利权；2014 年爱立信在印度起诉小米公司侵犯其所拥有的 8 项专利等。即便是专利储备较多的华为、中兴等企业，进入发达市场也会遭遇第一关：数量繁多的 NPE（non-practicing entity，非实施实体公司）带来的成本困扰（郭丽琴，2015）。所以像小米这样的企业要不断克服自己的专利短板，一方面要加大创新力度，研发、申请自己的专利；另一方面可以购买和收购其他企业的专利，如联想集团就大量收购国外企业，如摩托罗拉等的专利以加强自己的专利优势。

其实在其他行业也是一样，尤其是进入 21 世纪以来，我国林业产业也先后经历了加拿大反倾销反补贴、美国 337 调查等各种技术壁垒和贸易壁垒（崔立勇，2010）。不仅是国内公司在进入国际市场时遭到专利纠纷，国外公司为了取得中国市场份额，也会利用其专利优势和专利战略进行专利围剿，从而占领中国市场，打压国内企业。例如，上海纺织集团因被专利围剿痛失市场，上海纺织集团在某纤维制造技术上获得突破性进展，其性能甚至超过杜邦公司，2007 年杜邦公司在请求收购被拒后，就在美国申请了 13 件围绕该核心技术的改进专利、外围专利和下游产品专利，对上海纺织集团的这项专利进行了专利围剿，这些专利、专利申请目前均已基本通过《专利合作协定》（Patent Cooperation Treaty，以下简称 PCT 条约）途径进入中国，从而在中国内地占据了竞争优势，占领了大量市场份额。

面对外国集团的专利诉讼、专利壁垒等专利纠纷，中国企业的应对策略是：充分全面了解对方的专利情况；充分利用无效程序；进行专利资产分析；产品研发时增加布局；采用灵活的专利获取手段；灵活地选择知识产权纠纷解决方式（孔丽，2012）。

6.3.8　专利制度的国际协调

随着知识经济时代的到来，经济全球化带来了知识产权制度的全球化，而作为知识产权的重要组成部分，专利制度的全球化成为不可阻挡的趋势。由于各国经济发展程度、专利制度、专利保护水平的不同，要制定统一的国际专利制度必定要经过一个长期的过程。其实从 1883 年《巴黎公约》以来，发达国家一直在致力于建立统一的专利制度，虽然至今都没有实现，但其一直努力推进专利制度的国际化进程。《巴黎公约》代表着专利制度的国际协调的开始，PCT 条约、《国际专利分类斯特拉斯堡协定》（International Patent Classification Agreement，IPCA）促进了专利制度国际化在程序上的统一，而《欧洲专利公约》标志着地区专利公约的建立，《与贸易有关的知识产权协定》标志着专利制度国际化开始由程序性协调向实体性协调过渡（林旭，2006）。

于 1883 年签订的《巴黎公约》保护范围主要是工业产权，其诞生代表着专利制度国际协调的开端，因为《巴黎公约》为各国专利法国际协调确立了一些基本原则（白光清，2003），主要包括：国民待遇原则，公约各成员必须在法律上给予公约其他成员相同于其国民的待遇；优先权原则，专利申请人从首次向成员之一提出申请之日起，可以在一定期限内以同一发明向其他成员提出申请，而以第一次申请的日期为以后提出申请的日期；强制许可专利原则，各成员可以采取立法措施，规定在一定条件下可以核准强制许可，以防止专利权人可能对专利权的滥用。

1970 年签订的 PCT 条约是对专利制度协调的发展，相对于《巴黎公约》来说是一个补充，因为 PCT 条约只是对于申请程序上的特殊协定，而并不对“国际专利授权”。申请 PCT 条约在国际协调方面的一个好处就是申请人只需提交一份国际专利申请，就可以向多个国家申请专利，而不必向每一个国家分别提交专利申请，为专利申请人向外国申请专利提供了方便。《国际专利分类斯特拉斯堡协定》是《巴黎公约》成员间缔结的有关建立专利国际分类的专门协定之一。其主要内容是专门联盟的建立和国际分类法的采用，促进了国际专利申请在程序上的统一与协调。

1973 年签订的《欧洲专利公约》是针对欧洲国家成立的一个地区性国家间专利组织，一旦公约授权专利，即在所有成员生效。《与贸易有关的知识产权协定》是知识产权保护的国际标准。《与贸易有关的知识产权协定》规定各方授予专利的主题和基本标准，拓宽专利权范围，延长专利保护期限，使各国专利制度的实质专利条件和实质权利得到初步统一。2001 年，世界知识产权组织开始进行实质性专利法条约（Substantial Patent Law Treaty，SPLT）的协调工作（唐春，2010）。

总之，随着各种组织的建立、发展和各种协议的完善，专利制度的国际化、标准化是一个大的趋势，但是由于各方面利益的均衡和可操作要求，专利制度的国际协调还会经历一个比较漫长和复杂的发展过程。而我国在充分维护国家利益的同时，也要积极应对专利制度国家化的发展趋势，尽量做出相应措施，不断完善我国的专利制度，以便更好地融入国际社会。

6.3.9 新兴产业的专利战略

随着科研成果、新兴技术的发现和在产业中的不断应用，新的部门和产业产生了，这些新的部门和产业就成为新兴产业。从产业发展阶段来说，新兴产业是指刚开始发展处于不断成长阶段的产业。根据 Blank（2008）的观点，新兴产业是充满未知性的产业，通常由一个新的产品或创意所形成，处于发展的早期阶段，存在大量的不确定性，也没有原有的轨迹可循。

在知识经济的推动下，一大批新兴产业正在不断的成长中，在这一背景下，我国提出了“战略性新兴产业”的构想。根据《“十二五”国家战略性新兴产业发展规划》，我国战略性新兴产业包括节能环保、新一代信息技术、生物、高端装备制造、新能源、新材料、新能源汽车七个领域。专利战略就是指专利拥有者利用法律的手段，通过制定的专利制度来保护自身的长远利益及确定长远的发展计划，以期谋求在市场中的最大经济利益，巩固自身的专利优势（Cioranescu and Donato，1999）。

专利战略在新兴产业的发展中具有重要作用（刘雪辰，2013）。专利战略有利于保护新兴产业的关键技术，提升企业国际竞争力；专利战略有利于对产业的发展提供专利技术指导与咨询；专利战略有利于促进新兴产业专利技术法律体系的完善，促进新兴产业的可持续发展。

近 5 年对于新兴产业专利战略的研究有以下几个方面：一是对新兴产业专利战略的基本问题的理论研究。例如，对战略性新兴产业专利联盟和标准化战略的研究（黄亦鹏等，2013），主要是对政府与企业的角色地位、法律和政策体系、运行机制和外部的市场环境等方面进行理论研究。基于专利文献计量而对新兴产业的专利创新的现状和挑战进行研究（余江和陈凯华，2012），发现中国本土企业在七大战略性新兴产业的技术发展绩效上在逐渐改善，但在各产业的技术创新能力上目前存在较大差异。二是对于某一特定新兴产业的专利战略研究。例如，对先进储能材料产业的专利战略研究（邓星文，2014），介绍了目前专利战略及储能材料行业的专利研究现状和可能存在的问题；对新能源汽车产业的专利战略研究（李薇薇，2012），在分析新能源汽车产业专利研究现状的基础上提出了专利标准化的战略构想和具体实施方案。三是对某一地区的新兴产业的专利战略进行研究。例如，对江苏省新兴产业专利战略的研究（赵喜仓和徐谦子，2014），主要是分析了专利制度对新兴产业发展的影响。

6.3.10　专利标准化

随着经济全球化时代的到来和科学技术的不断发展，专利的标准化正在成为一种发展趋势和研究热点。在当今国际竞争中，专利标准化在占领市场中的话语权越来越重要，标准和专利的紧密结合，实质就是知识产权的垄断。专利标准化对激励人实现自身的价值、促进技术创新的产业化、实现利益平衡的多赢、推动基础技术的创新有重要作用，因此专利的标准化进程受到了各国的重视。

但是由于各国经济发展水平和技术发展水平的不平衡，专利的不断标准化会使各国的差距不断扩大，尤其是发展中国家与发达国家之间的差距。发达国家，特别是一些跨国企业通常都会将自己的技术创新申请专利保护，然后通过贸易协定等市场运作手段使自己的专利成为标准，甚至是国际标准，并造成技术性贸易壁垒，对其他国家的企业收取大量许可费，借此形成绝对的竞争优势和垄断地位，从中获得巨大的利益，因此发达国家一直在致力于推动专利标准化的进程。但是对于中国等发展中国家来说，专利与标准相结合而形成的技术贸易壁垒具有极强的隐蔽性和贸易阻碍性（种粟，2012），对其国际贸易的影响范围很广。

我国作为发展中国家的一员，在专利标准化领域还处于明显滞后的地位。由于我国企业普遍存在自主创新能力不足的现状，对技术标准在市场竞争中的重要作用缺乏认识，因而在技术标准制定工作中存在标准滞后、产业化不够、缺乏动力的现象（王晓先等，2012）。虽然我国在专利标准化方面也正在积极地推进，如经过多年的努力和征求意见，国家标准化管理委员会和国家知识产权局在 2013 年 12 月终于发布了《国家标准涉及专利的管理规定（暂行）》，并于 2014 年 1 月 1 日正式实施，但是总体而言我国在推进我国标准成为国际标准方面还有很长的路要走，同时我国现有的专利水平也很难成为标准专利。专利和标准的融合是大势所趋，带来的利益是巨大的，但同时也是一把双刃剑，如何在推进专利标准化的同时平衡好各方利益，如何将技术创新成果转换成专利，并使其成为标准、产生效益等都是需要各方努力和进一步研究讨论的问题。

6.4　商标权十大趋势推演和预测

2013 年 8 月 30 日，新《商标法》经全国人大常委会表决通过，于 2014 年 5 月 1 日正式实施。这也是我国《商标法》自 1983 年施行以来，继 1993 年、2001 年两次修订的第三次修订。其中，新《商标法》增加了许多新的规定，如声音商标、诚实信用原则、商标举证责任分配问题、抗辩权、驰名商标新规等，成为学术界关注的焦点。作者一方面根据新《商标法》中的新亮点进行解读；另一方面结合当下的时政热点，如集体商标与新农村建设、证明商标与商品质量保护等，探讨归纳出商标发展的十大趋势。由于在知识产权十大趋势中已经归纳出网络平台、电子商务与商标侵权问题等趋势，在此不做赘述。

6.4.1 集体商标与新农村建设

近年来，我国坚持城乡统筹发展理念，高度重视新农村建设。2015 年的中央一号文件，强调要建设“美丽家园”，继续做好新农村建设。随着越来越多的学者关注与研究知识产权在农村地区的现状和发展，“商标富农”战略被提上日程。

我国《商标法》第一章第三条规定：“集体商标，是指以团体、协会或者其他组织名义注册，供该组织成员在商事活动中使用，以表明使用者在该组织中的成员资格的标志。”在农村地区，集体商标的使用有诸多好处。谢前途（2010）在《走集体商标创牌之路提升平阳茶业品牌核心竞争力》中对注册集体商标的必要性和重要性进行了说明：一是有利于促进企业创新经营机制，全面提高当地产品质量、安全水平，形成具有明显竞争优势的品牌产品，不断提升市场竞争力，实现农业增效、农民增收；二是有利于发挥产业带头作用，把千家万户联合成一个利益共同体，实现小生产与大市场的有效对接，使之做大做强，着力提升产业带动能力；三是有利于扩大品牌知名度，形成政府重视、企业主动、消费者认知的良好品牌宣传协调机制，共同推动品牌建设，不断提高影响力。

我国新农村的建设之路，只有依靠科技进步、依靠知识产权，不断强化农村的产业支撑，才能增强农业和农村的实力与竞争力，为农村社会和农民的全面发展奠定坚实的物质基础（张春艳，2008）。《中华人民共和国商标法实施条例》第四条规定，地理标志可以作为证明商标或者集体商标注册，这使集体商标对以生产销售具有独特品质的农产品为主的合作经济组织来说，具有特殊的意义和作用（杨成均，2004）。农村合作经济组织可以以地方特色产品为依托，以注册集体商标这一无形的资产作为经济纽带，把分散的农户凝聚起来，生产和销售特色农产品，促进当地特色农产品作为支柱产业，扩大品牌的影响力。但与此同时，地理标志集体商标与原产地域名保护机制存在的冲突问题，也值得我们思考与研究（项显生，2009）。

集体商标作为注册商标的四个基本类型之一，具有包容性、规模效应、有效阻止抢注者等优势（游恒涛，2010）。将集体商标与新农村建设的时代热点相结合，有利于推动新农村的品牌建设，真正实现“美丽家园”。

6.4.2　证明商标与商品质量保护

证明商标，是指由对某种商品或者服务具有监督能力的组织所控制，而由该组织以外的单位或者个人使用其商品或者服务，用以证明该商品或者服务的原产地、原料、制造方法、质量或者其他特定品质的标志。证明商标有两种类型，一类是原产地证明商标，证明商品或服务本身出自某原产地，是一种地理标志，如广大消费者熟知的“库尔勒香梨”和“章丘大葱”；另一类是品质证明商标，是证明商品或服务具有某种特定品质的标志，以“真皮标志”和“绿色食品标志”等商标为代表。

近年来，食品安全问题和假冒仿制商品的情况日趋严重，随意使用、不规范使用品牌的现象更加突出，商品质量参差不齐，不仅侵害了消费者的合法权益，甚至危害到消费者的身体健康乃至生命安全，因此，时代呼吁以合理的举措提高消费者对商品质量的辨识度。由于证明商标由专门的组织控制，设置了专门的技术和管理标准规范，并对相关生产商进行监督检查，可以有效保证商品的质量，从而提高商品的认可度，规范商品相关市场，提高商品档次和影响力，进一步带动当地的经济发展。

2014 年 12 月，35 家企业被取消“龙井茶”证明商标使用权。时任浙江省农业技术推广中心茶桑科科长陆德彪称：“龙井茶证明商标许可使用企业目前已达 352 家，但获得使用权后并非一劳永逸，随时需要接受检查。”2015 年 7 月，安溪县长高向荣主持召开 2015 年第 9 次县长办公会，会议研究讨论了关于《强化安溪铁观音地理标志证明商标使用管理工作方案》。会议认为，该方案对地理标志证明商标企业实施严“准入”可“退出”机制，将进一步严管用标企业，持续引导消费者认标消费，强化终端管控，筑牢茶产业“防火墙”。各组织对证明商标的管理监督力度加大，可以有效提高商品的质量和影响力。

在组织大力监督和管理证明商标的模式下，消费者会更加倾向于购买印有证明商标标识的商品，从而给其他同类商品造成竞争压力，其他企业要想在市场存活下去，必须从根本上提高商品质量，扩大自己的影响力和竞争力，从而使整个市场的商品质量得到提高。证明商标是保护商品质量的一种重要举措，今后会有越来越多的组织进行申请管理。因此，探讨证明商标对商品质量保护的影响，也会随之受到广泛的关注和研究。

6.4.3　中国企业的全球商标战略

随着经济的全球化，中国的经济发展与全球经济更加紧密地融合在一起，中国的企业只有走向世界，才能学习借鉴世界上的先进技术和管理经验，增强自身的技术实力，提高国际竞争力。而在走出去的过程中如何制定商标战略，通过商标来保护自身权益，提高消费者的认可度，成为国际竞争能否成功的重要影响因素。

汤森路透在 2014 年 5 月发布的“中国企业全球商标战略的最佳实践——中国品牌走向世界”中统计并分析了中国在过去 25 年中的全球商标活动发展趋势。该报告显示，中国公司提出的国际商标申请数量猛增，越来越多的中国公司正在设计和创造自己的产品，打造其自主品牌，“中国制造”正在向“中国创造”转变。

21 世纪是品牌竞争的时代，作为品牌载体的商标决定着一个企业、一个地区，乃至一个民族的经济实力。随着中国加入 WTO，来自国际市场的竞争和挑战越来越激烈。中国企业要想进军国际市场，就必须树立良好的品牌意识，制定全球商标战略。然而，我国企业目前存在着国家知名商标少、竞争力不足；对商标的国际注册和保护重视不够；企业规模偏小，没有形成品牌效应；企业缺乏专门的团队来制定商标战略等问题。这说明中国企业在走向国际市场的过程中还有许多问题亟待解决。

为此，时任国家工商总局副局长付双建在“中国企业走向世界”商标战略经验交流会上指出，我国企业要充分利用自身优势，积极培育自主品牌，提高品牌优势，要转变观念，树立品牌意识；高度重视商标海外注册与维权工作。

纵观 2011~2015 年的文献分析，商标战略研究一直是热门话题之一。在 CNKI 里检索主题=“商标 and 战略”，共检索到文献 859 条，检索日期为 2015 年 7 月 8 日。这说明商标战略是国内学者们一直在研究探讨的话题。将商标战略放在中国企业全球化的背景下，符合现今中国企业“走出去”的战略要求。因此可以预测，中国企业全球商标战略将成为今后研究的趋势热点之一。

6.4.4 跨国企业并购中的商标问题

随着经济的快速发展，全球经济逐步实现一体化。全球经济快速发展的大环境下，企业之间的竞争愈演愈烈。企业并购成为国内外企业加速自身发展，提高企业综合竞争力的重要手段。无论是哪种类型的并购，商标问题作为企业的无形资产和核心竞争力，都不容忽视。

2013 年 9 月，微软收购了诺基亚旗下的大部分手机业务；2014 年 1 月，联想收购摩托罗拉移动智能手机业务；2015 年 6 月，欧洲两大零售业“百年老店”——荷兰阿霍尔德集团（Ahold）和比利时德莱兹集团（Delhaize）宣布战略合并，跻身全球最大的连锁零售商之列。跨国并购是跨国公司国际化发展的最高层次，是对外直接投资的重要方式，有利于实现资源在全球的优化配置。而在并购之后获得的资源中，商标资源是其重要的组成部分，对其整合的好坏直接影响着并购战略的实现。

近年来，随着我国企业“走出去”战略的实施，我国企业开始越来越多地加入跨国并购的队伍中。从商标问题来看，跨国并购的企业应该考虑到选择并购企业的原因、并购过程中的商标策略、并购带来的商标问题影响。吴思（2011）在《我国企业跨国品牌资源的并购与整合：现状、问题与对策》中提到，在跨国商标资源并购与整合中，面临着品牌文化差异悬殊，商标延伸不当，被并购商标已处于衰退期等问题，这说明在跨国企业并购中的商标问题潜在的风险更大，影响力更深，更具有挑战性。刘文纲（2010）在《跨国并购的品牌资源整合策略选择》中提出，在企业并购中，要考虑并购双方品牌的相对国际市场影响力，企业文化及其源文化的差异性、品牌市场定位的一致性和并购方企业自身资源对名牌的支撑能力。

我国企业在跨国并购的过程中，一方面通过跨国并购获得了目标企业拥有的知识产权、海外销售渠道和品牌资源；另一方面，与跨国并购的热潮背道而驰的是我国企业商标的迅速流失。如何在跨国并购的过程中解决好商标与品牌问题，既充分利用其他企业的优秀商标资源，又能保护自己的核心商标价值，应该是跨国并购企业思考的主要问题之一。

综上分析，跨国企业并购中的商标问题多与品牌资源的整合相联系，且国内多以研究我国企业在跨国并购中的现状与对策为主，由于我国企业在国际市场的不断扩张与发展，今后会有更多的企业进行跨国并购，其中，商标与品牌作为企业的无形资产，一定程度上影响着企业并购的成功与否，因此，商标保护与品牌建设将会受到更高的重视。

6.4.5　声音商标

2013 年 8 月 30 日，十二届全国人大常委会第四次会议表决通过了关于修改《商标法》的决定。新《商标法》自 2014 年 5 月 1 日起施行，增加了可以注册的商标要素，规定声音可以作为商标注册。

声音商标作为非传统商标的一种，与其他可以作为商标的要素（文字、数字、图形、颜色、气味等）一样，要具备能够将一个企业的产品或服务与其他企业的产品或服务区别开来的基本功能，即必须具有显著特征，便于消费者识别。由于声音商标具有不可视的特点，关于声音商标的立法问题一直饱受争议。随着信息技术的发展，越来越多的国家开始重视声音商标。1994 年，WTO 的《与贸易有关的知识产权协定》第十五条对保护客体部分约定为“任何标记或标记的组合，只要能区分一企业和其他企业的货物或服务，就应可构成一个商标”，并将此作为对缔约国的基本要求，这为声音商标的注册打开了大门。目前，美国、澳大利亚、韩国、印度和欧盟地区，都已经将声音商标纳入立法。以电子科技类为主要代表的产品大多有着自身鲜明的声音特征，如我们所熟知的苹果电脑开机声音、“诺基亚之歌”、米高梅公司“狮子吼”都是已注册的声音商标。近年来，我国以商标注册为主的知识产权行业发展得如火如荼，更多企业开始重视商标的重要性，除了传统的图文显示的商标，新立法的声音商标也给了更多企业展示自身品牌和形象的机会，而消费者除了能在视觉上感受企业商标之外，也可以通过声音来识别企业的产品，提升消费者对企业的好感度。

2015 年 4 月，中国国际广播电台“开始曲”申请声音商标注册，这是自新《商标法》实施后，国家工商总局接到的首例声音商标申请。作为《商标法》的一项新条例，声音商标在我国的注册和保护还存在诸多问题。例如，单一声音商标的注册问题，未注册声音商标的保护问题，声音商标保护与著作权的冲突问题及声音商标侵权问题等。为此，针对声音商标的注册和保护措施还亟待研究。国内知名知识产权服务机构北京中细软集团首席执行官孔军民先生提出：“由于声音商标与文字、图形商标在表现形式、存储方式等方面的巨大差异，因此其申请流程、申请文件、申请时间、申请费用等相关的具体事项需要一套完整的流程。同时，声音商标申请后还需要向社会公示，以方便查询和监督，这就要求公告平台及公众检索功能的建设和落实。”此外，声音商标与其他传统商标一样，面临着侵权、转让、出资、评估等诸多问题，需要进一步完善政策法规。

未来，声音商标将成为继文字、图形等之后最具代表性的商标类型。作为传统商标的补充，声音商标改变了传统商标的单一视觉识别方式，推动了商标文化的多元化和立体化。对企业来讲，震撼力极强的声音商标对企业的品牌传播和建设意义深远；对行业来讲，声音商标可对我国知识产权行业的健康发展起到积极的推动作用。因此，可以想象声音商标在未来必会成为研究热点。

6.4.6 自贸区与商标侵权

2013 年 9 月，上海自贸区挂牌成立。2015 年 3 月，广东、天津、福建三个自贸区获批。中国开始形成由南到北四个自由贸易区的布局。自贸区独特的“境内关外”监管模式，使自贸区知识产权保护面临着许多新的挑战。在自贸区“一线放开”的监管模式之下，货物从“先报关、后入区”转变为“先入区、后报关”，允许企业凭进口舱单将货物直接入区。随着进口货物的直接入区，过去在海关实施知识产权保护、扣留侵权嫌疑货物的措施将在实际中被弱化。在推动贸易便利化、加速物流快速流转的同时，大量涉嫌侵犯知识产权的货物有可能流入自贸区内，从而导致了贴牌加工出口、临时过境和平行进口等特殊商业行为中的商标侵权问题。

在贴牌加工出口方面，一方面来说，由于自贸区实施的“境内关外”政策，由自贸区内企业生产、加工直接销往境外的货物和企业进口所需的机器设备等货物都将受到税收优惠，这将进一步鼓励自贸区企业开展贴牌加工贸易。另一方面，由于国外品牌在中国国内的大量注册，在国内与国外商标注册人不一致的情况下，贴牌加工贸易中的商标侵权争议也将更为突出。

在临时过境方面，从理论上来看，过境国本身应该是中立和无害的，过境产品不会进入过境国的市场进行流通，因此不会对过境国造成竞争损失。但是在实践中，出现的情况是知识产权货物在过境国侵权，而在货物始发地的出口国和货物目的地的进口国不一定侵权，自贸区中频繁的过境行为对商标保护造成了极大的冲击。

在自贸区平行进口方面，由于自贸区内免除关税，特别是奢侈品价格在国内外的巨大价差，有可能导致大量平行进口现象出现。处理商标产品的平行进口问题涉及消费者利益、商标权人利益及国家贸易政策等多重因素的利益衡量，需要区分不同情形做出区别化处理。一般有两项基本的原则值得参考借鉴：一是不得导致消费者对商品来源发生混淆；二是不得导致商标权人商誉不合理受损。

6.4.7　驰名商标新解读

驰名商标，是中国国家工商行政管理局商标局，根据企业的申请，官方认定的一种商标类型，在中国国内为公众广为知晓并享有较高声誉。对驰名商标的保护不仅仅局限于相同或者类似商品或服务，就不相同或者不相类似的商品申请注册或者使用时，都将不予注册并禁止使用，因此驰名商标被赋予了比较广泛的排他性权利。

2001 年，我国加入 WTO，驰名商标成为当时的研究热点并一直被广大学者研究。2014 年 5 月，新《商标法》实施，对于驰名商标的界定标准、主管机构、认定原则、保护和使用限制等方面做出了增补和修改。驰名商标再度进入研究视野。

新《商标法》第十三条在旧法的基础上，增加了对“驰名商标”的界定：“为相关公众所熟知的商标，持有人认为其权利受到侵害时，可以依照本法规定请求驰名商标保护。”此外，新《商标法》还明确规定了驰名商标认定的主管机构（商标局、商标评审委员会和最高人民法院指定的人民法院）及认定途径。

在具体实施方面，新《商标法》将驰名商标的认定原则从“主动保护、批量认定”转变为“被动保护、个案认定”，实现了驰名商标的理性回归。驰名商标作为一个法律概念，本质是对商标进行保护的法律手段，并非是荣誉。“被动保护，个案认定”的新原则有利于实现市场化的现实需求，切实保护企业的合法权益。同时，这也对企业提出了更高的要求，促使企业要增强驰名商标的保护意识，做好充分的准备来打击假冒侵权行为。

在保护和使用限制方面，新《商标法》规定："生产、经营者不得将'驰名商标'字样用于商品、商品包装或者容器上，或者用于广告宣传、展览以及其他商业活动中。违反规定的，由地方政府行政管理部门责令改正，处十万元罚款。"这是我国在立法层面上对规制驰名商标宣传问题迈出的关键一步，有利于遏制权利滥用现象，使驰名商标回归本义，维护市场的公平和有序性。但是，立法中也存在着一些问题，黄玉玲（2014）在《驰名商标制度的异化现象研究》中指出："此次修法对禁止驰名商标进行广告宣传进行了有力规制，但仍存在具体操作缺失、相关规定界定不明、行政认定与司法认定标准不一等问题。"探讨新《商标法》规制驰名商标的宣传问题及今后的新举措和改进意见，将成为研究驰名商标的一大趋势。此外，新《商标法》给予了驰名商标更长的保护期限和在企业字号上的保护，同样值得研究。

总体来看，新《商标法》的实施为驰名商标带来了新的热点和研究价值。随着新《商标法》的贯彻落实，学者对于驰名商标的研究将更多的回归本义，从法律角度进行研究分析，并形成新的研究热点。

6.4.8 诚实信用原则

我国《民法通则》第四条规定："民事活动应当遵循自愿、公平、等价有偿、诚实信用的原则。"诚实信用原则作为民法的基本原则之一，在诸多特别法中都得以体现。2013 年修订的新《商标法》，首次明文规定了诚实信用原则，分别体现在第七条"申请注册和使用商标，应当遵循诚实信用原则"和第十九条"商标代理机构应当遵循诚实信用原则，遵守法律、行政法规，按照被代理人的委托办理商标注册申请或者其他商标事宜"，进一步明确了商标注册人、使用人、代理人在商标的注册、使用、代理等活动中必须坚持诚实信用原则。

近年来，随着我国注册商标数量的增加，在商标申请和使用过程中也出现了一系列问题，如抢注商标、傍名牌等利用商标进行恶意竞争。商标使用中诸多不正当行为没有得到遏制，甚至还有很多扰乱商标正常使用的行为没有法律条文约束，行政司法无能为力。在诸多问题下，新《商标法》将"诚实信用原则"纳入其中，对于规范商标申请和使用行为、维护企业和消费者合法权益、保障市场公平良性竞争有着重要意义。

在十八大报告中，"诚信"被列为社会主义核心价值观的重要层面之一。2014 年 1 月，李克强主持召开国务院常务会议，部署加快建设社会信用体系、构筑诚实守信的经济社会环境。由此可见，我国正处于诚信体系建设的关键时期。将诚实信用原则写入新《商标法》，符合国家经济社会发展的迫切需要，符合党中央提出的建设社会主义核心价值观的实际要求，为建立我国诚信体系提供了重要支撑，具有重大的时代意义和政治意义。曹博（2014）在《权利失效规则与诚实信用原则在商标法中的冲突及协调》中提到："诚实信用原则在商标法中的意义和价值主要体现在三个维度，一是商标法应贯穿诚实信用的价值导向；二是在注册取得商标权的大前提之下，通过设置适当的外部条件考证注册人的主观心态是否诚实信用；三是当司法实践中出现疑难案例而法律条文无法直接提供适用依据时，通过诚实信用原则的解释与阐明裁判案件。"

诚实信用原则在商标法中的本质为利益平衡，该原则可以使不确定的诚实信用最大限度地确定化，防止诚实信用原则的适用范围出现"泛道德化"。诚实信用原则作为《商标法》的新亮点，有利于在全社会营造诚实守信的商标注册和使用环境。随着新《商标法》的不断实施，诚实信用原则在商标审判实践中应当如何发挥其应有的功能和作用，无疑是今后司法实践需要思考和面对的课题。

6.4.9　商标举证责任分配问题

举证责任是指当事人对自己提出的主张有收集或提供证据的义务，并有运用该证据证明主张的案件事实成立或有利于自己的主张的责任，否则将承担其主张不能成立的危险。我国《民事诉讼法》第六十四条规定："当事人对自己提出的主张，有责任提供证据。"然而，知识产权诉讼作为民事诉讼的一部分，并不符合"谁主张、谁举证"的原则。因此，知识产权尤其是商标举证责任分配问题是知识产权界和司法界长期共同关注的问题。

2013 年 8 月 30 日，十二届全国人大常委会第四次会议审议通过了《关于修改〈中华人民共和国商标法〉的决定》，新的《商标法》开始实施，其重大亮点便是增加了侵权人举证责任。新《商标法》第六十三条规定："人民法院为确定赔偿数额，在权利人已经尽力举证，而与侵权行为相关的账簿、资料主要由侵权人掌握的情况下，可以责令侵权人提供与侵权行为相关的账簿、资料；侵权人不提供或者提供虚假的账簿、资料的，人民法院可以参考权利人的主张和提供的证据判定赔偿数额。"此举大大减轻了商标权利人在主张侵权赔偿时的举证负担，使人民法院在确定赔偿数额时有法可依，对打击商标侵权行为具有积极意义。

商标作为企业的一种无形资产，其本身很难准确与金钱数额等价。侵犯商标权损失的特殊性源于商标、商标使用及商标权本身的特性，这些特殊性对当事人如何完成相关事项的举证影响巨大。因此，如何确定侵害商标权的损害赔偿额，一直是困扰我国司法实践的难题。时任东莞中院知识产权庭庭长程春华认为，新《商标法》中新增加的举证责任规定属于举证责任转移，该条降低了原告证据证明力要求，支持了对原告有利的证据。陈晓艳和程春华（2014）在《商标侵权民事责任承担的举证责任分配及证明要求——以新商标法的规定为考察范围》一文中提出："商标侵权民事责任承担举证责任分配标准应遵循的原则顺序依次为：首先要依照实体法律的规定；当事人的约定；经验法则；诚实信用原则。"

由于商标、商标权的特殊性，现有商标法及其司法实践中的侵犯商标权损害赔偿举证责任分配依旧存在不少问题，如损害赔偿举证责任基本制度问题，关于常规性赔偿的举证责任问题，惩罚性赔偿和法定赔偿的举证责任问题，当事人主观过错和权利人维权支出的举证责任问题等。如何对此制度进行规范和完善，在司法实践中评定和分配商标举证责任，将成为学者们在新《商标法》背景下继续探讨和关注的话题。

6.4.10 抗辩权

抗辩权，是指专门对抗请求权的权利，即权利人行使其请求权时，义务人享有的拒绝其请求的权利。在商标法中，抗辩权主要表现为商标权限制，即在商标权人提起的侵权诉讼中，商标法基于公共利益和第三人合法权益的考虑，为被诉侵权人设置的对抗商标权人停止侵权请求权或损害赔偿请求权的抗辩事由。2013年第三次修订后的《商标法》新增加了"在先使用抗辩权"和"不使用抗辩权"，在知识产权业界引起了热烈讨论。

由于《商标法》实行的是注册主义原则，对在先使用的未注册商标是否给予保护及怎样保护的问题，一直备受关注，但学术界和司法界均存在较大分歧。新《商标法》第五十九条第三款规定："商标注册人申请商标注册前，他人已经在同一种商品或者类似商品上先于商标注册人使用与注册商标相同或者近似并有一定影响的商标的，注册商标专用权人无权禁止该使用人在原使用范围内继续使用该商标，但可以要求其附加适当区别标识。"这是我国《商标法》首次对商标在先使用抗辩做出规定。"商标在先使用权"是商标注册原则的一种例外，其设立的目的是保护因已经实际在先使用而产生识别作用的商标，平衡在后商标注册人和在先商标使用人之间的利益冲突，保护公平竞争的市场秩序。

中国科学院大学人文学院法律与知识产权系主任李顺德教授指出："在世界范围内，注册保护和使用保护这两大体系近年来呈现不断融合、互相借鉴的趋势。此次我国修改《商标法》，在前两次修改的基础上加大了对未注册商标的保护力度，这与国际上的发展潮流是一致的。"在新《商标法》立法的基础上，如何认定商标在先使用的限制条件已成为业界关注的焦点。

作为商标注册主义国家，我国重视注册簿与商标权之间的关联关系，且奉行商标民事侵权程序与行政撤销程序二元分立体制，法院在民事侵权诉讼中不得审查商标权的效力，因而有时难免受其束缚，三年不使用抗辩制度便是在此背景下提出的。新《商标法》第六十四条规定："注册商标专用权人请求赔偿，被控侵权人以注册商标专用权人未使用注册商标提出抗辩的，人民法院可以要求注册商标专用权人提供此前三年内实际使用该注册商标的证据。注册商标专用权人不能证明此前三年内实际使用过该注册商标，也不能证明因侵权行为受到其他损失的，被控侵权人不承担赔偿责任。”将不使用抗辩权与注册商标三年不使用撤销制度相结合，可以使被控侵权人免于承担损害赔偿的责任，充分激活闲置的商标资源。但是，该抗辩能否使被控侵权人免于承担停止侵权的责任？三年不使用的时间界限如何计算？如何评定三年不使用抗辩中的无正当理由？这些都应该是学术界继续探讨的问题。

抗辩权作为新《商标法》的一大亮点，从法律的角度提高了商标使用在商标保护中的地位，可以有效解决商标抢注、商标资源闲置等问题。因此不难预测，学术界将在立法的基础上，进一步对商标法中的抗辩权进行研究，形成新的研究热潮。

参 考 文 献

爱因斯坦，英费尔德 .1962 .物理学的进化. 周肇威译. 上海：上海科学技术出版社

奥尔洛夫6 . 1957 .电影制片厂工作人员的著作权. 永田译. 世界电影，9：80-83

白光清. 2003 .从专利法国际协调看美国专利制度的发展. 知识产权，(3)：54-59

蔡伟，王建冬，郑玉凤，等. 2013. 我国知识产权研究领域的共词网络分析. 图书情报工作，(10)：116-121

曹博. 2014. 权利失效规则与诚实信用原则在商标法中的冲突及协调. 知识产权，3：51-56

曹世华. 2006. 论数字时代著作权集体管理的数字化. 电子知识产权，(2)：30-34

曹新明. 1999. 论知识产权冲突协调原则. 法学研究，3：72-81

曹阳. 2012. 企业并购中的知识产权保护. 吉林大学硕士学位论文

陈安安. 2013. 苹果公司在华专利布局分析. 中国发明与专利，(5)：35-38

陈传夫，汪晓方，符玉霜. 2009. 国外版权图书馆员岗位设置及其对我国的启示. 国家图书馆学刊，(2)：39-42

陈婷. 2008. 我国企业商标战略研究. 武汉理工大学硕士学位论文

陈潇. 2008. 中国专利权质押贷款现状分析. 今日南国，(9)：124-125

陈晓艳，程春华. 2014. 商标侵权民事责任承担的举证责任分配及证明要求——以新商标法的规定为考察范围. 知识产权，10：57-61

陈永明. 2013. 教师教育学科群导论. 北京：北京大学出版社

陈悦，陈超美，胡志刚. 2014. 引文空间分析原理与应用——CiteSpace 实用指南. 北京：科学出版社

陈悦，刘则渊. 2005. 悄然兴起的科学知识图谱. 科学学研究，23(2)：149-154

陈志勋. 2010. 专利预警评价体系构建及其实证研究. 山西财经大学硕士学位论文

崔立勇. 2010-07-01. 小心洋巨头滥用专利诉讼拖垮中国企业. 中国经济导报(第B06版)

邓宏光. 2006. 论商标权与言论自由的冲突. 内蒙古社会科学(汉文版)，1：24-29

邓宏光. 2007. 我国商标反淡化的现实与理想. 电子知识产权，(5)：36-38，44

邓星文. 2014. 先进储能材料产业的专利战略研究. 湘潭大学硕士学位论文

董倩. 2010. 中国企业跨国并购中的品牌整合. 云南财经大学硕士学位论文

杜蓓蕾，吴寒青. 2009. 专利权质押制度的现状及完善. 中国发明与专利，(2)：54-56

段瑞春. 1992. 技术合同法的立法与实践. 科技与法律，(2)：17-22

方志龙. 2011. 文本特征选择算法 MI 的改进. 计算机与现代化，(7)：172-175

冯晓青. 2000. 企业知识产权评估探析. 河南省政法管理干部学院学报

冯晓青，冯晔. 1999. 试论著作权法中作品独创性的界定. 华东政法学院学报，5：35-39，44

冯晓青，刘淑华. 2004. 试论知识产权的私权属性及其公权化趋向. 中国法学，1：63-70

冯晓青，刘友华. 2001. 从“老干妈”一案反思我国商标注册与保护制度. 法学，10：77-81

冯晓青，罗晓霞. 2012. 在先使用有一定影响的未注册商标的保护研究. 学海，5：139-146

付允，牛文元，汪云林，等. 2009. 科学学领域作者合作网络分析——以《科研管理》(2004-2008)为例. 科研管理，(3)：41-46

高崇慧，卿越. 2012. 三网融合背景下著作权的法律保护. 云南财经大学学报，28（1）：155-160

高磊. 2014. 发明专利评估系统的算法分析. 创新科技，（8）：33-34

古村，陈磊，林举琛. 2012. 我国现有专利池及其知识产权政策研究. 中国发明与专利，（6）：17-21

郭丽琴. 2015-06-16. 高通案余波：小米距离专利围剿有多远. 第一财经日报（第 A03 版）

郭瑞. 2010. 外资并购中我国商标的流失问题及对策研究. 河南大学硕士学位论文

哈尔斯坦 H P，罗典荣，童颜，等. 1981. 专利保护与发展中国家的技术引进. 国外法学，1：52-58，72

韩宁，申娜. 2008. 专利评估的法律风险研究. 中共郑州市委党校学报，（6）：136-137

韩小非. 2006. 对审查指南第三部分修订的浅析. 中国发明与专利，（10）：33-34

韩玉雄，李怀祖. 2005. 关于中国知识产权保护水平的定量分析. 科学学研究，23（3）：377-382

郝芳，杨俊，陈锋. 2011. 我国制药企业专利预警机制的构建. 中南药学，（5）：376-379

何隽. 2010. 从绿色技术到绿色专利——是否需要一套因气候变化的特殊专利制度？知识产权，20（115）：37-41

和育东. 2008. 专利法上的停止侵权救济探析. 知识产权，6：72-77

侯钰，胡小元. 1997. 从科技论文的合著情况看 90 年代合作研究的发展趋势. 情报学报，（4）：72-78

黄晖. 2001. 驰名商标和著名商标的法律保护　从识别到表彰. 北京：法律出版社

黄晖，黄义彪. 2006. 商标诉讼法律手册. 北京：法律出版社

黄武双. 2008. 搜索引擎服务商商标侵权责任的法理基础——兼评“大众搬场”诉“百度网络”商标侵权案. 知识产权，5：53-58

黄亦鹏，魏国平，李华军. 2013. 战略性新兴产业的专利联盟与标准化战略研究. 科技管理研究，（20）：170-173

黄玉玲. 2014. 驰名商标制度的异化现象研究. 暨南大学硕士学位论文

杰夫 A B，勒纳 J. 2007. 创新及其不满专利体系对创新与进步的危害及对策. 罗建平，兰花译. 北京：中国人民大学出版社

孔祥俊. 2009. 商标与不正当竞争法原理和判例. 北京：法律出版社

寇准. 2007. 论专利懈怠行为的法律规制. 中国政法大学硕士学位论文

赖院根，朱东华. 2009. 专利预警警情的理论研究. 科学学与科学技术管理，（2）：5-9

兰德斯 W M，波斯纳 R A. 2005. 知识产权法的经济结构. 金海军译. 北京：北京大学出版社

黎长志. 2009. 中国企业走向世界商标战略经验交流会举行. 中华商标，9：4-6

李贵方. 1985. 新技术革命与著作权法. 吉林大学社会科学学报，（6）：88-92

李俊慧. 2015-04-01. “开放专利”：巨头缘何玩起“逆时尚”？中国知识产权报

李开灿. 2014. 大数据时代数字版权保护研究. 金田，（5）：333-337

李明德. 2003. 美国知识产权法. 北京：法律出版社

李琼芳，金燕华. 2013. 中国专利政策研究报告. 北京：知识产权出版社

李士林. 2014. 商标关键词搜索服务竞价排名的侵权问题分析. 理论探索，（4）：117-120

李士林. 2015. 装帧设计的多维度法律保护探讨. 编辑之友，（1）：90-93

李婷. 2012. 专利池的反垄断规制研究. 东北大学硕士学位论文

李薇薇. 2012. 新能源汽车产业的专利标准化战略制定与实施. 中国科技论坛，（6）：62-66

李晓秋. 2010. 未决之命题：规制专利恶意诉讼的“路”与“困”——兼评新《专利法》第 23

条、第62条. 学术论坛，(2)：121-126
李晓秋. 2011. In re Bilski：商业方法专利的再生抑或死亡. 科研管理，(3)：130-136
李志辉. 2005. SPSS for Windows统计分析教程. 北京：电子工业出版社
栗靖. 2013. 论我国声音商标的注册与保护. 宁波大学硕士学位论文
梁宏. 2015. 浅谈企业如何挖掘专利和进行专利布局. 中国发明与专利，(1)：38-40
梁建菲. 2013. 图书馆移动服务中的知识产权研究. 中国科技信息，(5)：85
梁曦. 2015. 云计算环境下的知识产权保护浅析. 农业图书情报学刊，27(5)：72-74
梁燕，吴锡尧，张素娟，等. 2004. 高校专利评估现状、影响因素及其对策研究. 科学学与科学技术管理，(4)：48-50
梁志文. 2008. 反思知识产权请求理念——知识产权要挟策略与知识产权请求的限制. 清华法学，(4)：124-136
梁志文. 2009. 论专利授权行为的法律效力——兼评《专利法》改革中的制度选择. 法律科学(西北政法大学学报)，(5)：157-164
林旭. 2006. 专利制度国际化研究. 华东政法学院硕士学位论文
林中燕. 2009. 产业链视角下的信息服务业蛛网模型. 河南科技大学学报(社会科学版)，(1)：76-79
刘贝蒂. 2011. 我国电子商务著作权侵权行为研究. 河南大学硕士学位论文
刘波林，刘春田. 1987. 著作权法的若干理论问题. 法律学习与研究，(2)：38-43
刘春林. 2014. 商标三年不使用抗辩制度研究. 中华商标，(10)：33-37
刘春霖. 1999. 商品化权论. 西北大学学报(哲学社会科学版)，(4)：54-58
刘春田. 1998. 商标与商标权辨析. 知识产权，(1)：10-14
刘春田. 1999. 中国知识产权20年的启示. 法学家，(Z1)：215-222
刘春田. 2003. 知识财产权解析. 中国社会科学，(4)：109-121，206
刘殿臣，李勃. 1958. 谈谈商标设计问题. 装饰，2：50-51
刘林青. 2005. 作品共被引分析与科学地图的绘制. 科学学研究，23(2)：155-159
刘茂林. 1996. 知识产权法的经济分析. 北京：法律出版社
刘平，郑友德. 1998. 知识产权教育与知识经济相适应的思考. 科研管理，(3)：61-64
刘盛博，丁堃，杨莹，等. 2010. 中国科技管理领域论文合著现象研究. 科技管理研究，(3)：228-230
刘文纲. 2010. 跨国并购的品牌资源整合策略选择. 商业研究，(1)：120-123
刘雪辰. 2013. 战略性新兴产业专利战略的制定研究. 哈尔滨工业大学硕士学位论文
刘雅洁. 2008. 中国科学技术管理论文合著现象研究. 大连理工大学硕士学位论文
刘瑛. 2001. 网络作品的著作权保护. 中央政法管理干部学院学报，(1)：32-36
刘则渊. 2003. 现代科学技术与发展导论. 大连：大连理工大学出版社
卢思，赵涛. 2013. 浅析专利池的构成要素. 中国发明与专利，(1)：25-27
罗先觉，尹锋林. 2012. 云计算对知识产权保护的若干影响. 知识产权，(4)：60
罗玉中，袁秀挺. 2000. WTO、知识产权及我国知识产权法律制度的发展与完善. 前线，(11)：30-34
罗正红. 2008. 商标权刑事保护的正当性及适度性探析. 知识产权，(1)：87-91
马俊驹，余延满. 2007. 民法原论. 北京：法律出版社
毛义莎. 2007. 我国著作权集体管理制度研究. 西南财经大学硕士学位论文

孟静. 2011. 事实与经验——商标混淆可能性的要素分析. 宁夏大学学报（人文社会科学版），33（2）：143-146
闵科强，沈涛. 2014. 诚实信用原则在商标法中的体现及意义. 中国工商管理研究，（8）：50-51
潘晓春. 2012. 镇江工程机械行业专利预警机制研究. 江苏科技大学硕士学位论文
盘佳. 2014. 论惩罚性赔偿在专利侵权领域的适用——兼评《中华人民共和国专利法修改草案（征求意见稿）》第 65 条. 重庆大学学报（社会科学版），（2）：115-122
彭学龙. 2007. 商标法的符号学分析. 北京：法律出版社
彭学龙. 2011. 商标转让的理论建构与制度设计. 法律科学（西北政法大学学报），（3）：132-141
彭学龙. 2012. 信息经济学视角下的商标制度. 知识产权，（8）：17-29
彭玉勇. 2007. 著作权保护的现代发展趋势与反垄断措施. 电子知识产权，（2）：9-19
齐元军. 2014. 大数据时代数字出版版权保护的难点与策略研究. 科技与出版，（11）：52-55
秦长江，侯汉清. 2009. 知识图谱——信息管理与知识管理的新领域. 大学图书馆学报，27（1）：30-37
邱均平. 2000. 文献信息词频分布规律——齐普夫定律. 情报理论与实践，（5）：396-400
邱均平. 2001. 文献信息引证规律和引文分析法. 情报理论与实践，24（3）：236-240
邱均平. 2007. 信息计量学. 武汉：武汉大学出版社
冉从敬，董舞艺，刘洁. 2012. 科学交流中的著作权责任：基于 P2P 共享环境的分析. 出版科学，（4）：95-100
芮文彪，凌宗亮. 2015. 新《商标法》诚实信用原则的本质及司法适用. 电子知识产权，（Z1）：100-103
施聪莺，徐朝军，杨晓江. 2009. TFIDF 算法研究综述. 计算机应用，（S1）：167-170，180
史宁中. 2012. 学科交融与方法创新. 东北师大学报（哲学社会科学版），（5）：1-7
宋东林，全卓，唐恒. 2013. 长三角地区重点产业专利预警合作机制研究. 科技管理研究，（18）：147-151
苏木亚，郭崇慧. 2011. 基于主成分分析的单变量时间序列聚类方法. 运筹与管理，（6）：66-72
孙赫. 2014. 物联网的发展与知识产权保护. 北京交通大学硕士学位论文
孙捷. 2011. 企业专利预警评价体系分析方法的探讨. 科技与法律，93（5）：41-45
孙宁，陈雅. 2014. 我国知识产权研究热点与发展方向. 国家图书馆学刊，（1）：69-75
孙骁. 2010. 论“三网融合”与著作权法律制度的完善. 中国政法大学硕士学位论文
孙莹，李坤. 2011. 微软公司在华专利布局研究. 中国管理信息化，（9）：12-16
谭华霖. 2007. 知识产权权利冲突论纲. 中国政法大学博士学位论文
唐春. 2009. 论《专利法》第三次修改对专利实质条件体系的完善. 电子知识产权，（3）：30-33
唐春. 2010. 专利制度国际化对专利国际竞争力的影响与评价研究. 科学学研究，（4）：523-529
唐春. 2011. 基于云计算模式特点的知识产权保护新问题探讨. 电子知识产权，（12）：38-42
陶蕾. 2013. 图书馆创客空间建设研究. 图书情报工作，57（14）：72-76
滕立，刘则渊. 2010. 基于 SCI 论文的两岸科学合作计量研究. 经济发展方式转变与自主创新——第十二届中国科学技术协会年会（第四卷），大连理工大学 WISE 实验室
王柏，吴巍，徐超群，等. 2007. 复杂网络可视化研究综述. 计算机科学，34（4）：17-23
王春燕. 2001. 商标保护法律框架的比较研究. 法商研究（中南政法学院学报），4：11-22
王洪燕. 2014. 新《商标法》下驰名商标的认定和保护. 中华商标，（6）：7-9

王康. 2015-01-21. 丰田开放专利："阳谋"还是"阴谋"？中国知识产权报
王莲峰. 2013. 商标许可合同使用者利益之保护——王老吉与加多宝商标利益纷争之思考. 社会科学，(4)：92-98
王迁. 2009. 知识产权法教程. 北京：中国人民大学出版社
王琴. 2012. 知识产权视野下的移动互联网法律问题研究. 湖北警官学院学报，(10)：120-121
王淑君. 2015. 大数据时代著作权授权机制的不足与完善. 中国版权，(1)：37-40
王先林. 2008. 知识产权与反垄断法（修订版）. 北京：法律出版社
王晓先，文强，黄亦鹏. 2012. 专利标准化的正当性分析及推进对策研究. 科技与法律，(4)：64-69
王瀛. 2013. 分论坛专利评估及货币化. 中国发明与专利，(10)：23-26
王宇红. 2009. 数字版权管理与合理使用的冲突与协调. 武汉理工大学学报（社会科学版），22（6）：76-80
王渊. 2013. 三网融合中的版权问题与对策研究. 中国科技论坛，1（2）：28-32
王源扩. 1996. 试论与知识产权有关的反竞争行为及其法律控制. 政法论坛，(4)：66-70，80
王正发. 2013. PCT 国家阶段的战略运用. 知识产权，(1)：3-11，18
王志亮. 2006. 社会网络分析方法在科研协作网中的应用研究. 大连理工大学硕士学位论文
王子立. 2010. 中国知识产权的国际化之路——北京市中兆律师事务所马一德律师专访. 国际人才与交流，(4)：32-34
文家春，朱雪忠. 2008. 政府资助专利费用对我国专利制度运行的效应分析与对策. 中国科技论坛，(11)：21-25
吴汉东. 1996a. 著作权合理使用制度研究. 北京：法律出版社
吴汉东. 1996b. 现代传播技术中的合理使用制度. 南京大学法律评论，(2)：151-160
吴汉东. 2012. 知识产权法. 北京：中国政法大学出版社
吴思. 2011. 我国企业跨国品牌资源的并购与整合：现状、问题与对策. 国际贸易问题，(11)：168-176
吴学安. 2014-10-29. 加强海外专利布局提升国际市场竞争力. 中国知识产权报
吴艳. 2015. 值得玩味的免费开放专利. 中国知识产权报，4（1）：8
吴颖，钟海粒. 2012. 国家创新系统中知识产权战略作用机制研究. 知识产权，(8)：73-76
项显生. 2009. 我国集体商标保护制度的研究. 武夷学院学报，(1)：40-44
肖燕. 2008. 2007 年网络知识产权立法最新进展与图书馆的对策. 图书馆建设，(1)：19-22
谢彩霞. 2006. 科学合作方式及其功能的科学计量学研究. 大连理工大学博士学位论文
谢彩霞，刘则渊. 2006. 科研合作及其科研生产力功能. 科学技术与辩证法，1：99-102，112
谢前途. 2010. 走集体商标创牌之路提升平阳茶业品牌核心竞争力. 福建茶叶，(Z1)：47-48
熊琦. 2012. 社交网络中的著作权规则. 法学，(11)：44-53
徐伟新. 2015. 论移动互联网会展服务的知识产权问题. 电子商务，(4)：20-21
许超. 1997. 面对数字技术挑战的中国著作权法. 中国专利与商标，(11)：35-38
许振亮. 2012. 技术创新前沿图谱. 大连：大连理工大学出版社
薛虹. 2000. 网络时代的知识产权法. 北京：法律出版社
阎晓宏. 2012. 《著作权法》第三次修改的几个问题. 知识产权，(5)：3-6
颜运秋，周晓明. 2008. 专利池的反垄断法规制研究. 经济法研究，(0)：112-137
杨成均. 2004. 集体商标在发展农村合作经济中的作用. 中华商标，(5)：43-44

杨虹. 2008. 基于知识图谱的知识管理研究进展. 大连理工大学硕士学位论文
杨军. 2008. 基于品牌战略视角的商业标识法律制度完善. 南京社会科学，(11)：75-79
杨利华，冯晓青. 2014. 中国专利法研究与立法实践. 北京：中国政法大学出版社
杨思洛，韩瑞珍. 2012. 国外知识图谱绘制的方法与工具分析. 图书情报知识，6：101-109
姚芳. 2006. 电子商务中的知识产权法律保护. 中国政法大学硕士学位论文
姚红. 2001-04-27. 抵押权实现. 中国城乡金融报
姚维保，望海军. 2005. 数字版权管理（DRM）与个人合理使用的冲突及解决途径. 现代情报，25（1）：103-105
姚远，宋伟. 2010. 专利联盟必要专利评估机制研究. 中国科技论坛，(7)：149-155
姚壮. 1979. 世界知识产权组织：专利合作条约. 环球法律评论，(4)：64-66
叶赟葆. 2014. 抗辩视角下商标权限制体系研究. 华东政法大学博士学位论文
尹新天. 2005. 专利权的保护. 北京：知识产权出版社
尹新天，国家知识产权局条法司. 2001. 新专利法详解. 北京：知识产权出版社
游恒涛. 2010. 海南“健康岛”集体商标战略设想. 海南广播电视大学学报，(2)：80-82
于宁. 2014. 论信息网络传播权. 山东大学硕士学位论文
余江，陈凯华. 2012. 中国战略性新兴产业的技术创新现状与挑战——基于专利文献计量的角度. 科学学研究，(5)：682-695
余少瑛. 2012. 我国图书馆知识产权研究的文献计量统计分析. 情报科学，30（2）： 183-189
余世英，明均仁. 2012. 移动信息服务在国内高校图书馆中的应用模式分析. 图书情报知识，(6)：60-67
袁小铁. 2010. 高技术产业专利预警系统的构建研究. 武汉理工大学硕士学位论文
袁晓东，刘珍兰. 2011. 美国专利申请人信息披露制度及其对专利质量的影响. 情报杂志，(6)：14-19
袁逸. 1985a. 中国古代版权史考略. 法学杂志，(3)：40-42
袁逸. 1985b. 中国近代版权的演变时期. 法学杂志，(6)：46-47，68
袁泳. 1999. 论版权法、技术保护措施和替代的可能性. 知识产权，(5)：13-16
岳贤平. 2010. 国内外知识产权交易过程中专利资产评估研究述评. 中国科技论坛，(8)：152-157，160
曾陈明汝. 2003. 商标法原理. 北京：中国人民大学出版社
曾世雄. 2001. 损害赔偿法原理. 北京：中国政法大学出版社
翟东升，张帆. 2011. 企业专利预警指标体系研究及实例分析. 现代情报，(5)：37-40
詹映. 2011. 美国专利池反垄断政策的新发展及其对我国的影响. 科研管理，(11)：77-83
张白沙. 2014. 创新与限制：专利池的反垄断规制. 法制与社会，(2)：262-267
张炳生，陈丹丹. 2008. 论生物技术专利保护中的利益平衡原则. 浙江社会科学，6：48-54，126
张春艳. 2008. 论在新农村建设中的知识产权问题——以江苏省为例. 行政与法，(8)：108-110
张冬玲. 2012. 科学合作及其产出计量. 大连：大连理工大学出版社
张钢，倪旭东. 2005. 从知识分类到知识地图：一个面向组织现实的分析. 自然辩证法通讯，27（1）：59-68
张海志. 2010. 专利评估：如何应对“成长的烦恼”. 中国知识产权报，(5)：1-4
张辉. 2011. 知识产权全球化与发展中国家的应对. 浙江大学硕士学位论文
张汇文，卢莹辉. 1980. 知识产权的法律意义与国际保护. 社会科学，(6)：76-81

张建宇. 2015. 新能源车企缘何频频开放专利? 中国知识产权报，6（10）：7
张今. 2011. 著作人格权制度的合理性质疑. 社会科学辑刊，（4）：66-70
张平. 1999. 中国数字图书馆工程中的著作权问题. 科学新闻周刊，28：10
张平. 2004. 数字图书馆建设中的问题及对策研究——兼论著作权制度的改革. 著作权，（5）：11-13
张晓都. 2003. 知识产权诉讼时效制度的完善及相应懈怠制度的设立. 现代法学，（4）：158-162
张旭红. 2002. 适应入世新形势加强商标管理工作. 肇庆学院学报，（4）：35
张序九. 1997. 商标法教程. 第 3 版. 北京：法律出版社
张彦民. 1991. 郑成思《版权法》探微. 中国出版，（7）：51-53
张耀辉. 2002. 产业创新的理论探索——高新产业发展规律研究. 北京：中国计划出版社
张英怀. 2010. 专利评估法律问题研究. 中南民族大学硕士学位论文
张玉敏，王法强. 2004. 论商标反向假冒的性质——兼谈商标的使用权. 知识产权，（1）：31-35
赵国庆，黄荣怀，陆志坚. 2005. 知识可视化的理论与方法. 开放教育研究，11（1）：23-27
赵利民. 2012. 专利池滥用反垄断法规制研. 山西财经大学硕士学位论文
赵蓉英，刘红红. 2012. 基于 CSSCI 的中国知识产权的可视化研究. 图书馆杂志，31（10）：66-72
赵喜仓，徐谦子. 2014. 江苏省专利制度对战略性新兴产业的影响分析. 江苏商论，（8）：46-51
郑成思. 1990. 著名版权案例评析. 北京：专利文献出版社
郑成思. 1997. 版权法. 北京：中国人民大学出版社
郑成思. 1998. 侵害知识产权的无过错责任. 中国法学，（1）：81-90
郑成思. 1999. 应有超前意识——21 世纪中国知识产权研究展望. 国际贸易，10：4-8
郑成思. 2002. 传统知识与两类知识产权的保护. 知识产权，（4）：3-5
郑大庆，张赞，于俊府. 2011. 产业链整合理论探讨. 科技进步与对策，（2）：64-68
郑其斌. 2008. 论商标权的本质. 北京：人民法院出版社
郑其斌. 2009. 论商标的独立价值. 社会科学家，（5）：84-87
郑友德. 1999. 电脑信息网络知识产权若干问题探析. 法商研究（中南政法学院学报），3：61-65
种栗. 2012. 专利标准化贸易壁垒对中国的影响及其对策. 标准科学，（10）：82-85
周春慧. 2015. 特斯拉开放专利醉翁之意不在酒. 电子知识产权，（Z1）：48-49
周风华，朱雪忠. 2006. 2000-2004 年中国知识产权研究的文献计量分析. 科研管理，27（4）：53-60
周宁，陈勇跃，金大卫，等. 2007. 知识可视化与信息可视化比较研究. 情报理论与实践，30（2）：178-181
周展. 2015. 新《商标法》语境下驰名商标的认定原则. 法制与社会，（14）：282-283
朱明远. 1986. 略论版权观念在中国的形成. 编辑之友，（1）：88-90，102
邹国正. 2013. 数字出版对我国知识产权保护的挑战. 出版广角，（6）：25-27
左玉茹. 2012. 争议声中的著作权法修改. 电子知识产权，（4）：1
Blank S C. 2008. Insiders' views on business models used by small agricultural biotechnology firms：economic implications for the emerging global industry. Agricultural Biotechnology Forum，11：71-81
Cioranescu D，Donato P. 1999. An Introduction to Homogenization. Oxford：Oxford University Press
Eppler M J，Burkhard R A. 2004. Knowledge visualization——towards a new discipline and its fields of application. Research Gate

Ginarte J C，Park W G. 1997. Determinants of patent rights：a cross-national study. Research Policy，26（3）： 283-301

Griliches Z. 1990. Patent statistics as economic indicators：a survey. Journal of Economic Literature，（4）：1161-1707

Helpman E. 1993. Innovation，imitation，and intellectual property rights. Econometrica，61（6）：1247-1280

Hsieh C H. 2013. Patent value assessment and commercialization strategy. Techonology Forecasting & Social Change，80（2）：307-319

Newman M E. 2000. The structure of scientific collaboration networks. Working Papers，82（2）：404-409

Otte E，Rousseau R. 2002. Social network analysis：a powerful strategy，also for the information sciences. Journal of Information Science，28（6）：441-453

Robertson G G，Card S K，Mackinlay J D. 1989. The cognitive coprocessor architecture for interactive user interfaces. UIST’ 89 Proceedings of the 2nd urnual ACM SIGGRAPH Symposium on User Interface Software and Technology：10-18

Schechter F I. 1925. The Historical Foundations of the Law Relating to Trade-Marks. New York：Columbia University Press

Small H，Griffith B C. 1974. The structure of scientific literatures Ⅰ：identifying and graphing specialties. Science Studies，4（1）：17-40

Wang B,Hsieh C. 2015. Measuring the value of patents with fuzzy multiple criteria decision making：insight into the practices of the industrial technology research institute. Technological Forecasting and Social Change，92：263-275

Weinstock M. 1971. Citation Indexes，Encyclopedia of Library and Information Science. New York：Marcel Dekker

Zunde P. 1971. Structural models of complex information sources. Information Storage & Retrieval，7（1）：1-18